住院医师规范化培训考试用书

住院医师规范化培训考试 通关必做2000题

内 科

主　编　王义开

副主编　戴　敏

编　委　郑　鑫　周　楠　刘国伟　孙　毅　赵明亮
　　　　冯　岩　秦　宇　李立平　杨宏伟　赵　静

中国健康传媒集团

中国医药科技出版社

内 容 提 要

本书根据国家卫健委颁布的《住院医师规范化培训结业理论考核大纲》，精选两千余道试题，题型全面，并对较难和易错题做出详细解析，以帮助住院医师了解培训考试形式和内容，融会贯通地掌握相关考点，顺利通过考核。书末附赠一套模拟试卷及其答案与解析，以供考生实战演练，有效检验复习效果。

本书主要适用于内科住院医师规范化培训基地学员和相关带教老师培训学习，也可供相关专业本科生、研究生及专科医师参考使用。

图书在版编目（CIP）数据

内科住院医师规范化培训考试通关必做 2000 题/王义开主编 . —北京：中国医药科技出版社，2023.7

住院医师规范化培训考试用书

ISBN 978 - 7 - 5214 - 4023 - 2

Ⅰ . ①内… Ⅱ . ①王… Ⅲ . ①内科 - 疾病 - 诊疗 - 岗位培训 - 习题集 Ⅳ . ①R5 - 44

中国国家版本馆 CIP 数据核字（2023）第 117679 号

美术编辑	陈君杞
责任编辑	高一鹭　刘孟瑞
版式设计	友全图文

出版　　**中国健康传媒集团** ｜ 中国医药科技出版社

地址　　北京市海淀区文慧园北路甲 22 号

邮编　　100082

电话　　发行：010 - 62227427　邮购：010 - 62236938

网址　　www. cmstp. com

规格　　787mm × 1092mm $^{1}/_{16}$

印张　　28 $^{3}/_{4}$

字数　　624 千字

版次　　2023 年 7 月第 1 版

印次　　2023 年 7 月第 1 次印刷

印刷　　三河市万龙印装有限公司

经销　　全国各地新华书店

书号　　ISBN 978 - 7 - 5214 - 4023 - 2

定价　　**88. 00 元**

获取新书信息、投稿、为图书纠错，请扫码联系我们。

◎ 前 言 ◎

根据国家卫健委、国家人力资源和社会保障部等联合发布的《关于建立住院医师规范化培训制度的指导意见》，住院医师规范化培训（简称"住培"）是近年来中国医疗卫生健康领域的一项重要工作。目前，中国医师协会已基本完成住院医师规范化培训基地标准、培训内容与统一标准的确立，参加规培对全国各地的住院医师而言已是势在必行。对于临床医学专业硕士研究生而言，必须取得住院医师规范化培训合格证书才能申请硕士专业学位。我国住培考核主要分为两个部分：第一部分是专业理论考核，试题来自国家设立的理论考核题库，题型为选择题；第二部分为临床实践能力考核，在培训基地进行，根据临床病例及模拟操作进行面试。为了能帮助住院医师更好地学习神经内科专业知识，顺利通过国家结业考核，特编写此书。

《内科住院医师规范化培训考试通关必做2000题》力求实现"三大转化"——基本理论转化为临床实践、基本知识转化为临床思维、基本技能转化为临床能力；完成"两大提升"——从执业医师到住院医师的提升，从住院医师到专科医师的提升。

《内科住院医师规范化培训考试通关必做2000题》由具有丰富教学和临床实践经验的老师编写而成，根据国家卫健委颁布的《住院医师规范化培训结业理论考核大纲》，精选2000余道试题，题型全面，并对较难和易错题做出详细解析，以帮助住院医师了解规培考试形式和内容，融会贯通地掌握相关考点，顺利通过考核，并逐步提高疾病诊断能力和解决实际问题的能力。书末附赠一套模拟试卷及其答案与解析，以供考生实战演练，有效检验复习效果。

本书内容具有实用性、权威性和先进性，主要适用于内科住院医师规范化培训基地学员和相关带教老师培训学习，也可供相关专业本科生、研究生及专科医师参考使用。

由于编者经验水平有限，书中错误和疏漏之处在所难免，恳请广大师生和读者批评指正。

前言

题型说明

A1 型题：单句型最佳选择题

每道试题由一个题干和 **A、B、C、D、E** 五个备选答案组成。备选答案中只有一个答案为正确答案，其余四个均为干扰答案。

例：慢性胃炎活动期判定根据是

A. 胃黏膜有糜烂 B. 胃黏膜出血

C. 胃黏膜主要呈淋巴细胞、浆细胞浸润 D. 胃黏膜中性粒细胞增多

E. 胃黏膜有过形成

正确答案：D

【解析】此题目考查的是慢性胃炎活动期判定根据。慢性胃炎的病理改变有炎症，一是慢性炎症，浸润细胞主要是慢性炎症细胞，以淋巴细胞、浆细胞为主。炎症处于活动期，主要细胞是中性粒细胞，因此答案选 D。

A2 型题：病历摘要型最佳选择题

每道试题由一个简要病历作为题干，一个引导性问题和 **A、B、C、D、E** 五个备选答案组成。备选答案中只有一个答案为正确答案，其余四个均为干扰答案。

例：有长期咳嗽史病人，其心电图 QRS 额面平均电轴 ≥90°，重度顺钟向转位，$R_{V1} + S_{V5} \geq 1.05mV$，$P_{II} > 0.25mV$。最可能的诊断

A. 阻塞性肺气肿 B. 支气管哮喘

C. 风心病二尖瓣狭窄 D. 慢性肺心病

E. 房间隔缺损

正确答案：D

【解析】此题目考查的是慢性肺源性心脏病诊断，心电图对慢性肺源性心脏病的诊断阳性率为 60.1% ~ 88.2%。慢性肺源心脏病的心电图诊断标准如下：①额面平均电轴 ≥ +90°；②V_1 R/S ≥1；③重度顺钟向转位（V_5 R/S ≤1）；④$R_{V1} + S_{V5}$ ≥1.05mV；⑤aVR R/S 或 R/Q ≥1；⑥V_1 ~ V_3 呈 QS、Qr 或 qr（酷似心肌梗死，应注意鉴别）；⑦肺型 P 波。具有一条即可诊断。

A3 型题：病例组型最佳选择题

每道试题先叙述一个以患者为中心的临床场景，然后提出若干个相关问题，每个问题均与开始叙述的临床场景有关，但测试要点不同，且问题之间相互独立。每个问题下面都有 **A、B、C、D、E** 五个备选答案，备选答案中只有一个答案为正确答案，其余四个均为干扰答案。

例：（1~2 题共用题干）

女性，26 岁。有十二指肠球部溃疡 5 年，突感中上腹部剧烈疼痛 6 小时，继之全腹疼痛，大汗淋漓。查体：全腹有压痛，肌紧张及反跳痛。考虑有消化性溃疡穿孔可能。

1. 下列哪一项体征最有助于消化性溃疡穿孔的诊断

A. 肠鸣音减弱

B. 肝浊音上界消失

C. 板状腹

D. 腹部移动性浊音（+）

E. 腹式呼吸消失

正确答案：B

【解析】以上各选项均为消化性溃疡穿孔的体征，其中肝浊音上界消失最具有代表性。

2. 应紧急做下列哪一种检查

A. 胃镜

B. 上消化道钡餐检查

C. 腹部 B 超

D. 立位腹平片

E. 腹腔穿刺

正确答案：D

【解析】消化性溃疡穿孔首选 X 线平片。

A4 型题：病例串型最佳选择题

每道试题先叙述一个以患者为中心的临床场景，然后提出若干个相关问题。当病情逐渐展开时，可以逐步增加新的信息。每个问题均与开始叙述的临床场景有关，也与新增加的信息有关，但测试要点不同，且问题之间相互独立。每个问题下面都有 A、B、C、D、E 五个备选答案，备选答案中只有一个答案为正确答案，其余四个均为干扰答案。

例：（1～3 题共用题干）

女性，28 岁。妊娠 2 个月，有怕热、心悸、多食、善饥。

1. 为确认该患者有无甲亢，下列试验中以何者为首选

A. FT_3、FT_4 测定

B. 甲状腺摄碘率

C. TRH 兴奋试验

D. T_3 抑制试验

E. TT_3、TT_4 测定

正确答案：A

【解析】此题考查甲亢辅助检查。甲亢辅助检查包括 TSH、TT_3、TT_4、甲状腺摄碘率等检查，其中 TSH 最为敏感，但选项中无 TSH 选项。其次就是 FT_3、FT_4，能够真实的反应当前甲状腺功能，是主要诊断指标，因此本题选 A。

2. 此病人宜首选下列哪种治疗

A. 丙硫氧嘧啶

B. ^{131}I 治疗

C. 普萘洛尔

D. 甲巯咪唑

E. 碘剂

正确答案：A

【解析】此题考查甲亢治疗方案。甲亢治疗方案包括药物、^{131}I 放射以及手术治疗。患者 28 岁，妊娠两个月，胎儿处于发育关键时期，此时治疗首选药物，因此选丙硫氧嘧啶。

3. 如病人要求手术治疗，应选择以下哪种方案

A. 先用 MTU 控制病情至症状控制，心率 <100 次/分，FT_3、FT_4 正常，于妊娠 4～6 个月手术

B. 先用 PTU 控制病情至症状控制，心率 <100 次/分，FT_3、FT_4 正常，于妊娠 3~6 个月手术

C. 先用 PTU 控制病情至症状控制，心率 <90 次/分，FT_3、FT_4 正常，于妊娠 4~6 个月手术

D. 先用甲巯咪唑控制病情至症状控制，心率 <90 次/分，FT_3、FT_4 正常，于妊娠 4~6 个月手术

E. 先用甲巯咪唑控制病情至症状控制，心率 <100 次/分，FT_3、FT_4 正常，于妊娠 2~6 个月手术

正确答案：C

【解析】因为患者是孕妇，可以考虑先用 PTU 控制病情至症状控制。如患者要求手术，需于妊娠 4~6 月手术，并做好术前准备，防止出现甲状腺危象等严重并发症。术前要求达到心率 <90 次/分，基础代谢率 <20%，FT_3、FT_4 正常。PTU 致畸的危险小于甲巯咪唑，因此答案选 C。

案例分析题：模拟临床情境的串型不定项选择题

案例分析题是一种模拟临床情境的串型不定项选择题，用以考查考生在临床工作中所应该具备的知识、技能、思维方式和对知识的综合应用能力，侧重考查考生对病情的分析、判断及处理能力，还涉及对循证医学的了解情况。考生的答题情况在很大程度上与其在临床实践中的积累有关。

每道案例分析题至少有 **3** 个提问。每个问题的备选答案有 **6~12** 个，正确答案有 **1** 个或几个，考生每选对 **1** 个正确选项给 **1** 个得分点，选错 **1** 个扣 **1** 个得分点，直扣至本问题得分为 **0**（即无得负分的情况）。案例分析题的答题过程是不可逆的，即进入下一问后不能再返回修改所有前面的答案。

例：（1~4 题共用题干）

女性，65 岁。反复出现头痛伴间断性有头晕 1 年，加重 1 个月。两年前发现情绪紧张时血压升高至 150~160/100~110mmHg，未进行降压治疗。有支气管哮喘史及高血压家族史，无糖尿病、冠心病史。近 1 个月症状加重，一天前突然出现鼻出血。查体：BP 180/120mmHg，神志清、检查合作，自动体位。巩膜无黄染，鼻腔出血。颈静脉无怒张，气管居中，甲状腺不大。双肺叩诊清音，双肺未闻及干湿啰音。心界无明显增大，心率 80 次/分，律齐，各瓣膜区未闻及杂音。腹软，肝脾未扪及，移动性浊音（－），肠鸣音正常。双下肢未见凹陷性水肿。实验室检查肝肾正常，尿蛋白（＋），心脏彩超室间隔轻度增厚。

1. 高血压分期标准最主要的依据是

A. 症状的轻重
B. 病程的长短
C. 器官损害及功能代偿程度
D. 血压增高的速度
E. 以上都不是

正确答案：C

【解析】高血压分期标准要根据分级，结合有无并发症来确定，心、脑、肾脏的损害及功能代偿程度决定或影响高血压分期，因此本题答案为 C 选项。

2. 关于本病例的诊断依据，下述最准确的是

A. 收缩压≥180mmHg，舒张压≥110mmHg
B. 尿蛋白（＋）

C. 心脏彩超室间隔轻度增厚　　　　　　　　　D. 年龄 65 岁

E. 以上都是

正确答案：E

【解析】本题主要考虑高血压 3 级（极高危）的诊断依据。首先根据患者血压，为高血压 3 级；年龄、尿蛋白及心脏彩超检查等都为危险因素，综合诊断为高血压 3 级（极高危）。因此本题答案为 E 选项。

3. 关于本病例的治疗原则，哪一项是错误的

A. 立即给予药物治疗

B. 小剂量联合治疗，规律服药，定期随访

C. 调整生活方式，适当运动，控制其他危险因素及相关疾病

D. 治疗目标为血压 <140/90mmHg

E. 先单纯饮食控制和改善生活方式 3 个月，如血压仍然升高再开始药物治疗

正确答案：E

【解析】本题主要考查高血压的治疗原则。高危和极高危病人必须使用降压药物强化治疗，减轻靶器官损害，因此 E 选项错误。

4. 下列哪种药物是本病例治疗的禁忌证

A. 硝苯地平控释片　　　　　　　　　　　　　B. 依那普利

C. ARB　　　　　　　　　　　　　　　　　　D. 美托洛尔

E. 缬沙坦

正确答案：D

【解析】本题主要考查降压药物的禁忌证，β 受体拮抗剂对心肌收缩力、窦房结及房室结功能均有抑制力，并可增加气道阻力。因此急性心力衰竭、病态窦房结综合征、房室传导阻滞、支气管哮喘病人禁用。本患者既往支气管哮喘病史，美托洛尔属于 β 受体拮抗剂，故本题答案为 D 选项。

⊙ 目 录 ⊙

01

上篇　通关试题

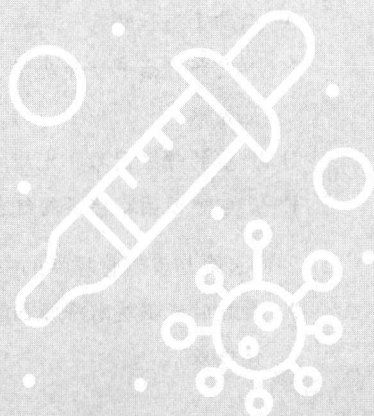

第一章 心血管系统

一、A1 型题

1. 慢性充血性心力衰竭的诱发因素中，最为常见的是

  A. 感染

  B. 妊娠与分娩

  C. 过劳与情绪激动

  D. 环境、气候的急剧变化

  E. 输液过多、过快

2. 左心衰竭时肺部啰音的特点是

  A. 湿啰音常见于两肺底，并随体位变化而改变

  B. 两肺满布干、湿啰音

  C. 固定性局限性肺部湿啰音

  D. 两肺散在干、湿啰音

  E. 以哮鸣音为主

3. 右心衰竭时较早出现的临床表现是

  A. 上腹胀满

  B. 肝大

  C. 颈静脉充盈和怒张

  D. 对称性下肢凹陷性水肿

  E. 腹水

4. 诊断急性肺水肿最具有特征意义的依据是

  A. 两肺干湿性啰音

  B. 心尖部舒张早期奔马律

  C. 交替脉

  D. 严重的呼吸困难，发绀

  E. 严重呼吸困难伴咯粉红色泡沫样痰

5. 左心衰竭与支气管哮喘的主要鉴别点为

  A. 坐起时能够缓解呼吸困难

  B. 伴咳嗽

  C. 咳白色泡沫样痰

  D. 夜间呼吸困难

  E. 肺部干、湿性啰音

6. 治疗洋地黄中毒所致的室性心动过速，宜首选

  A. 钾盐　　　　　　B. 胺碘酮

  C. 利多卡因　　　　D. 普鲁卡因胺

  E. 普罗帕酮

7. 1999 年世界卫生组织和国际高血压学会（WHO – ISH）制定和修改的新的正常人血压标准为

  A. BP < 120/80mmHg

  B. BP < 139/89mmHg

  C. BP < 130/85mmHg

  D. BP < 140/90mmHg

  E. BP < 160/100mmHg

8. 高血压脑病时最常见的症状是

  A. 偏瘫、失语

  B. 意识丧失、抽搐

  C. 脑出血

  D. 一过性脑缺血

  E. 头痛、头晕

9. 高血压伴有低钾首先应考虑

  A. 皮质醇增多症

  B. 嗜铬细胞瘤

  C. 原发性醛固酮增多症

  D. 继发于慢性肾炎的高血压

  E. 肾动脉狭窄

10. 继发性高血压不见于下列哪种疾病

  A. 肾上腺皮质功能减退

B. 慢性肾盂肾炎

C. 原发性醛固酮增多症

D. 先天性肾畸形

E. 嗜铬细胞瘤

11. 治疗嗜铬细胞瘤所致的血压升高，首选哪种降压药

A. 哌唑嗪　　　　B. 硝苯地平

C. 酚妥拉明　　　D. β受体阻滞剂

E. 氨苯蝶啶

12. 可引起心动过缓的降压药是

A. 氨苯蝶啶　　　B. 硝苯地平

C. 氢氯噻嗪　　　D. 卡托普利

E. 美托洛尔

13. 继发性高血压最常见的原因是

A. 嗜铬细胞瘤

B. 肾性高血压

C. 原发性醛固酮增多症

D. 大动脉炎

E. 皮质醇增多症

14. 引起急性前间壁心肌梗死闭塞的冠状动脉分支是

A. 右冠状动脉后降支

B. 左冠状动脉前降支

C. 左冠状动脉主干

D. 左冠状动脉回旋支

E. 右冠状动脉右室前支

15. 心绞痛发作的典型部位是

A. 胸骨上、中段后

B. 心前区向左上臂放射

C. 胸骨下段后

D. 心尖区

E. 剑突下

16. 诊断典型心绞痛，下列哪项最有特征

A. 疼痛时心电图示 ST 段抬高

B. 胸痛发作多在 15 分钟以上

C. 持续左前胸憋闷感

D. 胸痛多在夜间发作

E. 含硝酸甘油 5 分钟内疼痛消失

17. 目前发现心肌缺血及诊断心绞痛最常用的无创性检查方法是

A. 放射性核素

B. 心电图

C. 二维超声心动图

D. 冠状动脉造影

E. 胸片

18. 急性心肌梗死时血清酶中最早升高的是

A. 天门冬氨酸氨基转移酶（AST）

B. 乳酸脱氢酶（LDH）

C. 肌酸激酶（CK）

D. 肌酸激酶同工酶（CK－MB）

E. 乳酸脱氢酶同工酶（LDH_1）

19. 哪一项不是心肌梗死的并发症

A. 室壁瘤

B. 梗死后综合征

C. 肺动脉栓塞

D. 心脏破裂

E. 主动脉窦瘤破裂

20. 急性前壁心肌梗死最常见的心律失常是

A. 室性期前收缩及室性心动过速

B. 预激综合征

C. 房室传导阻滞

D. 心房颤动

E. 非阵发性交界部心动过速

21. 急性心肌梗死与心绞痛的主要鉴别点是

A. 是否伴有 ST 段抬高

B. 疼痛的性质

C. 是否伴有多源性期前收缩

D. 疼痛的部位

E. 肌酸磷酸激酶同工酶升高

22. 缓解急性心肌梗死剧烈疼痛效果最好的是

A. 吗啡

B. 二硝酸异山梨醇

C. 罂粟碱

D. 硝酸甘油

E. 可待因

23. 急性心肌梗死的超急期心电图改变是

    A. ST 段明显抬高

    B. 异常宽深的 Q 波

    C. T 波倒置

    D. T 波高耸

    E. R 波降低

24. 梗阻性肥厚型心肌病左室流出道狭窄的主要病理基础是

    A. 心室内有附壁血栓

    B. 室壁心肌普遍增生肥厚

    C. 二尖瓣收缩期前向运动

    D. 心肌弥漫性结缔组织增生

    E. 非对称性室间隔肥厚

25. 梗阻性肥厚型心肌病人导管检查，具有诊断意义的是

    A. Janeways 现象阳性

    B. Roth 试验阳性

    C. Brockenbrough 现象阳性

    D. Raynaud 现象阳性

    E. Buerger 现象阳性

26. 下列哪项药物可使梗阻性肥厚型心肌病杂音减弱

    A. 亚硝酸异戊酯   B. 地高辛

    C. 异丙肾上腺素   D. 硝酸甘油

    E. 普萘洛尔

27. 关于肥厚型心肌病的超声所见，哪项是错误的

    A. 室间隔非对称性肥厚

    B. 舒张期室间隔厚度与左室后壁之比大于或等于 1.3∶1

C. 二尖瓣前叶收缩期向前方运动

D. 梗阻性可见室间隔流出道向右室突出

E. 收缩期主动脉瓣呈半闭锁状态

28. 关于扩张型心肌病的病因，最主要的是

    A. 细菌感染   B. 代谢异常

    C. 中毒   D. 遗传因素

    E. 病毒感染

29. 扩张型心肌病的病理改变是

    A. 心肌细胞肥大，排列紊乱

    B. 心肌细胞溶解，间质水肿，单核细胞浸润

    C. 心肌细胞坏死，呈灶状分布

    D. 心肌细胞肥大，变性纤维化

    E. 心肌细胞变性，心内膜纤维性增厚

30. 扩张型心肌病的主要体征是

    A. 呼吸困难

    B. 心房纤颤

    C. 第三心音奔马律

    D. 第四心音奔马律

    E. 心脏扩大

31. 扩张型心肌病的彻底治疗方法是

    A. 药物治疗及休息，低盐饮食

    B. 休息及使用血管扩张剂

    C. 强心剂

    D. 安装 DDD 型起搏器

    E. 心脏移植术

32. 心肌炎急性期能确诊的检查是

    A. 血清检查

    B. 心肌活检

    C. 心电图检查

    D. 超声心动图检查

    E. 心肌放射性核素显像法

33. 心肌炎在下列哪种情况下不主张试用糖皮质固醇类药物

    A. 难治性心力衰竭

B. 房室传导阻滞

C. 室性期前收缩

D. 重症患者

E. 有自体免疫因子

34. 限制型心肌病可见

A. 奇脉

B. 心功能不全控制后，心脏杂音增强

C. 使用硝酸甘油后，心脏杂音增强

D. 心功能不全控制后，心脏杂音减弱

E. 交替脉

35. 用于治疗窦性心动过缓的方法不包括

A. 氨茶碱

B. 阿托品

C. 喘定

D. 异丙基肾上腺素

E. 人工心脏起搏器

36. 窦性心动过缓，心率不低于 50 次/分，常采用措施是

A. 口服麻黄素

B. 不需治疗

C. 皮下注射阿托品

D. 含服异丙肾上腺素

E. 静滴去甲肾上腺素

37. 窦性心动过缓时出现早搏可用何药治疗

A. 阿托品   B. 奎尼丁

C. 洋地黄   D. 维拉帕米

E. 苯妥英钠

38. 下列因素中，可能引起窦性心动过缓的是

A. 缺氧   B. 发热

C. 失血性贫血   D. 甲亢

E. 高钾

39. 显著窦性心动过缓伴反复晕厥的治疗

A. 同步直流电复律

B. 心内膜心室起搏

C. 维拉帕米静脉注射

D. 起搏器植入

E. 利多卡因静脉注射

40. 刺激迷走神经可以纠正下述哪种心律失常

A. 阵发性室性心动过速

B. 心房颤动

C. 窦性心律不齐

D. 心房扑动

E. 阵发性室上性心动过速

41. 非阵发性交界区性心动过速最常见于下述哪一项情况

A. 下壁心肌梗死

B. 洋地黄中毒

C. 心肌炎

D. 内源性儿茶酚胺增加

E. 正常人

42. 以下哪种情况不适合应用电击复律治疗

A. 洋地黄中毒出现室性心动过速

B. 急性心肌梗死，合并室性心动过速

C. 扩张型心肌病合并室性心动过速

D. 室性心动过速伴有严重血流动力学障碍

E. 心脏手术过程中出现室性心动过速

43. 二度Ⅱ型及三度房室传导阻滞，阻滞部位在双束支，心室率缓慢，曾有 Adams - Stokes 综合征发作，治疗首选

A. 乳酸钠

B. 麻黄素

C. 异丙肾上腺素

D. 阿托品

E. 安置临时或永久性人工心脏起搏器

44. 治疗尖端扭转型室速时不宜选用下列哪种药物

A. 镁盐

B. 普萘洛尔

C. 异丙肾上腺素

D. 普罗帕酮

E. 利多卡因

45. 甲状腺功能亢进，快速房颤，首选

A. 普萘洛尔口服

B. 毛花苷丙静脉滴注

C. 普罗帕酮静脉滴注

D. 电复律

E. 奎尼丁口服

46. 风心病二尖瓣狭窄，快速房颤，首选

A. 电复律

B. 普罗帕酮静脉滴注

C. 毛花苷丙静脉滴注

D. 普萘洛尔口服

E. 奎尼丁口服

47. 急性心肌梗死时发生室颤应尽快用

A. 同步直流电复律

B. 体外反搏术

C. 非同步直流电除颤

D. 心室按需型起搏器

E. 以上都不宜应用

48. 室性心动过速药物疗效不满意应及早应用

A. 非同步直流电除颤

B. 同步直流电复律

C. 体外反搏术

D. 心室按需型起搏器

E. 以上都不宜应用

49. 心室率不快的房颤（半年以上）

A. 心室按需型起搏器

B. 非同步直流电除颤

C. 体外反搏术

D. 同步直流电复律

E. 以上都不宜应用

50. 房室传导阻滞发展到二度或三度时宜用

A. 非同步直流电除颤

B. 同步直流电复律

C. 体外反搏术

D. 心室抑制型按需起搏器临时起搏

E. 以上都不宜应用

51. 下列关于心房颤动发病原因的叙述，错误的是

A. 心房颤动的自然发生率随年龄增长而增加

B. 阵发性心房颤动可见于正常人

C. 急性酒精中毒时可出现心房颤动

D. 孤立性心房颤动是指短阵发作的、临床症状不明显的心房颤动

E. 甲状腺功能亢进症是最常见的出现心房颤动的非心脏性疾病

52. 阵发性房颤的治疗原则是

A. 预防复发，发作时控制室率

B. 抗凝治疗，发作时控制室率

C. 抗凝治疗，发作时转复窦率

D. 转复窦率，发作时控制室率

E. 预防复发，发作时转复窦率

53. 持续性房颤是指房颤发作持续

A. 24 小时以内　　B. 48 小时以内

C. 7 天以内　　D. 7 天以上

E. 1 年以上

54. 下列关于正常窦性心律的描述，哪项是错误的

A. PR 间期 0.12~0.20 秒

B. 频率为 60~100 次/分

C. P 波在 Ⅰ、Ⅱ、aVF 导联直立，aVR 导联倒置

D. 冲动起源于窦房结

E. 心率绝对匀齐

55. 最易引起房颤的疾病是

A. 冠心病

B. 风湿性心脏病二尖瓣狭窄

C. 甲状腺功能亢进性心脏病

D. 高血压性心脏病

E. 缩窄性心包炎

56. 心房颤动时 f 波的频率为

A. 300 ~ 600 次/分

B. 250 ~ 350 次/分

C. 100 ~ 160 次/分

D. 350 ~ 600 次/分

E. 250 ~ 600 次/分

57. 关于二尖瓣狭窄的病理、生理，叙述正确的是

A. 由于肺动脉压升高，从而使左房压升高

B. 右心衰竭使肺毛细血管淤血加重

C. 由于左房平均压升高，从而使肺静脉压及肺毛细血管压力升高

D. 肺小动脉收缩产生的肺动脉高压，吸氧后可升高

E. 右心受累与左房压无关

58. 二尖瓣狭窄最常见的早期症状是

A. 咯血　　　　B. 头昏

C. 水肿　　　　D. 呼吸困难

E. 体循环淤血

59. 正常二尖瓣口面积是

A. $2.0 \sim 4.0 cm^2$　　B. $1.0 \sim 1.5 cm^2$

C. $1.5 \sim 2.0 cm^2$　　D. $< 1.0 cm^2$

E. $4.0 \sim 6.0 cm^2$

60. 关于二尖瓣关闭不全的病理生理，叙述正确的是

A. 由于二尖瓣反流使左房压迅速升高

B. 肺淤血及肺动脉高压发生较早

C. 病变主要影响左室，故左房无扩张

D. 左室衰竭发生较晚，发生后则进展迅速

E. 由于收缩期室壁张力较二尖瓣狭窄时大，故耗能也较多

61. 二尖瓣关闭不全时可有

A. 心尖区全收缩期杂音，并在吸气时明显增强

B. 心尖内侧的收缩期杂音，向主动脉瓣区传导

C. 心尖区第一心音亢进

D. 心尖区全收缩期杂音，并在呼气时增强

E. 常伴有肺动脉瓣相对关闭不全的杂音

62. 以下哪项不是二尖瓣球囊成形术的适应证

A. 合并左房内血栓

B. 瓣叶轻度钙化

C. 外科分离术后再狭窄

D. 重度二尖瓣狭窄，心功能三级

E. 合并轻度二尖瓣关闭不全，超声左室 50mm

63. 主动脉瓣狭窄引起心功能代偿反应最主要的是

A. 心率加快

B. 回心血量增加

C. 左心室肥厚

D. 左室腔扩大

E. 肾滤过功能减低

64. 风湿性心瓣膜病中，最易导致心绞痛的类型是

A. 主动脉瓣狭窄

B. 二尖瓣关闭不全

C. 三尖瓣狭窄

D. 二尖瓣狭窄

E. 主动脉瓣关闭不全

65. 主动脉瓣关闭不全引起的周围血管征是由于

A. 主动脉瓣反流

B. 脉压增大

C. 左室增大

D. 血压增高

E. 毛细血管扩张

66. 下列哪项可作为确诊主动脉瓣关闭不全的依据

　　A. 周围血管征

　　B. 心尖向左下移位呈抬举样搏动

　　C. 心尖区低调舒张期杂音

　　D. 苍白面容

　　E. 彩色多普勒主动脉瓣心室侧探及舒张期射流

67. 亚急性感染性心内膜炎可有

　　A. 血清 GOT 增高

　　B. 颜面蝶形红斑

　　C. 脾大

　　D. 病理性 Q 波

　　E. 抗 "O" 升高

68. 亚急性感染性心内膜炎最常见的致病菌是

　　A. 白色念珠菌

　　B. 白色葡萄球菌

　　C. 甲族乙型溶血性链球菌

　　D. 草绿色链球菌

　　E. 革兰阴性杆菌

69. 亚急性感染性心内膜炎，最常发生于

　　A. 先天性心血管病

　　B. 心脏手术后

　　C. 风湿性心瓣膜病

　　D. 梅毒性心脏病

　　E. 正常心脏

70. 下列哪项不是亚急性感染性心内膜炎的临床表现

　　A. 蝶形红斑　　　　B. Janeways 结

　　C. Osler 结　　　　D. Roth 斑

　　E. 指甲下出血

71. 治疗亚急性感染性心内膜炎，首选的抗生素是

　　A. 庆大霉素　　　　B. 红霉素

　　C. 青霉素　　　　　D. 链霉素

　　E. 阿米卡星

72. 下列哪项支持亚急性细菌性心内膜炎的诊断

　　A. 心脏有杂音，血培养（＋）

　　B. 面部蝶形红斑，发热，糖皮质激素可缓解

　　C. 游走性关节痛，皮肤环形红斑

　　D. PR 间期延长，抗 "O" 滴度增高

　　E. 以上均不对

73. 心包填塞可出现

　　A. 重搏脉　　　　　B. 交替脉

　　C. 奇脉　　　　　　D. 水冲脉

　　E. 短绌脉

74. 我国目前最常见的急性心包炎的病因是

　　A. 化脓性　　　　　B. 真菌性

　　C. 结核性　　　　　D. 放射性

　　E. 风湿性

75. 缩窄性心包炎最常见的临床表现是

　　A. 胸前区疼痛，干咳

　　B. 微热，盗汗

　　C. 呼吸困难，心浊音界扩大

　　D. 颈静脉怒张，肝大，腹水

　　E. 血沉增快

76. 诊断急性心包炎最具特征的体征是

　　A. 心界随体位改变

　　B. 心音减弱

　　C. 奇脉

　　D. 心包摩擦音

　　E. 体循环淤血征

77. 不符合急性心包炎的心电图变化是

　　A. 电交替

　　B. T 波平坦或倒置

　　C. QRS 波呈低电压

D. 弓背向下型 ST 段抬高

E. 弓背向上型 ST 段抬高

78. 阵发性室上性心动过速，首选

　　A. 利多卡因

　　B. 体外同步直流电复律

　　C. 毛花苷丙

　　D. 维拉帕米

　　E. 苯妥英钠

79. 阵发性室性心动过速，可选用

　　A. 硝苯地平

　　B. 腺苷

　　C. 肾上腺素

　　D. 异丙基肾上腺素

　　E. 利多卡因

80. 下列哪项有利于室性心动过速与室上性心动过速的鉴别

　　A. 心脏增大

　　B. 心电图 QRS 波宽大畸形

　　C. 过去发现室性期前收缩

　　D. 心室率 160 次/分

　　E. 心电图有心室夺获及室性融合波

81. 可诊断二度 I 型窦房传导阻滞的是

　　A. PR 间期逐渐延长，直到 P 波受阻，QRS 波群脱落

　　B. PP 间期逐渐缩短，直至出现长间歇，最长 PP 间期小于最短 PP 间期的两倍

　　C. PP 间期显著延长，长间歇与正常 PP 间期无倍数关系

　　D. PP 间期显著延长，长间歇与正常 PP 间期呈倍数关系

　　E. PR 间期逐渐缩短，直到 P 波受阻

82. 可诊断窦性停搏的是

　　A. PP 间期逐渐缩短，直至出现长间歇，最长 PP 间期小于最短 PP 间期的两倍

　　B. PR 间期逐渐延长，直到 P 波受阻，QRS 波群脱落

　　C. PP 间期显著延长，长间歇与正常 PP 间期呈倍数关系

　　D. PP 间期显著延长，长间歇与正常 PP 间期无倍数关系

　　E. PR 间期逐渐缩短，直到 P 波受阻

83. 可诊断二度 I 型房室传导阻滞的是

　　A. PP 间期逐渐缩短，直至出现长间歇，最长 PP 间期小于最短 PP 间期的两倍

　　B. PP 间期显著延长，长间歇与正常 PP 间期无倍数关系

　　C. PR 间期逐渐延长，直到 P 波受阻，QRS 波群脱落

　　D. PP 间期显著延长，长间歇与正常 PP 间期呈倍数关系

　　E. PR 间期逐渐缩短，直到 P 波受阻

84. 一扩张型心肌病，心力衰竭患者，一周前开始口服地高辛 0.25mg，每日 2 次，尿量增加，水肿减轻，心率仍维持在 102 次/分左右，测定血清中地高辛浓度为 1.5ng/ml，治疗应为

　　A. 停用地高辛

　　B. 改用地高辛维持量

　　C. 继续使用原剂量地高辛

　　D. 停用地高辛，改用毛花苷丙

　　E. 加用普萘洛尔

85. 治疗洋地黄中毒所致的室性心动过速，宜首选

　　A. 钾盐　　　　　　B. 胺碘酮

　　C. 利多卡因　　　　D. 普鲁卡因胺

　　E. 普罗帕酮

86. 洋地黄中毒引起的下列心律失常中，哪项用钾盐治疗是错误的

　　A. 室上性阵发性心动过速

　　B. 多源性室性期前收缩

C. 非阵发性交界区心动过速

D. 室性心动过速

E. 房室传导阻滞

87. 听诊心率正常而不整齐，可除外

A. 心房颤动

B. 一度房室传导阻滞

C. 室性期前收缩

D. 二度Ⅰ型房室传导阻滞

E. 伴有4：1和3：1房室传导比例的心房扑动

88. 可诊断二度Ⅱ型窦房传导阻滞的是

A. PP 间期显著延长，长间歇与正常 PP 间期呈倍数关系

B. PR 间期逐渐延长，直到 P 波受阻，QRS 波群脱落

C. PP 间期显著延长，长间歇与正常 PP 间期无倍数关系

D. PP 间期逐渐缩短，直至出现长间歇，最长 PP 间期小于最短 PP 间期的两倍

E. PR 间期逐渐缩短，直到 P 波受阻

89. 室性心动过速有严重血流动力学障碍，首选

A. 利多卡因

B. 维拉帕米

C. 体外同步直流电复律

D. 毛花苷丙

E. 苯妥英钠

90. 电复律治疗时出现心室颤动，应

A. 静脉注射利多卡因

B. 心内注射利多卡因

C. 人工心脏起搏

D. 再次电复律

E. 以上都不对

91. 急性心肌梗死出现室性期前收缩首选

A. 洋地黄 　　　 B. 普萘洛尔

C. 奎尼丁 　　　 D. 利多卡因

E. 普鲁卡因胺

92. 最易发生房室传导阻滞的心肌梗死是

A. 下壁心肌梗死

B. 前间壁心肌梗死

C. 广泛前壁心肌梗死

D. 前壁心肌梗死

E. 高侧壁心肌梗死

93. 使快速房颤的心室率减慢，应首选

A. 洋地黄

B. 苯妥英钠

C. 普鲁卡因胺

D. 利多卡因

E. 奎尼丁

94. 冠心病急性心梗，快速房颤，急性左心衰，心源性休克，首选

A. 毛花苷丙静脉滴注

B. 电复律

C. 普罗帕酮静脉滴注

D. 普萘洛尔口服

E. 奎尼丁口服

95. 尖端扭转型室速可选用

A. 腺苷 　　　 B. 异丙肾上腺素

C. 肾上腺素 　　 D. 硝苯地平

E. 利多卡因

96. 预激综合征合并房颤，首选

A. 毛花苷丙静脉滴注

B. 电复律

C. 普罗帕酮静脉滴注

D. 普萘洛尔口服

E. 奎尼丁口服

97. 洋地黄治疗中出现室性期前收缩二联律，首选

A. 体外同步直流电复律

B. 利多卡因

C. 维拉帕米

D. 毛花苷丙

E. 苯妥英钠

98. 阵发性室上性心动过速可选用

A. 异丙基肾上腺素

B. 肾上腺素

C. 腺苷

D. 硝苯地平

E. 利多卡因

99. 三度房室传导阻滞，治疗应选用

A. 心室按需型起搏器

B. 非同步直流电除颤

C. 体外反搏术

D. 同步直流电复律

E. 以上都不宜应用

100. 高血压早期病理变化主要是

A. 早期出现动脉内膜增生，管腔变窄

B. 高血压出现即有各脏器缺血改变

C. 动脉内膜钙化

D. 周身细小动脉痉挛

E. 小动脉内膜粥样硬化斑块的出现

101. 我国高血压病引起的死亡原因中最常见的是

A. 心力衰竭   B. 尿毒症

C. 脑血管意外   D. 高血压危象

E. 伴发冠心病

102. 常致反射性心动过速的是

A. 卡托普利   B. 氢氯噻嗪

C. 硝苯地平   D. 氨苯蝶啶

E. 美托洛尔

103. 糖尿病合并高血压的患者，血压控制目标应小于

A. 130/80mmHg

B. 150/90mmHg

C. 140/80mmHg

D. 130/90mmHg

E. 140/90mmHg

104. 心房颤动可见

A. 第一心音增强

B. 心率小于脉率

C. 心室率绝对不规则

D. 心尖部 3/6 级收缩期杂音

E. 开瓣音

105. 血压骤然升高，剧烈头痛，抽搐昏迷。诊断为

A. 急进型高血压病

B. 高血压病二期

C. 高血压病三期

D. 高血压病一期

E. 高血压脑病

106. 20 世纪 90 年代以来，我国心血管系统常见病中列首位的是

A. 风心病

B. 高血压心脏病

C. 慢性肺心病

D. 冠心病

E. 心肌病

107. 冠心病患者出现心前区收缩期喀喇音及收缩晚期吹风样杂音，是由于

A. 心力衰竭

B. 二尖瓣相对性关闭不全

C. 室间隔穿孔

D. 二尖瓣脱垂

E. 心肌硬化

108. 下列哪一项不属于非侵入性检查

A. 经食管导联心电图检查

B. 心电图运动负荷试验

C. 选择性冠状动脉造影

D. 24h 动态血压监测

E. 放射性核素心肌和血池显像

109. 左冠状动脉回旋支阻塞引起的心肌梗死是

    A. 前间壁   B. 下侧壁

    C. 后间壁   D. 高侧壁

    E. 前壁

110. 心肌梗死后 24 小时内避免使用

    A. 罂粟碱   B. 洋地黄

    C. 呋塞米   D. 吗啡

    E. 哌替啶

111. 判断急性心肌梗死面积最有价值的是

    A. 血沉增快的程度

    B. 白细胞增加的程度

    C. 疼痛和持续时间

    D. Q 波的宽度，深度

    E. 血清 CPK 增高的程度

112. 心肌梗死起病 6 小时内增高的实验室检查是

    A. GPT   B. 白细胞计数

    C. GOT   D. CPK

    E. LDH

113. 动脉粥样硬化导致器官病变最常见的是哪一类

    A. 肾动脉   B. 肠系膜动脉

    C. 脑动脉   D. 冠状动脉

    E. 下肢动脉

114. 心绞痛发作时可出现

    A. 房性或室性过早搏动

    B. 血沉增快

    C. 血清酶增高

    D. 体温升高

    E. 乳头肌断裂

115. 梗死前心绞痛的哪一点与急性心肌梗死不同

    A. 心电图未见病理性 Q 波

    B. 胸痛不能以硝酸甘油缓解

    C. 剧烈胸痛伴恶心、呕吐和大汗

    D. 心电图 ST 段抬高

    E. 血压波动

116. 下列哪种情况合并心绞痛时不宜应用硝酸甘油

    A. 严重贫血

    B. 主动脉瓣关闭不全

    C. 心梗后心绞痛

    D. 冠心病

    E. 梗阻性肥厚型心肌病

117. 增高后 1~2 周恢复正常的心肌梗死的实验室检查是

    A. GOT   B. 白细胞计数

    C. CPK   D. GPT

    E. LDH

118. 梗阻性肥厚型心肌病可见

    A. 胸骨右缘第 2 肋间 3 级以上喷射性收缩期杂音

    B. 心尖区全收缩期吹风样杂音

    C. 胸骨左缘第 3 肋间舒张早期哈气样杂音

    D. 心尖区舒张中晚期隆隆样杂音

    E. 胸骨左缘功能性收缩期杂音

119. 心肌疾病病毒感染的阳性指标是

    A. 发病后 4 周间两次血清的抗体滴定度有 4 倍增高

    B. 发病后 3 周间两次血清的抗体滴定度有 4 倍增高

    C. 发病后 2 周间两次血清的抗体滴定度有 4 倍增高

    D. 发病后 3 周间两次血清的抗体滴定度有 2 倍增高

    E. 发病后 4 周间两次血清的抗体滴定度有 2 倍增高

120. 扩张型心肌病可见

    A. 心功能不全控制后，心脏杂音减弱

B. 使用硝酸甘油后，心脏杂音增强

C. 心功能不全控制后，心脏杂音增强

D. 奇脉

E. 交替脉

121. Austin – Flint 杂音的发生与以下哪项有关

A. 主动脉瓣狭窄

B. 肺动脉高压

C. 左房巨大血栓形成

D. 血流加速

E. 主动脉瓣关闭不全

122. 二尖瓣重度狭窄可见

A. 二尖瓣口面积（4~6）cm^2

B. 二尖瓣口面积 ≥2.0 cm^2

C. 肺毛细血管楔压 >30mmHg

D. 二尖瓣口面积 ≤1.0 cm^2

E. 肺毛细血管楔压 >20mmHg

123. 主动脉瓣狭窄可见

A. 胸骨右缘 2 肋间 3 级以上喷射性收缩期杂音

B. 心尖区全收缩期吹风样杂音

C. 胸骨左缘 3 肋间舒张早期哈气样杂音

D. 心尖区舒张中晚期隆隆样杂音

E. 胸骨左缘功能性收缩期杂音

124. 二尖瓣狭窄右室负荷加大时心电图可见

A. P 波增宽 >0.11s

B. PV_1 双相波

C. 右束支传导阻滞或右室肥大

D. RV_5 >2.5mV

E. 左束支传导阻滞

125. 风心病联合瓣膜病最常侵犯的瓣膜是

A. 二尖瓣及主动脉瓣

B. 三尖瓣及肺动脉瓣

C. 主动脉瓣及肺动脉瓣

D. 二尖瓣及三尖瓣

E. 二尖瓣及肺动脉瓣

126. 二尖瓣狭窄可见

A. 肝脏收缩期搏动

B. Austin – Flint 杂音

C. Graham Steell 杂音

D. 收缩中、晚期喀喇音

E. 胸骨左缘 2 肋间连续性机器样杂音

127. 关于梅毒性冠状动脉口狭窄，下列哪种说法是对的

A. 病变弥漫性侵犯冠状动脉

B. 一般不与主动脉瓣病变共存

C. 主要临床表现为心绞痛

D. 常常发生心肌梗死

E. 含服硝酸甘油效果好

128. 风湿性心脏病主动脉瓣狭窄时，以下哪项不正确

A. 左心室明显扩张

B. 主动脉瓣区第二心音减弱

C. 脉压小，脉搏细弱

D. 主动脉瓣区喷射性收缩期杂音

E. 可出现第四心音

129. 肺水肿可见

A. 肺毛细血管楔压 >30mmHg

B. 二尖瓣口面积 ≥2 cm^2

C. 二尖瓣口面积 ≤1.0 cm^2

D. 二尖瓣口面积（4~6）cm^2

E. 肺毛细血管楔压 >20mmHg

130. 肺静脉压增高可见

A. 肺毛细血管楔压 >30mmHg

B. 二尖瓣口面积 ≥2 cm^2

C. 二尖瓣口面积 ≤1.0 cm^2

D. 二尖瓣口面积（4~6）cm^2

E. 肺毛细血管楔压 >20mmHg

131. 二尖瓣关闭不全可见

A. 心尖区舒张中晚期隆隆样杂音

B. 胸骨左缘第 3 肋间舒张早期哈气样杂音

C. 心尖区全收缩期吹风样杂音

D. 胸骨右缘第 2 肋间 3 级以上喷射性收缩期杂音

E. 胸骨左缘功能性收缩期杂音

132. 主动脉瓣关闭不全可见

A. 心尖区舒张中晚期隆隆样杂音

B. 心尖区全收缩期吹风样杂音

C. 胸骨右缘第 2 肋间 3 级以上喷射性收缩期杂音

D. 胸骨左缘第 3 肋间舒张早期叹气样杂音

E. 胸骨左缘功能性收缩期杂音

133. 最易发生亚急性感染性心内膜炎的风湿性心瓣膜病类型是

A. 显著二尖瓣狭窄

B. 二尖瓣轻至中度关闭不全

C. 肺动脉瓣狭窄

D. 肺动脉瓣关闭不全

E. 动脉导管未闭

134. 对亚急性感染性心内膜炎具有决定诊断意义的依据是

A. 血沉

B. 血培养

C. 血常规

D. 尿常规

E. 血清免疫学检查

135. 亚急性感染性心内膜炎最常见的死亡原因是

A. 脑栓塞

B. 细菌性动脉瘤破裂

C. 肾功能不全

D. 心力衰竭

E. 脾破裂

136. 亚急性感染心内膜炎的赘生物最常见的附着部位是

A. 三尖瓣边缘

B. 肺动脉瓣边缘

C. 二尖瓣和主动脉瓣

D. 三尖瓣基底部

E. 以上都不是

137. Osler 结多见于

A. 亚急性细菌性心内膜炎

B. 系统性红斑狼疮

C. 急性病毒性心肌炎

D. 急性风湿热

E. 结核性胸膜炎

138. 关于梗阻性肥厚型心肌病胸骨左缘的收缩期杂音变化，下列哪项是正确的

A. 左室流出道狭窄加重时减轻

B. 屏气时减轻

C. 增加心肌收缩力时减轻

D. 左室容积减少时增强

E. 下蹲时增强

139. 扩张型心肌病的最主要特征是

A. 心肌舒张期泵功能衰竭

B. 心肌收缩期泵功能衰竭

C. 呼吸困难

D. 附壁血栓

E. 心房纤颤

140. 下列哪项疾病属于特异性心肌病

A. 甲亢性心肌病

B. 肥厚型心肌病

C. 限制型心肌病

D. 扩张型心肌病

E. 梗阻性肥厚型心肌病

141. 肥厚型心肌病可见

A. 超声心动左室径 65mm

B. 超声心动出现右室前壁以及房室沟处无反射区

C. 超声心动 IVS∶LVPW = 1.5∶1

D. 超声心动二尖瓣 EF 斜率下降

E. 超声心动室间隔连续中断

142. 感染性心内膜炎的赘生物，下述错误的是

A. 可引起栓塞

B. 以发生在二尖瓣和主动脉瓣上最为常见

C. 易发生在二尖瓣关闭不全瓣膜的心房面

D. 易发生于室缺的左心室心内膜上

E. 赘生物直径在 3mm 以下常不能被超声心动图检出

143. 下列哪一项是纤维蛋白性心包炎的典型体征

A. 心包摩擦音　　B. 奇脉

C. 心界扩大　　　D. Ewart 征

E. Kussmaul 征

144. 急性心包炎心电图变化，ST 段抬高最多见的是

A. 急性非特异性心包炎

B. 结核性

C. 真菌性

D. 化脓性

E. 肿瘤性

145. 急性心脏压塞的主要特征

A. 颈静脉怒张

B. 听诊心音减弱

C. Beck 三联征

D. 触诊脉搏减弱

E. 收缩期血压下降，舒张压不变

146. 闭塞性周围动脉粥样硬化症的最典型临床症状是

A. 静息痛

B. 夜间痛

C. 丧失行走能力

D. 间歇性跛行

E. 缺血性溃疡

147. 确诊为左腿股腘静脉系统血栓形成，为预防再次肺动脉栓塞的形成，采用华法林长期口服抗凝治疗。控制最佳的国际标准化值是

A. INR 1.5 ~ 1.8

B. INR 1.8 ~ 2.0

C. INR 2.0 ~ 3.0

D. INR 3.0 ~ 3.5

E. INR 3.5 以上

148. 髂股深静脉血栓形成的临床症状，不包括以下哪项

A. 患肢肿胀发热，沿静脉走向压痛

B. 可触及索状改变

C. 蓝色炎性疼痛症

D. 白色炎性疼痛症

E. 夜间疼痛症

149. 内科保守治疗闭塞性动脉粥样硬化症的原则不包括

A. 抗凝治疗　　　B. 禁烟、限酒

C. 调脂、降糖　　D. 控制体重

E. 治疗高血压

150. 左室功能不全可出现

A. 重搏脉　　　　B. 奇脉

C. 水冲脉　　　　D. 交替脉

E. 短绌脉

151. 治疗洋地黄中毒伴缓慢性心律失常时宜选用

A. 利多卡因　　　B. 苯妥英钠

C. 阿托品　　　　D. 普萘洛尔

E. 呋塞米

152. 动脉导管未闭可见

A. 收缩中、晚期喀喇音

B. Graham Steell 杂音

C. Austin - Flint 杂音

D. 肝脏收缩期搏动

E. 胸骨左缘 2 肋间连续性机器样杂音

153. 室缺可见

A. 超声心动二尖瓣 EF 斜率下降

B. 超声心动 IVS：LVPW = 1.5：1

C. 超声心动出现右室前壁以及房室沟处无反射区

D. 超声心动左室径 65mm

E. 超声心动室间隔连续中断

二、A2 型题

154. 女性，32 岁。患风湿性心脏病二尖瓣狭窄合并关闭不全多年，长期服用地高辛维持量 0.25mg/d，近日感冒后呼吸困难加重，改用地高辛 0.5mg/d，共 8 天，入院心电图出现房速伴 2：1 房室传导阻滞，应采取的措施是

A. 停用地高辛，加用苯妥英钠口服

B. 地高辛改为 0.25mg，1 日 1 次

C. 维持地高辛用量，静脉滴注氯化钾

D. 增加地高辛剂量

E. 减少地高辛用量，0.125mg/d

155. 男性，30 岁。夜尿多，乏力。查体：血压 120/100mmHg，血钠 142mmol/L，血钾 2mmol/L，血 pH 7.5，尿钾 350mmol/24h。最可能的诊断是

A. 高血压病

B. 嗜铬细胞瘤

C. 皮质醇增多症

D. 原发性醛固酮增多症

E. 肾动脉狭窄

156. 男性，60 岁。患高血压病多年，1 年来血压经常为 170 ~ 180/110 ~ 120mmHg。胸部 X 线检查示左室增大，肺淤血。眼底为高血压三级改变，尿常规正常。诊断为

A. 高血压病一级 　 B. 高血压病二级

C. 急性高血压 　 D. 高血压病三级

E. 高血压病危象

157. 男性，40 岁。近日出现明显头痛，烦躁，心悸多汗，呕吐，面色苍白，视力模糊，测血压 264/126mmHg。其诊断最可能是

A. 高血压脑病 　 B. 恶性高血压

C. 高血压危象 　 D. 高血压病二级

E. 高血压病三级

158. 男性，45 岁。因心前区剧痛 2 小时来急诊，心电图检查结论为后壁心肌梗死。梗死图形应出现在下列哪些导联

A. $V_4 \sim V_6$ 及 Ⅰ，aVL

B. $V_4 \sim V_6$

C. Ⅰ，aVL

D. $V_1 \sim V_3$

E. $V_7 \sim V_8$

159. 男性，49 岁。劳累后发作胸痛，疑为心绞痛。其心电图依据是

A. 窦性心动过速

B. ST 段呈短暂的抬高形成单向曲线

C. ST 段下移，T 波低平，双向，倒置

D. T 波高大

E. 左室肥厚劳损

160. 男性，65 岁。因胸痛 10 小时来院急诊。心电图证实为急性前壁心梗。下列哪项检查特异性最高

A. SGOT 增高

B. 血清 CPK – MB 增高

C. 血沉加快

D. 血清 CPK 增高

E. 血清 LDH 增高

161. 男性，50 岁。无明显劳累诱因突然胸痛，持续时间较久，拟诊变异型心绞痛。以下心电图哪项支持诊断

A. ST 段压低　　　B. T 波低平

C. 病理性 Q 波　　D. T 波高耸

E. ST 段抬高

C. 心脏移植

D. 外科手术修补

E. 双腔起搏器

162. 女性，48 岁。间发心前区闷痛 1 个月，常夜间发作。发作时心电图 Ⅱ、Ⅲ、aVF 导联 ST 段上抬，考虑为冠心病心绞痛。缓解期治疗最好选用哪种药物

A. 异山梨酯　　　B. 普萘洛尔

C. 双嘧达莫　　　D. 戊四硝酯

E. 地尔硫䓬

163. 男性，58 岁。3 小时前急起剧烈胸痛，大汗，尿量减少，脉细弱。PCWP 与左室舒张末期压力均明显升高。为早期进行冠脉再灌注，宜首选哪种方法

A. 链激酶溶栓治疗

B. 急诊冠脉旁路移植术

C. 大量输液补充血容量

D. 经皮腔内冠状动脉成形术

E. 主动脉内气囊反搏

164. 男性，75 岁。心绞痛发作持续 4 小时，含服硝酸甘油无效。心电图示 Ⅱ、Ⅲ、aVF 导联呈弓背样抬高 6mm，V$_{1\sim3}$ 导联 ST 段水平样压低 4mm，偶发室性期前收缩 1 次，诊断为急性心肌梗死。最合适的处理是

A. 心电监护

B. 溶栓治疗

C. 静脉滴注吗啡

D. 静滴利多卡因

E. 静滴极化液

165. 女性，34 岁。2 年前诊断为扩张型心肌病，一直口服药物治疗，症状改善不明显。以下哪种方法可以优先考虑

A. 搭桥术或穿孔，灌注术

B. 主动脉内球囊反搏

166. 男性，28 岁。活动后心悸气短，胸闷乏力 3 年，1 年前于活动中晕厥，以后发作 3 次，查体：胸骨左缘 3 肋间 3/6 收缩期杂音。X 线检查示心影轻度增大。心电图示 Ⅱ、Ⅲ、aVF 有 Q 波。超声：室间隔 18mm。诊断是

A. 梗阻性肥厚型心肌病

B. 心包炎

C. 心肌梗死

D. 心肌炎

E. 先心病，室缺

167. 男性，32 岁。诊断为肥厚型心肌病。以下哪项药物是正确选择

A. 地高辛　　　　B. 硝酸甘油

C. 普萘洛尔　　　D. 阿托品

E. 异丙肾上腺素

168. 男性，16 岁。着凉感冒后心悸气短，乏力，食欲不振。查体：心率快，心律不齐，心音低钝，肝大。心电图：ST 段抬高。X 线检查：心影轻大。经治疗无好转，出现阿 - 斯发作电复律转复，可能的诊断是

A. 急性心梗

B. 重症心肌炎

C. 急性心包炎

D. 急性感染性心内膜炎

E. 急性克山病

169. 男性，43 岁。活动后胸痛 3 年，曾诊断为肥厚型心肌病，要求明确诊断。下列哪项不可能是梗阻性肥厚型心肌病的表现

A. 心尖部可闻及收缩期杂音

B. 病理性 Q 波

C. 晕厥

D. 心绞痛

E. 含服硝酸甘油后胸骨左下缘收缩期杂音减轻

170. 男性，54 岁。头晕黑矇 5 年，阵发性心悸 3 个月。查体：BP 130/90mmHg，双肺无啰音，心率 45 次/分，节律不齐。Holter 示：窦性心动过缓（38～60 次/分）、窦性停搏、频发房性期前收缩、阵发房颤。最适宜的治疗措施为

A. 静点阿托品

B. 静推毛花苷丙

C. 静滴异丙基肾上腺素

D. 安置按需型人工心脏起搏器

E. 口服普罗帕酮

171. 某上级医生查房分析：35 岁女性，有明显交感神经亢奋的症状，多汗、手足发冷，手颤等症状；多梦，睡眠差，心率一直偏快，必须进一步做相关的排除诊断。先排除心脏 β 受体高敏症，应首选以下的哪一项检查

A. 活动平板试验

B. 普萘洛尔运动试验

C. 核素心肌扫描

D. 超声心动图

E. 超声心动图多巴酚丁胺试验

172. 女性，32 岁。风心病二尖瓣狭窄并关闭不全 8 年，近 2 周心悸，气急不能平卧，BP 95/70mmHg，心率 170 次/分，律齐，心尖部双期杂音，两肺底有湿啰音。ECG 示：阵发性室上性心动过速。治疗首选

A. 压眼球或颈动脉窦

B. 静脉滴注氯化钾

C. 同步电复律

D. 维拉帕米

E. 毛花苷丙

173. 男性，30 岁。阵发性心悸 2 年，每次突然发生，持续 30 分钟至 1 小时不等。查体：心率 200 次/分，律齐。ECG 示 QRS 波形正常，P 波不能明确查见。诊断为

A. 阵发性窦性心动过速

B. 窦性心动过速

C. 心房扑动

D. 心房颤动

E. 阵发性室上性心速

174. 女性，65 岁。患急性下壁、正后壁心肌梗死，当晚意识突然丧失，抽搐，心电图发现有窦性停搏和Ⅲ度房室传导阻滞。此时应首先考虑哪项措施

A. 抗凝治疗

B. 异丙基肾上腺素

C. 阿托品

D. 扩血管药物

E. 安装临时起搏器

175. 女性，38 岁。诊断为风心病二尖瓣狭窄（中度），突发心悸 2 天，伴呼吸困难，不能平卧。查体：BP 95/75mmHg，口唇发绀，双肺较多湿啰音，心率 150 次/分，第一心音强弱不等，节律绝对不规则，心尖部舒张期隆隆样杂音，肝不大，下肢无水肿。触诊桡动脉搏动最可能有

A. 交替脉　　　　B. 短绌脉

C. 水冲脉　　　　D. 奇脉

E. 以上均不是

176. 男性，32 岁。诊断为风心病二尖瓣关闭不全 5 年。心脏听诊不可能出现下列哪项体征

A. 心尖部第三心音

B. 心尖部第一心音亢进

C. 心尖部短促的舒张中期杂音

D. 心尖部收缩期杂音向胸骨左缘及心底部传导

E. 心尖部收缩期杂音向左腋下传导

177. 女性，20 岁。劳累后心悸，气短 5 年。查体：心尖部有抬举感，BP 120/50mmHg，肱动脉可及枪击音，股动脉处可闻及 Duroziez 杂音。X 线检查示左房、左室大。最可能的诊断是

A. 风心病，主动脉瓣关闭不全

B. 风心病，二尖瓣狭窄兼关闭不全

C. 风心病，二尖瓣狭窄合并主动脉瓣关闭不全

D. 风心病，二尖瓣狭窄

E. 扩张型心肌病

178. 男性，32 岁。心悸气短 12 年。查体：心尖部双期杂音，主动脉瓣区双期杂音，有水冲脉，枪击音。超声：二尖瓣前后叶增厚，主动脉瓣右、左冠瓣增厚，治疗最佳方案

A. 瓣膜扩张术　　B. 闭式分离术

C. 瓣膜置换术　　D. 瓣膜修补术

E. 心脏移植术

179. 男性，30 岁。原有风心病史，因持续性发热，乏力，纳差来诊。经检查拟诊为亚急性感染性心内膜炎。体格检查时下列哪个体征不可能出现

A. 瘀点

B. 环形红斑

C. 心脏杂音无变化

D. 心率 40 次/分，心电图示三度房室传导阻滞

E. 脾肿大伴脾区摩擦音

180. 女性，33 岁。因风心病合并感染性心内膜炎收入院，下列哪项处理是错误的

A. 疗程至少 4～6 周

B. 选用杀菌剂

C. 血培养及药物敏感试验结果检出后调整抗生素种类

D. 抽取血培养后开始使用抗生素

E. 感染未控制时，绝对禁忌手术

181. 男性，44 岁。因气急伴腹胀半年，近一周症状加重入院。查体：气急，半卧位，颈静脉怒张，心界不大，心尖搏动不明显。心率 100 次/分，律齐。心音低钝，各瓣膜区无杂音。两肺底有少量啰音。腹膨隆，肝肋下 4 指，有压痛，肝颈回流征阳性。腹水征（＋），下肢不肿，血压 95/80mmHg。心电图示低电压胸导 T 波低平。最可能的诊断是

A. 缩窄性心包炎　　B. 扩张型心肌病

C. 限制型心肌病　　D. 肝硬化腹水

E. 慢性心包炎

182. 女性，23 岁。诉发热伴心前区隐痛数日，吸气时疼痛。查体：体温 39.2℃，血压 107/78mmHg。心率 110 次/分。心电图示：ST 段抬高。入院后第 3 天测静脉压 28cmH₂O。最可能的诊断是

A. 急性心包炎　　B. 急性心肌梗死

C. 肺梗死　　　　D. 肺炎

E. 急性胸膜炎

183. 女性，36 岁。低热伴胸闷、气急 3 周入院，经检查拟诊心包积液。下列哪一项体征与心包积液不符

A. 心音遥远

B. 心脏向左、右扩大

C. 肝肿大有压痛

D. 奇脉

E. 心尖搏动弥散

184. 男性，55 岁。诊断为冠心病，急性心梗，

突感头晕心悸胸闷，BP 90/60mmHg，心率 110 次/分，节律不是绝对匀齐，心尖部第一心音强弱不等。ECG 示：房率慢于室率，两者无固定关系，QRS 波增宽为 0.12 秒，可见室性融合波。本病诊断是

A. 室上性心动过速

B. 心房颤动

C. 心房扑动

D. 多发性室性期前收缩

E. 室性心动过速

185. 男性，50 岁。首次确诊为梅毒性主动脉瓣关闭不全。经用青霉素 3 周后，复查超声心动图示：LA 50mm，LV 65mm，EF30%。查体：血压 100/40mmHg，心率 110 次/分，双肺散在湿性啰音，端坐呼吸，颈静脉充盈，肝肋下 2cm，肝颈静脉回流征阳性，双下肢浮肿（+）。目前最佳的治疗方案是

A. 重新一个疗程的抗梅毒治疗

B. 积极抗心衰治疗

C. 抗梅毒治疗＋抗心衰治疗

D. 抗心衰治疗，争取时机作主动脉瓣人工瓣膜置换术

E. 外科主动脉瓣修补成形术

186. 男性，19 岁。自幼有心脏杂音。查体：肺动脉瓣区可扪及收缩期震颤，闻及收缩期吹风样杂音Ⅳ级，向左上胸部传导。P₂ 几乎消失。该病例发生心力衰竭时属于下述哪项机制

A. 右心室压力负荷过重

B. 心脏舒张受限

C. 左心室容量负荷过重

D. 右心室容量负荷过重

E. 机械性肺淤血状态

187. 女性，12 岁。自幼发现心脏杂音来诊。

查体：胸骨左缘第二肋间收缩期杂音Ⅱ级，呈吹风样，P₂ 亢进伴分裂，并可闻及收缩期喷射音。心电图示右束支传导阻滞，此患者发生心力衰竭的机制为

A. 心脏舒张受限

B. 右心室容量负荷过重

C. 左心室容量负荷过重

D. 右心室压力负荷过重

E. 机械性肺淤血状态

188. 女性，42 岁。诊断为风心病，二尖瓣狭窄快速房颤，应用地高辛 0.25mg/d，1 个月后，心室率突然转为规则，55 次/分，提示

A. 可能为洋地黄中毒

B. 已达到洋地黄化

C. 仍应用洋地黄，给予维持量

D. 已转为窦性心动过缓

E. 转为心房扑动伴有房室传导阻滞

189. 女性，31 岁。慢性心房颤动，病人应用洋地黄过程中，心室率突然转为绝对规则，每分钟 52 次。提示下列哪一种情况发生

A. 可能为洋地黄中毒

B. 已达洋地黄化

C. 为继续使用洋地黄的指征

D. 心房颤动已转变为窦性心律

E. 已转复为心房扑动伴 2：1 传导

190. 女性，35 岁。诊断为风心病，重度二尖瓣狭窄，突发心悸，呼吸困难，咳粉红色泡沫痰。查体：BP 90/70mmHg，端坐呼吸，双肺满布湿啰音，心率 155 次/分，第一心音强弱不等，节律不齐，给予毛花苷丙 0.4mg 静脉滴注，其目的是

A. 降低心室自律性

B. 增加心肌收缩力

C. 纠正房颤

D. 减慢窦率

E. 减慢心室率

191. 男性，28 岁。患病毒性心肌炎，病史 1 个月。Holter 监测结果为：夜间出现间歇性二度I型房室传导阻滞，心率为 52 次/分。此时的处理是

　　A. 人工心脏起搏

　　B. 异丙基肾上腺素静脉点滴

　　C. 激素治疗

　　D. 继续观察

　　E. 干扰素治疗

192. 男性，60 岁。急性下壁、正后壁心肌梗死，突发意识丧失、抽搐，心率 40 次/分，心音强弱有变化，律规则，既往有糖尿病、高血压病史多年，BP 85/60mmHg。如心电图示三度房室传导阻滞，阵发性室性心动过速，首选下述哪项措施

　　A. 心室起搏　　　　B. 阿托品

　　C. 电复律　　　　　D. 利多卡因

　　E. 心房起搏

193. 急性高钾血症引起的顽固性心室颤动，低血钙或应用钙拮抗剂中毒者，可给予

　　A. 10% 葡萄糖酸钙 5～10ml 静脉滴注

　　B. 阿托品（0.6～2.0mg）

　　C. 胺碘酮［150～500mg 静脉滴注，10mg/（kg·d）静脉滴注］

　　D. 肾上腺素（0.5～1.0mg）

　　E. 异丙基肾上腺素（15～20μg/min）

194. 男性，49 岁。患急性前壁心肌梗死，溶栓后 1 小时突然心悸、晕厥伴抽搐。ECG示：宽大畸形 QRS 波，频率 166 次/分，可见心室夺获。治疗首选

　　A. 利多卡因静脉滴注

　　B. 毛花苷丙静脉滴注

　　C. 体外同步直流电复律

D. 维拉帕米静脉滴注

E. 硝酸甘油静点

195. 女性，28 岁。平时易感冒，活动后心悸、气促，诊断为室间隔缺损。该患者心脏检查的特征为

　　A. 第一心音正常，第二心音增强、固定分裂，胸骨左缘第 2～3 肋间闻及 3/6 级收缩期喷射性杂音

　　B. 第一心音正常，第二心音增强、分裂，胸骨左缘第 3～4 肋间闻及 4/6 级全收缩期杂音

　　C. 第一心音正常，第二心音增强、单一，胸骨左缘第 2～3 肋间闻及 4/6 级收缩期喷射性杂音，向颈部传导

　　D. 第一心音减弱，第二心音增强、分裂，心尖区闻及 3/6 级收缩期杂音，向左腋下传导

　　E. 第一心音正常，第二心音增强、宽分裂，胸骨左缘第 2～3 肋间闻及 3/6 级收缩期杂音和舒张期杂音

196. 男性，55 岁。黑矇 4 年，伴胸闷乏力，近 1 年加重。查体：心界不大，心率 45 次/分，节律不齐，双肺无啰音，下肢无浮肿。该患者最佳治疗方案是

　　A. 静点阿托品

　　B. 静点异丙基肾上腺素

　　C. 应用麻黄碱

　　D. 安置人工心脏起搏器

　　E. 应用氨茶碱

197. 在未建立静脉通道时，若出现缓慢性心律失常，应心内注射

　　A. 阿托品（0.6～2.0mg）

　　B. 肾上腺素（0.5～1.0mg）

　　C. 胺碘酮［150～500mg 静脉滴注，10mg/（kg·d）静脉滴注］

　　D. 10% 葡萄糖酸钙 5～10ml 静脉滴注

E. 异丙基肾上腺素（15～20μg/min）

198. 高血压病人，心脏 B 超示：室间隔与左室后壁之比达 1.4。选用下列何种药物最佳
    A. 氢氯噻嗪
    B. 氨酰心胺
    C. 依那普利
    D. 维拉帕米
    E. 地尔硫䓬

199. 高血压病患者，生气后，血压升至 250/120mmHg，发生癫痫样抽搐，呕吐，意识模糊等中枢神经系统功能障碍的表现。脑 CT 未见异常。最可能的诊断是
    A. 脑出血
    B. 蛛网膜下腔出血
    C. 高血压脑病
    D. 脑梗死
    E. 高血压危象

200. 男性，55 岁。有轻度高血压，伴有心动过速，轻度充血性心衰症状有气喘和痛风史。治疗药物首选为
    A. α 受体拮抗剂
    B. β 受体拮抗剂
    C. 中枢抗交感神经药
    D. 血管紧张素转换酶抑制剂
    E. 血管收缩剂

201. 男性，72 岁。血压 210/96mmHg，伴气促及下肢水肿，心率 110 次/分。最好选用下列何种降压药物
    A. 美托洛尔
    B. 硝苯地平
    C. 卡托普利
    D. 氢氯噻嗪
    E. 哌唑嗪

202. 男性，45 岁。发现高血压病 2 年，近日血压 170/110mmHg，心率 100 次/分，血浆肾素增高。首选哪种药物治疗
    A. 氢氯噻嗪
    B. 硝苯地平
    C. 硝酸甘油
    D. 美托洛尔

E. 安定

203. 男性，16 岁。在体检时发现高血压来门诊检查，拟诊为主动脉缩窄。下列哪项结果支持此诊断
    A. 上肢血压 180/100mmHg，下肢血压 195/105mmHg
    B. 上肢血压 105/83mmHg，下肢血压 150/90mmHg
    C. 上肢血压 105/83mmHg，下肢血压 142/90mmHg
    D. 左、右上肢血压相同为 110/75mmHg
    E. 上肢血压 160/100mmHg，下肢血压 130/82mmHg

204. 男性，45 岁。经常头痛，头晕近 10 年，2 天来头痛加重，伴有恶心、呕吐送往急诊。查体：神志模糊，血压 230/120mmHg。尿蛋白（++），尿糖（+）。入院治疗，神志清，但血压仍为 202/120mmHg，且气急不能平卧。查体：心率 108 次/分，早搏 3 次/分，两肺底有湿啰音。此时正确治疗是
    A. 毛花苷丙静脉注射
    B. 利多卡因静脉滴注
    C. 硝普钠静脉滴注
    D. 普罗帕酮静脉注射
    E. 快速利尿剂静脉注射

205. 男性，65 岁。高血压病史 10 余年，既往有气喘病史，昨日突然出现神志不清，左侧肢体瘫痪。测血压 200/120mmHg、血糖 11.2mmol/L、血胆固醇 7.8mmol/L。此时降压治疗应将血压降至下列哪种水平为宜
    A. 180/105mmHg
    B. 150/100mmHg
    C. 130/90mmHg
    D. 120/85mmHg

E. 170/105mmHg

206. 男性，57 岁。胸痛，恶心，呕吐，血压 80/60mmHg，心电图示急性心肌梗死，发病已 8 天。以下哪种酶值还可能升高
A. CPK   B. GPT
C. LDH   D. GOT
E. γ - GT

207. 男性，59 岁。诊断为急性前壁心梗，经治疗病情稳定，1 个月后又出现心绞痛。这类病人易发生
A. 再梗死   B. 心律失常
C. 室壁瘤   D. 心力衰竭
E. 栓塞

208. 女性，48 岁。胸痛部位在乳头外，为刺痛，发作数秒钟，含硝酸甘油 1～2 秒疼痛即消失。最可能诊断为
A. 心绞痛（不典型）
B. 变异型心绞痛
C. 心脏神经官能症
D. 稳定型心绞痛
E. 自发型心绞痛

209. 男性，64 岁。因急剧胸痛 8 小时入院，含服硝酸甘油效果不佳，血压 168/95mmHg，心率 110 次/分，伴偶发性室性期前收缩。心电图示胸导 T 波高尖。哪种治疗效佳
A. 口服美西律
B. 口服地尔硫䓬
C. 静脉滴注利多卡因
D. 口服卡托普利
E. 静脉滴注美托洛尔继以口服

210. 男性，44 岁。因胸骨后剧痛 5 小时来我院急诊，诊断为超急性心肌梗死入院。即作冠状动脉造影，显示左冠状动脉前降支中段阻塞。入院 10 小时突然死亡。

本例超急期心梗心电图表现应为
A. T 波高耸
B. ST 段弓背样抬高
C. ST 段水平样压低
D. 病理性 Q 波
E. 多源性室速

211. 女性，50 岁。患心绞痛 2 年余，因情绪激动突然发作比以前严重的胸痛，疑为急性心肌梗死。以下哪项最有诊断价值
A. 血中肌红蛋白增高
B. T 波明显倒置
C. Q 波大于同导联 R 波 1/5
D. ST 段明显下移
E. GPT 升高

212. 男性，65 岁。高血压病史 10 年，近半年经常半夜胸闷、胸痛。心电图：V_1～V_3 导联 ST 段下移。诊断为
A. 早期左心衰   B. 变异型心绞痛
C. 食管裂孔疝   D. 卧位型心绞痛
E. 混合型心绞痛

213. 女性，62 岁。既往有高血压病史。突然呼吸困难，查心电图 V_1、V_2 呈 R > S，V_7、V_8 有 Q 波达 0.04 秒，CPK 200U。最可能诊断为
A. 高侧壁心肌梗死
B. 前壁心肌梗死
C. 肺梗死
D. 下壁心肌梗死
E. 正后壁心肌梗死

214. 男性，57 岁。血压 180/105mmHg，胸骨后反复疼痛 3 周，心率 128 次/分，伴房性早搏 8 次/分及短暂心房颤动。下述哪项治疗效果最佳
A. 口服尼群地平
B. 含服硝苯吡啶

C. 口服美托洛尔

D. 口服卡托普利

E. 口服硝酸甘油

215. 男性，45 岁。1 年来反复发作胸骨后疼痛，发作和劳累关系不大，常在面迎冷风疾行时或凌晨 5 时发作。发作时含硝酸甘油可缓解。平时心电图示 Ⅱ、Ⅲ、aVF 导联 ST 段水平压低 0.75mm。发作时心电图正常。最可能的诊断是

A. 劳力型心绞痛

B. 急性心肌梗死极早期

C. 变异型心绞痛

D. 心绞痛合并心包炎

E. 卧位型心绞痛

216. 男性，18 岁。3 周前感冒后出现心悸、气短、胸闷、纳减。查体：心音低钝心律不齐。心电图：频发房室性期前收缩。血清病毒中和抗体阳性。以下哪项正确

A. 3 周间两次血清滴定度 4 倍增高

B. 2 周间两次血清滴定度 2 倍增高

C. 3 周间两次血清滴定度 3 倍增高

D. 1 周间两次血清滴定度 1 倍增高

E. 4 周间两次血清滴定度 4 倍增高

217. 女性，23 岁。1 个月前感冒后心悸胸闷，乏力纳减，低热盗汗。查体：心界不大，心音低，心率快，心律不齐。心电图示：室早，短阵室速。该患者可能的诊断是

A. 感染性心内膜炎

B. 急性心包炎

C. 急性心肌梗死

D. 急性风湿性心脏炎

E. 急性病毒性心肌炎

218. 男性，30 岁。活动后心悸气短 3 年，腹胀，浮肿 1 月。查体：心界扩大，心尖部舒张期奔马律，心音低钝。心电图：

低电压，多发多源室性期前收缩。超声：左室内径 64mm，呈大心腔小瓣口征，室壁运动减弱。诊断是

A. 风心病联合瓣膜病

B. 冠心病心律失常心衰

C. 心包积液

D. 扩张型心肌病

E. 先心病房间隔缺损

219. 女性，25 岁。心悸气短 5 年，近 2 年加重。查体：心尖区听到舒张期隆隆样杂音，心律不齐。M 型超声心动图示：二尖瓣前叶曲线 EF 斜率降低，A 峰消失，后叶前向运动瓣叶增厚。其诊断为

A. 左房黏液瘤

B. 风心病、二尖瓣狭窄

C. 梗阻性肥厚型心肌病

D. 主动脉瓣关闭不全

E. 室间隔缺损

220. 女性，28 岁。既往有关节痛史，劳累后心悸，气短 3 年，下肢水肿 3 个月。X 线检查示左右心室扩大，左房增大，食管局限压迹，血压 130/50mmHg，有枪击音。最可能的诊断是

A. 风心病二尖瓣狭窄

B. 风心病二尖瓣狭窄兼关闭不全

C. 风心病主动脉瓣关闭不全

D. 风心病二尖瓣狭窄，主动脉瓣关闭不全

E. 心肌病

221. 风心病联合瓣膜病伴快速型心房颤动 3 年，地高辛治疗一个月后出现以下哪种情况，需立即停用洋地黄类药物

A. 心电图 ST 段呈斜形下移

B. 肺动脉瓣区舒张期吹风样杂音增强

C. 夜间尿量增多

D. 胸骨左缘 3~4 肋间出现收缩期吹风样

杂音

E. 心率 56 次/分，节律规整

222. 男性，45 岁。气短 20 年，两年来常有胸骨后疼痛，胸骨右缘第二肋间可闻及 3 级收缩期喷射性杂音，该处可以触到收缩期震颤，胸骨左缘第 3 肋间有舒张期哈气样杂音。诊断是

A. 梅毒性心脏病

B. 肺动脉瓣关闭不全

C. 梗阻性肥厚型心肌病

D. 冠心病合并心绞痛

E. 风湿性主动脉瓣狭窄合并关闭不全

223. 男性，22 岁。胸痛，同时伴发热，气急，心界明显扩大，心尖搏动位于心浊音界左缘内侧约 2cm，肝肋下 5cm，心电图示窦性心动过速，低电压。最可能的诊断是

A. 急性心肌梗死

B. 感染性心内膜炎

C. 急性心包炎

D. 扩张型心肌病

E. 病毒性心肌炎

224. 男性，18 岁。不慎被车床击伤左胸部来急诊。检查时高度怀疑有心包积血。此时可能出现下列哪种脉搏

A. 短绌脉　　　　B. 交替脉

C. 水冲脉　　　　D. 奇脉

E. 细脉

225. 男性，25 岁。查体发现心脏杂音，无症状，诊断为房间隔缺损，下列哪一项不正确

A. 心电图显示不完全右束支阻滞

B. X 线显示肺门舞蹈

C. 肺动脉瓣第二心音增强

D. 超声心动图显示左心房、右心房增大

E. 右心导管检查显示右房、右室血氧饱和度升高

226. 男性，65 岁。诊断为闭塞性右腘动脉粥样硬化症。有关该病的预后，下列哪一种说法是对的

A. 该病预后好，10 年生存率 >70%

B. 该病是独立于心脑血管病而存在的外周动脉病

C. 与糖尿病、吸烟关系不大

D. 直接死于周围血管闭塞的比例甚小

E. 多数患者经截肢手术后预后良好

227. 一风湿性二尖瓣狭窄患者，近一月呼吸困难不能平卧，间断自服氨茶碱，近日呼吸困难较前减轻，但自觉上腹部胀满，出现颈静脉怒张，肝脏肿大，下肢水肿，心率 124 次/分。该患者呼吸困难减轻的最主要原因是

A. 氨茶碱治疗有效

B. 二尖瓣狭窄的程度减轻

C. 合并了二尖瓣关闭不全

D. 在原有左心衰竭的基础上又发生了右心衰竭

E. 合并了主动脉瓣病变

228. 风湿性心脏瓣膜病伴心力衰竭患者，每日服用地高辛 0.25mg 持续一年，现心率 40 次/分，心律规整，心电图示完全性房室传导阻滞。不应选择的治疗是

A. 静脉注射地高辛抗体

B. 静脉滴注异丙肾上腺素

C. 静脉滴注阿托品

D. 肌内注射阿托品

E. 静脉注射呋塞米

229. 女性，30 岁。原有风心病重度二尖瓣狭窄，因与人争吵，突发气急，咳嗽，咯粉红色泡沫痰，大汗淋漓入院急诊。查

体：心率 120 次/分，律齐。心尖部舒张期杂音。两肺满布哮鸣音及湿啰音。该病例发生心力衰竭时属于下述哪项机制

A. 右心室压力负荷过重

B. 心脏舒张受限

C. 左心室容量负荷过重

D. 右心室容量负荷过重

E. 机械性肺淤血状态

230. 女性，20 岁。活动后胸闷、气短 2 天。3 周前曾咳嗽、持续发热 1 周。既往体健。查体：面色苍白、双肺呼吸音清，心界向左下扩大，心率 120 次/分，频发早搏，第一心音减弱，$P_2 > A_2$，心尖区可闻见 2/6 级收缩期杂音。实验室检查：血肌钙蛋白增高。该患者最可能的诊断是

A. 病毒性心肌炎

B. 急性心肌梗死

C. 急性肺栓塞

D. 慢性心力衰竭

E. 感染性心内膜炎

231. 男性，32 岁。活动后心悸、气促 3 年。查体：心率 90 次/分，律齐，肺动脉瓣第一心音亢进并固定分裂，胸骨左缘第 2 ~ 3 肋间可闻及 2/6 级收缩期喷射样杂音。X 线检查显示肺血流增多，肺动脉段增宽，肺门舞蹈，心前间隙变窄。心电图示不完全右束支传导阻滞，右心室肥大。超声心动图示右心房、右心室增大。该病的诊断是

A. 肺动脉瓣狭窄

B. 直背综合征

C. 室间隔缺损

D. 房间隔缺损

E. 主动脉瓣狭窄

三、A3/A4 型题

(232 ~ 234 题共用题干)

男性，62 岁。发现高血压 12 年，近 4 年出现胸骨后疼痛，诊断为原发性高血压、冠心病（心绞痛型），给予硝苯地平和 β 受体阻断药口服。1 天前突然出现气急、咳嗽，咳泡沫样痰。查体：端坐呼吸，BP 150/90mmHg，心率 130 次/分，房颤心律，双肺底湿性啰音，下肢无水肿。

232. 该患者目前的诊断应是

A. 支气管哮喘

B. 全心心力衰竭

C. 急性左心心力衰竭

D. 急性前壁心肌梗死

E. 冠心病心绞痛发作

233. 此病人出现病情加重，最可能的诱因是

A. 精神紧张

B. 呼吸道感染

C. 钠摄入过量

D. 药物负性肌力作用

E. 肾功能不全

234. 下列哪种药物不能增加心排出量

A. 多巴胺　　　　B. 多巴酚丁胺

C. 呋塞米　　　　D. 洋地黄

E. 硝普钠

(235 ~ 237 题共用题干)

女性，35 岁。发作性头痛，心慌、心悸、面色苍白、出汗，伴血压升高病史 1 年半，每次发作持续时间 1 ~ 2h 后缓解。今晨又类似发作入院。检查：BP 180/120mmHg，心率 128 次/分，血钾 4.0mmol/L，血糖 8.0mmol/L，尿糖阳性，血 Cr 80μmol/L。

235. 最可能的诊断是

A. 高血压病 3 级极高危组

B. 皮质醇增多症

C. 嗜铬细胞瘤

D. 原发性醛固酮增多症

E. β受体亢奋症

236. 最有价值的辅助检查是

A. 双侧肾静脉取血，肾素测定

B. 肾动脉造影

C. ACTH 兴奋试验

D. 双肾上腺 CT + 血尿生化

E. 双肾血管超声多普勒

237. 在症状发作期间，最有意义的实验室检查是

A. 尿儿茶酚胺代谢产物 VMA 的测定

B. 血醛固酮测定

C. 高血压三项测定

D. 血糖持续监测

E. 肾动脉造影

(238～240 题共用题干)

男性，63 岁。糖尿病史 5 年，体形稍肥胖，3 天前体检时 BP 155/85mmHg 来诊。查体：BP 162/80mmHg，心率 80 次/分，心电图正常范围，Cr 100μmol/L。

238. 患者目前的诊断是

A. 临界高血压

B. 高血压病 2 级

C. 单纯收缩期高血压

D. 继发性高血压可能性大，需进一步做相关检查

E. 肾性高血压

239. 高血压小动脉病变，从病理角度考虑哪项是对的

A. 空泡样变　　B. 淀粉样变

C. 脂肪变性　　D. 玻璃样变

E. 纤维样变

240. 有关高血压小动脉病变的进行性发展，下列哪项是错的

A. 小动脉弹性增加，管腔扩大

B. 小动脉管壁的硬度增加

C. 脑小动脉容易产生微动脉瘤

D. 小动脉管腔进行性狭窄

E. 视网膜小动脉硬化引起视网膜出血和渗出

(241～243 题共用题干)

男性，48 岁。一年来每于剧烈活动时或饱餐后发作剑突下疼痛，向咽部放射，持续数分钟可自行缓解。2 周来发作频繁且有夜间睡眠中发作。2 小时来疼痛剧烈，不能缓解，向胸部及后背部放射。伴憋闷，大汗。

241. 该病人首先考虑的诊断是

A. 主动脉夹层分离

B. 自发性气胸

C. 急性胰腺炎

D. 急性肺动脉栓塞

E. 急性心肌梗死

242. 此时最有助诊断的辅助检查是

A. 超声心动图

B. 胸部 X 线

C. 心电图

D. 心肌酶谱

E. CT

243. 首选的治疗方法是

A. 硝酸甘油静脉点滴

B. 溶栓治疗

C. 吗啡皮下注射

D. 肝素静脉点滴

E. 卡托普利口服

(244～246 题共用题干)

男性，63 岁。高血压病病史 3 年，活动平板阳性，Holter 提示多次发作性心肌缺血，冠脉造影见左冠脉前降支中段 70%。近日出现心绞痛，入院一周来积极抗凝、抗血小板、

扩冠、抗心绞痛等治疗，症状未见明显改善，昨晚睡眠过程疼痛而醒，ECG 见 $V_5 \sim V_6$ 导联 ST 段抬高，给予相应处理后症状缓解，ST 段恢复正常，12h 抽血心肌酶值不高。

244. 目前该例的心绞痛为不稳定型心绞痛合并有

A. 冠状动脉痉挛

B. 相关血管完全堵塞

C. 合并心功能不全

D. 无 Q 性心肌梗死

E. 硝酸酯类耐药

245. 目前内科治疗过程建议加用药物为

A. β 受体拮抗剂

B. Ca^{2+} 通道阻滞剂

C. 镇痛剂

D. α 受体拮抗剂

E. 强心剂

246. 以上内科治疗后，病情仍有反复，考虑给予

A. 急性溶栓治疗

B. 加用体外反搏治疗

C. 有急诊 PTCA 加放支架指征

D. 加用高压氧疗法

E. 心肌激光打孔，建立侧支循环

(247～248 题共用题干)

患者以活动后胸痛、呼吸困难为主要表现。查体：胸骨左缘下段粗糙喷射样收缩期杂音。心电图无明显 ST～T 波改变。超声心动图示：室间隔与左室后壁之比为 1.3：1 以上。

247. 初步诊断为

A. 心绞痛型冠心病

B. 心梗

C. 扩张型心肌病

D. 肥厚型心肌病

E. 限制型心肌病

248. 治疗应选用

A. 硝酸甘油

B. 地高辛

C. 普萘洛尔

D. 联合 β 阻滞剂与钙拮抗剂

E. 联合地高辛与钙拮抗剂

(249～251 题共用题干)

男性，53 岁。3 年前开始有心慌，心悸，气促，近日症状加重伴乏力，双下肢水肿。查体：血压 110/80mmHg，心界向左下扩大，心率 115 次/分，心房颤动，A_2：SM 2/6 反流样杂音，双肺呼吸音稍粗，无明显干湿性啰音，颈静脉怒张，肝肋下 2cm，双下肢浮肿（＋）。过去无高血压病史，血糖、血脂正常。考虑为扩张型心肌病。

249. 以下哪一项检查对该病例的诊断意义最大

A. 超声心动图

B. 心电图

C. 胸部 CT

D. 胸部 X 线检查

E. 漂浮导管的测定

250. 入院后心电图示左室高电压，频发室性早搏。胸部 X 线检查见普大心。超声心动图示：LA 40mm，LV 58mm，室壁运动普遍减弱。确诊为扩张型心肌病。其临床特征不包括以下的哪一项

A. 晕厥

B. 心律失常

C. 栓塞的发生率高

D. 充血性心衰

E. 猝死发生率高

251. 对该例发生频发性室性早搏的处理，首选

A. 普罗帕酮　　B. 美西律

C. 维拉帕米　　D. 胺碘酮

E. 氟卡因

（252～253 题共用题干）

男性，14 岁。心悸、气短 10 天。患者在 3 周前有发热、咽痛病史。查体：心界向左下扩大，心音低钝。心电图示窦性心动过速、频发室性早搏。

252. 首先应考虑的诊断是

  A. 扩张型心肌病

  B. 风湿性心肌炎

  C. 病毒性心肌炎

  D. 感染性心内膜炎

  E. 心包积液

253. 应首选下列哪项检查

  A. 心肌标记物

  B. 心肌活检

  C. 血清病毒中和抗体

  D. X 线检查

  E. 血沉

（254～255 题共用题干）

女性，32 岁。有心脏病病史 4 年，最近感到心悸。听诊发现心率 100 次/分，律不齐，第一心音强弱不等，心尖部有舒张期隆隆样杂音。

254. 听诊的发现最可能是

  A. 房性早搏   B. 室性早搏

  C. 窦性心律不齐   D. 心房颤动

  E. 窦性心动过速

255. 为进一步检查心律失常性质，应首选

  A. 心电图检查

  B. 超声心动图

  C. 胸部 X 线检查

  D. 嘱病人左侧卧位听诊

  E. 嘱病人屏气后听诊

（256～258 题共用题干）

男性，32 岁。发作性心悸 3 年。每次均有突然发作，突然终止的现象。1h 前又突发心悸。心电图示心率 160 次/分，QRS 波群规则、形态正常，QRS 波群后可见 P'波，PR 间期约 80ms。按压颈动脉窦可使心率减慢至 150 次/分。

256. 该例心电图初步诊断是

  A. 阵发性室上性心动过速

  B. 窦性心动过速

  C. 室性心动过速

  D. 房性心动过速

  E. 心房扑动

257. 为明确诊断，应选择的进一步检查手段是

  A. 食管心房调搏或心内电生理检查

  B. 心律变异性分析

  C. 超声心动图

  D. 心室晚电位

  E. 心脏 MRI

258. 经上述操作后，发现该患者存在房室结双径路，心动过速发作时第一个 P'R 明显延长，电刺激可诱发与终止该心动过速，食管导联 P 波清楚，PR 间期 80ms，诊断房室结内折返性心动过速。如再次发作，终止发作的首选方法为

  A. 立即同步直流电复律

  B. 可选用腺苷或维拉帕米静脉注射

  C. 选用胺碘酮静脉注射

  D. 选用利多卡因静脉注射

  E. 选用毛花苷丙静脉注射终止发作

（259～261 题共用题干）

男性，52 岁。近 2 年来发作晕厥 3 次，发作时伴有心慌、心跳加快，随后短暂意识丧失而晕倒，持续时间约 1min 左右。今早上班过程中又出现心慌、心悸伴黑矇，即来急诊。心电图发现持续性室性心动过速。

259. 关于室性心动过速的心电图诊断，不包

括以下哪一项

A. 心室率范围通常在 100~250 次/分

B. 发作时间超过 30s 者称持续性室性心动过速

C. 发作时多数呈右束支阻滞图形

D. QRS 波群宽大、畸形，ST-T 段与主波方向相反

E. 颈静脉间歇出现 a 波是房室分离所致

260. 以下哪一项对于诊断室性心动过速最具特征性

A. QRS 波群时限>0.20s，RR 间期不规则，频率>200 次/分

B. QRS 波群时限>0.14s

C. 刺激迷走神经不能终止心动过速

D. 心室夺获，室性融合波，房室分离

E. 发作时有明显血流动力学障碍

261. 室性心动过速的治疗原则不包括以下哪项

A. 室性心动过速频率低于 160 次/分，不需治疗

B. 无器质性心脏病的非持续性室性心动过速，无症状者不需治疗

C. 有器质性心脏病的非持续性室性心动过速，应给予治疗

D. 无器质性心脏病的非持续性室性心动过速，有症状者给予适当处理

E. 持续性室性心动过速不管有无器质性心脏病均应治疗

(262~264 题共用题干)

女性，65 岁。1 年来发作晕厥 6 次，每次发作均有短暂意识丧失。1 周前再次发作晕厥，当时意识丧失、眼球轻度上翻，倒在地上，约 30s 后恢复意识。急诊心电图提示窦性心动过缓，心室率 48 次/分，可见房室交界区性逸搏与房性早搏。

262. 该患者最可能的诊断是

A. 病态窦房结综合征

B. 癫痫发作

C. 室性心动过速

D. 心室颤动

E. 预激综合征

263. 对该患者有意义的检查手段不包括

A. 固有心率测定

B. 多巴酚丁胺试验

C. Holter 记录

D. 阿托品试验

E. 食管心房调搏术

264. 诊断确立后，最佳的治疗手段是

A. 长期口服麻黄碱

B. 口服或静脉滴注阿托品

C. 异丙肾上腺素静脉滴注

D. 安置人工心脏起搏器

E. 经皮冠状动脉介入治疗，改善冠状动脉供血

(265~266 题共用题干)

男性，52 岁。因呼吸困难和水肿入院。查体发现颈静脉怒张，肝在右肋缘下 4cm，表面光滑，轻度压痛，双下肢压陷性水肿。

265. 检查心脏时可能发现

A. 心尖搏动向左下移位

B. 心脏形态呈靴形

C. 心尖部可听到舒张期杂音

D. 主动脉瓣区可听到粗糙的收缩期杂音

E. 主动脉瓣第二听诊区可听到叹气样舒张期杂音

266. 该患者心音可有以下变化，除了

A. 心尖部第二心音增强

B. 心尖部第一心音增强

C. 肺动脉瓣区第二心音增强

D. 肺动脉瓣区第二心音分裂

E. 心尖部第一心音可呈拍击性

（267～268 题共用题干）

男性，68 岁。既往体格健康，近 1 周出现双下肢水肿。

267. 双肺底可闻及湿性啰音，最需要检查的项目为

A. 心电图　　　　B. 超声心动图

C. 胸部 X 线　　　D. 胸部 CT

E. 肾脏 B 超

268. 心电图显示 $V_1 \sim V_3$ 导联 QS 波，ST 段抬高。超声心动图最可能出现的是

A. 心室壁肥厚

B. 室间隔运动减弱

C. 左房扩大

D. 弥漫性室壁运动减弱

E. 二尖瓣反流

（269～270 题共用题干）

男性，56 岁。头晕、心悸 1 周，偶有晕厥。既往有高血压、冠心病病史，血压 105/60mmHg，心率 34bpm，律不齐。心电图示 PR 间期为 0.22s，部分 P 波后有 QRS 波群脱落。

269. 其心电图诊断为

A. 一度房室阻滞

B. 二度Ⅱ型房室阻滞

C. 二度Ⅰ型窦房阻滞

D. 三度房室阻滞

E. 二度Ⅰ型房室阻滞

270. 最有效的治疗是

A. 阿托品

B. 安装临时或永久起搏器

C. 经食管心房起搏

D. 不需要治疗

E. 持续静脉滴注异丙肾上腺素

（271～272 题共用题干）

女性，35 岁。间断胸闷不适 2 年，时有黑矇现象，近一周黑矇发作频繁，伴晕厥一次来诊。

271. 休息时心电图正常，为进一步明确晕厥原因，首选下列哪项检查

A. 心脏电生理检查

B. 脑电图

C. 超声心动图

D. Holter

E. 脑 CT

272. 如果心电图示 QT 间期 0.86s，T 波宽大，U 波明显，诊断为长 QT 间期综合征。推测其晕厥原因为

A. 非阵发性室性心动过速

B. 窦性静止

C. 三度房室阻滞

D. 房室折返性心动过速

E. 尖端扭转性心动过速

（273～274 题共用题干）

男性，45 岁。健康体检时发现心率 44bpm，律齐。

273. 为了初步判断属于生理性还是病理性，应在患者进行下列哪项动作后再测心率

A. 休息 30min

B. 短时间做快速蹲立动作

C. 深吸气

D. 深呼气

E. Valsalva 动作

274. 体表心电图示心动过缓，下一步该做哪项检查

A. 直立倾斜试验

B. 阿托品试验

C. 普萘洛尔（心得安）试验

D. 运动平板试验

E. 双嘧达莫（潘生丁）试验

（275～276 题共用题干）

女性，56 岁。诊断为扩张型心肌病，心功

能Ⅲ级。超声心动图提示左心室舒张末期内径 65mm，左心房内径 50mm，右心房、右心室均扩大。心电图 PR 间期 0.26s，QRS 波群时限 ≥ 0.12s，V_1、V_2 呈 rS，V_5 呈 R 型，R 支粗钝。

275. 该例的心电图诊断为

A. 完全性左束支传导阻滞

B. 室内双分支传导阻滞

C. 左后分支阻滞

D. 左前分支阻滞

E. 一度房室传导阻滞

276. 该患者有心绞痛发作，近 2 年发作晕厥 5 次，平常心悸、气促明显，心率 50 次/分。针对该例的心律失常，最佳的治疗方案是

A. 安置植入性心脏起搏器

B. 口服麻黄碱

C. 安置临时性心脏起搏器，继续观察

D. 口服阿托品

E. 口服硝酸甘油

（277~278 题共用题干）

患者，男性，45 岁。头晕 6 个月，既往有高血压病史。门诊化验血胆固醇、三酰甘油高于正常。

277. 哪项生活方式不妥

A. 控制体重　　　　B. 高脂饮食

C. 平衡膳食　　　　D. 有氧运动

E. 定期体检

278. 如果体检，下述哪个项目没有必要

A. 量血压，包括下肢血压

B. 心脏听诊

C. 心脏核素检查

D. 必要时行颈动脉超声检查

E. 生化检查，包括血脂、血糖等

（279~281 题共用题干）

男性，56 岁。发现高血压 10 年，1 周来

工作繁忙，出现头晕、头胀、胸闷，昨晚气促、心慌。以前无心力衰竭史。血压 186/112mmHg，心率 118 次/分，律齐，双肺呼吸音粗，下肢无浮肿。

279. 该例患者心功能进入失代偿期的最主要的原因是

A. 血压过高　　　　B. 心率增快

C. 劳累　　　　　　D. 血容量过多

E. 心肌肥厚

280. 心功能进入失代偿期时，下列哪项临床表现最早出现

A. 心音减弱

B. 劳力性气促

C. 端坐呼吸

D. 夜间阵发性呼吸困难

E. 咳嗽、咯血

281. 对该患者的治疗，最重要的是哪一方面

A. 动脉扩张剂降低外周阻力

B. 控制钠盐摄入

C. 利尿剂减轻前负荷

D. 洋地黄增强心肌收缩力

E. 绝对卧床休息

（282~284 题共用题干）

女性，65 岁。因阵发性胸闷 8 年，持续胸痛 8 小时收入院。入院时血压为 130/90mmHg，诊断为急性前壁心肌梗死。

282. 支持诊断的心电图改变为

A. Ⅱ、Ⅲ、aVF 出现异常 Q 波，伴 ST 段弓背向上抬高

B. V_1~V_4 出现异常 Q 波，伴 ST 段弓背向上抬高

C. Ⅰ、aVL，出现肺性 P 波

D. 频发室性早搏

E. 三度房室传导阻滞

283. 上述患者出现频发室性早搏，伴短阵室性心动过速，此时最恰当的处理应是
　　A. 静推毛花苷丙
　　B. 口服美西律
　　C. 静脉注射利多卡因
　　D. 口服普鲁卡因胺
　　E. 口服妥卡尼

284. 第 2 日患者出现胸闷、大汗、面色苍白。查体：心率 126 次/分，律齐，血压 80/50mmHg，双肺满布中小水泡音。此时患者的心功能分级为
　　A. Killlip 分级 IV 级
　　B. Killip 分级 III 级
　　C. 纽约心脏病协会（NYHA）分级 IV 级
　　D. 纽约心脏病协会（NYHA）分级 III 级
　　E. 全心衰竭

（285~286 题共用题干）

女性，50 岁。活动后胸闷 1 年，夜间阵发性呼吸困难 4 天。查体 BP 130/80mmHg，P₂ 亢进，心尖部可闻及舒张期隆隆样杂音，余瓣膜区未闻及杂音。

285. 最可能的心脏异常为
　　A. 右心衰二尖瓣狭窄
　　B. 左心衰主动脉瓣狭窄
　　C. 右心衰主动脉瓣狭窄
　　D. 左心衰二尖瓣狭窄
　　E. 左心衰主动脉瓣关闭不全

286. 该患者突发心悸，伴胸闷、憋喘。查体：BP 70/40mmHg，心率 160 次/分，心律绝对不齐。首选的治疗措施是
　　A. 置入临时起搏器
　　B. 静脉注射毛花苷丙
　　C. 静脉应用胺碘酮
　　D. 非同步直流电复律
　　E. 同步直流电复律

（287~288 题共用题干）

男性，21 岁。近半年来反复心悸、胸痛、劳力性呼吸困难。时有头晕或短暂神志丧失。查体发现：心脏轻度增大，心尖部有 2 级收缩期杂音和第四心音，胸骨左缘第 3~4 肋间可闻及较粗糙的喷射性收缩期杂音。

287. 最可能的诊断是
　　A. 冠心病心绞痛
　　B. 二尖瓣关闭不全
　　C. 主动脉瓣狭窄
　　D. 梗阻性肥厚型心肌病
　　E. 病毒性心肌炎

288. 应选用的药物是
　　A. 地高辛
　　B. 硝酸甘油
　　C. 心得安（普萘洛尔）
　　D. 卡托普利
　　E. 氢克噻嗪

（289~290 题共用题干）

男性，38 岁。心悸、气短，伴双下肢水肿 6 个月。查体：双肺底可闻及细小湿啰音，心脏向左下扩大，心音低钝，心尖区可闻及 3/6 级收缩期吹风样杂音，肝大。否认发热和游走性关节肿痛史。

289. 首先应考虑的诊断是
　　A. 风湿性心脏病
　　B. 先天性心脏病
　　C. 扩张型心肌病
　　D. 急性病毒性心肌炎
　　E. 冠状动脉粥样硬化性心脏病

290. 为明确诊断，首选下列哪项辅助检查
　　A. 心肌酶学检查
　　B. 超声心动图
　　C. 心导管检查和心血管造影
　　D. 胸部 X 线检查
　　E. 心电图

(291～293题共用题干)

男性，43岁。风湿性心脏病史多年。近一周活动后出现心慌、心悸，胸闷明显，伴气促。查体：血压140/50mmHg，心率100次/分，S1N、S2稍增，单一 L2、3EMD3/6哈气样。X线见心影扩大，以左室大为主，双肺淤血征。超声心动图提示风湿性主动脉瓣关闭不全（重度）。

291. 关于主动脉瓣关闭不全的病因，下列哪项最常见

    A. 风湿性心脏病

    B. 瓣膜脱垂综合征

    C. 马方综合征

    D. 强直性脊柱炎

    E. 以上都不是

292. 判断该患者是否有心衰，最可靠的临床表现是

    A. 心电图示左心室容量负荷增加

    B. 查体示心界扩大，有震颤

    C. X线示左室增大

    D. 阵发性夜间呼吸困难

    E. 第三心音

293. 主动脉瓣关闭不全的周围血管征不包括

    A. 奇脉

    B. DeMussef征（心脏搏动点头征）

    C. Duroziez征（股动脉双期杂音）

    D. Traube征（股动脉枪击音）

    E. 水冲脉

(294～296题共用题干)

女性，27岁。劳累后心悸、气短5年，近一周间断咯血，无发热。查体：双颊紫红，口唇轻度发绀，颈静脉无怒张。两肺未闻干、湿啰音。心浊音界在胸骨左缘第三肋间向左扩大，心尖部局限性舒张期隆隆样杂音，第一心音亢进。肝脏不肿大，下肢无水肿。

294. 本病诊断应首先考虑

    A. 肺结核

    B. 风心病二尖瓣狭窄

    C. 室间隔缺损

    D. 扩张型心肌病

    E. 风心病二尖瓣关闭不全

295. 本病最易发生的心律失常是

    A. 一度房室传导阻滞

    B. 心房颤动

    C. 心室颤动

    D. 室性期前收缩

    E. 窦性心动过缓

296. 本病致死的主要原因是

    A. 心功能不全

    B. 心律失常

    C. 肺栓塞

    D. 亚急性感染性心内膜炎

    E. 呼吸道感染

(297～299题共用题干)

女性，18岁。体检发现心脏杂音来诊。平时不能耐受较大的体力活动，无双下肢浮肿及夜间呼吸困难史，易感冒。查体：血压130/80mmHg，心率90次/分。S1、S2稍增强。A：SM3/6反流样向左腋下传导，心尖部可闻收缩期Click音，下蹲位站立后Click音明显，双肺无干、湿性啰音，肝脾未及，双下肢无浮肿。

297. 该例首先考虑为

    A. 室间隔缺损

    B. 三尖瓣关闭不全

    C. 二尖瓣关闭不全

    D. 主动脉狭窄

    E. 肺动脉狭窄

298. 在我国，该例最常见的病因是

    A. 腱索断裂

    B. 二尖瓣脱垂

C. 结缔组织病

D. 风湿性炎症

E. 心内膜炎

299. 该患者就诊后，做超声心动图，提示为中度二尖瓣关闭不全伴有瓣膜脱垂。下列哪一项检查不考虑

A. 左心室造影

B. 心电图

C. 风湿三项、ESR 等

D. 抗 DNA 酶

E. X 线检查

（300～301 题共用题干）

男性，32 岁。风心病史 5 年，4 周前"感冒"后一直低热、咽痛，1 周来心悸、胸闷较前加重，乏力、多汗。查体：面色苍白，心尖部闻及乐音样收缩期杂音。

300. 此病人低热原因最可能为

A. 金黄色葡萄球菌感染

B. 真菌感染

C. 立克次体感染

D. 草绿色链球菌感染

E. 衣原体感染

301. 首先应考虑下列哪一诊断

A. 风心病合并甲亢

B. 风心病合并贫血

C. 风心病合并急性感染性心内膜炎

D. 风心病合并亚急性感染性心内膜炎

E. 风心病合并二尖瓣脱垂

（302～304 题共用题干）

女性，23 岁。二尖瓣脱垂伴关闭不全病史 3 年，一个月前因感冒后出现低热 37.5℃～38℃，尤以下午为甚，无明显寒战，伴多汗，胃纳差，发热持续至今未退，来诊入院。查体：血压 120/80mmHg，心率 100 次/分，S1 降低、S2N，A：SM3/6 反流样，肝肋下 2cm。血常规 WBC 10×10^9/L，中性粒细胞 8×10^9/L，RB C3.01×10^{12}/L，Hb 95g/L，尿常规示 RBC（＋），尿蛋白（＋），WBC（＋）。超声心动图二尖瓣未见赘生物。

302. 该例目前首先考虑是

A. 二尖瓣脱垂合并肺部感染

B. 二尖瓣脱垂合并风湿活动

C. 亚急性感染性心内膜炎

D. 二尖瓣脱垂合并泌尿道感染

E. 急性感染性心内膜炎

303. 该例入院后较有意义的检查项目是

A. 查风湿三项、抗 DNA 酶、血沉

B. 复查经胸超声心动图加胸部 X 线检查

C. 复查超声心动图 + 中段尿培养

D. 常规抽血培养病原菌 + 食管超声心动图

E. 胸部 X 线检查 + 食管超声心动图

304. 该例入院后常规抽血 10～20ml，每隔 1h 抽 1 次，连抽 3 次；第 2 天，重复抽血 3 次，再给抗生素治疗。根据经验，选用以下的哪组抗生素治疗

A. 青霉素 1800 万 U/d + 阿米卡星 0.4/d 静脉用药

B. 氨卡氰霉素 12g/d + 庆大霉素 160mg/d 静脉用药

C. 哌拉西林 12g/d + 阿米卡星 0.4/d 静脉用药

D. 万古霉素 30mg/（kg·d）+ 阿米卡星 0.4/d 静脉用药

E. 青霉素 1000 万 U/d + 阿米卡星 0.4/d 静脉用药

（305～307 题共用题干）

男性，50 岁。高血压病患者，出现胸骨后及胸背部撕裂样疼痛，检查：右上肢血压 170/100mmHg，左上肢血压 100/70mmHg，心率 110 次/分，主动脉瓣区可闻舒张期哈气样

杂音 3/6 级。

305. 该例目前最可能的诊断是

  A. 高血压诱发心绞痛

  B. 老年瓣膜退行性变

  C. 主动脉夹层分离

  D. 大动脉炎

  E. 食管裂孔症

306. 如要确立诊断，最有意义的检查是

  A. 超声心电图

  B. 心电图

  C. X 线胸片

  D. 核磁共振

  E. 核素心脏造影

307. 目前内科处理的首要措施是

  A. 静脉用药控制血压，β 受体阻断剂控制心室率

  B. 使用强有效的镇痛剂

  C. 联合口服降压药

  D. 强力利尿剂降低血容量

  E. 使用洋地黄控制心室率

（308～310 题共用题干）

女性，38 岁。活动后心悸，气促，呼吸困难，乏力 3 个月入院。查体：血压 100/85mmHg，半坐卧位，心界不大，心尖搏动不明显，心率 110 次/分，可闻及心包叩击音，双肺呼吸音粗，无干湿性啰音，颈静脉怒张，肝肋下 3cm，肝颈静脉回流征阳性，腹水征（＋＋＋），双下肢浮肿（＋），拟诊缩窄性心包炎。

308. 该例有意义的心电图表现是

  A. QRS 低电压，T 波低平或倒置

  B. 除 aVR 以外，其他导联 ST 段抬高，弓背向下

  C. 心动过速

  D. QRS 电交替

  E. PR 段压低

309. 有特征性的 X 线表现是

  A. 上腔静脉增宽

  B. 发现心包钙化

  C. 心影呈烧瓶状

  D. 心影缩小

  E. 心脏搏动减弱

310. 诊断缩窄性心包炎，最有意义的检查项目是

  A. X 线　　　　B. 心电图

  C. MRI　　　　D. 超声心动图

  E. CT

（311～312 题共用题干）

男性，45 岁。近 2 个月来感胸闷、憋气、乏力，渐出现少尿、下肢浮肿。查体：颈静脉充盈，BP 90/60mmHg，心浊音界向两侧扩大，心音低钝，肝大，肝颈静脉回流征（＋）。心电图：肢体导联低血压，Ⅱ、Ⅲ、aVF 导联 ST 段弓背向下抬高 0.1～0.2mV。X 线检查示心脏阴影普遍性向两侧扩大，心脏搏动减弱。

311. 其最可能的诊断是

  A. 扩张型心肌病

  B. 缺血性心肌病

  C. 心包积液

  D. 心肌梗死

  E. 克山病

312. 有助于确定上述诊断的最简单、易行、可靠的方法是

  A. 心电图检查

  B. 胸部 X 线检查

  C. 超声心动图

  D. 心包活检

  E. 心血管造影

（313～314 题共用题干）

女性，22 岁。低热 1 个月，伴心悸、气促、下肢浮肿 1 周。查体：血压 90/70mmHg，

颈静脉怒张，心界向两侧扩大，心音弱，肝大，肋下 2cm，双下肢浮肿。超声心动图心包腔内液性暗区 1.0cm，X 线心影向两侧扩大。

313. 最可能的诊断是

　　A. 充血性心力衰竭

　　B. 肝硬化

　　C. 扩张性心肌病

　　D. 心包积液

　　E. 病毒性心肌炎

314. 为确诊应做何种检查

　　A. 超声心动图

　　B. 心电图

　　C. 血培养

　　D. 心包穿刺抽液检查

　　E. 血生化检查

（315～316 题共用题干）

　　男性，35 岁。劳力性呼吸困难，心悸，气短，少尿，下肢浮肿 1 年余，1 周前咽痛、咳嗽、咳黄痰后呼吸困难加重，夜间不能平卧。超声心动图示：左右心室扩张，弥漫性运动不良，左心室射血分数 30%。既往无任何特殊病史。

315. 根据上述临床表现与辅助检查资料首先考虑

　　A. 肺部感染

　　B. 慢性心力衰竭

　　C. 急性左心衰竭

　　D. 心包炎

　　E. 急性右心衰竭

316. 引起上述考虑的原因是

　　A. 高血压心脏病

　　B. 心肌梗死

　　C. 扩张型心肌病

　　D. 心肌炎

　　E. 甲亢性心脏病

（317～318 题共用题干）

　　女性，35 岁。既往风湿性关节炎病史 10 年，劳累后心悸、气促 4 年，近来加重，夜间不能平卧。查体：心尖部舒张期隆隆样杂音，两肺底可听到细小水泡音，腹胀，双下肢浮肿。

317. 该患者的可能诊断为

　　A. 支气管哮喘

　　B. 风湿性心脏病二尖瓣狭窄

　　C. 肺部感染

　　D. 急性心包炎

　　E. 风湿性心脏病三尖瓣狭窄

318. 该患者心功能不全的类型为

　　A. 左心衰竭

　　B. 右心衰竭

　　C. 全心衰竭

　　D. 右心衰竭伴肺感染

　　E. 左心衰竭伴肾功能不全

（319～320 题共用题干）

　　男性，67 岁。近 1 个月出现活动后心悸、气短，双肺底可闻及湿性啰音。腹部检查：肝脾肋下未触及，双下肢明显可凹性水肿。胸部 X 线检查：显示心胸比 0.66。超声心动图：左室舒张末期内径 61mm，左室射血分数 39%。

319. 该病人双肺湿性啰音产生的原因是

　　A. 水钠潴留

　　B. 心脏前负荷过大

　　C. 心脏后负荷过大

　　D. 心脏收缩功能障碍

　　E. 心脏舒张功能障碍

320. 该患者处于

　　A. 急性心力衰竭代偿阶段

　　B. 急性心力衰竭失代偿阶段

　　C. 慢性心力衰竭代偿阶段

　　D. 慢性心力衰竭失代偿阶段

E. 无心力衰竭

(321～323 题共用题干)

女性，6 岁。发现胸骨左缘第 3、4 肋间粗糙全收缩期杂音伴震颤，第二心音亢进分裂。

321. 最可能的诊断是

    A. 房间隔缺损

    B. 室间隔缺损

    C. 动脉导管未闭

    D. 肺动脉狭窄

    E. 肥厚型心肌病

322. 超声心动图最可能的发现

    A. 右室、右房肥大

    B. 左、右心室肥大

    C. 左室、左房扩大

    D. 室间隔肥厚

    E. 心腔无变化

323. 最佳手术时机是

    A. 3 岁前

    B. 学龄前

    C. 12 岁前

    D. 出现右向左分流时

    E. 任何年龄段

(324～326 题共用题干)

女性，2 岁。发现胸骨左缘第二肋间连续性机器样杂音伴震颤。

324. 应首选的检查是

    A. 胸部 CT

    B. 肝、肾 B 超

    C. 超声心动图

    D. 动态血压

    E. 心脏核素检查

325. 应如何治疗

    A. 药物保守治疗

    B. 抗生素

    C. 尽早外科手术

    D. 5 岁后外科手术

    E. 不处理

326. 最可能的诊断是

    A. 房间隔缺损   B. 室间隔缺损

    C. 动脉导管未闭   D. 肥厚型心肌病

    E. 扩张型心肌病

(327～328 题共用题干)

女性，19 岁。近两周来发热 38℃ 左右，伴恶心、呕吐、腹泻。遂出现心悸、胸痛、呼吸困难，晕厥发作。查体：面色苍白，精神萎靡。心率 40 次/分，律齐，心尖部第一心音低钝，且可闻及大炮音。临床诊断病毒性心肌炎。

327. 心电图表现最可能是

    A. 窦性心动过缓

    B. 一度房室传导阻滞

    C. 二度房室传导阻滞

    D. 三度房室传导阻滞

    E. 室内传导阻滞

328. 最适宜的治疗措施为

    A. 静脉注射阿托品

    B. 静脉滴注硝酸甘油

    C. 皮下注射肾上腺素

    D. 临时植入心脏起搏器

    E. 心脏复律

四、案例分析题

(329～332 题共用题干)

男性，48 岁。4 年前开始心悸，每年发作 4～5 次，发作时感心悸胸闷，持续约 30 分钟可自然终止，有时可持续 3～6 小时不等，现因胸闷心慌来诊。查体：血压 95/60mmHg，第一心音强弱不等，心律不齐，心率 116 次/分，脉搏不齐，102 次/分。肝脏增大，双下肢凹陷性水肿。

329. 根据上述提供信息，考虑其心律失常的诊断为

A. 心绞痛

B. 心室性期外收缩

C. 三度房室传导阻滞

D. 室上性心动过速

E. 阵发性心房颤动

F. 频发房早

330. 心脏彩超检查结果：舒张期左房内径：46mm，舒张期左室内径：65mm，舒张期右房内径：39mm，舒张期右室内径：23mm，并提示：各室壁运动普遍减弱，二尖瓣有轻度反流，EF 0.34。其病因诊断考虑为

A. 冠心病

B. 风湿性心脏病

C. 扩张型心肌病

D. 肥厚型心肌病

E. 心包积液

F. 瓣膜病

331. 关于心律失常的治疗，不恰当的观点为

A. 缓解和消除心律失常的症状

B. 纠正心律失常引起的血流动力学障碍

C. 终止致命性心律失常

D. 预防并发症的出现

E. 防止心律失常复发

F. 所有心律失常都可能导致威胁生命的情况发生，必须治疗

332. 对患者应用的必要的治疗措施包括

A. 洋地黄类药物

B. 维拉帕米静脉滴注

C. 氨茶碱静脉滴注

D. 呋塞米静推

E. 普罗帕酮静推

F. β受体阻滞剂

G. ACEI

H. 抗凝治疗

I. 改善心肌代谢类药物

J. 置入抗心律失常起搏器

K. 多巴胺注射

(333～337题共用题干)

女性，65岁。反复出现头痛伴间断性有头晕一年，加重一月。两年前发现情绪紧张时血压升高至 150～160/100～110mmHg，未进行降压治疗。有支气管哮喘史及高血压家族史，无糖尿病、冠心病史。近一月症状加重，一天前突然出现鼻出血。查体：BP 180/120mmHg，神清、检查合作，自动体位。巩膜无黄染，鼻腔出血。颈静脉无怒张，气管居中，甲状腺不大。双肺叩诊清音，双肺未闻及干湿啰音。心界无明显增大，心率80次/分，律齐，各瓣膜区未闻及杂音。腹软，肝脾未扪及，移动浊音（－），肠鸣音正常。双下肢未见凹陷性水肿。实验室检查肝肾正常，尿蛋白（＋），心脏彩超室间隔轻度增厚。

333. 本病例的诊断是

A. 高血压脑病

B. 肾性高血压

C. 高血压病Ⅲ期极高危

D. 高血压病Ⅱ期极高危

E. 急进性高血压

334. 高血压分期标准最主要的依据是

A. 症状的轻重

B. 病程的长短

C. 器官损害及功能代偿程度

D. 血压增高的速度

E. 以上都不是

335. 本病例的诊断依据是

A. 收缩压≥180mmHg，舒张压≥110mmHg

B. 尿蛋白（＋）

C. 心脏彩超室间隔轻度增厚

D. 年龄65岁

E. 以上都是

336. 关于本病例的治疗原则，哪一项是错误的

A. 立即给予药物治疗

B. 小剂量联合治疗，规律服药，定期随访

C. 调整生活方式，适当运动，控制其他危险因素及相关疾病

D. 治疗目标为血压 <140/90mmHg

E. 先单纯饮食控制和改善生活方式 3 个月，如血压仍然升高再开始药物治疗

337. 下列哪种药物是本病例治疗的禁忌证

A. 硝苯地平控释片

B. 依那普利

C. ARB

D. 美托洛尔

E. 利尿剂

（338～343 题共用题干）

男性，52 岁。高血压 5 年。4 小时前突然出现持续胸痛来诊。查体：心音低钝，血压 150/70mmHg。

338. 首先考虑的诊断是

A. 急性心包炎

B. 急性心肌梗死

C. 急性心力衰竭

D. 急性肺栓塞

E. 急性呼吸衰竭

F. 急性心肌炎

339. 哪些检查对患者的诊断帮助较大

A. 尿常规

B. 血常规

C. 心肌酶谱

D. 心电图动态观察

E. 血沉

F. 心电向量图

G. 肾功能

340. 下列采取的措施不合适的有

A. 吸氧

B. 心电监测

C. 急诊冠脉介入治疗

D. 利多卡因静滴预防心律失常发生

E. 阿司匹林口服

F. 氯吡格雷口服

G. CCB 降压

H. 他汀口服

341. 该患者不易出现下列哪些并发症

A. 急性感染性心内膜炎

B. 心脏破裂

C. 栓塞

D. 乳头肌功能失调

E. 心力衰竭

F. 休克

G. 室性心律失常

H. 下消化道出血

342. 若患者出现频发室性期前收缩，哪些措施的应用适当且有效

A. 尽快改善心肌缺血

B. 美托洛尔

C. 补充血容量

D. 阿托品

E. 胺碘酮

F. 纠正低钾状态

G. 提高心室率

H. 静脉应用利尿剂

I. 电复律

343. 下列哪些药物对患者的预后改善有益

A. 胺碘酮

B. 美托洛尔

C. 阿司匹林

D. 氯吡格雷

E. 辛伐他汀

F. 氨茶碱

G. 地高辛

H. 呋塞米

I. 地尔硫䓬

(344~347题共用题干)

男性，54岁。胸闷，劳累后胸痛4年，疑诊肥厚型梗阻性心肌病来诊。

344. 下列项目有助于区别陈旧性心肌梗死和梗阻性肥厚型心肌病的是

A. 劳力后心绞痛

B. 心前区杂音可受药物和动作影响

C. 左室肥厚

D. 心电图有病理性Q波

E. 晚电位检查阳性

F. 心脏超声检查心室肌节段性变薄、运动减弱

345. 下列关于梗阻性肥厚型心肌病心电图表现的叙述，正确的包括

A. Ⅱ、Ⅲ、aVF及V_4~V_6导联上出现深而宽的Q波

B. 常伴随上述导联T波直立

C. 常伴随上述导联T波倒置

D. Sv_1+Rv_5呈有意义的增大，提示左室前壁肥厚

E. Sv_1+Rv_5呈有意义的增大，提示右室肥厚

F. Sv_1+Rv_5值逐年减少与心肌退行性变化有关

G. Sv_1+Rv_5值逐年减少，提示疾病好转

H. 极少见合并室性心律失常

346. 影响梗阻性肥厚型心肌病流出道狭窄的因素中，不正确的是

A. 周围循环阻力下降时梗阻减低

B. 心肌收缩力加强时梗阻加重

C. 左室腔与左室流出道间压差加大时梗阻加重

D. 二尖瓣前叶前移明显时梗阻加重

E. 收缩期容量减少时梗阻加重

F. 屏气使梗阻减轻

347. 关于肥厚型心肌病的治疗，不正确的是

A. 增强心肌收缩力

B. 弛缓心肌为主

C. 维持窦性心律

D. 减轻心脏前负荷

E. 重症梗阻性患者可做介入治疗

F. 应避免剧烈运动

G. 应用β受体拮抗剂

(348~352题共用题干)

男性，76岁。既往高血压20余年，糖尿病8年，近1年血压、血糖控制良好，无心绞痛发作。1周前因胃癌行手术治疗，术后应用静脉营养补液，2天前开始出现气短，夜内憋醒，今日输液中突然出现呼吸困难，端坐呼吸。查体：BP 180/110mmHg，HR 132次/分。神志淡漠，口唇发绀，双肺广布干湿啰音，心音强弱不等，心律不规整。双下肢轻度水肿。查心电图为快速房颤，心肌缺血。血糖7.2mmol/L，肌钙蛋白正常，D-二聚体正常。

348. 考虑该患者目前主要诊断为

A. 急性心肌梗死

B. 急性右心衰竭

C. 肺内感染

D. 急性左心衰竭

E. 糖尿病高渗昏迷

F. 高血压病3级，极高危组

G. 高血压病3级，高危组

349. 考虑呼吸困难原因为

A. 肺内感染所致气体交换障碍

B. 静脉输液过多过快所致急性左心衰竭

C. 冠心病加重

D. 术后长期卧床以致肺梗死

E. 糖尿病高渗昏迷影响中枢神经系统

F. 糖尿病神经损害

350. 适宜的治疗包括

A. 控制输液量及速度

B. 地尔硫草静点降压

C. 更换高级抗生素

D. 利尿剂静脉应用

E. 口服氢氯噻嗪利尿

F. β 受体阻滞剂静脉注射控制心率

G. 茶碱类解除支气管痉挛

H. 毛花苷丙静脉注射

351. 该患者病情平稳后可用于控制房颤心室率的药物有

A. 二氢吡啶钙通道阻滞剂

B. 非二氢吡啶钙通道阻滞剂

C. β 受体拮抗剂

D. 洋地黄

E. 胺碘酮

F. 索他洛尔

352. 用于对房颤患者复律的药物包括

A. 氟卡尼

B. 地高辛

C. 普罗帕酮

D. 胺碘酮

E. 多非利特

F. 美托洛尔

G. ACEI 与 ARB

I. 钙离子阻滞剂

第二章　呼吸系统

一、A1 型题

1. 急性上呼吸道感染主要的病原体为病毒，少数为细菌。区别病毒和细菌感染，目前常采用各种方法，以下哪种效果不满意

A. 病毒分离鉴定

B. 免疫荧光法

C. 酶联免疫吸附检测法

D. 血清学诊断

E. 胸部 CT

2. 关于急性上呼吸道感染，以下哪项不正确

A. 是鼻腔、咽或喉部急性炎症的概称

B. 常见病原体为病毒

C. 一般病情较轻，病程较短

D. 发病率低

E. 具有一定传染性

3. 下列有关肺心病和心力衰竭的说法哪项是错误的

A. 以右心衰为主

B. 国内研究表明，肺心病者肺动脉楔压均超过正常范围

C. 少数患者也可见左心衰

D. 反复肺部感染，细菌毒素对心肌的毒性作用可导致心衰

E. 心肌缺氧，乳酸堆积，高能磷酸键合成降低，使心肌功能受损

4. 小气道的概念是

A. 内径 <2mm

B. 内径 <1mm

C. 外径 <2mm

D. 内径 <2μm

E. 外径 <2μm

5. 慢性支气管炎伴小气道阻塞时最早出现的肺功能改变是

A. MVV↓（<预计值80%）

B. $FEV_1/FVC\% <70\%$

C. 流速 - 容量曲线降低 MEFV↓

D. RV/TLC 明显↑

E. PEF 明显↓

6. 慢性支气管炎早期肺部 X 线表现是

A. 两肺纹理粗、紊乱

B. 肺透过度增加

C. 无特殊征象

D. 膈肌下降

E. 胸廓扩张、肋间增宽

7. 慢性支气管炎急性发作期最常见的表现为

A. 中性粒细胞增多

B. 嗜酸粒细胞增多

C. 高热不退

D. 咳黏脓痰，咳嗽和痰量增多

E. 大咯血

8. 慢性肺心病肺心功能代偿期不具有的体征是

A. 剑突下心脏收缩期搏动

B. 肺动脉瓣区第二心音亢进

C. 颈静脉充盈

D. 肺气肿征

E. 右心室奔马律

9. 慢性肺心病 X 线所见以下哪项是错误的

A. 肺气肿征象

B. 肺动脉段高度≥3mm

C. 右下肺动脉横径 <15mm

D. 肺动脉圆锥显著凸出

E. 右心室增大征

10. 与慢性支气管炎发病有关的最常见的细菌为

   A. 流感嗜血杆菌、肺炎球菌、甲型链球菌、葡萄球菌

   B. 肺炎链球菌、奈瑟球菌、流感嗜血杆菌、β 溶血性链球菌

   C. 卡他莫拉菌、肺炎链球菌、流感嗜血杆菌、葡萄球菌

   D. 肺炎链球菌、甲型链球菌、流感嗜血杆菌、大肠埃希菌

   E. 金黄色葡萄球菌、铜绿假单胞菌、大肠埃希菌、厌氧菌

11. 慢性支气管炎最主要的病因是

   A. 长期吸烟   B. 环境污染

   C. 气候因素   D. 过敏因素

   E. 真菌感染

12. 下面哪项不是睡眠呼吸暂停综合征（SAS）的特点

   A. 一般无家族史

   B. 可并发冠心病，表现为各种类型的心律失常、夜间心绞痛和心肌梗死

   C. SAS 患者睡眠时打鼾伴呼吸暂停

   D. SAS 可以是高血压、冠心病的独立危险因素

   E. SAS 患者白天嗜睡，疲劳乏力、记忆力下降

13. 慢性支气管炎的诊断标准是

   A. 咳嗽、咳痰或伴喘息反复发作 2 年以上

   B. 咳嗽、咳痰伴喘息 3 个月以上

   C. 咳嗽、咳痰或伴喘息反复发作，每年至少 3 个月，并持续 2 年或以上者

D. 长期有咳嗽，咳痰伴喘息经一般内科治疗不愈者

E. 以上都不是

14. 慢性支气管炎急性发作期的治疗，最主要的措施是

   A. 止咳祛痰   B. 解痉平喘

   C. 控制感染   D. 菌苗注射

   E. 吸氧补液

15. 阻塞性肺气肿的病理分型是

   A. 小叶中央型、全小叶型、混合型

   B. 弥漫型、局限型、混合型

   C. 间质型、代偿型、局灶型

   D. 小叶中央型、全小叶型、周围型

   E. 小叶中央型、全小叶型、旁间隔型

16. 慢性阻塞性肺气肿首先发生的病理生理改变是

   A. CO_2 潴留

   B. 缺氧

   C. 同时出现缺氧和 CO_2 潴留

   D. 呼吸性酸中毒

   E. 呼吸性酸中毒 + 代谢性酸中毒

17. 以下哪一项肺功能测定对阻塞性肺气肿的诊断有决定性意义

   A. RV/TLC >40%，MVV <预计值 80%，FEV_1 >正常 60%

   B. RV/TLC >40%，MVV >预计值 80%，FEV_1 <正常 60%

   C. RV/TLC <40%，MVV <预计值 80%，FEV_1 >正常 60%

   D. RV/TLC >40%，MVV <预计值 80%，FEV_1 <正常 60%

   E. RV/TLC <40%，MVV <预计值 80%，FEV_1 <正常 60%

18. 慢性肺心病常见的原因为

   A. 支气管扩张症

B. Ⅳ型肺结核

C. 脊柱严重畸形

D. 肺脓肿

E. 慢性支气管炎

19. 诊断慢性支气管炎的主要依据是

A. 阳性体征

B. 病史和症状

C. 胸部 X 线检查

D. 心电图改变

E. 肺功能检查

20. 慢性支气管炎最常见的并发症是

A. 慢性肺心病

B. 自发性气胸

C. 支气管扩张症

D. 阻塞性肺气肿

E. 肺功能衰竭

21. 慢性喘息型支气管炎，急性发作期的主要治疗措施是

A. 控制感染

B. 祛痰止咳

C. 持续低流量吸氧

D. 解痉平喘

E. 针灸治疗

22. 全小叶型阻塞性肺气肿的病理特点是

A. 扩张部位在 1、2、3 级呼吸性细支气管

B. 扩张的部位在所有呼吸性细支气管及其远端气腔

C. 扩张部位在肺泡囊及肺泡

D. 扩张部位在肺泡管、肺泡囊、肺泡

E. 扩张部位仅限于肺泡

23. 慢性阻塞性肺气肿，发生缺氧的主要机制是

A. 膈肌运动幅度降低

B. 胸部扩张，活动减弱

C. 肺活量减少

D. V/Q 比例失调

E. 肺总量减少

24. 阻塞性肺气肿最早出现的变化是

A. 动脉血 CO_2 分压升高

B. 心电图显示电轴右偏

C. 心界缩小

D. 胸部 X 线显示肺动脉段略突出

E. 最大通气量降低

25. 红喘型的阻塞性肺气肿的特点是

A. 咳嗽轻　　　　B. 多肥胖

C. 痰量多　　　　D. 年龄较轻

E. 静态肺顺应性接近正常

26. 阻塞性肺气肿的治疗目的是

A. 控制感染

B. 止咳平喘

C. 改善呼吸功能

D. 使桶状胸消失

E. 防止发生肺心病

27. 胸部 X 线检查透亮度增加，肺纹理增粗，膈肌降低，肋骨走行平举，肋间隙扩大，时间肺活量降低，残气量增加，肺部有散在湿啰音，诊断可能为

A. 肺气肿合并感染

B. 双侧自发性气胸

C. 支气管哮喘

D. 双侧肺大疱

E. 肺囊肿

28. 在肺心病肺动脉高压的原因中最重要的因素是

A. 解剖因素　　　　B. 血容量增多

C. 功能因素　　　　D. 血黏度增加

E. 以上都不是

29. 慢性肺心病急性加重期的最常见诱因是

A. 呼吸道感染

B. 大量利尿

C. 使用镇静剂

D. 过劳

E. 使用支气管扩张剂

30. 慢性肺心病急性呼吸道感染导致心力衰竭的主要因素

A. 继发性红细胞增多加重了心脏负担

B. 心率加快加重了心脏负荷

C. 细菌毒素对心肌的毒性作用

D. 感染高热加重了心脏的负荷

E. 缺 O_2 和 CO_2 潴留引起了肺小动脉痉挛

31. 下列哪项超声心动图检查结果不支持肺心病的诊断

A. 左、右心室内径的比值 >2

B. 右室前壁增厚

C. 右心室内径≥20mm

D. 右室流出道内径≥30mm

E. 右肺动脉内径及右房增大

32. 慢性肺心病肺心功能代偿期的表现中，下述哪项是错误的

A. 剑突下出现收缩期搏动提示左心肥厚

B. 干、湿啰音提示支气管内有感染

C. 三尖瓣区听到收缩期杂音提示右心肥厚

D. 肺动脉第二音亢进提示肺动脉高压

E. 颈静脉充盈提示胸腔内压升高，并非都有心衰

33. 慢性肺心病呼吸性酸中毒最有效的治疗措施

A. 输苯酚氢钠

B. 用抗生素

C. 用强心剂

D. 改善呼吸功能

E. 用利尿剂

34. 慢性肺心病并发心律失常最多表现为

A. 室性期前收缩

B. 心房扑动

C. 房性期前收缩

D. 心房颤动

E. 心室颤动

35. 肺性脑病与高血压脑病鉴别的主要依据是

A. 气短　　　　B. 头痛

C. 高血压　　　D. 发绀

E. 昏迷

36. 支气管扩张的 X 线表现是

A. 两肺纹理增强呈卷发样阴影

B. 大片状阴影内有空洞，液平

C. 有空洞形成，壁较厚，内壁凹凸不平

D. 大片致密影呈肺叶或肺段分布

E. 有空洞形成，同侧或对侧有小片状条索状阴影

37. 支气管扩张的主要发病因素是

A. 支气管肺组织的感染和支气管阻塞

B. 有害气体的吸入（大气污染）

C. 长期大量的吸烟

D. 先天性发育缺陷

E. 遗传因素

38. 对支气管扩张最有确诊价值的检查是

A. 支气管造影术

B. 胸正、侧位片

C. 肺动脉造影术

D. 胸透

E. 胸 CT 检查

39. 支气管扩张症的治疗主要是

A. 手术治疗

B. 气功锻炼

C. 治疗鼻窦炎和上呼吸道感染

D. 保持呼吸道通畅和控制感染

E. 预防应用气管炎菌苗

40. 支气管扩张症的治疗，下列哪项是错误的

A. 大咯血者，病变超过二叶肺，经药物

治疗不易控制，可手术治疗

 B. 有时可考虑环甲膜穿刺，注入抗生素
  及湿化液

 C. 经纤支镜局部灌洗后，注入抗生素也
  有显著疗效

 D. 体位引流的作用有时较抗生素治疗尤
  为重要

 E. 在引流痰量较多时，应注意将痰液逐
  渐咳出，以防发生窒息

41. 结核引起的支气管扩张啰音多见于

 A. 左肺下部   B. 右肺下部

 C. 右肺中叶区 D. 肩胛间区

 E. 舌叶区

42. 下列关于支气管扩张常见临床特点的叙
述，错误的是

 A. 反复咯血

 B. 咳大量脓痰

 C. 病变部位闻及湿啰音

 D. 胸部 X 线平片多无异常表现

 E. 胸部 CT 多表现为支气管壁增厚，管腔
  呈囊、柱状扩张

43. 睡眠呼吸暂停时，鼻和口腔气流及胸腹式
呼吸同时停止，属哪一型

 A. 阻塞型   B. 中枢型

 C. 混合型   D. 单纯型

 E. 都不是

44. 腭垂软腭咽成形术治疗阻塞性睡眠呼吸暂
停低通气综合征术后的复发率为

 A. 70% ~90% B. 50% ~70%

 C. 30% ~50% D. 10% ~30%

 E. <10%

45. 外源性支气管哮喘多属于

 A. 第Ⅱ型或细胞毒型反应

 B. 第Ⅰ型或速发型变态反应

 C. 第Ⅲ型或免疫复合物反应

 D. 第Ⅳ型或迟发型变态反应

 E. 以上都不是

46. 支气管哮喘发作时肺部典型体征是

 A. 两肺密布湿性啰音

 B. 干、湿啰音同时存在

 C. 两肺密布哮鸣音

 D. 两肺可听到支气管呼吸音

 E. 两肺语颤增强

47. 支气管哮喘发病的主要因素为

 A. 过敏因素 + 大脑皮质功能紊乱

 B. 过敏因素 + 精神因素

 C. 感染 + 迷走神经兴奋性增高

 D. 过敏因素 + 呼吸道感染

 E. 以上都不是

48. 引起支气管哮喘发作，释放生物活性物质
的细胞是

 A. 浆细胞

 B. 柱状上皮细胞

 C. 肥大细胞

 D. 肺泡Ⅰ型细胞

 E. 肺泡Ⅱ型细胞

49. 支气管哮喘的临床特征主要是

 A. 吸气性呼吸困难

 B. 反复发作，混合性呼吸困难

 C. 反复发作，阵发性、呼气性呼吸困难

 D. 夜间阵发性呼吸困难

 E. 肺部有较多的哮鸣音伴肺底湿啰音

50. 典型支气管哮喘发作时最主要的临床表
现为

 A. 吸气性呼吸困难，双肺哮鸣音

 B. 端坐呼吸，两肺密布中小水泡音

 C. 呼气性呼吸困难，双肺哮鸣音

 D. 呼气性呼吸困难，两肺散在干湿性
  啰音

 E. 进行性呼吸困难，肺部局限性哮鸣音

51. 诊断支气管哮喘的依据是

    A. 反复发作性呼气性呼吸困难伴哮鸣音

    B. 有阻塞性通气功能障碍

    C. 血清 IgE 升高

    D. 血中嗜酸粒细胞增多

    E. 气道激发试验阳性

52. 支气管哮喘与喘息型慢性支气管炎的鉴别最有价值的是

    A. 长期咳嗽、咳痰、喘息病史

    B. 两肺普遍哮鸣音

    C. 对支气管解痉剂的反应

    D. 肺气肿体征

    E. 呼气期带喘鸣的呼吸困难

53. 在鉴别支气管哮喘与心源性哮喘时，下列哪项支持后者

    A. 两肺满布哮鸣音

    B. 病史

    C. 发热

    D. 两肺底湿啰音

    E. 胸部 X 线检查：肺纹理增强

54. 中、重度支气管哮喘发作首选治疗药物是

    A. 茶碱类   B. β 受体激动剂

    C. 糖皮质激素   D. 抗胆碱能类

    E. 抗过敏类

55. 重症支气管哮喘发作时，除吸氧外，应首先采取下列哪项措施

    A. 改善通气，支气管解痉，控制感染，纠正水电解质及酸碱平衡失调，应用糖皮质激素

    B. 采用拟交感神经药，抗生素和促肾上腺皮质激素

    C. 积极应用免疫抑制剂、色甘酸钠，必要时用菌苗疗法

    D. 尽可能找出过敏源，除去诱因或进行抗原脱敏疗法

    E. 大剂量广谱抗生素及抗原脱敏治疗

56. 氨茶碱属于

    A. 前列腺素活性抑制剂

    B. 胆碱能 M 受体阻滞剂

    C. 肾上腺素能 α 受体阻滞剂

    D. 肾上腺素能 β 受体兴奋剂

    E. 以上都不是

57. 关于外源性支气管哮喘，下述哪项不正确

    A. 多在少年，儿童时发病

    B. 季节性明显

    C. 缓解期肺哮鸣音消失

    D. 常有家族及个人过敏史

    E. 发作期间血清 IgE 水平降低

58. 关于内源性支气管哮喘，下述哪项不正确

    A. 痰常为脓性

    B. 常终年发作

    C. 发作缓解后肺部听诊亦常有音

    D. 少有家族过敏史

    E. 发作期间血清 IgE 水平常增高

59. 下列诊断支气管哮喘的依据中，哪一项是错误的

    A. 支气管扩张药治疗有效

    B. 发作时有呼气性呼吸困难

    C. 肺部满布哮鸣音

    D. 有反复发作的支气管哮喘史

    E. 发作性吸气性呼吸困难

60. 支气管哮喘与过敏性肺炎的不同点主要为

    A. 致敏原

    B. 血中嗜酸粒细胞增高

    C. 喘息

    D. 有过敏源接触史

    E. 胸部 X 线表现

61. 用糖皮质激素治疗重症哮喘的机制，下列哪项不正确

    A. 抑制炎症反应

B. 抑制 M - 胆碱能受体

C. 减少组胺形成

D. 促进 β 受体数量

E. 降低气道反应性

62. 氨茶碱治疗支气管哮喘的机制是

A. 阻断迷走神经

B. 抑制磷酸二酯酶

C. 激活腺苷酸环化酶

D. 保护肥大细胞溶酶体膜

E. 使封闭抗体增加

63. 应用氨茶碱治疗支气管哮喘,既能使其发挥最好疗效,又不致产生毒性反应的最有效的方法是

A. 与异丙托溴铵合用

B. 缓慢静脉滴注

C. 与沙丁胺醇合用

D. 缓慢静脉注射

E. 血液药物浓度监测

64. Ⅲ型变态反应不见于

A. 血清病

B. 类风湿性关节炎

C. 链球菌感染后肾小球肾炎

D. 系统性红斑狼疮

E. 突眼性甲状腺肿

65. 异丙托溴铵

A. 减少 cGMP 浓度

B. 钙拮抗剂

C. 抑制肥大细胞和嗜碱粒细胞释放生物介质

D. 能拮抗腺苷引起的支气管痉挛

E. 激素合成剂

66. 哪项属于支气管扩张剂

A. 氨茶碱

B. 异丙托溴铵

C. 异丙基肾上腺素

D. 肾上腺皮质激素

E. 沙丁胺醇

67. 下列何种疾病应用特布他林气雾剂吸入,可使呼吸困难很快改善

A. 心源性哮喘

B. 喘息型慢性支气管炎

C. 急性肺水肿

D. 支气管哮喘

E. 支气管肺癌

68. 某患者因哮喘发作来诊,在诊断尚未明确时,为缓解症状应选用

A. 氨茶碱　　　　B. 肾上腺素

C. 异丙肾上腺素　D. 强心苷

E. 哌替啶

69. 氨茶碱的适宜浓度为

A. 25mg/L　　　　B. 10 ~ 20mg/L

C. 25 ~ 30mg/L　 D. 20 ~ 25mg/L

E. 5 ~ 10mg/L

70. 呼吸暂停是指睡眠过程中口鼻呼吸气流完全停止几秒以上

A. 5s　　　　　　B. 10s

C. 15s　　　　　 D. 20s

E. 30s

71. 对严重的支气管哮喘发作病人,重要的祛痰方法是

A. 气雾吸入　　　B. 补液

C. 口服溴己新　　D. 体位引流

E. 吸痰

72. 支气管哮喘病人急性发作时,$PaCO_2$ 正常或增高表示

A. 没有临床意义　B. 病情好转

C. 发作早期　　　D. 病情严重

E. 有心血管并发症

73. 酮替芬用于

A. 迟发性哮喘

B. 外源性哮喘

C. 结核菌素试验（＋）

D. 肺出血肾炎综合征

E. 免疫性溶血性贫血

74. 支气管哮喘可见

A. 端坐呼吸，双肺底水泡音

B. 呼气性呼吸困难，双肺普遍哮喘音

C. 呼气性呼吸困难，两肺散在干、湿啰音

D. 发热，咳嗽，夜间阵发性气急，肺无异常体征

E. 进行性呼吸困难，咳嗽，痰中带血

75. 呼吸衰竭的动脉血气诊断指标是

A. $PaO_2 < 6.65kPa$，$PaCO_2 > 8.0kPa$

B. $PaO_2 < 7.32kPa$，$PaCO_2 > 7.32kPa$

C. $PaO_2 < 9.3kPa$，$PaCO_2 > 5.32kPa$

D. $PaO_2 < 8.0kPa$，$PaCO_2 > 6.65kPa$

E. $PaO_2 < 6.32kPa$，$PaCO_2 > 9.3kPa$

76. Ⅱ型呼吸衰竭最主要的发生机制是

A. 肺动 - 静脉样的分流

B. 通气／血流 < 0.8

C. 弥散功能障碍

D. 通气／血流 > 0.8

E. 肺泡通气不足

77. 慢性呼吸衰竭最常见的病因是

A. 重症肺结核

B. 胸廓病变

C. 肺间质纤维化

D. 慢性阻塞性肺疾病

E. 尘肺

78. 能预防和抑制炎症反应的是

A. 异丙托溴铵

B. 肾上腺皮质激素

C. 异丙基肾上腺素

D. 氨茶碱

E. 沙丁胺醇

79. 呼吸性碱中毒表现为

A. pH 7.48，$PaCO_2$30mmHg，BE −8mmol/L

B. pH 7.20，$PaCO_2$70mmHg，BE −5mmol/L

C. pH 7.45，$PaCO_2$60mmHg，BE +15mmol/L

D. pH 7.30，$PaCO_2$64mmHg，BE +2mmol/L

E. pH 7.38，$PaCO_2$54mmHg，BE −4mmol/L

80. 容易出现代谢性酸中毒的是

A. 静脉注射氨茶碱后

B. 应用过量安眠镇静剂后

C. CO_2 严重潴留气管切开术后

D. 呼吸衰竭经大量利尿治疗后

E. 并发中毒性休克后

81. 慢性肺心病呼吸衰竭产生二氧化碳潴留的最主要的机制是

A. 通气／血流比例失调

B. 通气不足

C. 肺动 - 静脉样分流

D. 弥散障碍

E. 氧耗量增加

82. 对代谢性酸碱失衡的判断，最有价值的指标是

A. SB B. BB

C. AB D. $PaCO_2$

E. BE

83. 失代偿性呼吸性酸中毒时，血气分析及血清电解质的改变是

A. $PaCO_2$升高、pH 升高、血钾升高

B. $PaCO_2$升高、pH 降低、血氯升高

C. $PaCO_2$升高、pH 降低、血钾升高

D. $PaCO_2$升高、pH 升高、血氯降低

E. $PaCO_2$升高、pH 升高、血氯血钾正常

84. 慢性呼吸衰竭时，下列哪项不利于呼吸道通畅

A. 应用快速利尿剂

B. 雾化吸入祛痰剂

C. 大量补液

D. 应用糖皮质激素

E. 帮助患者翻身、拍背

85. 可引起呼吸性酸中毒合并代谢性酸中毒的是

A. 机械通气过度

B. 大量利尿剂

C. 慢性呼吸衰竭合并休克

D. 慢阻肺合并呼吸道感染

E. 应用强心剂

86. Ⅱ型呼吸衰竭最主要的发生机制是

A. 肺动 – 静脉样的分流

B. 通气/血流 < 0.8

C. 弥散功能障碍

D. 通气/血流 > 0.8

E. 肺泡通气不足

87. 呼衰可作鼻或口鼻面罩机械通气的患者是

A. 病情严重，神志清，不合作的患者

B. 轻中度神志尚清，能配合的患者

C. 昏迷的患者

D. 呼吸道有大量分泌物的患者

E. 需长期机械通气支持的患者

88. 失代偿性呼吸性酸中毒表现为

A. pH 7.20, $PaCO_2$ 70mmHg, EE – 5mmol/L

B. pH 7.30, $PaCO_2$ 64mmHg, BE + 2mmol/L

C. pH 7.45, $PaCO_2$ 60mmHg, BE + 15mmol/L

D. pH 7.48, $PaCO_2$ 30mmHg, BE – 8mmol/L

E. pH 7.38, $PaCO_2$ 54mmHg, BE – 4mmol/L

89. 呼吸性酸中毒合并代谢性碱中毒表现为

A. pH 7.30, $PaCO_2$ 64mmHg, BE + 2mmol/L

B. pH 7.20, $PaCO_2$ 70mmHg, EE – 5mmol/L

C. pH 7.48, $PaCO_2$ 30mmHg, BE – 8mmol/L

D. pH 7.45, $PaCO_2$ 60mmHg, BE + 15mmol/L

E. pH 7.38, $PaCO_2$ 54mmHg, BE – 4mmol/L

90. 可引起呼吸衰竭加重的是

A. 慢阻肺合并呼吸道感染

B. 慢性呼吸衰竭合并休克

C. 大量利尿剂

D. 机械通气过度

E. 应用强心剂

91. 放射性肺炎的治疗主要为

A. 中医药治疗　　B. 细胞毒药物

C. 糖皮质激素　　D. 抗生素

E. 支气管扩张剂

92. 院外感染所致肺炎中，主要病原体是

A. 肺炎链球菌

B. 流感嗜血杆菌

C. 金黄色葡萄球菌

D. 肺炎克雷伯菌

E. 支原体

93. 下列哪项对肺炎球菌性肺炎的诊断最有价值

A. 肺部湿啰音

B. 白细胞升高，核左移，胞浆有中毒颗粒

C. 胸片大片均匀致密影，呈肺叶或肺段分布

D. 高热、咳铁锈色痰

E. 痰培养肺炎球菌阳性

94. 肺炎支原体肺炎的突出症状是

A. 发热　　　　　B. 气短

C. 咳嗽　　　　　D. 恶心

E. 休克

95. 下列哪项是肺炎球菌性肺炎有特殊意义的症状

A. 咳铁锈色痰

B. 咳嗽、胸痛

C. 气急、发绀

D. 突然寒战、稽留热

E. 恶心、呕吐、腹胀

96. 治疗肺炎球菌性肺炎最常用的抗生素是

A. 红霉素　　　　B. 头孢唑啉

C. 克林霉素　　　D. 青霉素

E. 磺胺类药物

97. 治疗肺炎支原体肺炎，选用

A. 青霉素　　　　B. 阿米卡星

C. 红霉素　　　　D. 磺胺类药物

E. 二性霉素

98. 治疗克雷伯菌肺炎，选用

A. 青霉素　　　　B. 红霉素

C. 磺胺类药物　　D. 阿米卡星

E. 二性霉素

99. 肺炎链球菌肺炎的 X 线表现是

A. 大片状阴影内有空洞，液平

B. 大片致密影呈肺叶或肺段分布

C. 有空洞形成，壁较厚，内壁凹凸不平

D. 两肺纹理增强呈卷发样阴影

E. 有空洞形成，同侧或对侧有小片状条索状阴影

100. 肺炎球菌肺炎痊愈后，一般肺部常遗留什么样的病变

A. 小囊肿

B. 局限性肺气肿

C. 局部机化性肺炎

D. 轻微肺纤维化

E. 完全吸收不留痕迹

101. 下列哪种肺炎可呈爆发性流行

A. 军团菌肺炎

B. 肺炎支原体肺炎

C. 肺炎克雷伯菌肺炎

D. 肺炎球菌肺炎

E. 金葡菌肺炎

102. 不能引起肺部化脓性病变的病原体是

A. 金黄色葡萄球菌

B. 肺炎杆菌

C. 嗜肺性军团杆菌

D. 肺炎球菌

E. 厌氧菌

103. 肺炎球菌肺炎应用足量青霉素治疗效果不满意应想到

A. 诊断是否正确

B. 用药方法不当，立即将肌注改为静点

C. 没有联合用药

D. 选药不当

E. 是否出现并发症

104. 肺炎合并感染性休克最常见的致病微生物是

A. 病毒　　　　　B. 克雷伯菌

C. 支原体　　　　D. 肺炎球菌

E. 革兰氏阴性杆菌

105. 治疗军团菌肺炎，选用

A. 青霉素　　　　B. 阿米卡星

C. 红霉素　　　　D. 磺胺类药物

E. 二性霉素

106. X 线阴影具有易变性，易形成单个或多发的液气囊腔的是

A. 肺炎球菌肺炎

B. 金葡菌肺炎

C. 肺炎克雷伯菌肺炎

D. 病毒性肺炎

E. 肺炎支原体肺炎

107. 不易引起空洞的肺炎

A. 肺炎链球菌肺炎

B. 金黄色葡萄球菌肺炎

C. 克雷伯菌肺炎

D. 大肠杆菌肺炎

E. 梭形杆菌肺炎

108. 肺炎球菌肺炎可出现以下体征，除了
- A. 口角或鼻周单纯性疱疹
- B. 肋间带状疱疹
- C. 皮肤和黏膜出血点
- D. 病变部位湿啰音
- E. 病变部位支气管呼吸音

109. 下列抗菌药物中，可作为耐青霉素肺炎链球菌肺炎治疗首选的是
- A. 阿奇霉素
- B. 头孢曲松
- C. 阿米卡星
- D. 阿莫西林
- E. 头孢呋辛

110. 对于 MRSA 引起的肺炎，首选抗生素是
- A. 青霉素 G
- B. 头孢唑林
- C. 苯唑西林
- D. 万古霉素
- E. 头孢呋辛

111. 肺结核的 X 线表现是
- A. 两肺纹理增强呈卷发样阴影
- B. 胸片大片状阴影内有空洞，液平
- C. 胸片有空洞形成，壁较厚，内壁凹凸不平
- D. 胸片大片致密影呈肺叶或肺段分布
- E. 有空洞形成，同侧或对侧有小片状条索状阴影

112. 哪一项不是可疑肺癌的表现
- A. 反复发作的同一部位的肺炎
- B. 原因不明的肺脓肿
- C. 原因不明的四肢关节疼痛及杵状指
- D. 慢性咳嗽性质改变
- E. 反复发作呼气性呼吸困难

113. 肺癌转移到淋巴结的常见部位是
- A. 腋窝淋巴结
- B. 锁骨下淋巴结
- C. 锁骨上淋巴结
- D. 下颌下淋巴结
- E. 颌下淋巴结

114. 关于肺癌的放射治疗，哪种病理类型的放射剂量最大
- A. 腺癌
- B. 鳞状细胞癌
- C. 小细胞癌
- D. 大细胞癌
- E. 类癌

115. 关于肺癌的病理和分类，下列哪种说法不正确
- A. 发生在段支气管至主支气管的癌肿称为中央型肺癌
- B. 发生在段支气管以下的癌肿称为周围型肺癌
- C. 中央型肺癌以鳞状细胞癌和大细胞癌多见
- D. 周围型肺癌以腺癌较为多见
- E. 燕麦细胞癌可能起源于 Kulchitsky 细胞

116. 关于肺癌的病因和发病机制，下列哪种说法不正确
- A. 结核是肺癌的发病因素之一
- B. 被动吸烟易引起肺癌
- C. 石棉有致癌作用
- D. 吸纸烟者比吸雪茄、烟斗者肺癌患病率低
- E. 小细胞肺癌中常见 ras 族基因的过度表达

117. 下列哪项表现不是肺癌的伴癌综合征
- A. 重症肌无力
- B. 肥大性骨关节病
- C. 小脑皮质变性
- D. 高钙血症
- E. 高钠血症

118. 关于肺癌的治疗原则，下列哪项说法不正确
- A. 早期病人以手术治疗为主
- B. 鳞癌与小细胞癌的治疗原则不同

C. 小细胞肺癌以放疗为主，辅以手术和（或）化疗

D. Ⅲa 期病人可采取辅助化疗 + 手术治疗和（或）放疗

E. 远处转移病人以姑息治疗为主

119. 确诊肺癌的检查不包括以下哪一项

A. 痰脱落细胞检查

B. 纤维支气管镜检查

C. 胸腔镜检查

D. 开胸肺活检

E. 胸部 CT

120. 局限性吸气性哮鸣音多见

A. 支气管肺癌

B. 支气管扩张

C. 喘息型慢性支气管炎

D. 支气管哮喘

E. 浸润型肺结核

121. 符合中枢型睡眠呼吸暂停综合征临床表现特点的是

A. 多数肥胖

B. 睡眠时经常觉醒

C. 智力损害、晨起头痛、夜间遗尿

D. 困倦，白天嗜睡

E. 鼾声很大

122. 轻度睡眠呼吸暂停综合征，其呼吸暂停指数范围是

A. 5～10 次/小时

B. 5～15 次/小时

C. 5～20 次/小时

D. 10～20 次/小时

E. 10～30 次/小时

123. 正常人每天通过胸膜腔的液体量应为

A. 0.5～1.0L　　B. 0.3～0.5L

C. 0.5L 以上　　D. 0.3L 以下

E. 1.0L 以上

124. 胸腔抽液每次不宜超过

A. 0.5～1.0L　　B. 0.3～0.5L

C. 0.5L 以上　　D. 0.3L 以下

E. 1.0L 以上

125. 胸腔积液症状明显时的液体量为

A. 0.3L 以下　　B. 0.3～0.5L

C. 0.5～1.0L　　D. 0.5L 以上

E. 1.0L 以上

126. 诊断渗出性胸膜炎，下列哪项检查最有价值

A. 胸部 CT

B. 胸部 X 线检查

C. 超声波检查

D. 临床症状和体征

E. 胸腔穿刺液检查

127. 关于胸液渗出液的叙述，下列哪项不正确

A. 细胞数 > 500×10^6/L

B. 胸液李凡他试验（-）

C. 蛋白含量 ≥ 30g/L，胸液/血清比值 > 0.5

D. 胸液 LDH > 200U/L，胸液 LDH/血液 LDH > 0.6

E. 胸液中葡萄糖含量降低

128. 结核性胸膜炎最常发生于下列哪种情况

A. 青少年原发性肺结核

B. 粟粒性肺结核

C. 慢性纤维空洞型肺结核

D. 老年人稳定期肺结核病灶复发

E. 浸润型肺结核

129. 对结核性渗出性胸膜炎的治疗，下列哪项是最重要的

A. 胸腔内注入抗结核药物

B. 胸腔内注入氢化可的松

C. 胸腔闭式引流

D. 反复穿刺抽胸水

E. 全身使用 2 种以上抗结核药物

130. 肺脓肿早期最易与下列哪种疾病混淆

A. 支气管扩张

B. 细菌性肺炎

C. 空洞型肺结核

D. 肺囊肿并感染

E. 肺梗死

131. 肺脓肿的 X 线表现是

A. 大片致密影呈肺叶或肺段分布

B. 有空洞形成，壁较厚，内壁凹凸不平

C. 大片状阴影内有空洞，液平

D. 两肺纹理增强呈卷发样阴影

E. 有空洞形成，同侧或对侧有小片状条索状阴影

132. 血源性肺脓肿好发部位最多见于

A. 下叶基底段

B. 左下叶背段

C. 右下叶背段

D. 右上叶后段

E. 两肺外周部

133. 急性肺脓肿的致病细菌多属

A. 金黄色葡萄球菌为主

B. 支原体为主

C. 肺炎球菌为主

D. 厌氧菌为主

E. 真菌为主

134. 急性肺脓肿最主要的临床表现是

A. 湿啰音及支气管呼吸音

B. 起病急，畏寒发热

C. 剧烈胸痛

D. 咳嗽、咯血

E. 以上都不是

135. 诊断急性肺脓肿最有价值的是

A. 畏寒发热

B. 白细胞总数及中性粒细胞增高

C. 咳大量脓臭痰

D. 痰普通细菌培养阳性

E. 大咯血

136. 原发性肺脓肿的抗生素治疗，应首选

A. 链霉素　　　　　B. 青霉素

C. 甲硝唑　　　　　D. 克林霉素

E. 卡那霉素

137. 治疗脆弱拟杆菌感染所致吸入性肺脓肿首选的抗菌药物是

A. 红霉素　　　　　B. 青霉素

C. 万古霉素　　　　D. 克林霉素

E. 庆大霉素

138. 肺血栓栓塞症最常见的临床症状为

A. 呼吸困难及气促，活动后尤其明显

B. 胸痛

C. 晕厥

D. 烦躁不安、惊恐甚至濒死感

E. 咯血

139. 肺血栓栓塞症最常见的体征为

A. 血压下降　　　　B. 心动过速

C. 发热　　　　　　D. 胸腔积液

E. 呼吸急促

140. 关于睡眠呼吸暂停综合征的分类，以下说法哪种正确

A. 睡眠呼吸暂停综合征分为中枢型、阻塞型和混合型

B. 睡眠呼吸暂停综合征分为中枢型、外周型和混合型

C. 睡眠呼吸暂停综合征分为中枢型和阻塞型

D. 睡眠呼吸暂停综合征分为中枢型和外周型

E. 睡眠呼吸暂停综合征分为中枢型、外周型和阻塞型

141. 关于静脉血栓栓塞症的继发性危险因素有
    A. 口服避孕药　　　B. 骨折
    C. 恶性肿瘤　　　　D. 手术
    E. 以上都是

142. 某疑似肺血栓栓塞症的病人，应进行哪一项检查以明确诊断
    A. 心电图
    B. 胸部X线平片
    C. 超声心动图
    D. 核素肺通气/灌注扫描
    E. 动脉血气分析

143. 以下哪项指标是肺血栓栓塞症病人的溶栓适应证
    A. 肺血栓栓塞症病人，动脉血压低于正常
    B. 肺血栓栓塞症疑似病例
    C. 肺血栓栓塞症病人，血压正常
    D. 肺血栓栓塞症病人，右心室运动功能正常
    E. 肺血栓栓塞症病人，8h前有胃出血

144. 诊断深静脉血栓形成的敏感性和特异性最高的辅助检查是
    A. 下肢静脉超声
    B. 磁共振显像（MRI）
    C. 肢体阻抗容积图（IPG）
    D. 放射性核素静脉造影
    E. 静脉造影

145. 以下哪项指标不是肺血栓栓塞症病人的溶栓禁忌证
    A. 血小板计数小于 100×10^9/L
    B. 2个月前有缺血性脑卒中
    C. 难以用抗高血压药控制的高血压
    D. 严重肝衰竭病人
    E. 动脉血压低于正常病人

146. 下列哪项不是睡眠呼吸暂停综合征夜间常见的临床表现
    A. 打鼾　　　　　　B. 呼吸暂停
    C. 夜尿增多　　　　D. 多汗
    E. 头晕乏力

147. 以下哪项检查结果可排除肺血栓栓塞
    A. 动脉血气分析结果正常
    B. 心电图正常
    C. 胸部X线平片无肺不张表现
    D. 超声心动图未发现右心室和右心房扩大
    E. 血浆D-二聚体含量低于500μg/L

148. 以下哪项检查可以帮助明确肺血栓栓塞症的栓子来源
    A. MRI肺动脉造影（MRPA）
    B. 超声心动图
    C. 胸部X线平片
    D. 静脉超声
    E. 血浆D-二聚体含量

149. 关于肺血栓栓塞，下述哪一项是正确的
    A. 肺血栓栓塞是临床综合征的总称
    B. 肺梗死是支气管动脉发生栓塞引起组织缺血所致
    C. 肺血栓栓塞症的主要症状是胸痛、呼吸困难和咯血
    D. 肺血栓栓塞发病率低，但死亡率高
    E. 由于肺血栓栓塞的临床表现大多很典型，其漏诊率和误诊率较低

150. 以下哪项是诊断大面积肺血栓栓塞症的必备依据
    A. 体循环动脉收缩压小于 12kPa（90mmHg），或较基础值下降幅度大于或等于 5.3kPa（40mmHg），持续 15min 以上
    B. 体温上升超38℃

C. 血浆 D‐二聚体（D‐dimer）升高

D. 肺动脉高压

E. 胸膜炎样胸痛

151. 以下哪种治疗肺血栓栓塞症的药物最容易出现过敏反应

    A. 链激酶

    B. 尿激酶

    C. 重组组织型纤溶酶激活物（rt‐PA）

    D. 肝素

    E. 华法林

152. 以下哪种病人不宜采用溶栓治疗

    A. 动脉血压低于正常

    B. 1 个月前有缺血性脑卒中

    C. 发病时间已有 1 周

    D. 有高血压病史，但能被抗高血压药控制

    E. 从未接受过溶栓治疗

153. 以下哪项不是治疗肺血栓栓塞症小分子肝素使用的禁忌证

    A. 疑似病例，并未确诊

    B. 活动性胃出血

    C. 严重高血压

    D. 凝血酶原时间延长

    E. 血小板减少

154. 为明确诊断肺血栓栓塞症应首选哪项检查

    A. 动脉血气分析

    B. 血浆 D‐二聚体

    C. 心电图

    D. 超声心动图

    E. 螺旋 CT

155. 如患者已明确为肺血栓栓塞症，出现血压持续 <90mmHg，宜尽早给予什么治疗

    A. 抗生素   B. 溶栓

    C. 大量补液   D. 硝酸甘油

    E. 洋地黄

156. 用溶栓药治疗肺血栓栓塞症后，规范性肝素治疗应开始于凝血酶原时间恢复到正常值的

    A. 0.5 倍   B. 1 倍

    C. 1.5 倍   D. 2 倍

    E. 2.5 倍

157. 关于肺癌的临床表现，哪一项不正确

    A. 肺癌转移至淋巴结的典型部位为前斜角肌区

    B. 转移淋巴结的大小反映了病程的早晚

    C. 咯血以中央型肺癌多见

    D. 发热的原因多为肿瘤继发感染

    E. 气促可由心包积液引起

158. 弥漫性肺间质疾病是指

    A. 终末细支气管的非特异性炎症

    B. 发生于肺泡壁及肺泡周围组织的疾病

    C. 发生于肺泡 I 型细胞的疾病

    D. 发生于肺泡 II 型细胞的疾病

    E. 发生于毛细血管内皮细胞的疾病

159. 特发性肺纤维化最主要的临床表现是

    A. 长期低热

    B. 难以缓解的咳嗽

    C. 隐袭性进行性呼吸困难

    D. 持续性胸痛

    E. 间歇性咯血

160. 对特发性肺纤维化的诊断，最有价值的检查是

    A. 经纤维支气管镜肺活检

    B. 肺功能测定

    C. 胸部 CT 检查

    D. 动脉血气分析

    E. 放射核素肺扫描

161. 治疗特发性肺纤维化首选药物是

    A. 环磷酰胺

B. 复方丹参

C. 抗生素

D. 糖皮质激素

E. β_2 受体激动剂

162. 特发性肺纤维化肺功能的特点是

A. 闭合气量减少

B. 阻塞性通气功能障碍

C. 混合性通气功能障碍

D. 限制性通气功能障碍

E. 以上都不是

163. 确诊为阻塞性睡眠呼吸暂停低通气综合征，以下哪项检查意义对明确病因帮助不大

A. 耳鼻喉及口腔检查

B. 头颅 X 线照片

C. CT 和 MRI 测定口咽横断面积

D. 颈部 X 线照片

E. 肺功能检查

164. 睡眠呼吸暂停综合征与原发性鼾症、发作性睡病、上气道阻力综合征相鉴别时，最重要的是

A. 鼾声是否明显

B. 夜间醒觉是否 >10 次/小时

C. 有无发作性猝倒

D. 有无气道阻力增加

E. 有无呼吸暂停、低通气、低氧血症

二、A2 型题

165. 男性，40 岁。1 周来咽痛、发热，诊断急性上呼吸道感染。该病主要病原体为病毒，如合并细菌感染，以下哪种不常见

A. 溶血性链球菌

B. 流感嗜血杆菌

C. 肺炎链球菌

D. 葡萄球菌

E. 铜绿假单胞菌

166. 女性，26 岁。1 周前出现鼻塞、流鼻涕、咽痛，经休息，多饮水等处理已明显好转，最可能的病原体是

A. 细菌   B. 病毒

C. 支原体   D. 衣原体

E. 真菌

167. 女性，14 岁。咽痛，发热 3 天. 诊断为疱疹性咽峡炎。该病常见的病原体是

A. 腺病毒   B. 流感病毒

C. 肠病毒   D. 鼻病毒

E. 柯萨奇病毒

168. 女性，50 岁。2 天来鼻塞、咽痛，其丈夫、儿子均在 1 周前出现类似症状，诊断急性上呼吸道感染。关于该病的流行病学特点，不正确的是

A. 全年皆可发病，冬春季节多发

B. 通过含有病毒的飞沫传播

C. 通过被污染的手或用具传播

D. 多为散发

E. 感染后有交叉免疫

169. 男性，30 岁。2 天来咽干，伴喷嚏、鼻塞、流清水样鼻涕，诊断为普通感冒。以下不是普通感冒主要特点的是

A. 常见病原体为鼻病毒、冠状病毒

B. 起病较急，病程短

C. 可出现流泪，呼吸不畅，声嘶

D. 常有高热，全身症状明显

E. 血白细胞正常或偏低

170. 女性，30 岁。2 天前感咽部发痒，1 天来声嘶，咳嗽。查体：可见喉部水肿，充血，可闻及喘鸣音，最可能的诊断是

A. 支气管炎   B. 病毒性咽喉炎

C. 肺炎   D. 流感

E. 肺结核

171. 男性，13 岁。2 天来出现咽痛、发热。查体：咽充血，软腭、腭垂、咽及扁桃体表面有灰白色疱疹及浅表溃疡，周围有红晕，最可能的诊断是

    A. 疱疹性咽峡炎　　B. 支气管炎

    C. 流行性感冒　　　D. 肺结核

    E. 肺炎

172. 女性，30 岁。2 周前曾出现咽干，打喷嚏、流清水样鼻涕，2 天来感心悸。查体：心率 110 次/分，可闻及早搏。最可能的诊断

    A. 病毒性心肌炎　　B. 肺炎

    C. 心绞痛　　　　　D. 胸膜炎

    E. 支气管炎

173. 男性，20 岁。3 天前淋雨后出现咽干、咽痒，继而打喷嚏，鼻塞，流清水样鼻涕。查体：鼻腔黏膜充血、水肿，咽部轻度充血，最可能的诊断是

    A. 肺炎　　　　　　B. 支气管炎

    C. 普通感冒　　　　D. 肺癌

    E. 肺结核

174. 男性，60 岁。有咳嗽、咯血丝痰 1 个月史，伴消瘦、乏力、全身骨痛，胸部 X 线检查示右上肺阴影，核素骨扫描示全身骨骼多发性核素浓聚病灶，主要的治疗措施为

    A. 手术　　　　　　B. 手术＋放疗

    C. 姑息治疗　　　　D. 根治性放疗

    E. 手术＋化疗

175. 男性，40 岁。2 天来出现咳嗽、咯痰，开始以少量白色黏痰为主，1 天来转为黏液脓性痰，咳嗽剧烈时，伴胸骨后发紧感。查体：双肺散在干啰音，胸片示肺纹理粗乱，最可能的诊断

    A. 急性支气管炎　　B. 普通感冒

    C. 流感　　　　　　D. 急性咽喉炎

    E. 咽结膜炎

176. 女性，30 岁。咳嗽，咳黄脓痰 3 天。查体：双肺呼吸音粗，胸片示双肺纹理粗乱，诊断急性气管 - 支气管炎。已予痰培养 + 药敏检查，在结果报告之前，不常选用以下哪种抗生素

    A. 红霉素　　　　　B. 青霉素

    C. 妥布霉素　　　　D. 头孢克洛

    E. 左氧氟沙星

177. 男性，60 岁。慢性咳嗽 11 年，近 5 年出现活动后气促，双肺可闻广泛哮鸣音，双肺下野可闻湿性啰音，胸片示肺纹理增强，最可能的诊断是

    A. 阻塞性肺气肿合并感染

    B. 支气管肺癌

    C. 支气管扩张

    D. 支气管哮喘

    E. 慢性喘息型支气管炎

178. 男性，53 岁。咳嗽，咳痰 8 年，肺功能测定为阻塞性通气功能障碍。下列哪项是错误的

    A. 残气容积占肺总量的百分比降低

    B. 残气量增加

    C. 第 1 秒用力呼气量减低

    D. 肺活量减低

    E. 最大呼气中期流速减低

179. 男性，59 岁。有咳嗽史 7 年，肺功能测定，肺活量占预计值百分比为 84%，FEV_1/FVC 为 54%。最可能的诊断是

    A. 弥散功能障碍

    B. 限制性通气功能障碍

    C. 混合性通气功能障碍

    D. 阻塞性通气功能障碍

    E. 正常

180. 男性，44 岁。有咳嗽、咳痰史 5 年，伴喘息。前 3 天因受寒，咳嗽、喘息加重，咳黄痰入院。查体：桶状胸，叩诊过清音，肺肝界于右锁骨中线第七肋间，双肺可闻及干、湿啰音及散在哮鸣音。肺功能：FEV$_1$/FVC 为 56%，MVV60%，VC 降低，RV/TLC 为 43%。住院第 2 天，下床时用力过度出现胸痛，呼吸困难，查体：右胸叩诊鼓音，呼吸音消失，发绀。此患者入院时最可能的诊断为

A. 支气管哮喘，肺气肿

B. 支气管扩张症，肺气肿

C. 支气管肺炎并肺气肿

D. 慢性气管炎喘息型，阻塞性肺气肿

E. 支气管肺癌并肺气肿

181. 男性，54 岁。慢性咳嗽、咳痰 10 年，气急 3 年，逐渐加重。胸部 X 线检查示肋间隙增宽，两肺透亮度增加，右上圆形透亮区，两下肺纹理增粗紊乱，诊断应先考虑

A. 慢支、肺气肿

B. 自发性气胸

C. 支气管扩张

D. 支气管哮喘

E. 慢性支气管炎

182. 男性，32 岁。3 年来咳嗽，咳痰，冬重夏轻，3 天来咳嗽加重，咳黄痰。查体：双肺干、湿性啰音，心脏正常。WBC 11×10^9/L，胸部 X 线片正常。此病人早期最可能发生下列哪项肺功能改变

A. 慢性肺心病

B. 呼吸功能衰竭

C. 阻塞性肺气肿

D. 肺纤维化

E. 支气管扩张

183. 女性，52 岁。因肺心病急性加重住院。

查体：双瞳孔不等大，对光反射迟钝，病人呈昏迷状态。对此患者除综合治疗外，目前应使用的主要药物是

A. 乙酰唑胺　　　B. 螺内酯

C. 氨苯蝶啶　　　D. 氢氯噻嗪

E. 甘露醇

184. 慢性肺心病患者人工通气过程中测血气分析：pH 7.5，PaCO$_2$ 24mmHg，BE −8 mmol/L，对此患者正确的治疗是

A. 补充酸性药物　　B. 加大吸气压力

C. 补充碱性药物　　D. 不需处理

E. 减少潮气量

185. 有长期咳嗽史病人，其心电图 QRS 额面平均电轴≥90°，重度顺钟向转位，RV$_1$+SV$_5$≥1.05mV，最可能的诊断是

A. 阻塞性肺气肿

B. 支气管哮喘

C. 风心病二尖瓣狭窄

D. 慢性肺心病

E. 房间隔缺损

186. 男性，65 岁。慢性咳嗽已 20 多年，有肺气肿征，1 周来咳嗽加重，黄痰不易咯出，气促加重，血气分析：pH 7.31，PaO$_2$50mmHg，PaCO$_2$60mmHg，如何改善缺氧

A. 开始低浓度给氧逐渐增加浓度

B. 间歇吸入纯氧

C. 呼气末正压呼吸

D. 立即吸入高浓度氧

E. 立即用双氧水，静脉内给氧

187. 男性，50 岁。患肺心病 4 年，住院后 10 天感染已控制，虽持续使用利尿药，右心衰竭症状无改善，应选择的治疗是

A. 使用毛地黄叶常规负荷量的 4/5

B. 使用毛地黄叶常规量

C. 使用毛花苷丙常规量

D. 不用强心剂

E. 使用毛花苷丙常规负荷量的1/2

188. 男性，67岁。原有肺心病，受凉后加重，咳脓性痰，伴发热，烦躁，呼吸困难，入院前4小时神志模糊，嗜睡。查体：明显发绀，昏迷，BP 100/60mmHg，无病理反射，可能的并发症是

A. 休克

B. 弥散性血管内凝血

C. 肺性脑病

D. 脑血管意外

E. 消化道出血

189. 男性，58岁。患肺心病。入院咳嗽，呼吸困难，昏迷，气管切开后，症状好转，4天后咳黄痰增加。WBC 11×10^9/L。该患者入院时可能的并发症是

A. 脑血管意外　　B. 肺性脑病

C. 中毒性脑病　　D. 休克

E. 以上都不是

190. 男性，56岁。咳嗽、咳痰10年，查体：桶状胸，双肺湿啰音，剑突下收缩期搏动，三尖瓣区收缩期杂音，肝、脾不大，下肢无浮肿，应诊断为

A. 慢性支气管炎

B. 慢性支气管炎+肺气肿

C. 慢性支气管炎+肺心病伴右心衰竭

D. 慢性支气管炎+肺气肿+肺心病（代偿期）

E. 以上都不是

191. 男性，64岁。有肺心病史5年，经常头痛头晕，1周来咳嗽加重，咳黄痰，呼吸困难，头痛加重，昨日起嗜睡，谵语。查体：神志不清，颜面浮肿，球结膜水肿，口唇发绀，颈静脉充盈，双肺广泛

干湿啰音，肝肋下4cm，腹水征（+），下肢水肿，膝反射减弱，巴宾斯基征（+）。pH 7.20，$PaCO_2$ 100mmHg，PaO_2 40mmHg，HCO_3^- 21mmol/L，患者发生了哪一类型的酸碱平衡失调

A. 失代偿性呼吸性酸中毒

B. 代偿性呼吸性酸中毒

C. 代谢性酸中毒

D. 呼吸性酸中毒合并代谢性酸中毒

E. 呼吸性酸中毒合并代谢性碱中毒

192. 肺心病人，加重4天入院，神志清楚，PaO_2 32mmHg，$PaCO_2$ 70mmHg，吸入41%浓度氧3小时后，测 PaO_2 80mmHg，$PaCO_2$ 108mmHg，病人昏迷，其原因是

A. 低离子综合征

B. 感染中毒性脑病

C. 高血压脑病

D. 气道阻力增加

E. 通气抑制，肺性脑病

193. 某慢性肺心病患者，受凉后咳喘加重，咳脓痰，伴发热烦躁，发绀加重，次日神志模糊，嗜睡，血压110/60mmHg，无病理反射。最可能的诊断是

A. 肺心病并感染性休克

B. 肺心病并急性脑血管病

C. 肺心病并肺性脑病

D. 肺心病并DIC

E. 肺心病并消化道出血

194. 女性，20岁。自幼咳嗽，经常于感冒后加重，咳大量脓痰，无咯血。考虑诊断为

A. 慢性支气管炎

B. 慢性肺脓肿

C. 先天性支气管囊肿

D. 支气管扩张症

E. 肺气肿继发感染

195. 女性，40 岁。10 多年来经常咳嗽，有时咳黄痰，3 天前突然咯血约 150ml。查体：心肺无明显阳性体征。胸片：双肺下野纹理略增强。考虑诊断可能是

A. 慢性支气管炎

B. 支气管内膜结核

C. 支气管扩张症

D. 支气管肺癌

E. 支气管囊肿继发感染

196. 女性，25 岁。既往健康，突然咯血约 500ml。查体：心肺未见异常。胸部 X 线检查示双肺下野纹理增粗。目前治疗的关键是

A. 应用垂体后叶素

B. 保持呼吸道通畅

C. 高效广谱抗生素

D. 尽快做胸部 CT 明确出血部位

E. 纤维支气管镜直视下止血

197. 男性，44 岁。工人，自诉 20 年前，不慎感冒而咳嗽，咳痰，一周后发生气短，喘息，以后每逢气候改变或精神激动时，即发生气喘及咳嗽，闻油烟也有阵发，20 年来经抗生素治疗无效。查体：桶状胸，两肺散在高调干啰音，心脏无显著改变。原发病考虑

A. 支气管哮喘

B. 慢性支气管炎

C. 过敏性肺炎

D. 急性支气管炎

E. 喘息型支气管炎

198. 男性，19 岁。气喘半日，每年春、秋季有类似发作，体温 36.5℃，端坐呼吸，两肺广泛哮鸣音，白细胞 7.6 × 10⁹/L，中性粒细胞 0.76，最可能的诊断是

A. 喘息型慢性支气管炎

B. 过敏性肺炎

C. 支气管哮喘

D. 急性支气管炎

E. 急性左心衰竭

199. 男性，58 岁。平素健康，近半月夜间阵发性哮喘发作，被迫坐位，气急，10 分钟后自行缓解。查体：肥胖，BP 170/110mmHg，R 25 次/分，P 110 次/分，两肺底部湿啰音，无哮鸣音。初步诊断为

A. 支气管哮喘

B. 喘息性支气管炎

C. 心源性哮喘

D. 运动性哮喘

E. 以上都不是

200. 哮喘重症发作，PaO₂ 60mmHg，PaCO₂ 60mmHg，pH 7.34。病情严重的主要根据是

A. 低氧血症　　B. 端坐呼吸

C. 发绀　　　　D. 双肺哮鸣音

E. 二氧化碳潴留

201. 男性，20 岁。近一周咳嗽，咳痰，2 天来呼吸困难带哮鸣，大汗，面色苍白，肢凉，脉搏 120 次/分，血压 90/60mmHg，双肺哮鸣音，心脏无杂音，口唇发绀。最可能的诊断是

A. 支气管哮喘重症发作

B. 喘息型慢性支气管炎

C. 肺炎球菌肺炎

D. 急性左心衰竭

E. 过敏性肺炎

202. 男性，31 岁。咳嗽，呈刺激性，干咳，偶有咳少量黏稠痰，受寒冷刺激加重，伴气促，每天晚间，清晨均有剧咳而影响睡眠，用过青霉素、氨苄西林、头孢

曲松和多种祛痰止咳剂症状未能缓解。查体：双肺散在干性啰音，心脏正常。胸片：心肺无异常，WBC $11 \times 10^9/L$。此病人最可能的诊断是

A. 支气管哮喘

B. 急性支气管炎

C. 支气管内膜结核

D. 急性上呼吸道感染

E. 喘息性支气管炎

203. 男性，32 岁。咳喘、气急 8 年。查体：两肺呼气性哮鸣音为主，伴两肺少量湿啰音。胸部 X 线检查及喉镜检查未见异常。其最可能的诊断是

A. 喘息型慢性支气管炎

B. 支气管哮喘

C. 心源性哮喘

D. 气管内肿物

E. 慢性喉炎

204. 男性，65 岁。突然呼吸困难，喘息，咳嗽，肺有哮鸣音及湿啰音，心电图示左心室肥厚劳损，应首先考虑下列哪一诊断

A. 心源性哮喘

B. 过敏性肺炎

C. 喘息型慢性支气管炎

D. 支气管哮喘

E. 支气管肺癌合并感染

205. 男性，28 岁。12 岁起每年春秋季反复出现喘息发作、咳嗽，用抗生素、异丙肾上腺素吸入有效，五天前闻油烟后又发生喘息。查体：大汗淋漓，发绀，脉搏细速，心率 120 次/分，BP 160/100mmHg，T 37.6℃，双肺闻及散在哮鸣音。血气分析：$PaCO_2$ 50mmHg，PaO_2 50mmHg，WBC 10.1 × $10^9/L$。此病人最可能的诊断是

A. 慢性支气管炎喘息型

B. 心源性哮喘

C. 支气管哮喘发作期

D. 过敏性肺炎

E. 支气管肺癌

206. 某慢性呼吸衰竭病人 pH 7.3，$PaCO_2$ 60mmHg，PaO_2 50mmHg，除改善通气功能外还应选择下列哪种治疗

A. 不给碱性药

B. 肌内注射乳酸钠

C. 静脉滴注三羟甲基氨基甲烷

D. 静脉滴注 5% 碳酸氢钠

E. 静脉滴注乳酸钠

207. 男性，20 岁。3 天前受凉后突然寒战，高热，咳嗽，气促。胸片示右上大片实变影。血气分析：pH 7.46，$PaCO_2$ 31mmHg，BE 0.4mmol/L，SB 22mmol/L，PaO_2 66mmHg。此结果应该诊断

A. 呼吸性碱中毒

B. 呼吸性酸中毒

C. 代谢性碱中毒

D. 正常

E. 呼吸性碱中毒 + 代谢性酸中毒

208. 某患者慢性咳嗽 8 年，有肺气肿征，一周来黄痰不易略出，气促加重，发绀。血气分析 pH 7.31，$PaCO_2$ 66mmHg，PaO_2 52mmHg。如何改善该患者的缺氧状态

A. 低浓度持续给氧

B. 间歇吸入纯氧

C. 立即呼气末正压人工呼吸

D. 立即吸入高浓度的氧

E. 用过氧化氢静脉内给氧

209. 男性，65 岁。慢支 30 年，近 3 年来下肢浮肿，平时活动气短，3 天前受凉后加重，神志恍惚，嗜睡。血气分析：pH 7.15，$PaCO_2$

80mmHg，PaO_2 45mmHg，BE - 10mmol/L，HCO_3^- 20mmol/L。此结果符合

 A. 代谢性碱中毒 + 代谢性酸中毒

 B. 呼吸性酸中毒代偿期

 C. 呼吸性酸中毒 + 代谢性碱中毒

 D. 呼吸性酸中毒失代偿期

 E. 呼吸性酸中毒 + 代谢性酸中毒

210. 慢性肺心病患者，血气分析结果是：pH 7.43，$PaCO_2$ 73mmHg，BE 21mmol/L，HCO_3^- 46mmol/L，此血气结果应诊断为

 A. 呼吸性碱中毒 + 代谢性碱中毒

 B. 呼吸性酸中毒 + 代谢性碱中毒

 C. 呼吸性酸中毒 + 代谢性酸中毒

 D. 呼吸性碱中毒 + 代谢性酸中毒

 E. 失代偿性代谢性碱中毒

211. 若患者在接受放疗 1 个月后出现刺激性干咳，气促，查体示右上胸部皮肤萎缩变硬，胸片提示右上肺大片致密模糊阴影，放疗范围呈毛玻璃样改变，其间隐约可见网状阴影。下列哪种可能最大

 A. 细菌性肺炎 B. 肿瘤复发

 C. 放射性肺炎 D. 肺脓肿

 E. 肿瘤播散

212. 女性，30 岁。5 天前淋雨后发冷、胸痛，咳嗽，气短，既往有结核病史。查体：左肺下部叩诊浊音，可闻水泡音，痰结核菌集菌阴性。白细胞 32 × 10^9/L，胸片左肺下叶大片状致密阴影。考虑诊断为

 A. 肺炎球菌肺炎 B. 阻塞性肺炎

 C. 肺脓肿   D. 浸润型肺结核

 E. 病毒性肺炎

213. 女性，32 岁。一周前足部有过疖肿，前天开始发热，头痛伴有高热，寒战，咳脓痰，痰中带血丝，胸痛。听诊两肺呼吸音增强，偶有少量湿啰音，WBC 21 ×

10^9/L，中性粒细胞 90%。胸片两肺散在密度较淡的圆形病变，其中部分病灶有空洞伴液平。应考虑为

 A. 金黄色葡萄球菌肺炎

 B. 多发性肺囊肿伴感染

 C. 肺炎球菌性肺炎

 D. 支气管扩张继发感染

 E. 肺转移瘤

214. 男性，50 岁。突然发冷发热，咳嗽，咳脓性痰，黏稠，血白细胞 18 × 10^9/L。胸片：右上肺大叶实变影，叶间隙下坠。诊断可能为

 A. 肺炎球菌肺炎

 B. 葡萄球菌肺炎

 C. 克雷伯菌肺炎

 D. 肺结核，干酪性肺炎

 E. 渗出性胸膜炎

215. 女性，17 岁。高热，咳铁锈色痰，右下肺部呼吸音弱，以下哪项不正确

 A. 用药后复查胸片，阴影消散后停用抗生素

 B. 首选青霉素

 C. 青霉素过敏的选用红霉素

 D. 卧床休息，支持治疗

 E. 抗生素疗程 5~7 天

216. 男性，16 岁。低热、咳嗽、咽部不适 2 周，胸部 X 线检查示两肺下部网状及按小叶分布的斑片状浸润阴影，血 WBC 10 × 10^9/L，患者最可能的诊断是

 A. 病毒性肺炎 B. 支原体肺炎

 C. 军团菌肺炎 D. 肺炎球菌肺炎

 E. 浸润型肺结核

217. 女性，55 岁。既往体健。3 周前急性起病，发冷发热，较多量脓血痰，呼吸困难，发绀。体征：右肺叩呈浊音，听诊

有水泡音，白细胞 $25 \times 10^9/L$，中性92%，胸片右下肺大片阴影，边不清楚，其中有数个空洞和液平面，伴有局限性液气胸。诊断最可能是

A. 肺结核继发感染

B. 过敏性肺炎

C. 病毒性肺炎

D. 支原体肺炎

E. 金黄色葡萄球菌肺炎

218. 男性，65 岁。诊断肺炎球菌肺炎，出现呼吸困难，发绀、心悸，心率150 次/分，第一心音低钝，肝右肋下 3cm，软，压痛（＋）。可能为

A. 心衰 B. 呼吸衰竭

C. 肺不张 D. 自发性气胸

E. 休克

219. 肺炎合并感染性休克患者，血气测定结果为 pH 7.31，PaO_2 50mmHg，$PaCO_2$ 32mmHg，BE－10mmol/L，可能为

A. 呼吸性酸中毒＋代谢性碱中毒

B. 呼吸性碱中毒

C. 呼吸性酸中毒＋代谢性酸中毒

D. 呼吸性酸中毒

E. 呼吸性碱中毒＋代谢性酸中毒

220. 女性，18 岁。肺炎球菌肺炎患者，意识模糊，血气 PaO_2 38mmHg，$PaCO_2$ 30mmHg，氧疗时应采用

A. 内给氧

B. 持续低流量给氧

C. 高浓度给氧

D. 鼻导管低浓度给氧

E. 鼻塞低浓度间歇给氧

221. 男性，51 岁。食管癌术后留置胃管，术后4 天，发热咳嗽，气急，痰略呈黄色，右下肺湿啰音。胸片右肺下野大片状炎

性病变。其最可能的病原体是

A. 军团菌

B. 铜绿假单胞菌

C. 流感嗜血杆菌

D. 金黄色葡萄球菌

E. 肠道革兰氏阴性杆菌

222. 男性，55 岁。因高热一天来诊。查体：精神萎靡，四肢末梢凉，T 36.9℃，BP 80/50mmHg，右肺下背部呼吸音弱，可闻及啰音，右上腹触痛（±），考虑诊断可能是

A. 急性胆道感染合并感染性休克

B. 肝脓肿合并感染性休克

C. 肺炎合并感染性休克

D. 右气胸合并休克

E. 休克原因待查

223. 男性，60 岁。肺气肿病史，发热咳嗽一周，痰量多而黏稠。胸片示右上肺大片状阴影内有多个空腔，水平裂呈向下弧形。进一步诊断应当首先

A. 血培养

B. 胸 CT

C. 痰抗酸杆菌检查

D. 痰细菌培养

E. 纤维支气管镜检查

224. 男性，50 岁。患肺血栓栓塞症2 日，BP 14.7/11.5kPa（110/86mmHg），应该用何种药物治疗

A. 尿激酶溶栓 B. 阿司匹林

C. 低分子肝素 D. 多巴酚丁胺

E. 6－氨基己酸

225. 女性，50 岁。因肺炎入院，使用抗生素3 日，体温仍未退，呼吸困难，咯痰带鲜血，伴胸痛，右下肢肿胀。最可能的疾病是

A. 肺血栓栓塞症

B. 冠状动脉硬化性心脏病

C. 原发性肺动脉高压

D. 肺炎

E. 肺结核

226. 某女性病人，妊娠 2 个月，患肺血栓栓塞症，应禁用哪种药物

A. 华法林　　　　B. 肝素

C. 低分子肝素　　D. 多巴酚丁胺

E. 维生素 K

227. 诊断深静脉血栓形成的敏感性和特异性最高的辅助检查是

A. 下肢静脉超声

B. 磁共振显像（MRI）

C. 肢体阻抗容积图（IPG）

D. 放射性核素静脉造影

E. 静脉造影

228. 男性，60 岁。咳嗽 1 个月、咯血丝痰 2 周，伴消瘦，无发热、胸闷、气促，吸烟 50 年，20 支/日。该例应首选下列哪项检查

A. 胸部 X 线检查

B. 肺功能检查

C. 纤维支气管镜检查

D. 肿瘤标记物检查

E. 痰涂片找抗酸杆菌

229. 男性，70 岁。咳嗽 2 周，咯血丝痰 1 周，胸部 X 线检查示右肺门阴影，为明确诊断，应首选下列哪项检查

A. 胸部 CT

B. 经胸壁细针穿刺活检

C. 纤维支气管镜检查

D. 开胸肺活检

E. 胸部磁共振显像

230. 男性，68 岁。有吸烟史，声音嘶哑、咳嗽、咯白色黏液痰 2 个月，纤维喉镜检查示左侧声带活动欠佳，未见新生物，胸部 X 线检查示左肺上叶中、内带片状阴影，边缘模糊。最可能的诊断为

A. 肺炎

B. 声带息肉

C. 声带癌伴肺转移

D. 肺癌伴声带转移

E. 肺癌伴喉返神经受压迫

231. 男性，55 岁。进行性对称性四肢近端肌无力伴咳嗽、气促，血清肌酶增高，肌电图示肌源性损害，胸部 X 线检查示右肺门阴影伴右上肺不张，伴厚壁空洞，内壁凹凸不平。最可能的诊断是

A. 间质性肺炎　　B. 肺癌

C. 肺脓肿　　　　D. 狼疮肺炎

E. 结节病

232. 男性，60 岁。咳嗽、咯血丝痰 3 周，发热、咯脓痰 2 天，血 WBC 14×10^9/L，中性粒细胞比例 80%，胸部 X 线检查示右肺门阴影伴偏心空洞，下列哪项检查暂不考虑

A. 纤维支气管镜检查

B. 痰脱落细胞检查

C. 胸部 CT

D. 痰细菌培养

E. 胸部 B 超

233. 男性，50 岁。刺激性咳嗽、咯血丝痰 2 周，伴双肘关节、膝关节疼痛，吸烟 30 年，20 支/日，查体双肘关节、膝关节肿胀、压痛，无畸形或活动障碍。最可能的原因为

A. 肺癌骨转移

B. 类风湿性关节炎

C. 肥大性骨关节病

D. 骨肿瘤

E. 多发性骨髓瘤

234. 男性，50 岁。咳嗽、咯血丝痰、气促、颜面及双上肢浮肿 1 个月，有吸烟史，查体胸前部淤血、静脉曲张，双上肢浮肿，双下肢无浮肿。应首选下列哪项检查

    A. 胸部 X 线检查　　B. 肺功能

    C. 超声心动图　　　D. 肾功能

    E. 肝功能

235. 男性，65 岁。既往体健，有吸烟史，刺激性咳嗽、胸部钝痛 2 周，胸部 CT 示右下肺外带类圆形阴影，呈分叶状，有毛刺，伴偏心厚壁空洞，未发现淋巴结肿大。血 WBC 9×10^9/L，中性粒细胞比例 60%。肺功能提示用力肺活量 2.5L，第一秒用力呼气容积占用力肺活量的 60%。为明确诊断，首选下列哪项检查

    A. 肿瘤标记物

    B. 经胸壁细针穿刺活检

    C. 纤维支气管镜检查

    D. 纵隔镜

    E. PET

236. 男性，70 岁。有吸烟史，咳嗽、咯痰 1 个月，发热 1 周。查体：杵状指（＋），胸部 X 线检查示右肺门阴影，抗生素治疗无好转。如本例与肺结核鉴别，需做哪项检查

    A. 结核菌素试验

    B. 痰涂片找抗酸杆菌

    C. 胸部 CT

    D. 痰结核杆菌培养

    E. 纤支镜检查

237. 如痰涂片结果提示中分化鳞状细胞癌，为确定 TMN 分期，下一步还需做哪项检查

    A. 支气管肺泡灌洗检查

    B. 纤维支气管镜检查

    C. 胸腔镜

    D. 胸部 CT

    E. 胸部 B 超

238. 男性，60 岁。有慢性咳嗽、咯痰史 5 年，活动后气促 1 年，加重伴咯血丝痰 1 个月，1 周前开始出现右腋下火灼样疼痛，向右上肢内侧放射，夜间尤甚。若胸部 CTF 见右肺尖阴影，约 4cm×4cm，伴右肺门、纵隔和隆突下淋巴结肿大，则进一步考虑的检查为

    A. 胸腔镜　　　　　B. 肿瘤标志物

    C. 胸部 MRI　　　　D. 纤维支气管镜

    E. 肌电图

239. 若患者病理结果为鳞癌，肺功能提示用力肺活量 2.0L，且第一秒用力呼气容积占用力肺活量的 45%，应考虑的治疗为

    A. 手术治疗

    B. 手术 + 化疗 + 放疗

    C. 化疗 + 放疗

    D. 中医药治疗

    E. 放疗

240. 男性，60 岁。有慢性支气管炎史 4 年，有吸烟史。咳嗽加重 2 个月，已确诊为左肺上叶中分化鳞状细胞癌，伴左侧纵隔淋巴结肿大。主要的治疗措施为

    A. 手术治疗

    B. 放疗 + 化疗

    C. 中医中药治疗

    D. 以化疗为主，辅以手术和（或）放疗

    E. 辅助化疗 + 手术治疗 + 放疗

241. 男性，65 岁。有吸烟史，刺激性咳嗽、咯少量白色黏液痰 3 周，咳嗽加重呈高调金属音、伴咯脓痰、发热 2 日。查体：右上肺可闻及局限性哮鸣音，杵状指（＋）。血 WBC 15×10^9/L，中性粒细胞

比例 85%。胸部 X 线检查示右上肺密度均匀阴影，边缘模糊。给予抗生素治疗 2 周后，胸片示阴影无明显吸收。最可能的诊断为

A. 肺脓肿

B. 肺结核

C. 肺炎

D. 肺癌并阻塞性肺炎

E. 支气管扩张

242. 女性，55 岁。无吸烟史，刺激性咳嗽伴右眼睑下垂、额部汗少 1 个月，发热、咯黏液脓痰 1 周，胸部 X 线检查示右上肺阴影，抗生素治疗无效。最可能的诊断为

A. 肺结核

B. 肺脓肿

C. 肺部真菌感染

D. 支气管扩张

E. Pancoast 癌

243. 男性，45 岁。既往体健，有吸烟史，刺激性咳嗽、间断性痰中带血、喘鸣、乏力 3 周，查体：血压 170/100mmHg，右上肺可闻及局限性哮鸣音，颜面、双下肢轻度浮肿。随机血糖 18mmol/L，血钾 2.8mmol/L。最可能的原因是

A. 二尖瓣狭窄

B. 支气管哮喘

C. 类癌综合征

D. Cushing 综合征

E. 上腔静脉阻塞综合征

244. 男性，70 岁。有吸烟史，5 年前发现右上肺结核，予规范化、足疗程的抗结核治疗后复查胸部 X 线检查示右上肺纤维增殖灶。2 周前始出现咳嗽、咯血丝痰，伴右胸部钝痛，无发热，胸部 X 线检查示右上肺阴影，呈分叶状，有切迹和毛

刺。最可能的诊断为

A. 肺结核　　　　B. 支气管扩张

C. 肺癌　　　　　D. 细菌性肺炎

E. 肺脓肿

245. 男性，50 岁。咳嗽、咯血丝痰 3 周，水样腹泻、喘鸣、皮肤潮红、阵发性心悸 1 周，有吸烟史。下列哪项检查对诊断意义最大

A. 痰涂片找抗酸杆菌

B. 胸部 X 线检查

C. 大便细菌培养

D. 支气管激发试验

E. 24h 动态心电图

246. 男性，65 岁。咳嗽、咯血丝痰、气促 2 周，吸烟 40 年，30 支/日，胸部 X 线检查示右肺门阴影合并右肺上叶不张，为与肺炎鉴别，应选择下列哪项检查

A. 胸部 CT

B. 纤维支气管镜检查

C. 痰细菌培养

D. 血 CEA 检查

E. 经胸壁细针穿刺活检

247. 男性，45 岁。咳嗽、咳大量黏液痰 3 个月，发热、咳脓痰 3 天，伴进行性呼吸困难，胸部 X 线检查示双肺大小不等的结节状播散病灶和网状阴影。诊断应考虑

A. 急性粟粒型肺结核

B. 特发性肺纤维化

C. 血源性肺脓肿

D. 支气管扩张

E. 细支气管 – 肺泡细胞癌

248. 男性，50 岁。有吸烟史，咳嗽、痰中带血半月，胸部 CT 示右肺上叶阻塞并阻塞性肺炎，未发现淋巴结肿大。纤维支气

管镜活检示高分化鳞状细胞癌。主要的治疗措施为

A. 经纤支镜电刀切割瘤

B. 镇咳、止血治疗

C. 手术治疗

D. 放疗

E. 化疗

249. 男性，61 岁。慢性咳嗽，咳痰史 5 年，近 1 周发生反复咯血，每天 100ml 以上，该病人可能合并了

A. 严重肺部疾病如肿瘤

B. 肺气肿

C. 肺心病

D. 肺间质纤维化

E. 气胸

250. 女性，60 岁。咳嗽、气促两周，无发热，胸部 X 线检查示左侧大量胸腔积液，下列哪项检查暂不考虑

A. 胸水 CEA

B. 胸膜活检

C. 胸液细胞学检查

D. 胸腔镜检查

E. 胸水结核菌培养

251. 对胸腔积液的患者，若作胸腔穿刺发现脓液并有臭味，应对脓液首先作下列哪项检查以确定病因

A. 厌氧菌培养

B. 结核菌培养

C. 化脓菌培养

D. 涂片找癌细胞

E. 真菌涂片及培养

252. 胸腔积液患者胸水比重 1.017，蛋白定量 25g/L，李凡他试验阴性，LDH 200IU/L，细胞数 100×10^6/L，细菌（-），首先考虑是哪一种积液

A. 渗出液　　　　B. 漏出液

C. 癌性积液　　　D. 乳糜性积液

E. 血性积液

253. 结核性渗出性胸膜炎，胸腔穿刺排液时，下列哪项是错误的

A. 穿刺发生"胸膜反应"不影响继续抽液

B. 抽液不宜过快、过多

C. 穿刺位置应在肋骨上缘

D. 严格无菌操作

E. 抽液后胸腔内可以不用药

254. 胸腔积液患者，胸水检查，比重 1.018，蛋白 27g/L，李凡他试验阳性，RBC 2×10^9/L，WBC 610×10^6/L，细菌阴性，积液的性质应首先考虑为

A. 漏出性胸腔积液

B. 血性胸腔积液

C. 乳糜性胸腔积液

D. 渗出性胸腔积液

E. 化脓性胸腔积液

255. 女性，24 岁。10 天前受凉后发热 39℃，右胸痛，查体右胸第三肋间以下叩诊浊音，胸水比重 1.020，蛋白 31g/L，李凡他试验（+），RBC6 $\times 10^9$/L，WBC 530 $\times 10^6$/L，最可能的诊断是

A. 肺炎球菌肺炎

B. 葡萄球菌肺炎

C. 脓胸

D. 结核性胸膜炎

E. 胸膜肿瘤

256. 女性，68 岁。左胸钝痛、胸闷、气促 2 周，无发热，查体：气管右移，左侧胸廓饱满，肋间隙增宽，左肺叩诊实音，左侧呼吸音消失。胸部 X 线检查示左侧大量胸腔积液，胸穿抽液检查提示血性

胸液。血 WBC 8×10^9/L，中性粒细胞比例为 60%，最可能的诊断为

A. 结核性胸膜炎

B. 类肺炎性胸腔积液

C. 癌性胸腔积液

D. 充血性心力衰竭合并胸腔积液

E. 脓胸

257. 女性，65 岁。咳嗽、咯血丝痰 1 个月，左胸钝痛、气促、纳差、恶心、呕吐、乏力、嗜睡一周，无发热，无吸烟史，胸部 X 线检查示左上肺野外带阴影并左侧中量胸腔积液，血 CEA35μg/L。为明确诊断，还应做哪项检查

A. 胸水细胞学和胸膜活检

B. 胸水 CEA

C. 胸部 CT

D. 正电子发射计算机体层显像（PET）

E. 胸水 ADA

258. 胸腔积液化验结果为：pH 7.40，WBC 1700×10^6/L，多核细胞 30%，单核细胞 70%，葡萄糖 2.0mmol/L，ADA 102U/L。应考虑诊断为

A. 肺炎伴胸腔积液

B. 心衰伴胸腔积液

C. 肺癌伴胸腔积液

D. 结核性胸膜炎

E. 肺栓塞伴胸腔积液

259. 女性，45 岁。呼吸困难、胸痛 1 个月。胸部 B 超发现右侧中等量胸腔积液。化验，；血性胸水，比重 1.020，蛋白定量 35g/L，WBC 680×10^6/L，ADA 25U/L，最可能的诊断是

A. 结核性胸腔积液

B. 癌性胸腔积液

C. 肺栓塞所致胸腔积液

D. 肺炎伴胸腔积液

E. 漏出性胸腔积液

260. 对 40 岁以下血性胸腔积液疑诊癌性胸膜炎的病人，下列哪项检查最有意义

A. 胸水脱落细胞检查

B. 痰脱落细胞检查

C. 胸水癌胚抗原测定

D. 胸部 CT 检查

E. 胸水中 LDH 测定

261. 男性，20 岁。3 天前患感冒后发热 38℃未退，左侧胸部刺痛，查体：左腋下、下胸部可听到胸膜摩擦音，最合适的诊断是

A. 干性胸膜炎

B. 葡萄球菌肺炎

C. 癌性胸膜炎

D. 肺炎球菌肺炎

E. 渗出性胸膜炎

262. 男性，38 岁。半月前拔牙，次晨畏寒发热，咳嗽，痰量逐渐增多，呈脓性有臭味。胸片示左下大片阴影，有空洞。最可能的诊断是

A. 左下肺炎

B. 左下肺结核

C. 左下肺脓肿

D. 肺癌

E. 左下肺支气管扩张症

263. 某病人诊断为吸入性肺脓肿，经足量多种抗生素治疗 4 个月，仍有发热，咳脓痰。胸片示空洞壁增厚，周围有明显纤维条索影。进一步治疗应选择

A. 更换广谱抗生素 + 甲硝唑

B. 体位引流 + 气管内滴入抗生素

C. 纤支镜吸脓引流及局部注药

D. 手术切除

E. 局部穿刺，脓肿腔内注药

264. 某患者 3 周前突然发热，T 39℃，按肺炎治疗未愈，一周前开始咳大量脓臭痰，痰培养为脆弱拟杆菌，胸片示右上肺大片致密影及大空洞，不可选用的抗生素是

　　A. 甲硝唑　　　　B. 克林霉素

　　C. 林可霉素　　　D. 青霉素

　　E. 替硝唑

265. 某病人，5 月前曾进行链激酶治疗心肌梗死，现出现大面积肺血栓栓塞症，应该如何治疗

　　A. 继续使用链激酶溶栓

　　B. 用尿激酶溶栓

　　C. 严禁用任何的溶栓药

　　D. 严禁用任何的升压药

　　E. 立刻使用负荷量的华法林

266. 男性病人，有 20 年重度吸烟史，近年出现进行性的呼吸困难，双下肢水肿，反复晕厥，胸痛和发绀，低氧血症。右心导管检查发现静息肺动脉平均压 3.6kPa（27mmHg），活动后肺动脉平均压 5.0kPa（38mmHg），右下肢有深静脉血栓形成存在。最可能的疾病是

　　A. 慢性阻塞性肺疾病

　　B. 慢性血栓性肺动脉高压

　　C. 左心功能不全

　　D. 间质性肺病

　　E. 原发性肺动脉高压

267. 某疑似肺血栓栓塞症的病人，右下肢疼痛或压痛、浅静脉扩张、皮肤色素沉着、行走后患肢易疲劳或肿胀加重。下肢周径的测量点为

　　A. 髌骨上缘 15cm，髌骨下缘 10cm

　　B. 髌骨上缘 10cm，髌骨下缘 15cm

　　C. 髌骨上缘 15cm，髌骨下缘 15cm

　　D. 髌骨上缘 10cm，髌骨下缘 10cm

　　E. 髌骨上缘 5cm，髌骨下缘 15cm

268. 男性，51 岁。逐渐加重的呼吸困难 8 个月，双肺中下肺野可闻及响亮中小水泡音，胸片示双肺中下肺野弥漫性小结节病灶，肺功能为限制性通气障碍，最可能的诊断是

　　A. 特发性肺纤维化

　　B. 肺结节病

　　C. 肺泡细胞癌

　　D. 肺泡蛋白质沉积症

　　E. 细叶性肺炎

269. 男性，72 岁。肥胖体型，同睡者发现其打鼾，一个晚上常有 30 多次的呼吸暂停，每次常停止呼吸 10s，这种情况已有数年。此情况属

　　A. 生理现象

　　B. 肥胖人常有的正常现象

　　C. 可诊断为睡眠呼吸暂停综合征

　　D. 原发性鼾症

　　E. 不能诊断为疾病

270. 男性，50 岁。体型肥胖。白天嗜睡、夜间打鼾 2 年，原来为会计，自觉最近记忆力、注意力下降，工作经常出错。本例如做多导睡眠图，则以下哪项达到睡眠呼吸暂停综合征的诊断标准

　　A. 睡眠过程中血氧饱和度较基础水平下降 ≥4%

　　B. 睡眠过程中口鼻呼吸气流完全停止 10s 以上

　　C. 睡眠过程中呼吸气流强度（幅度）较基础水平降低 50% 以

　　D. 每晚 7 小时睡眠中，呼吸暂停反复发作 ≥5 次/小时以上

　　E. 每晚 7 小时睡眠中，呼吸暂停低通气指数 ≥5 次/小时以上

三、A3/A4 型题

(271 ~ 273 题共用题干)

男性，70 岁。健康体检 FEV$_1$/FVC 65%，FEV$_1$ 68% 正常预计值。患者有吸烟史 45 年。患者无慢性咳嗽、咯痰症状。

271. 关于慢性阻塞性肺疾病诊断有下列不同意见，哪一项是正确的

    A. 除外其他疾病，可诊断为慢性阻塞性肺疾病

    B. 由于无症状，不能诊断为慢性阻塞性肺疾病

    C. 动脉血气分析，出现低氧血症时可诊断

    D. 支气管激发试验检查，排除支气管哮喘

    E. 胸部 X 线检查确定

272. 胸部 X 线检查显示肺纹理增粗无肺气肿表现，根据胸片结果，下列哪项是正确的

    A. 不能诊断慢性阻塞性肺疾病

    B. 可诊断慢性支气管炎，因有气流受限，可诊断慢性阻塞性肺疾病

    C. 应该进一步行支气管镜检查，了解气道内是否有慢性炎症

    D. 应该进一步行磁共振显像才能确诊

    E. 核素通气/灌流检查，协助诊断

273. 根据患者肺功能结果，此患者严重程度分级为

    A. 0 级：高危，因患者无任何症状

    B. 1 级：轻度

    C. 3 级：重度

    D. 2 级：中度

    E. 4 级：极重度

(274 ~ 275 题共用题干)

女性，68 岁。主因"反复咳嗽、咳痰 30 年，加重伴双下肢水肿 1 周"入院。查体：口唇和甲床发绀，颈静脉充盈，双下肺可闻及细湿啰音，肝右肋下 3 指，双下肢浮肿。

274. 该患者可能的诊断为

    A. 慢性支气管炎

    B. 慢性阻塞性肺疾病

    C. 慢性肺源性心脏病

    D. 慢性肺源性心脏病，右心功能失代偿

    E. 呼吸衰竭

275. 若需要利尿治疗，下列哪项不合适

    A. 氢氯噻嗪

    B. 氢氯噻嗪和氨苯蝶啶口服

    C. 小剂量呋塞米口服或静脉滴注

    D. 螺内酯

    E. 大剂量呋塞米长期静脉滴注

(276 ~ 277 题共用题干)

男性，67 岁。患阻塞性肺气肿 12 年余，近日着凉后，咳嗽、咳黄痰、气喘加剧，伴发热，上腹胀痛，纳差，肝大伴压痛，下肢轻度水肿。心电图偶见房性过早搏动。

276. 下列各项治疗中最重要的是

    A. 抗心律失常

    B. 强心剂

    C. 保肝治疗

    D. 抗生素治疗

    E. 平喘、镇咳、祛痰

277. 治疗稳定期 COPD 的首选吸入药物为

    A. 沙丁胺醇

    B. 特布他林

    C. 异丙托溴铵

    D. 布地奈德

    E. 二丙酸倍氯米松

(278 ~ 279 题共用题干)

男性，72 岁。哮喘史 40 年，近 5 年来发生双下肢水肿，1 周来哮喘加重，咳黄痰，1

天中白天嗜睡，夜间失眠。

双下肺纹理增粗、紊乱。

278. 下列哪一项在支气管哮喘的诊断中最有意义

A. 血气分析

B. 血常规检查

C. 临床症状和体征

D. 支气管激发试验或扩张试验

E. 胸部 X 线检查

279. 下列哪项检查对明确诊断有意义

A. 心电图　　　　B. 血气分析

C. 脑电图　　　　D. 脑血流图

E. 超声心动图

(280~281 题共用题干)

男性，48 岁。反复咳嗽、咳黄痰 30 余年，间断咯血 4 次。此次因咳嗽加重，发热入院。

280. 关于支气管扩张的临床表现，不正确的是

A. 大量脓痰

B. 反复咯血

C. 慢性病例可有杵状指（趾）

D. 刺激性干咳

E. 病情严重者，病变部位可有固定持久的湿性啰音

281. 关于支气管扩张患者咯血，下列描述正确的是

A. 每日咯血量在 100ml 以内为小量咯血

B. 每日咯血量在 100~500ml 之间为中量咯血

C. 每日咯血量在 500ml 以上为大量咯血

D. 一次咯血量大于 100ml 为大量咯血

E. 以上都不对

(282~284 题共用题干)

女性，28 岁。反复痰中带血丝或大咯血 5 年，有轻咳，少量黏液痰，无发热。胸片提示

282. 诊断应首先考虑

A. Kartagener 综合征

B. 慢性肺脓肿

C. 慢性支气管炎

D. 支气管扩张

E. 肺结核

283. 为进一步明确诊断，首选下列哪一措施

A. 选择性支气管造影

B. 肺功能检查

C. 胸部 HRCT

D. 胸部 MRI、肺血管成像

E. 纤维支气管镜检查、灌洗及痰细菌学检查

284. 下列治疗措施中哪项是错误的

A. 长期规则应用抗生素

B. 体位引流，配合服用祛痰药物

C. 生理盐水雾化吸入

D. 体育锻炼

E. 给予支气管舒张药

(285~287 题共用题干)

男性，45 岁。既往有支气管哮喘反复发作史和肺结核病史。半小时前上楼时，突发呼吸困难及右侧胸痛。查体：明显呼吸困难，发绀、端坐呼吸、大汗、烦躁、颈静脉充盈，气管轻度左偏。桶状胸，左肺叩诊过清音，右胸鼓音，右肺呼吸音低，左肺可闻及哮鸣音。

285. 最可能的诊断是

A. 肺结核 + 支气管哮喘

B. 支气管哮喘发作

C. 支气管哮喘并右侧自发性气胸

D. 支气管哮喘并右侧胸腔积液

E. 支气管哮喘持续状态

286. 应进行何种检查才能确诊

A. 胸部 X 线照片

B. 血气分析

C. 心电图

D. 肺功能

E. 胸部 B 超

287. 下列治疗措施中，哪项为首选治疗

A. 静脉滴注地塞米松

B. 沙丁胺醇雾化吸入

C. 胸腔穿刺抽气或肋间插管引流

D. 静脉滴注抗生素

E. 静脉滴注氨茶碱

（288~290 题共用题干）

男性，18 岁。反复发作阵发性干咳 2 年，寒冷天气发作更频。今天发作时频频干咳，呼气时可闻及干啰音，肺功能 $FEV_1/FVC\%$ 为预计值的 60%，IgE 水平正常。

288. 最可能的诊断是

A. 支气管扩张

B. 肺结核

C. 慢性支气管炎

D. 支气管哮喘

E. 支气管内膜结核

289. 为明确诊断可采用何项检查措施

A. 肺功能弥散试验

B. 胸部 X 线照片

C. 血气分析

D. 支气管舒张试验

E. 纤维支气管镜检查

290. 下列哪项治疗较为合适

A. 氨茶碱 + 糖皮质激素

B. 沙丁胺醇、倍氯米松气雾吸入

C. 抗生素 + 色甘酸钠

D. 色甘酸钠 + 倍氯米松气管吸入

E. 氧疗 + 氨茶碱

（291~293 题共用题干）

男性，70 岁。有慢支、阻塞性肺气肿病史。咳嗽、脓痰伴气促加重 1 周。今晨起神志恍惚。查体：嗜睡，口唇青紫，两肺可闻及湿性啰音。心率（HR）116 次/分，律齐。血压 180/105mmHg。神经系统检查未发现异常。

291. 最可能的诊断是

A. 脑血管意外　　B. 呼吸衰竭

C. 右心衰竭　　　D. 急性左心衰竭

E. 高血压危象

292. 为明确诊断还需作哪项辅助检查

A. 心电图　　　　B. 脑 CT

C. 动脉血气分析　D. 脑电图

E. 肾动脉造影

293. 此时最主要的处理为

A. 氧疗 + 呼吸兴奋剂

B. 用镇静剂

C. 吸入倍氯米松

D. 用利尿剂

E. 抗感染源

（294~296 题共用题干）

女性，80 岁。慢性咳嗽、咯痰 20 余年，冬季加重。近 5 年活动后气促，1 周前感冒后痰多，气促加剧，近 2 天嗜睡。血白细胞 $18.6\times10^9/L$，中性粒细胞 0.90。动脉血气分析：pH 7.29，$PaCO_2$ 80mmHg，PaO_2 47mmHg，BE -3.5mmol/L。

294. 最可能的诊断是

A. Ⅰ 型呼吸衰竭

B. Ⅱ 型呼吸衰竭

C. 支气管哮喘急性发作

D. ARDS（急性呼吸窘迫综合征）

E. 脑血管意外

295. 酸碱紊乱类型是

A. 呼吸性碱中毒

B. 呼吸性酸中毒

C. 代谢性酸中毒

D. 代谢性碱中毒

E. 呼吸性酸中毒合并代谢酸中毒

296. 此时可给予何项措施

A. 尼可刹米

B. 高浓度间断吸氧

C. 苯酚氢钠溶液

D. 高浓度面罩吸氧

E. 乳酸钠溶液

（297～298 题共用题干）

男性，35 岁。体格检查发现右上肺球形阴影，边缘光滑，内有钙化灶，病灶周边可见小斑片影。

297. 最可能的诊断是

A. 球形肺炎　　　B. 结核球

C. 肺癌　　　　　D. 肺脓肿

E. 畸胎瘤

298. 首先应做的检查是

A. PPD 皮试

B. 胸部 CT 平扫

C. 纤维支气管镜

D. 经皮肺活检

E. 胸部核磁共振

（299～300 题共用题干）

男性，50 岁。高血压病 5 年，血压 180/100mmHg，1 年前发现肺结核，以 HR 间断抗结核治疗 1 年，1 天前出现咯血，量约 100ml，复查胸片病灶较前有明显增多。

299. 该患者目前为进一步治疗，最需要做的检查为

A. 结核菌培养 + 药敏

B. 痰涂片检查

C. 痰 PCR

D. 胸部 CT 检查

E. PPD

300. 该患者目前较适宜的治疗方案是

A. 2HRZE/4HR

B. $2H_3R_3ZE_3/4H_3R_3$

C. 2HRZSE/4～6HRE

D. 2HRE/4HR

E. $2H_3R_3Z$

（301～303 题共用题干）

女性，40 岁。咳嗽，低热，乏力 3 个月。胸片见双肺门增大，双肺网格状影。PPD 皮试阴性。

301. 为明确诊断，下列哪项检查最有价值

A. 肺功能

B. 支气管肺泡灌洗

C. 胸部 CT

D. 肺活检

E. 血清免疫学

302. 肺功能最早发现异常的是

A. DLCO　　　　B. FEV_1/FVC

C. RV　　　　　D. TLC

E. FVC

303. 若支气管肺泡灌洗液 $CD4^+/CD8^+ > 3.5$，血沉增快，血钙增高，最可能的诊断是

A. 肺结核

B. 结节病

C. 肺癌

D. 特发性肺纤维化

E. 组织细胞增生症 X

（304～305 题共用题干）

男性，67 岁。慢性咳嗽，咳少量白痰，活动后气短 3 年，近 2 月气短加重，痰量较多，为脓性痰。查体：口唇轻度发绀，双下肺可闻及 Velcro 音，有杵状指。

304. 根据以上病史、症状和体征特点，对该患者最可能的诊断是

A. 淋巴样间质性肺炎

B. 特发性肺纤维化

C. 巨细胞型间质性肺炎

D. 慢性阻塞性肺疾病

E. 以上都不正确

305. 为了确诊，需做进一步检查，下列哪种检查方法最有利于确诊

A. 肺功能测定

B. 支气管肺泡灌洗液检查

C. 肺通气灌注扫描

D. HRCT

E. 以上都不对

（306～307 题共用题干）

男性，30 岁。因发热、右侧胸痛、咳嗽 3 天入院。3 天来每日体温最低为 39.2℃，最高 39.8℃。入院后查体 T 39.5℃，右锁骨下可闻及支气管呼吸音。

306. 最可能的诊断是

A. 肺结核

B. 肺癌

C. 胸膜炎

D. 大叶性肺炎

E. 自发性气胸合并感染

307. 该患者右上肺叩诊音可能出现

A. 清音   B. 浊音

C. 实音   D. 鼓音

E. 过清音

（308～310 题共用题干）

男性，55 岁。有慢性支气管炎病史 10 多年，1 周来出现高热，咳嗽、咯痰加重，痰液黏稠呈砖红色胶冻状。

308. 该患者最可能的诊断是

A. 葡萄球菌肺炎

B. 肺炎链球菌肺炎

C. 干酪性肺炎

D. 肺炎克雷伯菌肺炎

E. 肺脓肿

309. 为明确诊断，下列何种检查最有价值

A. 胸部 CT 检查

B. 胸部 X 线检查

C. 痰细菌学检查

D. 血常规检查

E. 纤维支气管镜检查

310. 抗生素治疗应选用

A. 第二代头孢菌素＋氨基糖苷类

B. 积极抗结核治疗

C. 红霉素

D. 先做痰细菌培养＋药敏，根据药敏结果选用抗生素

E. 复方磺胺甲唑

（311～312 题共用题干）

男性，55 岁。间断咳嗽、咳痰 10 年，胸闷、活动后气短 6 年。

311. 最可能的诊断是

A. 支气管哮喘

B. 自发性气胸

C. 肺部感染

D. 肺心病

E. 慢性阻塞性肺气肿

312. 为进一步明确诊断，首选以下哪项检查

A. 纤维支气管镜活检，BALF

B. HRCT

C. 肺功能

D. 胸部 X 线检查

E. 痰检

（313～315 题共用题干）

肺心病病人，发热、咳脓痰 1 周。心电图示窦性心动过速。动脉血气分析：pH 7.20，PaO_2 7.7kPa，$PaCO_2$ 11.2kPa，SB 40mmol/L。

313. 哪项治疗不宜使用

A. 抗生素

B. 持续低流量吸氧

C. 呼吸兴奋剂

D. 苯酚氢钠

E. 保持呼吸道通畅

314. 病人经治疗病情改善，水肿减轻，但出现烦躁，手足搐搦。最可能的原因是并发

A. 代谢性酸中毒

B. 代谢性碱中毒

C. 肺性脑病

D. 呼吸性碱中毒

E. 脑血管意外

315. 哪项措施是错误的

A. 镇静剂

B. 动脉血气分析

C. 补充氯化钾

D. 低流量吸氧

E. 镇静剂

(316～318题共用题干)

男性，50岁。近2个月来低热、咳嗽、咯痰、消瘦，X线检查示上肺有炎症浸润及空洞性病变。

316. 最可能的诊断是

A. 肺脓肿

B. 肺结核

C. 肺囊肿合并感染

D. 肺癌

E. 肺大疱合并感染

317. 最能明确诊断的检查是

A. 血常规　　　B. 痰菌检查

C. 结核菌素试验　D. 血沉降率

E. 胸部CT

318. 诊断明确后最合适的治疗是

A. 抗感染　　　B. 联合化疗

C. 放疗　　　　D. 手术治疗

E. 手术＋放疗

(319～320题共用题干)

女性，45岁。近3个月来出现咳嗽，咳大量白色泡沫样痰，并逐渐出现胸闷，气短，无发热。胸片可见散在结节状密度增高影，以中下为主。PPD皮试（＋＋）阳性。患者纺织厂当车工，既往体健。

319. 该患者最可能的诊断是

A. 血型播散性肺结核

B. 肺泡细胞癌

C. 卡氏肺囊虫病

D. 尘肺

E. 含铁血黄素沉着症

320. 除了下列哪项检查外，对诊断均有帮助

A. 胸部CT

B. 血ADA抗结核抗体

C. 血CEA肿瘤标记物

D. 痰中找癌细胞

E. 血沉

(321～323题共用题干)

男性，54岁。有慢性支气管炎病史，醉酒后突起畏寒高热不愈，咳嗽、咯痰加重，两天来咳大量脓痰并带鲜血。胸片右上肺有大片密度增高的阴影，其中并有透光区。

321. 最可能的诊断为

A. 吸入性肺脓肿

B. 干酪性肺炎

C. 肺癌并发感染

D. 肺炎克雷伯菌肺炎

E. 真菌性肺炎

322. 如做痰培养结果最可能是

A. 链球菌　　　B. 葡萄球菌

C. 结核杆菌　　D. 厌氧菌

E. 大肠埃希菌

323. 首选哪种药物治疗

A. 青霉素　　　B. RFP

77

C. 甲硝唑　　　　D. INH + RFP

E. 红霉素

(324~325 题共用题干)

男性，60 岁。右下肢浮肿 4 年，1 天前出现呼吸困难，并进行性加重，血气分析示（未吸氧）pH 7.46，PaO_2 56mmHg，$PaCO_2$ 28mmHg。

324. 肺栓塞可有哪些化验异常

A. CPK↑

B. LDH↑

C. PaO_2↓，$PaCO_2$↓

D. D - 二聚体↑

E. 以上均可出现

325. 诊断肺栓塞的金标准为

A. 通气 - 灌注扫描

B. 肺 CT 扫描

C. 下肢血管多普勒超声检查

D. 肺动脉造影

E. D - 二聚体升高

(326~328 题共用题干)

男性，30 岁。2 周前出现干咳，伴有午后低热、盗汗、左胸痛，近几日自觉左胸痛好转，但出现气促，夜间喜左侧卧位。查体：气管向右侧移位，左侧胸廓较右侧稍饱满，左侧呼吸运动减弱，左侧触觉语颤减弱，听诊左侧呼吸音消失，双肺未闻及干、湿性啰音。

326. 该患者的症状、体征提示

A. 左侧胸腔积液

B. 左侧肺不张

C. 左侧肺气肿

D. 左侧肺实变

E. 左侧胸腔积液

327. 该患者的诊断是

A. 结核性胸腔积液

B. 自发性气胸

C. 恶性胸腔积液

D. 肺栓塞

E. 大叶性气胸

328. 治疗上正确的是

A. 胸腔抽液及积极抗结核治疗

B. 胸腔穿刺抽气与闭式引流

C. 胸腔抽液及注入抗肿瘤药物

D. 有效抗炎治疗

E. 溶栓治疗

(329~330 题共用题干)

男性，25 岁。抽胸液过程中出现头晕、心悸、胸闷、出冷汗、面色苍白。

329. 患者出现此种情况首先考虑

A. 低血糖反应

B. 复张后肺水肿

C. 胸膜反应

D. 低血容量性休克

E. 并发气胸

330. 下列处理中恰当的是

A. 静脉注射呋塞米、毛花苷丙

B. 静脉推注葡萄糖

C. 快速补液和吸氧

D. 停止抽液，平卧观察

E. 床边胸部 X 线检查

(331~333 题共用题干)

男性，28 岁。既往体健。半小时前看足球赛大喊时突然出现左胸尖锐刀割样疼痛，伴进行性气促、呼吸困难、大汗淋漓，朋友把患者急送至急诊。查体：患者发绀、呼吸急促，左胸廓饱满，左肺叩诊鼓音，呼吸音消失，HR120 次/分，律齐。

331. 为明确诊断首先考虑的检查是

A. 心肌酶学检查

B. 床边 ECG 检查

C. 床边 X 线检查

D. 血、尿淀粉酶检查

E. 血气分析

332. 该患者最可能的诊断是

A. 急性呼吸窘迫综合征

B. 急性心肌梗死

C. 大量胸腔积液

D. 张力性气胸

E. 支气管哮喘持续状态

333. 下列处理中不恰当的是

A. 镇痛、镇静

B. 吸氧

C. 胸腔穿刺抽气 + 闭式引流

D. 静脉缓慢推注氨茶碱、毛花苷丙和呋塞米

E. 卧床，不宜搬动

(334 ~ 336 题共用题干)

男性，65 岁。近两年来无明显诱因反复出现咳嗽、痰少、活动后气促，无发热，无胸痛，无咯血，心电图及心脏彩超未见异常。肺功能：FEV_1 1.90L，FVC 2.00L，DLCO 下降。支气管激发试验阴性。

334. 该患者最有可能是下列哪一种疾病

A. 特发性间质性肺炎

B. 慢性阻塞性肺疾病

C. 支气管肺癌

D. 支气管扩张

E. 肺结核

335. 下列哪一种检查可明确诊断

A. 胸腔镜肺活检

B. 高分辨率胸部 CT

C. 支气管碘油造影

D. 支气管激发试验

E. 支气管肺泡灌洗

336. 首选下列哪种治疗

A. 糖皮质激素

B. 抗结核治疗

C. 支气管舒张剂治疗

D. 抗肿瘤化疗

E. 支气管肺泡灌洗

四、案例分析题

(337 ~ 339 题共用题干)

男性，35 岁。因鼻塞、流涕 3 天伴咽痛、咳嗽两天就诊。自服"感冒通"等稍好转。无明显发热、咳痰及胸痛等。查体：T 37.3℃，神志清，呼吸平顺，唇、甲无发绀，咽稍红，双侧扁桃体无肿大。气管居中，双肺叩诊清音，未闻及明显干、湿啰音。

337. 患者最可能的诊断是什么

A. 普通感冒

B. 急性化脓性扁桃体炎

C. 急性上呼吸道感染

D. 流行性感冒

E. 过敏性鼻炎

F. 支气管炎

338. 下面哪些可能是引起该病的病原体

A. 最可能的病原体为病毒

B. 鼻病毒

C. 腺病毒

D. 呼吸道合胞病毒

E. 埃可病毒

F. 柯萨奇病毒

339. 患者行血常规示：WBC 2.8×10^9/L，N54%，L47%；胸片无异常。目前可给予以下哪些治疗

A. 首选抗菌药物治疗

B. 首选抗病毒治疗

C. 对症治疗

D. 选用对症的中药治疗

E. 给予第一代头孢菌素

F. 给予大环内酯类药物

(340～343 题共用题干)

男性，75 岁。患慢性阻塞性肺疾病 20 余年，长期门诊复诊。近来行肺功能检查示：$FEV_1/FVC < 70\%$，$30\% \leqslant FEV_1 < 50\%$ 预计值，血气分析 PO_2 50mmHg，PCO_2 60mmHg。查体：T 36.8℃，R20 次/分，消瘦，神清，稍气促，唇甲轻度发绀、球结膜稍充血、水肿。咽稍红，双侧扁桃体无肿大。颈静脉怒张，肝颈征阴性。气管居中，双肺叩诊过清音，双肺呼吸音减低，双肺未闻明显干湿啰音。心界不大，心率 98 次/分。腹平软，肝脾肋下未及。双下肢无水肿。

340. 根据患者以上病史及体检，以下正确的是

A. 患者肺功能严重程度为 Ⅱ 级

B. 建议患者长期氧疗

C. 给予支气管舒张药物

D. 患者肺功能严重程度为 Ⅰ 级

E. 患者肺功能严重程度为 Ⅲ 级

F. 患者合并 Ⅱ 型呼吸衰竭

341. 近一周患者受凉后出现咳嗽、咳痰、气促加重，并出现双下肢水肿。以下哪些是患者可能的并发症

A. 自发性气胸

B. 肺结核

C. 支气管扩张症

D. 肺癌

E. Ⅱ 型呼吸衰竭

F. 肺源性心脏病

342. 患者行血常规示：WBC 9.0×10^9/L，N90%，L10%。胸片示：双肺纹理增粗紊乱，双肺多发肺大泡。目前可给予以下哪些治疗

A. 抗感染治疗

B. 支气管舒张剂

C. 控制性吸氧

D. 利尿剂

E. 洋地黄类药物

F. 高流量吸氧

343. 关于慢性肺心病患者洋地黄类药物的使用，以下哪些是正确的

A. 洋地黄类药物使用剂量宜大

B. 宜使用作用快、排泄快的洋地黄类药物

C. 根据患者心率衡量洋地黄类药物的应用和疗效

D. 感染已控制、呼吸功能好转、利尿剂不能得到良好疗效而反复水肿的心力衰竭患者

E. 以右心衰竭为主要表现而无明显感染的患者

F. 出现急性左心衰竭者

(344～347 题共用题干)

男性，73 岁。化工厂工人。因反复咳嗽、咳痰 15 年，气促 3 年，加重 1 周入院。患者 15 年来，每年咳嗽、咳痰达 3 个月以上，每于冬春季节转换时多发。嗜烟，每日 25 支（50 余年）。查体：T 36.8℃，R 28 次/分，神清，气促，烦躁不安，唇甲发绀，球结膜充血、水肿。咽稍红，双侧扁桃体无肿大。颈静脉怒张，肝颈征阳性。气管居中，双肺叩诊过清音，双肺呼吸音粗，双肺可闻散在干、湿啰音。心界不大，心率 110 次/分。腹平软，肝脾肋下未及。双下肢轻度水肿。

344. 根据患者以上病史及查体，患者可能的诊断是

A. 慢性支气管炎急性发作

B. 肺结核

C. 支气管哮喘急性发作

D. 慢性阻塞性肺疾病

E. 呼吸衰竭

F. 肺源性心脏病

345. 患者胸片示：双肺纹理增粗紊乱，右下肺动脉干 16mm。肺功能检查示：FEV_1/FVC（小于）70%，FEV_1<30%预计值。血气分析：PaO_2 50mmHg，$PaCO_2$ 70mmHg。能够明确的诊断是

    A. 慢性支气管炎急性发作

    B. 肺结核

    C. 支气管扩张症

    D. 慢性阻塞性肺疾病

    E. Ⅱ型呼吸衰竭

    F. 肺源性心脏病

346. 患者行血常规检查示：WBC 15×10^9/L，N 86%，L 14%。目前可给予以下哪些治疗

    A. 抗感染治疗　　B. 支气管舒张剂

    C. 控制性吸氧　　D. 高浓度吸氧

    E. 持续低流量吸氧 F. 糖皮质激素

347. 患者经治疗后好转出院，应给予患者以下哪些建议

    A. 戒烟　　　　　B. 康复运动

    C. 长期家庭氧疗　D. 高浓度吸氧

    E. 流感疫苗　　　F. 口服糖皮质激素

（348～350题共用题干）

男性，36岁。有支气管哮喘病史5年余，按时使用吸入药物治疗。1天前因家中装修，油漆家具时，突然出现呼吸困难，渐出现端坐呼吸、烦躁不安、大汗淋漓，继续使用药物无效，就诊急诊，给予静脉推注氨茶碱无好转，收入病房。

348. 此时该患者应给予以下哪些处理

    A. 吸氧

    B. 吸入短效 β_2 受体激动剂

    C. 吸入抗胆碱能药物

    D. 糖皮质激素

    E. 吸入黏液溶解剂

    F. 镇静剂

349. 经过上述处理，患者病情无改善，渐出现意识模糊。查血气分析示 $PaCO_2$ 55mmHg、PaO_2 60mmHg。应考虑给予下列哪些处理

    A. 机械通气

    B. 吸入长效 β_2 受体激动剂

    C. 密切监护，转 ICU 病房

    D. 注意补液及酸碱平衡

    E. 使用抗生素

    F. 继续氧疗

350. 3天后患者停用机械通气，转入普通病房，5天后患者出院。患者在以后的治疗中，应遵循以下哪些原则

    A. 哮喘控制至少3个月以上，方可逐步降级治疗

    B. 避免再次接触油漆

    C. 与医生建立伙伴关系

    D. 学习评价和监测自己的哮喘严重度

    E. 尽量避免上呼吸道感染

    F. 长期氧疗

（351～356题共用题干）

女性，32岁。幼年曾患麻疹，反复咳嗽、咳痰10年，多于晨起及夜间睡眠时咳大量黄痰，此次受凉后咳嗽加重，咳痰增多，为黄绿色痰，伴发热，间断咯血2次，每次量约30ml。查体：T 38.2℃，P 100 次/分，双肺呼吸音粗，双下肺可闻及粗湿啰音。血常规：WBC 12×10^9/L，N 88%。

351. 该患者最可能的诊断是

    A. 慢性支气管炎急性发作

    B. 肺脓肿

    C. 肺结核

    D. 支气管扩张

    E. 肺炎

    F. 肺癌

352. 引起该患者常见的病原体包括

A. 鲍曼不动杆菌

B. 金黄色葡萄球菌

C. 铜绿假单胞菌

D. 肺炎链球菌

E. 流感嗜血杆菌

F. 卡他莫拉菌

G. 真菌

353. 该患者性胸部 CT 发现双肺多发病变，呈柱状及囊状改变。下列治疗措施中哪些是正确的

　　A. 根据经验使用抗生素

　　B. 祛痰药

　　C. 应用止血药

　　D. 口服糖皮质激素

　　E. 止咳药

　　F. 支气管动脉造影 + 栓塞

354. 如患者出现咯大量鲜红色血，量约400ml。下列哪些措施是正确的

　　A. 立即患侧卧位

　　B. 垂体后叶素

　　C. 止血治疗

　　D. 配血

　　E. 补液

　　F. 保持呼吸道通畅

355. 如果患者突然咯血停止，出现了气促，胸闷，烦躁，口唇苍白，血氧饱和度下降，则考虑可能发生了

　　A. 急性心肌梗死

　　B. 肺栓塞

　　C. 低血糖反应

　　D. 大咯血窒息

　　E. 气胸

　　F. 脑出血

356. 下一步最有效的治疗措施是

　　A. 高流量吸氧　　　B. 呼吸兴奋剂

C. 有创气管插管　　D. 止血药物

E. 拍背排痰　　F. 吸痰

(357 ~ 359 题共用题干)

　　男性，42 岁。寒战，高热 2 天，体温持续超过 39℃，伴有咳嗽、胸痛、呼吸困难，咳较多砖红色胶冻样痰，有长期大量饮酒史。查体：右肺上野呼吸音减弱，可闻及湿啰音。血常规：WBC 14×10^9/L，NE 82%。

357. 首先考虑的诊断为

　　A. 支原体肺炎

　　B. 衣原体肺炎

　　C. 病毒性肺炎

　　D. 葡萄球菌肺炎

　　E. 军团菌肺炎

　　F. 肺炎克雷伯菌肺炎

　　G. 真菌性肺炎

358. 针对该患者，下列检查中有助于明确诊断的有哪些

　　A. 胸部 X 线检查

　　B. 痰细菌学检查

　　C. 经皮肺活检

　　D. 肺功能

　　E. 心脏彩超

　　F. 支气管肺泡灌洗

　　G. 腹部超声

359. 关于治疗，下列说法中正确的是

　　A. 可选用青霉素

　　B. 可选用大环内酯类药物

　　C. 疗程 5 ~ 7 天

　　D. 可选用头孢菌素类

　　E. 可选用氨基糖苷类药物

　　F. 可单独应用磺胺类药物

　　G. 疗程不少于 2 周

　　H. 早期手术治疗

(360 ~ 363 题共用题干)

　　男性，50 岁。无吸烟史，既往体健。因

发热、咳嗽、胸痛 7 天就诊，咳少量黄白色黏痰。查体：T 37.8℃，神志清，呼吸平顺，唇甲无发绀，气管居中，右中下肺叩诊呈浊音，右中下肺呼吸音明显减弱，右下肺可闻及少许细湿性啰音。

360. 患者应首先完善以下哪些资料

A. 血常规　　　　B. 尿常规

C. 血气分析　　　D. 血培养

E. 痰培养　　　　F. 胸片

G. 胸部 CT

361. 患者行血常规示：WBC 21 × 10⁹/L，N94%，L7%。胸片示右中下肺可见大片状高密度阴影，边缘尚清。目前可能的诊断为

A. 肺炎　　　　B. 肺结核

C. 肺癌　　　　D. 肺梗死

E. 脓胸　　　　F. 急性肺水肿

362. 患者经抗生素治疗后病情稳定、好转，发热、咳嗽、咳痰、胸痛消失，复查血常规未见异常，胸片示右中下肺病灶大部分吸收。目前诊断为

A. 社区获得性肺炎

B. 医院获得性肺炎

C. 大叶性肺炎

D. 小叶性肺炎

E. 间质性肺炎

F. 细菌性肺炎

G. 病毒性肺炎

363. 为明确致病菌，进行痰细菌学检查。合格痰标本有何要求

A. 漱口后留痰

B. 唾液

C. 深部痰液

D. 2 小时内送检

E. 延迟送检标本应置于 6℃保存

F. 保存标本应在 48 小时内处理

（364～370 题共用题干）

女性，24 岁。2 天前淋雨后出现畏寒，高热。体温最高 39.5℃，咳嗽，咳铁锈色痰，伴右侧胸痛。肺部查体未见明显异常体征。血常规：WBC 17 × 10⁹/L，NE85%。

364. 首先考虑可能的诊断为

A. 医院获得性肺炎

B. 社区获得性肺炎

C. 病毒性肺炎

D. 葡萄球菌肺炎

E. 军团菌肺炎

F. 真菌性肺炎

365. 为明确诊断需要继续做的检查是

A. 血细菌培养

B. 痰细菌培养

C. HIV 血清学检查

D. 肝功能检查

E. 痰细菌涂片

F. 胸部正、侧位片

366. 该患者最可能感染的致病菌为

A. 支原体

B. 衣原体

C. 肺炎克雷伯菌

D. 肺炎球菌

E. 金黄色葡萄球菌

F. 厌氧菌

367. 此诊断病理改变分期不包括

A. 渗出期　　　B. 充血期

C. 红色肝变期　D. 灰色肝变期

E. 消散期　　　F. 纤维化期

368. 关于患者所患疾病，可以有下列体征中的

A. 早期可无体征

B. 气管偏向健侧

C. 双肺布满干鸣音

D. 右肺散在湿啰音

E. 病变部位触觉语颤减弱

F. 叩诊过清音

G. 可闻及支气管呼吸音

369. 针对该患者的治疗，错误的是

A. 用药后复查胸片，阴影消散后停抗生素

B. 首选青霉素 G

C. 诊断成立，可不必等待细菌培养结果

D. 青霉素过敏的可选用呼吸氟喹诺酮类

E. 卧床休息支持治疗

F. 抗生素标准疗程通常为 3 周

370. 应用青霉素治疗后体温正常，咳嗽、咳痰明显减轻，1 周后复查胸部 X 线，渗出影像略有扩大。此种情况应如何判断

A. 临床无效

B. 出现并发症

C. 非感染性疾病

D. 影像学变化滞后于临床症状

E. 治疗有效

F. 诊断错误

（371 ~ 375 题共用题干）

男性，45 岁。左股骨骨折固定术后，卧床第 10 天活动后突发胸闷、气促，伴胸痛，出冷汗。查体：BP 90/60mmHg，心率 102 次/分，R 26 次/分，$P_2 > A_2$。心电图提示 $S_1Q_{III}T_{III}$、$V_1 \sim V_3$ 导联 T 波倒置。动脉血气分析提示：pH 7.42，PaO_2 55mmHg，$PaCO_2$ 45mmHg。

371. 需要进一步完善哪些检查

A. 下肢深静脉彩超

B. 心脏彩超

C. 血清电解质

D. 血浆 D - 二聚体

E. 肺功能

F. 冠脉造影

372. 根据上述表现，考虑最可能的诊断是

A. 气胸

B. 急性肺栓塞

C. 主动脉夹层

D. 急性心肌梗死

E. 胸膜炎

F. 急性左心衰

373. 下列哪些检查可确诊

A. 肺通气/灌注扫描

B. 胸片

C. 胸部 CT 增强

D. 肺功能

E. 纤维支气管镜检查

F. 肺动脉造影

G. 磁共振显像

374. 对于该病的描述，正确的是

A. 大部分患者表现为"三联征"：呼吸困难、胸痛、咯血

B. 大多数患者表现为特异的心电图异常

C. 血浆 D - 二聚体诊断特异性较高

D. 晕厥可为唯一或首发的表现

E. 不明原因的呼吸困难为最多见的表现

F. 肺部有时可闻及哮鸣音或细湿啰音，肺野偶可闻及血管杂音

G. 常为小量咯血，大咯血少见

375. 假设血浆 D - 二聚体 5mg/L，深静脉彩超未见血栓，则该患者的治疗包括

A. 吸氧

B. 溶栓

C. 糖皮质激素

D. 放置腔静脉滤器

E. 抗凝治疗

F. 抗生素

第三章　消化系统

一、A1 型题

1. 不宜用于慢性胃炎治疗的药物是
   A. 肾上腺糖皮质激素
   B. 解痉药
   C. 制酸药
   D. 考来烯胺
   E. 抗生素

2. 慢性胃炎活动期判定根据是
   A. 胃黏膜有糜烂
   B. 胃黏膜出血
   C. 胃黏膜主要呈淋巴细胞、浆细胞浸润
   D. 胃黏膜中性粒细胞增多
   E. 胃黏膜异型增生

3. 慢性胃炎常见的症状和体征是
   A. 长期上腹痛，进食后缓解
   B. 上腹饱胀不适，食后加重
   C. 上腹不适，反酸，腹泻
   D. 上腹部疼痛，向肩背部放散
   E. 贫血，消瘦，上腹部可见胃型

4. 慢性胃炎经检查 HP 阳性需选用
   A. 西沙必利　　　B. 质子泵抑制剂
   C. 多潘立酮　　　D. 稀盐酸
   E. 铁剂

5. 慢性胃炎 HP 阳性推崇的治疗是
   A. 铋剂 + 抗胆碱能药
   B. 质子泵抑制剂 + 铋剂
   C. 质子泵抑制剂 + 两种抗生素
   D. 奥美拉唑 + 西沙必利
   E. H_2 受体拮抗剂 + 多潘立酮

6. 壁细胞总数（PCM）增加与下述何种疾病
有关
   A. 胃溃疡
   B. 胃癌
   C. 十二指肠球部溃疡
   D. 慢性萎缩性胃炎
   E. 反流性食管炎

7. 在消化性溃疡的发病机制中最重要的因
素是
   A. 胃蛋白酶　　　B. 乙醇
   C. 反流的胆汁　　D. 胃酸
   E. 不规则进食

8. 治疗消化性溃疡疗效最好的抑酸药是
   A. 丙谷胺　　　　B. 派吡氮平
   C. 奥美拉唑　　　D. 法莫替丁
   E. 米索前列醇

9. 关于消化性溃疡，下述哪些情况为手术适
应证
   A. 上消化道出血
   B. 反复发作的十二指肠球部溃疡
   C. 并不全幽门梗阻
   D. 胃溃疡疑癌变
   E. 复合溃疡

10. 消化性溃疡最常见的并发症是
   A. 穿孔　　　　　B. 出血
   C. 电解质紊乱　　D. 癌变
   E. 幽门梗阻

11. 胃溃疡的好发部位是
   A. 小弯胃角附近　B. 胃窦小弯侧
   C. 胃体小弯侧　　D. 胃窦大弯侧
   E. 胃底部

12. 空腹疼常见于

 A. 胃溃疡

 B. 胰腺炎

 C. 十二指肠球部溃疡

 D. 胆囊炎

 E. 溃疡性结肠炎

13. 下列哪种药物抑酸效果最佳

 A. 阿托品 B. 奥美拉唑

 C. 硫糖铝 D. 前列腺素 E

 E. 枸橼酸铋钾

14. 消化性溃疡的命名是由于

 A. 溃疡是由胃酸和胃蛋白酶作用形成

 B. 溃疡局限于胃和十二指肠

 C. 溃疡由消化道功能穿孔引起

 D. 溃疡影响消化功能

 E. 溃疡发生在消化道任何部位

15. 易发生幽门梗阻的溃疡是

 A. 胃窦溃疡 B. 胃角溃疡

 C. 幽门管溃疡 D. 球后溃疡

 E. 胃多发溃疡

16. 萎缩性胃体胃炎

 A. 胃酸明显增高 B. 胃酸明显减少

 C. 胃酸升高 D. 胃酸常减少

 E. 胃酸正常或减少

17. 可促进黏液分泌及胃黏膜细胞更新的是

 A. 多潘立酮 B. 西咪替丁

 C. 奥美拉唑 D. 硫糖铝

 E. 前列腺素 E_2

18. 下列哪种消化性溃疡最易发生出血

 A. 十二指肠球部溃疡

 B. 胃小弯溃疡

 C. 十二指肠球后溃疡

 D. 幽门管溃疡

 E. 复合性溃疡

19. 下列哪项说法是正确的

 A. 甲型和戊型肝炎病毒感染会演变为慢性病毒性肝炎

 B. HBV 感染后主要通过机体对病毒的免疫应答而导致肝细胞的损害

 C. HBV 无有效的免疫预防措施

 D. 治疗自身免疫性肝炎的首选药物为干扰素

 E. 自身免疫性肝炎的肝功能检查主要表现为血清胆红素、ALT、AST 升高，球蛋白降低

20. 对亚临床肝性脑病最有诊断价值的是

 A. 简易智力测验

 B. 躯体诱发电位

 C. 脑电图

 D. 视觉诱发电位

 E. 血氨

21. 肝性脑病前驱期的临床表现有

 A. 脑电图异常

 B. 可有扑翼样震颤

 C. 定向力减退

 D. 昏睡

 E. 计算力下降

22. 关于肝性脑病的治疗，下述哪项是错误的

 A. 肥皂水灌肠

 B. 躁动不安时禁用吗啡类药物

 C. 口服甲硝唑

 D. 禁止蛋白质饮食的摄入

 E. 给予支链氨基酸

23. 肝昏迷前期最突出的表现是

 A. 行为异常、吐词不清

 B. 精神错乱

 C. 肌张力增高

 D. 表情欣快，昼睡夜醒

 E. 意识模糊、扑翼震颤

24. 下列哪项不是肝性脑病的诱因

    A. 消化道出血

    B. 缺氧

    C. 感染

    D. 静脉滴注白蛋白

    E. 便秘

25. 肝性脑病的发病机制是

    A. 氨基酸代谢不平衡

    B. 假神经递质

    C. 氨硫醇和短链脂肪酸的协同毒性作用

    D. 氨中毒

    E. 上述多种因素综合作用所致

26. 下列哪项不是门脉高压的临床表现

    A. 末梢血象全血细胞减少

    B. 食管静脉曲张

    C. 脾大

    D. 腹水

    E. 蜘蛛痣，肝掌

27. 肝硬化失代偿期诊断的主要依据是

    A. 少量腹水

    B. 消瘦

    C. 腹胀、腹泻

    D. 乏力、食欲不振

    E. 肝掌

28. 肝硬化腹水治疗，一般不主张采用

    A. 强烈利尿

    B. 低盐饮食

    C. 卧床休息

    D. 高蛋白饮食

    E. 腹水浓缩回输

29. 关于肝昏迷，下述哪项是错误的

    A. 血中 NH_3 易进入血脑屏障

    B. 低钾性碱中毒时 NH_3 易进入脑组织

    C. 肠道 pH 在 5 时，NH_3 不易被吸收

    D. 肠道 pH 在 6 以下易使 NH_4^+ 变为 NH_3

    E. 缺氧和高热增加氨的毒性

30. 我国引起肝硬化的最常见的原因是

    A. 乙醇中毒　　　　B. 营养障碍

    C. 胆汁淤积　　　　D. 病毒性肝炎

    E. 循环障碍

31. 肝细胞严重坏死时，肝功能异常的主要表现是

    A. ALT（GPT）增高

    B. 清/白球蛋白比例倒置

    C. 胆固醇酯降低

    D. 血胆红素增高

    E. AST（GOT）高于 ALT

32. 下列哪项对诊断肝硬化最具确诊价值

    A. 大量结缔组织增生，假小叶形成

    B. 肝细胞广泛变性坏死，出现碎屑样坏死

    C. 肝界板破坏，出现桥接坏死

    D. 汇管区炎症，淋巴细胞和浆细胞浸润

    E. 肝细胞嗜酸性变，气球样变，嗜酸小体形成

33. 肝硬化肝实质损害的最重要依据是

    A. 血清胆红素增加

    B. 胆固醇降低

    C. 透明质酸增加

    D. 清蛋白减少，凝血酶原时间延长

    E. 血氨升高

34. 关于小结节性肝硬化的特征，叙述错误的是

    A. 起病多隐匿

    B. 进展较缓慢

    C. 症状不明显

    D. 多由血吸虫病引起

    E. 结节大小均匀，最大不超过 1.0cm

35. 能够使肠内酸化，减少氨的吸收形成的是

    A. 左旋多巴

B. 乳果糖

C. 肾上腺皮质激素

D. 溴隐亭

E. 新霉素

36. 肝昏迷出现代谢性碱中毒时宜用

A. 氯化钾 　　　　 B. 精氨酸

C. 维生素B 　　　 D. 左旋酸

E. 高渗糖

37. 急性胰腺炎假性囊肿形成时间为

A. 病后3~4小时

B. 病后24小时

C. 病后3~4周

D. 病后3~4天

E. 病后3~4个月

38. 可导致血管扩张和血管壁通透性增加的是

A. 磷酰酶A 　　　 B. 弹力蛋白酶

C. 胰蛋白酶 　　　 D. 激肽酶

E. 脂肪酶

39. 急性出血坏死型胰腺炎的特征性病变是

A. 上腹部可触及包块

B. 黄疸

C. 脐周及侧腹呈青紫色

D. 腹痛向腰背部放射

E. 腹痛持续一周以上

40. 国内急性胰腺炎的常见病因是

A. 胆或胃手术后

B. 胆道疾病

C. 腹部钝挫伤

D. 大量饮酒和暴饮暴食

E. 急性病毒感染

41. 急性出血坏死型胰腺炎出现肠麻痹时，不宜应用的药物是

A. 质子泵阻滞剂

B. 肾上腺糖皮质激素

C. H_2受体拮抗剂

D. 奥曲肽

E. 抗胆碱能药物

42. 可致使胰腺出血和血栓形成的是

A. 磷酰酶A 　　　 B. 激肽酶

C. 弹力蛋白酶 　　 D. 胰蛋白酶

E. 脂肪酶

43. 慢性胰腺炎并发消化性溃疡者占

A. 1%~2% 　　　　 B. 0.1%~0.2%

C. 10%~20% 　　　 D. 20%~30%

E. 50%

44. 导致慢性胰腺炎酗酒时间需

A. 10年以上 　　　 B. 5年以上

C. 15年以上 　　　 D. 20年以上

E. 2年以上

45. 下列哪一项不是小肠吸收功能试验

A. 右旋木糖吸收试验

B. H_2呼气试验

C. CO_2呼气试验

D. 维生素B_{12}吸收试验

E. 牛黄胆酸潴留试验

46. 溃疡性结肠炎病情复发的先兆为

A. 血白细胞计数增高

B. 血沉加速

C. 凝血酶原时间延长

D. 血清α_2球蛋白增加

E. 凝血因子Ⅷ活性增加

47. 易并发中毒性巨结肠的疾病是

A. Crohn病

B. 溃疡型肠结核

C. 溃疡型结肠炎

D. 血吸虫病

E. 增生型肠结核

48. Crohn病

A. 病变多累及直肠及乙状结肠

B. 病变多累及回肠末端及邻近结肠

C. 病变主要累及回盲部

D. 病变主要侵犯横结肠

E. 病变以空肠为主

49. 诊断 Crohn 病的最有意义的病理改变是

A. 全壁性炎症

B. 匐行性沟槽样溃疡

C. 干酪性肉芽肿

D. 非干酪性肉芽肿

E. 多发性炎性息肉

50. 结肠 Crohn 病的首选治疗药物的是

A. 甲硝唑

B. 阿莫西林

C. 柳氮磺胺吡啶

D. 泼尼松

E. 硫唑嘌呤

51. 重型溃疡性结肠炎首选的药物是

A. 水杨酸偶氮磺胺吡啶

B. 肾上腺糖皮质激素

C. 免疫抑制剂

D. 抗生素

E. 乳酸杆菌制剂

52. 下列哪项不是溃疡性结肠炎的手术适应证

A. 暴发型溃疡性结肠炎

B. 肠穿孔

C. 癌变

D. 中毒性巨结肠

E. 脓肿和瘘管形成

53. 关于溃疡性结肠炎的病理改变，叙述错误的是

A. 病变呈广泛浅小溃疡

B. 炎症反复发作可形成炎性息肉

C. 病变常侵入肌层易出现穿孔及巨结肠

D. 病变反复发作可致结肠变形缩短

E. 溃疡性结肠炎可出现癌变

54. 里急后重症状最常见于

A. Crohn 病

B. 溃疡型肠结核

C. 溃疡性结肠炎

D. 增生型肠结核

E. 血吸虫病

55. 溃疡性结肠炎

A. X 线钡餐检查示回肠末端呈线样征

B. X 线钡剂灌肠示结肠呈铅管样

C. X 线钡餐检查示回肠部呈跳跃征

D. X 线钡餐透视示盲肠充盈缺损，肠腔狭窄

E. X 线钡餐示盲肠运动加速，结肠袋加深，张力增强

56. 结核性腹膜炎腹水性质最常见的是

A. 漏出液

B. 血性

C. 渗出液

D. 乳糜性

E. 介于渗出与漏出液之间

57. 溃疡型肠结核常见

A. 便秘

B. 腹泻，便呈糊样

C. 便血极常见

D. 钡灌肠透视呈铅管征

E. 易并发中毒性巨结肠

58. 对肠结核最有诊断价值的检查是

A. X 线钡餐检查发现肠腔狭窄

B. 结肠镜检查示回盲部炎症

C. 结肠镜下活检找到干酪性上皮样肉芽肿

D. 结核菌素试验强阳性

E. 大便中查到结核杆菌

59. 结核性腹膜炎的次要感染途径是

A. 腹腔内结核病灶直接蔓延

B. 渗出型

C. 血行播散

D. 粘连型

E. 干酪型

60. 结核性腹膜炎最严重的病理类型为

A. 渗出型

B. 粘连型

C. 可确定结核性腹膜炎

D. 干酪型

E. 对确诊结核性腹膜炎有参考价值

61. 肠结核最常见的感染途径是

A. 直接蔓延　　　　B. 血行播散

C. 淋巴结扩散　　　D. 经口感染

E. 以上都不是

62. 肠结核的好发部位是

A. 升结肠　　　　　B. 空肠

C. 回盲部　　　　　D. 横结肠

E. 乙状结肠

63. 溃疡型肠结核多见的临床表现是

A. 糊样便　　　　　B. 鲜血便

C. 里急后重　　　　D. 黏液脓血便

E. 便秘

64. 肠结核腹痛多位于

A. 右下腹　　　　　B. 脐周

C. 左下腹　　　　　D. 上腹部

E. 全腹部

65. 增生型肠结核最常见的症状是

A. 腹泻　　　　　　B. 脓血便

C. 便秘　　　　　　D. 盗汗

E. 消瘦

66. 结核性腹膜炎最主要的感染途径是

A. 血行播散

B. 淋巴播散

C. 呼吸道播散

D. 腹腔内结核病灶直接蔓延

E. 泌尿道播散

67. 结核性腹膜炎最主要的病理类型是

A. 渗出型

B. 干酪型

C. 粘连型

D. 渗出型 + 粘连型

E. 粘连型 + 干酪型

68. 对结核性腹膜炎有确诊价值的是

A. 腹胀，腹痛　　　B. 血沉快

C. 消瘦，贫血　　　D. 发热，乏力

E. 腹膜炎体征

69. 关于结核性腹膜炎手术指征，叙述错误的是

A. 不全肠梗阻内科治疗好转

B. 肠穿孔引起腹膜炎

C. 肠瘘经内科治疗未闭合

D. 完全性肠梗阻

E. 难与急腹症鉴别时，可剖腹检查

70. 消化性大出血是指短时间内出血量多于

A. 500ml　　　　　B. 750ml

C. 1250ml　　　　 D. 1000ml

E. 1500ml

71. 上消化道出血最常见的病因是

A. 胆道疾病

B. 消化性溃疡

C. 急性糜烂性胃炎

D. 贲门黏膜撕裂症

E. 肝硬化食管静脉曲张破裂

72. 食管癌患者的主要症状是

A. 进行性咽下困难

B. 胸痛

C. 呕吐

D. 反酸

E. 嗳气

73. 食管癌不应与下列哪些疾病相鉴别
- A. 胃食管反流病
- B. 贲门失弛缓症
- C. 食管贲门失弛缓症
- D. 食管平滑肌瘤
- E. 以上都不是

74. 胃癌最常见的病理类型为
- A. 黏液癌
- B. 印戒细胞癌
- C. 腺癌
- D. 低分化癌
- E. 高分化癌

75. 早期胃癌的定义为
- A. 癌肿小于1cm，无淋巴结转移
- B. 癌肿小于2cm，无淋巴结转移
- C. 癌浸润不超过黏膜下层，无论有无淋巴结转移
- D. 癌浸润到肌层，无局部淋巴结转移
- E. 癌浸润到黏膜层、黏膜下层及肌层

76. 关于引起胃癌的可能病因，下列哪种说法不正确
- A. 使用冰箱贮藏食物
- B. 幽门螺杆菌感染
- C. 胃癌的家族史
- D. 胃黏膜上皮的异型增生
- E. 残胃炎

77. 下列有关胃癌的伴癌综合征，叙述错误的是
- A. Trousseau 征
- B. 黑棘皮病
- C. 皮肌炎
- D. 膜性肾病
- E. Virchow 淋巴结

78. 大肠癌的癌前病变有
- A. 腺瘤样息肉
- B. 炎性息肉
- C. 增生性息肉

- D. 慢性阿米巴肠病
- E. 慢性菌痢

79. 大肠癌半数以上位于
- A. 直肠
- B. 乙状结肠
- C. 降结肠
- D. 横结肠
- E. 升结肠

80. 除外下列哪项因素，大肠癌的预后均较差
- A. 癌细胞分化程度差
- B. 青年大肠癌
- C. 进展癌有淋巴结转移者
- D. 病变局限于黏膜层及黏膜下层
- E. 有肠梗阻或穿孔者

81. 肝细胞癌可见
- A. AFP < 20μg/L
- B. AFP 增高，多不超过200μg/L
- C. AFP > 500μg，持续8周
- D. AFP > 200μg/L
- E. AFP > 100μg/L

82. 与原发性肝癌发病最密切的因素是
- A. 肝硬化
- B. 黄曲霉毒素
- C. 病毒性肝炎
- D. 饮用水污染
- E. 寄生虫

83. 原发性肝癌按大体形态分型，下述哪项不正确
- A. 结节型易发生癌结节破裂出血
- B. 孤立的直径 <3cm 的癌结节称为小肝癌
- C. 巨块型易发生坏死引起肝破裂
- D. 巨块型癌直径 >10cm
- E. 弥漫型往往因肝功能衰竭而死亡

84. 下列哪项不是胰腺癌的常见病因
- A. 吸烟
- B. 酗酒
- C. 遗传因素

D. 糖尿病

E. 急性胰腺炎

二、A2 型题

85. 男性，54 岁。间断上腹不适疼痛 4 年，餐后加重，嗳气。胃液分析：BAO 为 0，MAO 为 5mmol/L，胃 pH 4.5。最可能的疾病是

A. 慢性浅表性胃炎

B. 慢性肥厚性胃炎

C. 慢性萎缩性胃炎

D. 十二指肠溃疡

E. 十二指肠球后溃疡

86. 女性，31 岁。上腹疼 2 年，疼痛发作与情绪、饮食有关。查体：上腹部轻压痛。胃镜：胃窦皱襞平坦，透见黏膜下血管分布。此病例可诊断为

A. 胃癌

B. 胃黏膜脱垂症

C. 慢性浅表性胃炎

D. 消化性溃疡

E. 慢性萎缩性胃炎

87. 男性，35 岁。有胃溃疡病史，今日早饭后，突然上腹痛，拒按。查体：腹壁呈板状僵硬，可能为

A. 溃疡穿孔   B. 胰腺炎

C. 胆囊炎   D. 阑尾炎

E. 肠梗阻

88. 男性，40 岁。胃溃疡 3 年，突然上腹剧疼，面色苍白，出冷汗。查体：全腹压痛，反跳痛，肌紧张，应急诊做哪项检查

A. 胃镜   B. 钡餐透视

C. 胸部透视   D. 立位腹部平片

E. 腹腔试验性穿刺

89. 男性，52 岁。患胃溃疡已 12 年，近 2 个月又有复发。下列哪项提示有恶变可能

A. 食欲不振

B. 进行性疼痛，消瘦，贫血

C. 反酸不明显

D. 嗳气

E. 上腹部压痛

90. 男性，35 岁。慢性上腹痛一年来出现上消化道出血一次，用 H_2 受体拮抗剂无效。钡透：十二指肠降段多发性溃疡。空腹血清胃泌素测定为 500ng/L。诊断应考虑是

A. 十二指肠球后溃疡

B. 复合性溃疡

C. Crohn 病

D. Zollinger – Ellison 综合征

E. 十二指肠球部溃疡活动期

91. 男性，42 岁。胃溃疡史 10 年。近 2 个月上腹疼痛，失去原规律性，伴反酸，嗳气，内科药物治疗疗效不满意。急需下列哪项检查

A. 便隐血试验   B. B 超检查

C. 胃酸测定   D. 钡餐检查

E. 胃镜 + 活检检查

92. 男性，49 岁。胃溃疡病史 25 年，反复发作，每于抑酸对症治疗好转。2 个月来，又有疼痛发作，经内科治疗 8 周不见好转，且逐渐消瘦。最大可能是

A. 消化性溃疡复发

B. 药物抗药，不敏感

C. 消化性溃疡癌变

D. 复合溃疡

E. 多发溃疡

93. 女性，42 岁。间断性上腹痛 2 年，疼痛多在餐前，进食后缓解。查体：腹平软，剑下偏右压痛。钡透：十二指肠球部变形。此患者最可能是

A. 十二指肠球部溃疡

B. 慢性胃炎

C. 十二指肠球后溃疡

D. 十二指肠球炎

E. 非溃疡性消化不良

94. 男性，37 岁。因反复上腹疼痛，做胃镜检查诊断为十二指肠球部溃疡，HP（+）。应选择下列哪组药物治疗最合适

A. 奥美拉唑 + 阿托品

B. 奥美拉唑 + CBS + 抗生素

C. 硫糖铝 + 阿托品 + 抗生素

D. 前列腺素 + 硫糖铝

E. 法莫替丁 + 抗生素

95. 男性，55 岁。患胃溃疡病史 15 年，近 2 个月疼痛复发，经 8 周内科药物治疗无效，便隐血试验持续阳性。最可能的疾病是

A. 胃溃疡活动

B. 十二指肠球部溃疡活动

C. 慢性胃体炎

D. 胃溃疡癌变

E. 慢性胃窦炎

96. 男性，60 岁。近 2 个月餐后很快上腹疼，反酸，制酸治疗无效，嗳气。近 1 月反复呕吐，呕吐物为酸酵性宿食。可能的疾病是

A. 幽门管溃疡合并幽门梗阻

B. 慢性胃窦炎合并幽门梗阻

C. 胃体溃疡合并幽门梗阻

D. 慢性胃体炎合并幽门梗阻

E. 巨大溃疡

97. 女性，40 岁。近 3 月来饥饿时感上腹痛，进食缓解，有时反酸。查体：剑下偏右压痛。可能的疾病是

A. 胃溃疡

B. 十二指肠球炎

C. 浅表性胃炎

D. 十二指肠溃疡

E. 应激性溃疡

98. 男性，35 岁。胃溃疡史 5 年，3 月来上腹无规律疼痛，进食后显著。钡透：胃黏膜增粗，紊乱，胃窦见 1.0cm×1.5cm 龛影。该患者的诊断为

A. 胃溃疡恶变

B. 复合性溃疡

C. 胃溃疡合并幽门梗阻

D. 胃溃疡合并慢性胃炎

E. 胃溃疡合并胃黏膜脱垂

99. 男性，36 岁。患者呕血不止，烦躁，出冷汗。曾有胃溃疡病史呕血的原因可能为

A. 十二指肠球部溃疡

B. 胃溃疡

C. 慢性胃炎

D. 胃癌

E. 十二指肠球炎

100. 男性，25 岁。感乏力、右上腹不适 1 年，加重伴身目黄染 1 周，无发热、无明显消瘦，尿色黄，无白陶土样大便。查体：巩膜黄染，未见肝掌、蜘蛛痣，腹平软，无压痛，肝、脾肋下未及，Murphy 征（-），未触及包块。该患者应先行下列哪项检查

A. 肝功能及肝炎标记物检查

B. 腹部 B 超

C. 肝穿刺活检

D. 自身抗体测定

E. ERCP

101. 男性，35 岁。纳差、乏力、右上腹胀痛 1 周，近 2 个月常大量饮酒。查体：巩膜黄染，无肝掌及蜘蛛痣，肝右肋下 3cm，边钝，质中，有触痛，脾左肋下未及，

移动性浊音（－）。采集病史时哪一项与
本病诊治关系最小

A. 饮酒的种类、量、时间与方式

B. 肺结核、吸烟史

C. 输血及血制品史

D. 病毒性肝炎史

E. 近期服用有肝损害的药物史

102. 男性，48 岁。反复乏力、腹胀、少尿 2
年，再发 1 周，起病以来无皮肤瘙痒，
无发热，无排白陶土样大便。嗜酒 10 余
年，每日白酒约 250g。既往无病毒性肝
炎史。查体：巩膜黄染，肝掌，胸前区
见数个蜘蛛痣，腹膨隆，肝右肋下及剑
突下未及，脾肿大，移动性浊音（＋）。
本病诊断可能是什么

A. 乙型肝炎肝硬化

B. 丙型肝炎肝硬化

C. 乙醇性肝硬化

D. 原发性胆汁性肝硬化

E. 淤血性肝硬化

103. 急性昏迷病人，轻度黄疸，双侧肢体肌
张力对称性增高，瞳孔等大，尿蛋白及
糖定性均阴性。下列哪项最可能

A. 脑血管意外

B. 肝性昏迷

C. 安眠药中毒

D. 尿毒症

E. 糖尿病昏迷

104. 男性，52 岁。肝硬化病史 3 年，近日腹
胀，B 超发现有腹水，服呋塞米片剂 3 天
后出现睡眠障碍，意识错乱，脑电图异
常。最可能的诊断是

A. 亚临床肝性脑病

B. 肝性脑病 I 期

C. 肝性脑病 III 期

D. 肝性脑病 II 期

E. 肝性脑病 IV 期

105. 男性，32 岁。平素健康，昨夜晚饭后感
腹胀，2 小时后，呕红色血约 200 ～
400ml，排柏油便 3 次，血压 11/8kPa
（83/60mmHg），心率 120 次/分，腹平软
无压痛，肝未触及，脾侧位 1.0cm。可能
的诊断是

A. 肝硬化并出血

B. 急性胃黏膜损害

C. 食物中毒

D. 消化性溃疡出血

E. 胃癌

106. 男性，肝硬化腹水病人经药物治疗后，
血钾为 2.4mmol/L，尿钾 40mmol/L。此
病人低钾的原因可能是

A. 呕吐　　　　　　B. 低盐饮食

C. 放腹水　　　　　D. 食欲不振

E. 利尿治疗

107. 男性，41 岁。不规则发热 3 个月，右肋
下胀痛，颈肩部见蜘蛛痣，肝肋下 4cm，
质硬轻触痛，脾肋下一指。血白细胞数
4.8×10^9/L，中性 60%，GPT 60U，γ-
GT 为 400U，AKP 350U（正常为 35 ～
150U）。最大可能是

A. 肝硬化合并肝细胞癌

B. 肝脓肿

C. 慢性活动性肝炎

D. 肝炎后肝硬化

E. 慢性胆囊炎

108. 男性，40 岁。腹水一个月，6 天前反复
呕血、黑便经抢救治疗后好转，稳定，
近日来嗜睡，认人不清。下列哪项检查
对诊断最无帮助

A. 诱发电位　　　　B. 扑翼震颤

C. 血氨　　　　　　D. 脑电图

E. 脑 CT

109. 男性，53 岁。既往有肝硬化腹水病史，近一周发热，腹胀，稍有呼吸困难，腹水较前增长，心率 96 次/分。应用呋塞米治疗 2 天后出现沉默寡言，性格改变。下列治疗较不合适的是
    A. 精氨酸静脉滴注
    B. 抗生素早期、足量联合应用
    C. 乳果糖口服
    D. 静脉补钾
    E. 复方氨基酸静脉滴注

110. 男性，38 岁。近一个月右上腹痛，向右肩放射。查体：消瘦，肝脾未触及。白细胞 7.5×10^9/L，空腹血糖 2.8mmol/L。X 线透视右膈高位。首先考虑的诊断是
    A. 阿米巴性肝脓肿
    B. 肝硬化
    C. 原发性肝癌
    D. 肝结核
    E. 慢性胆囊炎

111. 男性，40 岁。近 9 个月持续黄疸，伴皮肤瘙痒。查体：体温 39℃，肝肋下 5cm，中等硬度，表面稍不平，压痛（＋）。甲胎蛋白（－）。为明确诊断，哪项检查最有价值
    A. 放射性核素扫描
    B. 血 γ-谷氨酰转肽酶测定
    C. 胸部透视
    D. 白细胞计数及分类
    E. 腹部 B 超检查

112. 肝硬化腹水病人，近日发热，腹痛，腹水量增加。腹水常规：利凡他试验（＋），比重 1.019，蛋白 25g/L，细胞数 600×10^6/L，多形核细胞 80%。最可能并发

A. 结核性腹膜炎
B. 原发性肝癌
C. 自发性腹膜炎
D. 肝肾综合征
E. 癌性腹膜炎

113. 男性，39 岁。乙肝病毒携带者，其弟半年前患肝癌去世。近日做 B 超检查发现肝右叶 2 个 3cm × 3cm，5cm × 5cm 肿物，AFP 检查阴性。最正确的诊断是
    A. 结节性肝硬化　　B. 硬化型肝癌
    C. 结节型肝癌　　　D. 巨块型肝癌
    E. 否定肝癌

114. 男性，50 岁。上腹疼痛 7 年余，进高脂餐易出现疼痛，上腹轻压痛。ERCP 显示胰管扭曲变形，结石影。可能的诊断是
    A. 慢性胃炎
    B. 慢性胆囊炎
    C. 慢性胰腺炎
    D. 胃肠神经功能紊乱
    E. 胰腺癌

115. 男性，38 岁。4 小时前曾大量饮酒，出现上腹剧烈疼痛，弯腰体位可减轻。查体：上腹压痛，轻微腹肌紧张。最可能的诊断是
    A. 急性胃炎　　　B. 急性胃肠炎
    C. 急性胆囊炎　　D. 急性胰腺炎
    E. 急性肠梗阻

116. 男性，40 岁。上腹疼痛 5 年余，平卧时加重，弯腰可减轻。查体：上腹轻度压痛。X 线腹部摄片有胰区钙化。可能的诊断是
    A. 慢性胆囊炎
    B. 慢性浅表性胃炎
    C. 慢性萎缩性胃炎
    D. 慢性胃炎

E. 慢性胰腺炎

117. 男性，35 岁。腹痛，腹胀，呕吐 6 小时。
查体：血压 120/80mmHg，呼吸 18 次/分，
上腹压痛轻微。血淀粉酶 750U（Somo-
gyi）。下列治疗哪项不合适

A. 及早应用肾上腺糖皮质激素

B. 禁食

C. 肌注阿托品

D. 胃肠减压

E. 奥美拉唑钠静脉滴注

118. 男性，50 岁。酒后上腹痛，腹胀 8 小时。
查体：上腹明显压痛，肌紧张反跳痛，
血压 120/80mmHg，脉搏 88 次/分。血淀
粉酶 > 500U（Somogyi）。最可能的诊
断是

A. 消化性溃疡急性穿孔

B. 急性肠梗阻

C. 急性胰腺炎

D. 急性心肌梗死

E. 急性胃肠炎

119. 男性，49 岁。4 小时前上腹剧烈疼痛。
查体：上腹压痛。为明确诊断，下列检
查哪项是不必要的

A. 肝、胆、胰 B 超检查

B. 血清淀粉酶

C. X 线腹部平片

D. 心电图

E. 尿淀粉酶

120. 男性，18 岁。腹痛、腹泻 2 年，伴低热。
结肠镜检查：回肠末端黏膜呈铺路石样
表现。取活检病理报告为非干酪性肉芽
肿。本例可诊断为

A. 肠结核　　　B. 溃疡性结肠炎

C. Crohn 病　　　D. 肠伤寒

E. 肠息肉

121. 男性，5 岁。因右下腹痛、发热 2 年加重
7 天入院，体检及结肠镜检查时发现，有
肛瘘和肛裂。结肠镜检查：盲肠及回肠
末端铺路石样改变，及纵行溃疡。右下
腹包块试穿有脓液吸出。下列治疗方法
中哪项不合适

A. 应用柳氮磺胺吡啶

B. 腹痛可用阿托品

C. 可给予甲硝唑

D. 卧床休息，支持疗法

E. 最宜应用肾上腺糖皮质激素

122. 男性，25 岁。左下腹痛伴脓血便 6 年。
查体腹部无异常。首选的检查方法是

A. 全胃肠钡剂检查

B. B 超

C. 钡灌肠透视

D. 便常规 + 菌培养

E. 全结肠镜检查

123. 女性，40 岁。腹泻 7 年，7～8 次/日，便
血伴低热。血常规 Hb < 100g/L，血沉 >
30mm/h。结肠镜检查见乙状结肠多发性
散在分布溃疡，边缘不规则。诊断应为

A. 溃疡性结肠炎轻度

B. 溃疡性结肠炎中度

C. Crohn 病

D. 溃疡性结肠炎重度

E. 肠伤寒

124. 男性，28 岁。黏液脓血便 2 年，伴里急
后重感。查体：一般状态佳，左下腹轻
度压痛。预期结肠镜检查及病检，可能
发现的病变有

A. 病变位于回肠，盲肠

B. 黏膜呈铺路石样改变

C. 黏膜血管模糊，黏膜糜烂，小溃疡，
或溃疡较大呈多发性散在分布于直肠
和/或乙状直肠

D. 匐行沟样纵行溃疡

E. 非干酪性肉芽肿

125. 女性，26 岁。低热，腹泻 3 个月，大便为糊样，无脓血，近 1 周阵发性脐周痛。查体：右下腹触及 4cm×5cm 包块，质中等，轻触痛，肠鸣音亢进。血沉 67mm/h，PPD 皮试强阳性。最可能的疾病是

A. 盲肠癌

B. 肠结核

C. 右侧卵巢囊肿

D. 阑尾炎

E. 阑尾周围脓肿

126. 女性，29 岁。腹胀，便秘 9 个月。乏力，食欲不振，消瘦，近 5 个月加重。查体：右下腹触及 4cm×6cm 肿块，质中等，边界不清，轻触痛。最可能的疾病是

A. 阿米巴肉芽肿

B. 右半结肠癌

C. 增生性肠结核

D. 阑尾周围脓肿

E. 右卵巢囊肿

127. 女性，23 岁。腹胀，腹痛 3 个月，近 1 个月发热，盗汗。查体：移动性浊音（＋）。腹水常规：比重 1.018，蛋白定量 37g/L，白细胞 580×10⁶/L，淋巴细胞 0.80。HBsAg（＋），肝功能正常。最可能的疾病是

A. 肝硬化合并自发性腹膜炎

B. 结核性腹膜炎

C. 肝硬化合并结核性腹膜炎

D. 卵巢囊肿

E. 腹膜癌

128. 女性，28 岁。近 2 个月来腹胀，腹增大。查体：移动性浊音阳性，冲击触诊于脐右下触及边界不清的肿块。血沉 40mm/h，

腹水常规：Rivalta（＋），细胞数 600×10⁶/L，淋巴细胞 0.60，癌细胞未查到。最大可能的疾病是

A. 结核性腹膜炎混合型

B. 结核性腹膜炎渗出型

C. 结核性腹膜炎粘连型

D. 腹膜癌

E. 卵巢癌并腹膜转移

129. 女性，30 岁。解稀烂便 6 个月，3～5 次/日，伴下腹隐痛，排便后腹痛可缓解，起病以来无发热，胃纳良好，常失眠，无消瘦。查体：肠鸣音活跃，余无异常。下列哪项检查对诊断的价值最小

A. 纤维结肠镜

B. 大便常规、隐血及大便培养

C. 肝、肾、甲状腺功能及血糖

D. 腹部 B 超

E. 脑电图及心电图

130. 女性，55 岁。3 个月来腹胀，食欲不振，低热。查体：腹饱满，移动浊音（＋）。抗结核治疗 2 周不见好转。为进一步明确诊断，应做哪项检查

A. 腹水常规　　　　B. 血沉

C. 全胃肠钡透　　　D. 腹腔镜 + 活检

E. 剖腹探查

131. 女性，24 岁。低热，腹胀 4 个月，消瘦，停经。查体：全腹膨隆，未触及肿块，移动性浊音（＋）。腹水检查：比重 1.018，蛋白 37g/L，细胞数 580×10⁶/L，淋巴细胞 0.80。最可能的疾病是

A. 结核性腹膜炎

B. 肝硬化并自发性腹膜炎

C. 肝癌并腹膜转移

D. 肝炎后肝硬化

E. 卵巢癌腹膜转移

132. 女性，29 岁。反复发作脓血便，伴膝关节疼痛，多次细菌培养阴性。X 线钡剂检查示乙状结肠袋消失，管壁平滑变硬，肠管缩短，肠腔狭窄。下列哪种诊断可能性大

    A. Crohn 病

    B. 结肠过敏

    C. 溃疡性结肠炎

    D. 肠结核

    E. 慢性细菌性痢疾

133. 男性，32 岁。今日中午突然呕血 150ml，继而排黑便 2 次，共约 400ml。查体：剑突下轻压痛，肝脾未触及。上消化道出血的原因可能为

    A. 应激性溃疡

    B. 胃癌

    C. 消化性溃疡

    D. 慢性胃炎

    E. 食管静脉曲张破裂

134. 女性，39 岁。近 3 年来反复上腹部不适，疼痛，频繁嗳气。钡透和胃镜检查无阳性发现，最可能的是

    A. 慢性胃体胃炎

    B. 慢性胃窦炎

    C. 早期胃癌

    D. 功能性消化不良

    E. 十二指肠球炎

135. 男性，41 岁。1 周来反复呕血 3 次，每日黑便 3~5 次。下列哪项能判断上消化道出血已基本停止

    A. 血压、脉搏输血后恢复正常又恶化

    B. 红细胞计数、血红蛋白继续下降

    C. 血尿素氮持续升高

    D. 由鲜红色血便变成黑便

    E. 中心静脉压不稳定

136. 男性，45 岁。呕血不止，烦躁，面色苍白，出冷汗。此时应首先做哪项处理

    A. 快速补液

    B. 快速输血

    C. 口服去甲肾上腺素

    D. 肌注巴曲酶

    E. 手术止血

137. 男性，25 岁。晚上睡前突然头昏、出冷汗，继呕血约 100ml，2 小时后排黑便 1 次，约 300ml，立即去医院就诊。此上消化道出血最可能的疾病是

    A. 急性胃炎　　　B. 慢性胃炎

    C. 胃癌　　　　　D. 消化性溃疡

    E. 应激性溃疡

138. 男性，40 岁。胃溃疡病史 6 年，半年来加重，尤以进食后明显。近 2 天来呕血 2 次，排黑便 4 次。不宜选择的治疗是

    A. 口服去甲肾上腺素止血

    B. 输血、补液

    C. 三腔双囊管压迫止血

    D. 禁食

    E. 肌注巴曲酶

139. 男性，54 岁。半年前出现进食时胸骨后烧灼感，食毕缓解。近 1 个月症状加重，咽下时有胸骨后阻挡感，伴进食后呕吐，有时出现黑便，体重下降。因 1 周前自己发现左颈部有核桃大小的结节前来就诊。首先考虑的诊断是

    A. 食管炎症　　　B. 胃食管反流病

    C. 食管癌　　　　D. 食管溃疡

    E. 胃癌

140. 男性，52 岁。进行性吞咽困难 2 个月，近日有呕吐，呕吐物为含有黏液的混杂宿食。最有可能的诊断是

    A. 食管贲门失弛缓症

B. 食管裂孔疝

C. 食管癌

D. 反流性食管炎

E. 食管良性狭窄

141. 男性，60岁。近日出现上腹不适，疼痛，进食后加重，消瘦、贫血。应高度警惕的是

 A. 消化性溃疡 B. 慢性胃炎

 C. 肝癌   D. 胃癌

 E. 胰腺炎

142. 男性，72岁。近2个月出现上腹部疼痛、纳差，体重下降近10kg。上消化道钡餐提示：胃腔轮廓外见一直径2cm的龛影，周围皱襞中断。应高度警惕的是

 A. 消化性溃疡

 B. 慢性浅表性胃炎

 C. 胃癌

 D. 功能性消化不良

 E. 胃黏膜脱垂症

143. 甲胎蛋白阳性可早于肝癌出现临床症状

 A. 8～11个月 B. 4～5个月

 C. 6～7个月 D. 2～3个月

 E. 12个月以上

144. 原发性肝细胞癌的 AFP 阳性率为

 A. 100%   B. 80%～90%

 C. 60%～70% D. 70%～90%

 E. 50%～60%

145. 下列哪项有助于鉴别肝癌和良性活动性肝病

 A. 肝功能明显损害

 B. AFP 阳性

 C. AFP 阴性

 D. HBsAg 阳性

 E. AFP 和 ALT 动态曲线

146. 关于我国胰腺癌的发病率，下列哪种叙

述是正确的

 A. 约占消化系统肿瘤的20%

 B. 我国某些城市近几十年的发病率显著上升

 C. 我国的发病率高于世界

 D. 我国城市近几十年胰腺癌的发病率显著下降

 E. 胰腺癌好发于青年人

147. 男性，45岁。右肋痛3个月，微热，巩膜轻度黄染，肝于吸气时肋下1.0cm，质中等，右膈外侧抬高。B超：肝内大小不等的结节样回声，边缘不整齐。HBsAg（+），甲胎蛋白为100μg/L。最大可能的诊断是

 A. 原发性肝癌 B. 肝硬化

 C. 阿米巴肝脓肿 D. 乙型肝炎

 E. 淤胆性肝炎

148. 患者，48岁。肝硬化病史5年，大量放腹水后出现睡眠障碍，扑翼样震颤。脑电图异常，最可能的诊断是

 A. 肝性脑病Ⅰ期

 B. 肝性脑病Ⅲ期

 C. 肝性脑病Ⅱ期

 D. 肝性脑病Ⅳ期

 E. 亚临床肝性脑病

149. 肝硬化腹水患者出现心悸，呼吸困难，巩膜黄染，神智迟钝，为减少腹水宜选用

 A. 螺内酯   B. 氢氯噻嗪

 C. 呋塞米   D. 放腹水

 E. 氨茶碱

150. 男性，62岁。吸烟史20年，近期上腹疼痛，向背部放射，平卧和餐后加重，体重下降10kg。该患者最可能的诊断是

 A. 胃溃疡   B. 十二指肠溃疡

C. 急性胰腺炎　　D. 胰腺癌

E. 肝癌

三、A3/A4 型题

（151～153 题共用题干）

女性，45 岁。间歇性发作咽下困难 3 个月，伴反酸烧心，可因情绪波动诱发。食管造影未见异常。

151. 诊断首先考虑

A. 食管癌

B. 胃食管反流病

C. 食管贲门失弛缓症

D. 食管裂孔疝

E. 硬皮病

152. 对上述诊断最有帮助的检查是

A. 食管 pH 监测

B. 胸部 CT 平扫

C. 胃镜检查

D. 食管动力检查

E. 食管滴酸实验

153. 治疗最有效的药物为

A. PPI

B. H_2 受体拮抗剂

C. 胃黏膜保护剂

D. 促动力剂

E. 抗酸剂

（154～155 题共用题干）

男性，45 岁。反复出现胸骨后烧灼样痛，多在餐后出现。

154. 该患者最可能的诊断是

A. 变异型心绞痛

B. 陈旧性心肌梗死

C. 食管癌

D. 反流性食管炎

E. 纵隔肿瘤

155. 补充追问病史，哪项对明确诊断最有

意义

A. 劳累是否加重疼痛

B. 紧张是否加重疼痛

C. 咳嗽是否加重疼痛

D. 服用硝酸甘油可否减轻疼痛

E. 服用抗酸剂可否减轻疼痛

（156～157 题共用题干）

女性，26 岁。有十二指肠球部溃疡 5 年，突感中上腹部剧烈疼痛 6 小时，继之满腹疼痛，大汗淋漓。查体：全腹有压痛，肌紧张及反跳痛，考虑有溃疡病穿孔可能。

156. 下列哪一项体征最有助于溃疡病穿孔的诊断

A. 肠鸣音减弱

B. 肝浊音上界消失

C. 板状腹

D. 腹部移动性浊音（+）

E. 腹式呼吸消失

157. 应紧急做下列哪一种检查

A. 胃镜

B. 上消化道钡餐检查

C. 腹部 B 超

D. 立位腹平片

E. 腹腔穿刺

（158～160 题共用题干）

男性，35 岁。腹痛、反酸 10 年。1 周来症状加重，并出现夜间痛，进食能部分缓解。

158. 诊断应首先考虑

A. 胃癌

B. 肠易激综合征

C. 慢性胃炎

D. 十二指肠球部溃疡

E. 胃溃疡合并幽门梗阻

159. 最有助于明确诊断的检查是

A. 胃液分析　　B. 胃肠钡餐

C. 胃镜　　　　　D. 结肠镜

E. 腹部 B 超

160. 最佳的治疗方案是

A. 手术治疗

B. 胃黏膜保护剂 + 抗生素

C. 胃黏膜保护剂 + 铋剂

D. 质子泵抑制剂 + 抗生素 + 铋剂

E. 质子泵抑制剂

（161 ~ 162 题共用题干）

男性，45 岁。上腹部隐痛 5 年，近半年症状加重。胃镜提示：胃角 2.5cm × 2.0cm 溃疡，质硬，Hp（+）。

161. 下列病史中哪一描述最符合患者的病情

A. 疼痛无规律性

B. 疼痛常发生在餐后 0.5 ~ 1 小时

C. 疼痛常发生在空腹时，进食后可缓解

D. 发作性绞痛

E. 夜间痛

162. 为鉴别溃疡的良恶性，应采用下列哪种检查

A. CEA

B. 大便潜血

C. 上消化道造影

D. 胃镜

E. 上腹部 CT

（163 ~ 164 题共用题干）

男性，50 岁。"胃痛"15 年，近来出现持续性呕吐宿食，形体消瘦。

163. 体格检查最可能发现的是

A. 腹部有胃型及蠕动波

B. 贫血

C. 左锁骨上可及肿大、质硬的淋巴结

D. 肛指检查直肠前窝可有肿块

E. 腹部肿块

164. 最合适的检查方法是

A. 胃液分析胃液酸度

B. 胃液脱落细胞学检查

C. 纤维胃镜检查

D. 四环素荧光检查

E. CT 检查

（165 ~ 166 题共用题干）

男性，63 岁。5 年前出现中上腹不适，有不规律隐痛，冬季发作频繁。近 10 天上腹痛加重，3 天前出现食后呕吐，为隔夜宿食，吐后腹痛可缓解。查体：上腹饱满，剑突下压痛，肝脾未及。

165. 该患者不宜做的检查是

A. 上消化道造影　　B. 胃镜

C. 腹部 B 超　　　　D. 腹部 CT

E. 心电图

166. 确诊有赖于

A. 核素胃排空　　　B. 上消化道造影

C. 胃镜　　　　　　D. 剖腹探查

E. 腹部 CT

（167 ~ 168 题共用题干）

男性，72 岁。慢性胃炎 30 年，近 2 周出现发作性胸痛，伴反酸，烧心，呃逆，进食发堵。

167. 此时首先要进行以下哪种检查

A. 胃镜

B. 心电图

C. 冠脉造影

D. 食管 24 小时 pH 监测

E. 食管测压

168. 若上题检查正常，应进一步做哪一项检查

A. 胃镜

B. 心电图

C. 冠脉造影

D. 食管 24 小时 pH 监测

E. 食管测压

(169 ~ 170 题共用题干)

男性，55 岁。近 1 个月来上腹部疼痛，低热，体重减轻。2 周前尿色变深，继而巩膜、皮肤进行性黄染。查体：肝肋下 4cm，边缘钝，右上腹可及 6cm × 4cm 大小的梨形肿块。

169. 为确定右上腹肿块是否为肿大的胆囊，最适合的检查方法是

    A. 扣诊时有无囊性感

    B. 胃肠造影

    C. B 超

    D. CT

    E. 经皮穿刺

170. 提示病人为梗阻性黄疸的最有价值的指标是

    A. SGF 正常

    B. HBsAg 阴性

    C. 尿胆原阴性

    D. B 超肝内外胆管扩张

    E. AFP 230U/L

(171 ~ 172 题共用题干)

男性，52 岁。低热，肝区胀痛 2 个月并消瘦，近 3 周发现尿黄、巩膜黄染。18 年前发现 HBsAg 阳性，8 年前被诊断为肝硬化。

171. 该患者首选的影像学检查是

    A. MRI

    B. 超声波检查

    C. 放射性核素肝脏扫描

    D. 腹部 CT 检查

    E. X 线肝脏血管造影

172. 该患者尤其不能遗漏的化验项目是

    A. 血清免疫球蛋白

    B. T 细胞亚群

    C. 血沉

    D. AFP

    E. HBV DNA

(173 ~ 174 题共用题干)

男性，52 岁。有饮酒史 12 年，每日半斤白酒。2 年来间断上腹隐痛，腹胀乏力，大便不成形，双下肢水肿。B 超：肝脏回声不均匀增强，脾大，少量腹水。

173. 该患者最可能的诊断是

    A. 慢性胰腺炎   B. 胰腺癌

    C. 乙醇性肝硬化   D. 慢性胆囊炎

    E. 肝癌

174. 为了明确诊断，最有价值的诊断方法是

    A. 腹部 CT   B. ERCP 造影

    C. 肝脏活检   D. 腹水找癌细胞

    E. 静脉胆囊造影

(175 ~ 176 题共用题干)

男性，46 岁。乙型病毒肝炎史 10 余年，因乏力、腹胀、少尿就诊。查体：巩膜黄染，肝掌，胸前区可见数个蜘蛛痣，腹膨隆，肝右肋下及剑突下未及，脾肿大，移动性浊音（＋）。

175. 下列哪项指标不能提示肝功能减退

    A. 肝掌   B. 黄疸

    C. 蜘蛛痣   D. 脾肿大

    E. 白蛋白明显降低

176. 下列哪项治疗措施不恰当

    A. 卧床休息

    B. 低盐饮食

    C. 利尿治疗以每天体重减轻不超过 2.0kg 为宜

    D. 定期补充血浆或白蛋白

    E. 合并应用保钾与排钾利尿药

(177 ~ 178 题共用题干)

男性，46 岁。饮酒后出现中上腹部持续性疼痛 12 小时，呕吐两次。体温：37.8℃，

上腹部偏左压痛。

177. 根据临床表现，应行哪一项最有价值的检查

A. 血清淀粉酶

B. 白细胞计数及分类

C. 血清脂肪酶

D. 腹部超声

E. 腹部 CT

178. 如诊断轻型胰腺炎，哪一项治疗是不适当的

A. 禁食补液

B. 抑制胃酸分泌

C. 应用广谱抗生素

D. 胃肠减压

E. 维持水电平衡

（179～180 题共用题干）

男性，65 岁。间歇性上腹痛 10 年，持续并加重半年，进食后明显，伴纳差、腹胀、腹泻。入院查体：血压、心肺未见异常。辅助检查：尿淀粉酶正常，大便苏丹Ⅲ染色阳性。超声检查：胆囊多发结石，胰腺回声不均匀，胰腺实质内见 4mm×3mm 强回声光团伴声影。

179. 下列疾病中可能性最大的是

A. 功能性消化不良

B. 胰腺癌

C. 糖尿病

D. 慢性胰腺炎

E. 胆囊癌

180. 采集病史时应注意询问下列各项，除了

A. 饮酒史　　　　B. 黄疸史

C. 糖尿病史　　　D. 急性胰腺炎

E. 胃癌

（181～182 题共用题干）

男性，40 岁。饮酒后持续性上腹疼痛 10 小时，向腰背部放射，伴恶心、发热，无

血尿。

181. 最可能的诊断为

A. 急性胰腺炎　　B. 胆囊炎

C. 消化性溃疡　　D. 肠梗阻

E. 肾结石

182. 对明确诊断最有意义的检查是

A. 血清淀粉酶　　B. 血常规

C. 血清脂肪酶　　D. 尿淀粉酶

E. 腹部 X 线平片

（183～184 题共用题干）

女性，35 岁。患类风湿性关节炎，长期服用泼尼松。10 小时前突发腹痛，呕吐 3 次。中上腹部压痛，血清淀粉酶 1000 单位（苏氏法）。

183. 首先考虑的诊断是

A. 急性胃炎　　　B. 急性胰腺炎

C. 急性心肌梗死　D. 急性胆囊炎

E. 胃肠道穿孔

184. 如诊断为急性胰腺炎，考虑的病因是

A. 乙醇性　　　　B. 胆源性

C. 先天性　　　　D. 药物性

E. 特发性

（185～187 题共用题干）

男性，60 岁。胆囊结石病史 20 年，近两天出现上腹部痛，渐进性加重，并向腰背部放散，大便稀。既往无高血压，糖尿病及酗酒史。

185. 诊断可能性最大的是

A. 慢性胃炎　　　B. 慢性胆囊炎

C. 胰腺癌　　　　D. 急性胰腺炎

E. 十二指肠溃疡

186. 对确诊帮助不大的检查是

A. 胃镜　　　　　B. 腹部超声

C. 腹部 CT　　　 D. 结肠镜

E. 超声胃镜

187. 如患者突发意识障碍，最有可能的情况
为合并

A. 胰性脑病

B. 脑出血

C. 脑梗死

D. 糖尿病高渗性昏迷

E. 脑膜炎

(188～189 题共用题干)

男性，40 岁。因反复乏力、腹胀、少尿 2
年，加重伴发热 3 天就诊。查体：T 38.5℃，
巩膜黄染，肝掌，腹膨隆，移动性浊音
(＋)。既往有乙型病毒肝炎史 20 余年。腹部
B 超见肝略缩小，结节状，脾肿大，大量腹
水，门静脉增宽。腹水检查：淡黄色，稍浑
浊，白细胞 1.5×10^9/L，中性 90%。

188. 最可能的诊断是乙型肝炎肝硬化并发

A. 自发性腹膜炎

B. 结核性腹膜炎

C. 肠系膜下静脉阻塞

D. 癌性腹水

E. 下腔静脉阻塞

189. 应加用下列哪类药物治疗

A. 针对革兰阳性球菌为主的抗生素

B. 针对革兰阴性杆菌为主的抗生素

C. 抗肿瘤化疗药物

D. 抗结核治疗药物

E. 以上都不对

(190～191 题共用题干)

女性，56 岁。肝硬化 5 年，B 超发现大量
腹水 1 个月，近日又出现嗜睡，腹围增长，发
热 38.5 度，主诉全腹痛，外周血 WBC 3.8 ×
10^9/L，分叶 80%。

190. 患者病情变化的原因可能是

A. 水电解质紊乱

B. 并发自发性腹膜炎

C. 消化道再出血

D. 合并胃黏膜病变

E. 并发肝肾综合征

191. 结合以上病情变化，患者出现哪种阳性
体征对诊断有帮助

A. 手足抽搐

B. 血压下降，心率加快

C. 腹部压痛及反跳痛

D. 肠鸣音减少

E. 潮式呼吸

(192～193 题共用题干)

男性，50 岁。间断腹痛、腹泻 20 余年，
加重 3 个月，大便 4～5 次/天。纳差，体重下
降。化验便潜血（±～＋），有脓细胞、红细
胞。血 Hb 104g/L。

192. 以下项目提示可能为器质性疾病，但不
包括

A. 病史长达 20 年

B. 便内有脓细胞

C. 体重下降

D. 便潜血（＋）

E. 轻度贫血

193. 确诊的最佳手段是

A. 血液生化　　B. 大便找癌细胞

C. 结肠镜　　　D. 腹部 CT

E. 腹部超声

(194～195 题共用题干)

女性，20 岁。因腹泻、血便、高热和全
腹触痛伴反跳痛入院。结肠镜检查证实直肠黏
膜弥漫性充血、质脆、易出血，伴有小的出血
性溃疡。腹部平片显示横结肠段扩张。

194. 该患者最可能的诊断是

A. Crohn 病

B. 肠结核并肠梗阻

C. 溃疡性结肠炎并中毒性结肠扩张

D. 结肠癌

E. 细菌性痢疾

195. 目前首先应作的处理是

A. 等待粪便培养的结果

B. 紧急外科手术

C. 口服 ASA

D. 静脉滴注糖皮质激素

E. 在 24h 内作肠系膜动脉造影

(196～197 题共用题干)

男性，25 岁。反复右下腹痛、腹泻 4 年，无黏液脓血便，结肠镜检查发现右半结肠呈节段性炎症改变。

196. 该患者选做下列哪项检查最适宜

A. 结肠镜下多部位黏膜活检

B. 血沉

C. 腹部 X 线平片

D. 结核菌素试验

E. 腹部 B 超

197. 若该患者肛周瘘管形成，则最可能的诊断是

A. Crohn 病

B. 结肠 MALT 淋巴瘤

C. 溃疡性结肠炎

D. 结肠癌

E. 肠易激综合征

(198～199 题共用题干)

女性，25 岁。低热，便秘腹泻交替 3 年。查体：右下腹 5cm×5cm 肿块，质中等，较固定，轻压痛。

198. 最具诊断意义的检查是

A. 血沉

B. 血常规

C. 结肠镜检查

D. X 线钡剂透视

E. 诊断性腹腔穿刺

199. 最有可能的是

A. 结肠癌　　　B. 肠结核

C. 克罗恩病　　D. 溃疡性结肠炎

E. 肠血吸虫病

(200～201 题共用题干)

女性，30 岁。腹胀 20 天，伴低热、乏力、夜间盗汗前来求诊。查体：腹部轻度膨隆，腹壁柔韧感，肝脾未触及，腹部移动性浊音（+）。

200. 最可能的诊断是

A. 腹膜癌变　　B. 肝硬化腹水

C. 自发性腹膜炎　D. 结核性腹膜炎

E. 盆腔肿瘤

201. 为明确诊断应首选哪项检查

A. 肝功能检查　　B. 结核菌素试验

C. 腹水检查　　　D. 腹部 B 超

E. 胃肠道钡餐造影

(202～203 题共用题干)

女性，40 岁。近 5～6 年大便一天 4～5 次，多于饭后、精神紧张时发生，便前多出现腹痛，便后缓解。大便为黄稀便或水便，无夜间腹泻，血便或消瘦。

202. 根据上述症状，首先考虑该患者诊断为

A. 慢性肠炎　　B. 肠易激综合征

C. 克罗恩病　　D. 肠道菌群失调

E. 溃疡性结肠炎

203. 你认为哪项检查对诊断帮助最大

A. 便常规及潜血　B. 钡灌肠

C. 结肠镜　　　　D. 直肠镜

E. 便培养

(204～205 题共用题干)

男性，40 岁。上腹痛，早饱，嗳气，恶心，失眠，抑郁，吸烟史 10 年。经有关检查未发现上消化道溃疡、糜烂和肿瘤，并排除了肝、胆、胰疾病，Hp（+）。疑诊：功能性消化不良。

204. 为了确诊，除哪项外皆为进一步应排除的疾病

    A. 肾脏病   B. 糖尿病

    C. 慢性胃炎   D. 结缔组织病

    E. 精神病

205. 如本患者最终诊断为功能性消化不良，则下列的治疗措施中哪项不正确

    A. 溴丙胺太林

    B. 多潘利酮

    C. 限制高脂肪饮食

    D. 阿米替林

    E. 规律饮食

（206～207 题共用题干）

    男，45 岁。间断腹痛、腹泻 3 年，排便 4～5 次/天，便质不成形，无脓血、黏液，服用小檗碱、诺氟沙星等后腹泻可稍缓解，近半月症状加重，大便 7～8 次/天，大便常规正常。

206. 本例诊断应首先考虑

    A. 肠易激综合征

    B. 肠道菌群失调

    C. 溃疡性结肠炎

    D. 细菌性痢疾

    E. 结肠癌

207. 下列治疗方法中正确的是

    A. 禁食、静脉输液

    B. 对症止泻

    C. 服用糖皮质激素

    D. 长期口服抗生素维持治疗

    E. 手术探查

（208～209 题共用题干）

    男性，40 岁。突然呕血 300ml，暗红色，并解黑便二次。查体：蜘蛛痣，肝肋下 1.5cm，质硬，脾肋下 3.0cm，少量腹水。急诊胃镜检查示食管静脉重度曲张伴活动出血。

208. 最有效的治疗方法是

    A. 静脉注射维生素 K

    B. 输新鲜血浆

    C. 静脉注射奥美拉唑（洛赛克）

    D. 服用凝血酶

    E. 静脉点滴生长抑素

209. 以下哪种抢救措施是错误的

    A. 积极补充新鲜血及快速补液

    B. 急诊内镜注射硬化剂

    C. 静脉应用垂体加压素

    D. 水合氯醛灌肠镇静治疗

    E. 三腔二囊管压迫止血

（210～211 题共用题干）

    男性，34 岁。反酸、嗳气 4 年，上腹灼痛 3 个月，柏油样便 2 日。

210. 为了确诊，首选检查是

    A. X 线钡餐透视   B. 大便隐血试验

    C. 血常规   D. 胃镜

    E. B 超

211. 为有效止血，须给予抑制胃酸分泌药使胃液 pH

    A. >3   B. >4

    C. >5   D. >6

    E. >7

（212～213 题共用题干）

    女性，30 岁。无溃疡病史，因关节酸痛，服水杨酸制剂。6 小时前突然大量呕血，血压 10/6kPa，心率 120 次/分。

212. 出血原因最可能是

    A. 急性胃黏膜病变

    B. 门静脉高压症，食管曲张静脉破裂出血

    C. 胃癌

    D. 胃黏膜脱垂症

    E. 慢性胃黏膜病变

213. 如果患者突发晕厥，则提示消化道出血的量至少达到

    A. 1000ml 以上   B. 50～100ml

C. 400 ~ 500ml　　D. 250 ~ 300ml

E. 5 ~ 10ml

（214 ~ 215 题共用题干）

男性，35 岁。反复上腹痛 3 年，近两个月加重，常夜间痛，曾有黑便史。

214. 为明确诊断，应选择下列哪项检查

A. 胃镜　　　　　　B. 13C – 呼气试验

C. 上消化道造影　　D. 腹部 CT

E. 血清胃泌素测定

215. 本例最可能的诊断是

A. 急性胃黏膜病变　B. 胃癌

C. 十二指肠溃疡　　D. 胃泌素瘤

E. 胃黏膜脱垂

（216 ~ 217 题共用题干）

男性，63 岁。上腹部隐痛 1 个月，粪隐血（＋）~（＋＋）。胃镜检查：胃小弯 2cm × 2cm 溃疡，中央凹陷有污秽苔，周围隆起且不规则，质硬触之易出血，蠕动少。

216. 本例最可能是下列哪一种诊断

A. 胃小弯溃疡

B. 胃溃疡合并真菌感染

C. 胃小弯巨大溃疡

D. 胃癌

E. 慢性糜烂性胃炎

217. 为明确诊断，应采取下列哪一种检查手段

A. X 线胃肠钡餐检查

B. 癌胚抗原测定

C. 胃镜加活检

D. 用质子泵抑制剂治疗 1 个月后复查胃镜

E. 血清胃泌素测定

四、案例分析题

（218 ~ 219 题共用题干）

男性，72 岁。因胸骨后不适，进食时有滞留感一年就诊。滞留感常在进食固体食物时出现，无呕吐，无明显消瘦，有进食热粥史五十余年。查体：皮肤黏膜未见黄染、出血点，锁骨上淋巴结未扪及，心肺听诊无异常，腹平软，肝脾肋下未触及。

218. 需要考虑的诊断是

A. 食管贲门失弛缓症

B. 胃食管反流病

C. 早期食管癌

D. 食管良性狭窄

E. 食管裂孔疝

F. 癔球症

219. 患者需首先进行的检查是

A. 食管黏膜脱落细胞检查

B. 食管 X 线检查

C. 内镜检查与活检组织检查

D. 食管 CT 检查

E. 食管 MRI 检查

F. 食管超声内镜检查

G. 胸部 X 线片

（220 ~ 222 题共用题干）

女性，25 岁。近半年来反复中上腹疼痛，痛向背部放射，伴反酸与夜间痛。既往曾有 2 次黑便史。

220. 患者最可能的诊断是什么

A. 十二指肠球部溃疡

B. 慢性胃炎

C. 慢性胰腺炎

D. 胆石症

E. 功能性胃肠病

221. 为明确诊断，应首选的检查有

A. 胃镜检查　　　　B. 钡餐检查

C. 血清胃泌素　　　D. 胃液分析

E. 大便潜血试验

222. 患者胃镜提示十二指肠球部溃疡（活动期）。关于十二指肠球部溃疡的临床表现，哪些是正确的

A. 有空腹痛

B. 90% 的患者幽门螺杆菌阳性

C. 前壁溃疡穿孔多见

D. 血清胃泌素水平显著升高

E. 发生癌变机会很少

(223～225 题共用题干)

男性，50 岁。有胃溃疡病史 10 年，近 3 个月上腹痛加剧，无节律性，伴嗳气，无反酸及呕吐，口服法莫替丁和奥美拉唑无效，体重减轻 5kg。查体：浅表淋巴结无肿大，腹平软，上腹部轻压痛，可触及包块。

223. 最可能的诊断是

A. 胃溃疡复发

B. 胃溃疡癌变

C. 伴穿透性溃疡

D. 伴幽门梗阻

E. 复合性溃疡

F. 胃淋巴瘤

224. 患者需进一步做哪些检查以确诊

A. X 线钡餐检查

B. 胃镜检查结合活检

C. 腹部超声检查

D. 腹部 CT 检查

E. 腹部 MRI 检查

F. 大便潜血试验

G. 血 CEA 检查

H. 内镜超声检查

225. 胃癌的并发症有

A. 贫血   B. 幽门梗阻

C. 贲门梗阻   D. 功能性消化不良

E. 胃泌素瘤   F. 呕血

(226～228 题共用题干)

男性，48 岁。因纳差乏力 5 月，右上腹隐痛 3 天入院，既往有饮酒史 20 年，每天 4 两白酒。查体：巩膜中度黄染，腹膨隆，腹水征（＋），肝肋下 2cm 可及，双下肢轻度凹陷性水肿。

226. 入院后应优先采取哪些检查

A. 肝功能检查   B. 血常规

C. 胃镜   D. 腹腔穿刺

E. 肝穿刺活检   F. 腹部 B 超

G. AFP

227. 初步检查结果回报：肝功能：ALT 216U/L，AST 128U/L，TBIL 52μmol/L，ALB 27g/L。血常规：WBC 3.0×10^9/L，Hb 78g/L，PLT 55×10^9/L。目前应主要考虑什么疾病

A. 乙肝肝硬化（失代偿期）

B. 乙醇性肝硬化（失代偿期）

C. 自发性腹膜炎

D. 结核性腹膜炎

E. 败血症

F. DIC

228. 进一步检查结果回报：AFP 210ug/L。腹穿穿刺液为淡红色腹水，红细胞（＋＋）。该患者可能合并哪种疾患

A. 结核性腹膜炎

B. 自发性腹膜炎

C. 门静脉血栓形成

D. 原发性肝癌

E. 肝肾综合征

(229～231 题共用题干)

男性，52 岁。有慢性乙型肝炎病史 20 余年，近半年感觉恶心，食欲缺乏，乏力伴肝区疼痛，消瘦约 5kg。查体：巩膜轻度黄染，胸部蜘蛛痣一个，肝肋下约 2cm，剑突下 4cm，质硬，边缘钝，脾肋下 2cm，上腹部可听到血管杂音。ALT 120U/L，AST 250U/L，AKP 65U/L，TBIL 132μmol/L，DBiL 117μmol/L，A 18g/L，G 25g/L，Hb 100g/L，WBC 3.7×10^9/L，PLT 90×10^9/L。

229. 下列哪种肝病最有可能

A. 乙肝后肝硬化

B. 原发性肝癌

C. 慢性活动性肝炎

D. 血吸虫病性肝硬化

E. 胆汁性肝硬化

F. 肝脓肿

230. 患者首先应进行哪些检查

A. 肝 B 超

B. 肝 CT

C. 肝 MRI

D. AFP

E. 放射性核素肝显像

F. 肝穿刺活检

G. 剖腹探查

231. 患者 B 超示右肝实质性暗区 10cm×5cm，AFP 1080ug/ml。患者进行下列哪项治疗较合适

A. 手术治疗　　　B. 放疗

C. 全身化疗　　　D. 肝动脉栓塞化疗

E. 中医治疗　　　F. 生物治疗

G. 免疫治疗

（232～236 题共用题干）

女性，46 岁。肝硬化病史 3 年，长期服用利尿剂，近 1 周来少尿。查体：全腹膨隆，无压痛，未触及包块，移动性浊音阳性。

232. 最可能的诊断是

A. 肝性脑病

B. 肝肾综合征

C. 急性肾功能衰竭

D. 慢性肾小球肾炎

E. 肾病综合征

F. 急进性肾小球肾炎

233. 该病的发病机制包括

A. 内脏血管床扩张

B. 肾小球肾炎

C. 有效血容量不足

D. 肾脏结石

E. 副交感神经系统激活

F. 肾皮质血管强烈收缩，肾小球滤过率下降

G. 心输出量相对不足

H. 泌尿系感染

I. 肾素－血管紧张素－醛固酮系统激活

J. 雌激素灭活减少

234. 该患者可出现下列表现中的

A. 自发性少尿或无尿

B. 输尿管扩张

C. 低钠血症

D. 肾脏出现器质性改变

E. 血肌酐高

F. 氮质血症

G. 高尿钠

H. 高钠血症

I. 血肌酐正常

235. 美国肝病协会诊断该病的新标准有哪些

A. 近期大量使用肾毒性药物

B. 血肌酐升高大于 133μmol/L

C. 在应用白蛋白扩张血容量并停用利尿剂至少 2 天后血肌酐不能降至 133μmol/L 以下

D. 有休克

E. 肝硬化合并腹水

F. 排除肾实质疾病：如蛋白尿 >500mg/d、镜下血尿（红细胞 >50/高倍视野）和（或）超声检查发现肾脏异常

G. 有肾小管酸中毒

H. 近期未使用肾毒性药物

I. 有肾实质性疾病

236. 该患者可采取下列治疗中的

A. 特利加压素加输注白蛋白

B. 血液透析

C. 肾移植

D. 肝移植

E. 糖皮质激素

F. 免疫抑制剂

G. TIPS

H. 大量放腹水

I. 奥曲肽与米多君加输注白蛋白

(237～239 题共用题干)

女性，46 岁。突发上腹痛 14 小时，频繁呕吐胃内容物，疼痛阵发性加剧，向右肩放射 2 小时后发热伴腹胀，无寒战、腹泻。既往有上腹饱胀史 5 年，按"胃痛"治疗后，偶有好转。查体：T 38.5℃，P 101 次/分，BP 95/40mmHg，P 23 次/分。心肺无异常，腹胀明显，腹部尚软，上腹压痛，肝脾未触及，腹部无移动性浊音。

237. 急诊应做哪些重点检查

A. 血电解质检查

B. 血常规

C. 血尿淀粉酶

D. 腹部 B 超

E. X 线胃肠钡餐检查

F. 胸腹联合透视

G. CT 检查

H. 心电图检查

238. 本例主要诊断是 [检查提示：WBC 18 × 10^9/L，N 0.9，尿胆原（±），尿胆红素（±），血淀粉酶 500U/L（Somogyi 法），尿淀粉酶 1600U/L（Somogyi 法），心电图 ST - T 轻度降低]

A. 急性心肌梗死

B. 急性胃肠炎

C. 食管裂孔疝

D. 急性胰腺炎

E. 急性肠梗阻

F. 消化性溃疡并急性穿孔

G. 胆石症

H. 急性胆囊炎

I. 急性病毒性肝炎

J. 缺血性结肠炎

239. 应采取哪些主要措施

A. 吗啡肌内注射

B. 输血

C. 葡萄糖盐水静滴

D. 毛花苷丙静脉滴注

E. 升压药静滴

F. 禁食

G. 胃肠减压

H. 抗生素

(240～242 题共用题干)

男性，27 岁。左下腹隐痛伴脓血便 1 年，外院钡灌肠检查示"慢性结肠炎"。查体：腹平软，左下腹轻压痛，未扪及包块。肛检见肛瘘和肛裂。

240. 最有助于诊断的检查是

A. 结肠镜检查

B. 口服钡餐 X 线小肠造影

C. 大便结核菌 PCR 测定

D. 血癌胚抗原测定

E. 大便细菌培养

241. 根据上述资料，最可能的诊断是

A. 结肠癌

B. 克罗恩病

C. 慢性阿米巴痢疾

D. 慢性细菌性痢疾

E. 溃疡性结肠炎

242. 治疗可选药物是

A. 黄连素　　　　B. 美沙拉嗪

C. SASP　　　　D. 异烟肼

E. 5 - FU

第四章 血液系统

一、A1 型题

1. 出生后 4 周，下列哪项成为主要的造血器官

    A. 骨髓   B. 胸腺

    C. 脾   D. 淋巴结

    E. 肝脏

2. 血浆中能与铁结合的转铁蛋白称为

    A. 转铁蛋白

    B. 未饱和铁结合力

    C. 铁蛋白

    D. 转铁蛋白饱和度

    E. 总铁结合力

3. 口服铁剂治疗缺铁性贫血的正规治疗应该是

    A. 服至血红蛋白高于正常水平，以免复发

    B. 一直服用到血红蛋白达到正常水平

    C. 到略低于正常血红蛋白值然后待其自然增长到正常水平

    D. 不间断地服用 6~8 周

    E. 血红蛋白达正常后再继续服一个月，6 个月时还可复治 3~4 周

4. 环孢素不适用于治疗下列哪种疾病

    A. 难治性自身免疫性溶血性贫血

    B. 再生障碍性贫血

    C. 移植物抗宿主病

    D. 难治性免疫性血小板减少紫癜

    E. MDSRAEB

5. 根据国内标准，血红蛋白测定值下列哪项可诊断为贫血

    A. 成年男生低于 130g/L

    B. 妊娠期低于 105g/L

    C. 成年女性低于 110g/L

    D. 哺乳期低于 115g/L

    E. 初生儿至 3 个月低于 150g/L

6. 根据病因及发病机制，贫血可分为

    A. 红细胞生成减少、造血功能不良两类

    B. 红细胞生成减少、造血功能不良及红细胞破坏过多三类

    C. 红细胞生成减少、溶血、失血、再障及缺铁等五类

    D. 红细胞生成减少、红细胞破坏过多及失血三类

    E. 红细胞生成减少、红细胞过度破坏、失血及造血功能不良四类

7. 下列哪项结果对诊断缺铁性贫血最有意义

    A. 血清铁降低

    B. 红细胞平均血红蛋白浓度降低

    C. 红细胞平均直径变小

    D. 红细胞平均体积降低

    E. 骨髓象幼红细胞增生活跃

8. 治疗缺铁性贫血的主要目的是

    A. 血红蛋白恢复正常

    B. 血清铁水平恢复正常

    C. 红细胞水平恢复正常

    D. 补足贮存铁

    E. 血清铁和总铁结合力均恢复正常

9. 铁制剂治疗缺铁性贫血，其疗效指标最早出现的是

    A. 红细胞直径增大

    B. 红细胞数上升

C. 红细胞体积上升

D. 血红蛋白上升

E. 网织红细胞数上升

10. 再生障碍性贫血可见

A. 骨髓增生低下，造血细胞减少

B. 红细胞大小不等，中心淡染区扩大

C. 细胞中含粗大嗜清颗粒比例≥30%

D. Auer 小体

E. 红细胞中有染色质小体

11. 缺铁性贫血可见

A. Auer 小体

B. 细胞中含粗大嗜清颗粒比例≥30%

C. 红细胞大小不等，中心淡染区扩大

D. 骨髓增生低下，造血细胞减少

E. 红细胞中有染色质小体

12. 再障最主要的诊断依据是

A. 全血细胞减少，有出血或感染表现

B. 网织红细胞减少

C. 肝、脾淋巴结不肿大

D. 骨髓增生不良

E. 铁剂叶酸治疗无效

13. 再障血象、骨髓象的特点是

A. 细胞大小不等，中心淡染区扩大

B. 呈全血细胞减少，少数呈两系细胞或血小板减少

C. 可见巨核细胞增多，血片中血小板计数减少，可见畸形血小板

D. 粒细胞停滞于早幼粒阶段，胞浆中颗粒粗大

E. 骨髓增生活跃，但巨核细胞减少

14. 用于治疗再生障碍性贫血的是

A. 切脾术

B. 糖皮质激素

C. 右旋糖酐铁注射

D. 雄激素

E. 输血

15. 下列哪项含造血干细胞数最多

A. 骨髓　　　　　B. 动脉血

C. 动员后外周血　　D. 静脉血

E. 以上都不是

16. 再障与下列哪项难鉴别

A. PNH 不发作型

B. 缺铁性贫血

C. 脾功能亢进

D. 非白血性白血病

E. 巨幼细胞贫血

17. 血清铁减低，总铁结合力增高及转运铁蛋白饱和度减低见于

A. 海洋性贫血

B. 感染性贫血

C. 再生障碍性贫血

D. 缺铁性贫血

E. 铁粒幼细胞性贫血

18. 若患者为叶酸缺乏的巨幼细胞贫血，下列哪项症状在本例中不应该出现

A. 心悸、气急

B. 舌痛、舌面光

C. 四肢麻木、共济失调、行走不稳

D. 口角炎、口腔黏膜可见小溃疡

E. 腹胀、腹泻或便秘

19. 若测定的叶酸的浓度为1ng/L（正常值3～7ng/L），血清维生素 B_{12} 浓度正常。针对本例，下列治疗中哪项错误

A. 多食绿叶蔬菜、水果、肉类、肝肾等含叶酸丰富的食品

B. 叶酸加多种维生素

C. 单用叶酸用至血红蛋白、红细胞完全正常

D. 必须终生用叶酸治疗

E. 若无原发病，叶酸不需维持治疗

20. 下述哪项表现不符合急性溶血

    A. 肾功能衰竭休克

    B. 急性贫血伴黄疸

    C. 棕红色乃至酱油色尿

    D. 寒战、高热、腰痛

    E. 肺水肿

21. 下列哪项结果不符合溶血性贫血

    A. 血中非结合性胆红素增加

    B. 骨髓幼红细胞增加

    C. 尿中尿胆原排泄增加

    D. 网织红细胞增加

    E. 血清结合珠蛋白增加

22. 下列溶血性贫血的检查中哪组是错误的

    A. 外周血中出现大量靶形红细胞－海洋性贫血

    B. 酸化血清溶血试验－阵发性睡眠性血红蛋白尿症

    C. 红细胞渗透性增高－遗传性球形红细胞增多症

    D. 抗人球蛋白试验－自身免疫性溶血性贫血

    E. 血红蛋白电泳－蚕豆病

23. 关于溶血性贫血的定义，哪一项是正确的

    A. 红细胞破坏增加，骨髓能代偿

    B. 红细胞破坏增加

    C. 骨髓造血功能亢进

    D. 红细胞寿命缩短

    E. 红细胞破坏增加，超过骨髓代偿能力

24. 急性溶血的开始症状是

    A. 血红蛋白尿

    B. 腰背及四肢酸痛，头痛，呕吐，寒战，高热等

    C. 休克

    D. 昏迷

    E. 肾功能衰竭

25. 诊断溶血性贫血最可靠的指标是

    A. 血清结合珠蛋白降低

    B. 尿胆原排泄增加

    C. 尿含铁血黄素阳性

    D. 网织红细胞明显增高

    E. 红细胞寿命缩短

26. 对阵发性睡眠性血红蛋白尿症最具有确诊意义的试验是

    A. 热溶血试验

    B. 抗人球蛋白试验

    C. 蔗糖溶血试验

    D. 酸化血清溶血试验

    E. 菊糖溶血试验

27. 下列哪种疾病抗人球蛋白试验阳性

    A. 阵发性睡眠性血红蛋白尿

    B. 海洋性贫血

    C. 遗传性球形细胞增多症

    D. 6 磷酸葡萄脱氢酶（G－6－PD）缺乏症

    E. 自身免疫性溶血性贫血

28. 关于 M_1，叙述正确的是

    A. 最易发生 DIC 及 CNS 白血病

    B. 骨髓增生活跃，原粒细胞占未分化细胞 >90%

    C. Ph_1 多阳性

    D. NAP 升高

    E. CD19（＋），CD33（－），HLA－DR（＋）

29. 以下关于人白细胞抗原（HLA）配型与供体选择的描述，正确的是

    A. HLA－Ⅱ类和 HLA－Ⅲ类抗原与造血干细胞移植密切相关

    B. HLA－A、B 和 C 属Ⅱ抗原

    C. 若 HLA 不合，移植物抗宿主病会增加，而宿主抗移植物反应不会增加

D. 供体首选 HLA 相合无血缘供体，次选
   HLA 相合同胞

E. 若有多个 HLA 相合者，则选年轻男性、
   巨细胞病毒阴性和红细胞血型相合者

30. 1986 年我国首先应用诱导分化剂治疗急性
早幼粒细胞白血病的药物是

A. 全反式维 A 酸

B. 三氧化二砷

C. 顺式维 A 酸

D. 高三尖酯碱

E. 阿糖胞苷

31. 慢粒病人有哪条染色体改变

A. t（15：1）

B. t（8：14）

C. t（9：22）（q34：q11）

D. t（11：8）（q34：q11）

E. 16 号染色体结构异常

32. 下列组合中哪项是正确的

A. 急性淋巴细胞白血病 - 儿童病例绿色
   瘤常见

B. 急粒白血病 - 特异性皮肤损害多见

C. 慢淋白血病 - 多见急变

D. M_3 - 多伴 DIC

E. 慢粒白血病 - 多伴中枢神经系统白
   血病

33. 下列哪项检查对诊断慢粒白血病急性变有
意义

A. 胸骨骨痛剧烈

B. 原化疗方案无效

C. 出血贫血明显

D. 体重下降，脾脏急剧肿大

E. 骨髓中原粒细胞 >30%

34. 类白血病反应可见

A. t（9：22）（q34：q11）

B. NAP 强阳性

C. PAS 阳性

D. 过氧化物酶阳性

E. 非特异性酯酶阳性，能被 NaF 抑制

35. 急性粒细胞白血病可见

A. 红细胞大小不等，中心淡染区扩大

B. Auer 小体

C. 细胞中含粗大嗜清颗粒比例 ≥30%

D. 骨髓增生低下，造血细胞减少

E. 红细胞中有染色质小体

36. 急性白血病发生贫血的最主要因素是

A. 脾脏大，破坏红细胞过多

B. 骨髓造血受白血病细胞干扰

C. 化疗后胃肠功能紊乱，营养缺乏

D. 严重皮肤黏膜及内脏出血

E. 产生抗红细胞抗体

37. 急性白血病出血的主要原因是

A. DIC

B. 纤维蛋白溶解

C. 血小板减少

D. AT - Ⅲ 减少

E. 小血管被白血病细胞浸润破坏

38. 易发生 DIC 的白血病是

A. AML - M_3 B. ALL - L_2

C. AML - M_5 D. AML - M_1

E. CML - BC

39. 急性白血病浸润所致体征最多见的是

A. 牙龈肿胀，皮肤损害

B. 心脏增大

C. 胸骨压痛

D. 中枢神经系统

E. 淋巴结，肝脾肿大

40. 慢粒最突出的特征是

A. 乏力，低热，多汗

B. 粒细胞显著增多，脾明显肿大

C. 腹胀，食后饱胀

D. 肝肿大

E. 骨痛明显

41. 慢粒白血病的临床特点是

   A. 纵隔淋巴结肿大

   B. 脾脏显著肿大为主，并有腹胀、低热、

     乏力

   C. 易出血、贫血

   D. 容易并发感染

   E. 低热、无汗

42. 急淋血病首选治疗药物是

   A. DA 或 HA

   B. VP

   C. HOAP

   D. 小剂量阿糖胞苷

   E. 左旋门冬酰胺

43. 治疗慢性粒细胞白血病用

   A. MOPP

   B. DA

   C. 苯丁酸氮芥

   D. CHOP

   E. 羟基脲

44. 治疗急性非淋巴细胞白血病用

   A. CHOP

   B. 苯丁酸氮芥

   C. DA

   D. MOPP

   E. 羟基脲

45. Auer 小体最常见于

   A. 慢粒白血病

   B. 类白血病反应

   C. 急粒白血病

   D. 急淋白血病

   E. 慢淋白血病

46. 急淋白血病可见

   A. NAP 强阳性

B. t（9：22）（q34：q11）

C. 过氧化物酶阳性

D. PAS 阳性

E. 非特异性酯酶阳性，能被 NaF 抑制

47. 慢性粒细胞白血病可见

   A. NAP 强阳性

   B. PAS 阳性

   C. t（9：22）（q34：q11）

   D. 过氧化物酶阳性

   E. 非特异性酯酶阳性，能被 NaF 抑制

48. 粒细胞缺乏症

   A. 外周血白细胞（1.5 ~ 4.0）×10^9/L

   B. 外周血白细胞 < 2.0 × 10^9/L

   C. 中性粒细胞绝对值 < 3.0 × 10^9/L

   D. 中性粒细胞绝对值 < 0.5 × 10^9/L

   E. 外周血白细胞数（2.5 ~ 4.5）×10^9/L

49. 白细胞减少症

   A. 外周血白细胞 < 2.0 × 10^9/L

   B. 外周血白细胞（1.5 ~ 4.0）×10^9/L

   C. 中性粒细胞绝对值 < 0.5 × 10^9/L

   D. 中性粒细胞绝对值 < 3.0 × 10^9/L

   E. 外周血白细胞数（2.5 ~ 4.5）×10^9/L

50. 多克隆免疫球蛋白增高的常见原因不包括

   A. 慢性感染

   B. 肉芽肿病

   C. 自身免疫性疾病

   D. 多发性骨髓瘤

   E. 淋巴组织增殖性疾病

51. 有关弥散性血管内凝血，下列哪项不正确

   A. 有高凝状态

   B. 小血管中有广泛血栓形成

   C. 有消耗性低凝状态

   D. 有原发性纤溶存在

   E. 有低纤维蛋白血症

52. 下列哪项不是弥散性血管内凝血的临床

表现

A. 出血　　　　　　B. 休克

C. 栓塞症状　　　　D. 溶血

E. 阻塞性黄疸

53. 过敏性紫癜可能出现以下哪项检查的异常

A. 毛细血管脆性试验阳性

B. PT 时间延长

C. APTT 时间延长

D. 血小板减少

E. 血小板功能异常

54. 以下哪项不是过敏性紫癜的特点

A. 发病前 1~3 周可有上呼吸道感染史

B. 四肢皮肤紫癜

C. 可有肾功能损害

D. 可有 BT 延长

E. 可有血小板计数减少

55. 以下哪项不是单纯性紫癜的特点

A. 多见于青年女性

B. 紫癜局限于四肢，有反复发生及自愈倾向

C. 病情多于月经期加重

D. 90% 的患者毛细血管脆性试验阳性

E. 预后差

56. 以下哪一项是血栓性疾病的发病基础

A. 高凝状态

B. 血管内皮损伤

C. 高血压

D. 缺氧

E. 抗凝活性减低

57. 以下哪一项不是引起血液流变学异常的因素

A. 高纤维蛋白原血症

B. 血小板减少

C. 高脂血症

D. 脱水

E. 红细胞增多症

58. 过敏性紫癜哪种类型最常见

A. 腹型

B. 皮肤型

C. 关节型

D. 肾型

E. 中枢神经系统受累

59. 过敏性紫癜

A. 消耗性凝血障碍

B. 某些凝血因子合成减少

C. 因子Ⅷ缺乏

D. 血管壁变态反应

E. 抗凝物质合成增多

60. 男性，49 岁。畏寒发热 13 天，查体：血压 80/50mmHg，牙龈渗血，全身多处瘀斑。实验室检查：血小板计数 36×10^9/L，纤维蛋白原 0.9g/L。以下哪项指标有助于诊断弥散性血管内凝血

A. Hb 112g/L

B. WBC 18×10^9/L

C. 3P 阳性

D. 直接胆红素升高

E. 血钾 4.1mmol/L

61. 男性，10 岁。因反复臀部血肿 2 年入院。实验室检查：血常规、肝功能正常，血小板功能正常，毛细血管脆性实验阴性。PT 50s/13s，APTT 38s/40s，能被正常血清纠正。该患者最合适的诊断是

A. 因子Ⅰ缺乏　　　B. 因子Ⅱ缺乏

C. 因子Ⅶ缺乏　　　D. 因子Ⅺ缺乏

E. 血友病

62. 女性，26 岁。因反复鼻衄、牙龈渗血 20 年，月经过多 1 年入院。患者自幼即有反复自发性出血史，局部压迫等处理可止血。其母有类似病史。查体：四肢皮肤可

见散在紫红色圆形斑点，稍隆起皮面，直径约 1～2mm，玻片加压可褪色。余无特殊。实验室检查：血常规：WBC $5.6 \times 10^9/L$，RBC $4.1 \times 10^{12}/L$，Hb 126g/L，PLT $230 \times 10^9/L$。凝血时间、出血时间正常，以下哪项检查有诊断意义

A. PT

B. 血块退缩试验

C. 甲皱毛细血管镜检查

D. 束臂试验

E. APTT

63. 男性，10 岁。自幼有出血倾向。BT 正常，PCT 缩短。为确定诊断，应做的检查是

A. 阿司匹林耐量试验

B. 纤维蛋白原定量

C. TT

D. PT 纠正试验

E. 凝血活酶生成试验及纠正试验

64. 男性，55 岁。因血吸虫病肝硬化、脾肿大入院行脾切除术。周围血常规：血红蛋白、白细胞、血小板计数均正常，PT 35s，纤维蛋白原 2.8g/L。为预防手术中出血，拟采用哪种制品最合适

A. 浓缩血小板

B. 凝血酶原复合物

C. 纤维蛋白原

D. 贮存全血

E. 浓缩红细胞

65. 男性，58 岁。因皮下瘀斑 1 天入院。查体：生命体征正常，肥胖，腹部、双下肢见散在出血点、瘀斑，双肺清，心率 93 次/分，心房纤颤。患者因心房纤颤复律失败，服用华法林 4mg/d 已一月。既往有肝炎病史。此患者不会出现下列哪项检查结果

A. 血小板 $120 \times 10^9/L$

B. TT 正常

C. PT 正常

D. 纤维蛋白原正常

E. FⅧ：C 活性80%

66. 男性，16 岁。反复膝关节血肿，APTT 延长，CT 延长，给 $BaSO_4$ 吸附血浆不能纠正，能被正常血清纠正。最可能的诊断是

A. 血友病 A

B. 血友病 B

C. 遗传性 FⅫ缺乏症

D. 血管性血友病

E. 严重肝病

二、A2 型题

67. 男性，40 岁。头晕、乏力 1 年，伴舌痛，口腔溃疡，有慢性胃炎史。实验室检查：Hb 70g/L，红细胞 $1.5 \times 10^{12}/L$，白细胞 $4.8 \times 10^9/L$，血小板 $120 \times 10^9/L$，MCV 134fl，MCH 38pg，予以叶酸治疗后，头晕症状改善，但出现手足麻木，考虑采取下列哪项措施

A. 加用维生素 B_{12}

B. 停药观察

C. 加大叶酸用量

D. 补钙

E. 加用铁剂

68. 女性，62 岁。头晕、心悸、乏力 1 年伴四肢麻木，步态不稳。查体：重度贫血貌，心率100 次/分，肝、脾未触及，RBC $1.6 \times 10^{12}/L$，Hb 85g/L，白细胞 $6.5 \times 10^9/L$，血小板 $226 \times 10^9/L$，MCV 128fl，MCH 39pg。拟诊为巨幼细胞贫血。下列哪项是巨幼细胞贫血最常见的原因

A. 摄入减少 　　B. 吸收障碍

C. 利用障碍 　　D. 需要量增加

E. 丢失过多

69. 女性，60 岁。平时有偏食习惯，近 3 个月头晕、乏力。Hb 72g/L，RBC1.6 × 10^{12}/L，白细胞 5.5 × 10^9/L，血小板 136 × 10^9/L，MCV130fl，中性粒细胞有分叶过多现象，疑为巨幼细胞性贫血。下列哪项最有诊断意义

A. RBC 数减少比 Hb 下降明显

B. MCV、MCH 增高

C. 全血细胞减少伴中性粒细胞分叶过多

D. 骨髓幼红细胞巨幼样变

E. 胃酸分泌量减少

70. 女性，30 岁。妊娠 32 周，平时有偏食习惯，近日头昏乏力。红细胞 1.6 × 10^{12}/L，血红蛋白 62g/L，叶酸浓度减低，拟诊叶酸缺乏的巨幼细胞贫血，其周围血象的主要特征是

A. 以红细胞数减低为主

B. 以血红蛋白量减低为主

C. 以血小板数降低为主

D. 以白细胞数减低为主

E. 以网织红细胞数增加为主

71. 男性，40 岁。头晕、乏力 1 年，Hb 72g/L，WBC 6.5 × 10^9/L，PLT 236 × 10^9/L，MCV 135fl，拟诊巨幼细胞贫血，行骨髓检查。下列哪项不符合该病的骨髓象改变

A. 骨髓增生明显活跃，红系占 40%

B. 红系细胞巨幼样变，幼红细胞浆发育落后于核

C. 骨髓铁染色常增加

D. 巨核细胞体积增大，分叶过多

E. 粒系也有巨幼变，成熟粒细胞多分叶

72. 男性，28 岁。头晕乏力一年半，皮肤散在出血点。血象 Hb 65g/L，RBC 2 × 10^{12}/L，WBC 1.8 × 10^9/L。白细胞分类：淋巴细胞

80%，中性粒细胞 20%，骨髓增生低下。诊断为

A. 骨髓纤维化　　B. 急性再障

C. 慢性再障　　D. 脾功能亢进

E. 白血病

73. 贫血病人，血红蛋白 50g/L，红细胞比积 20%，白细胞 4.8 × 10^9/L，网织红细胞 2%，红细胞平均体积 76fl，MCHC（红细胞平均血红蛋白浓度）0.24，血小板 120 × 10^9/L。最可能的诊断是

A. 缺铁性贫血

B. 再生障碍性贫血

C. 溶血性贫血

D. 甲状腺功能减退所致贫血

E. 巨幼红细胞性贫血

74. 女性，60 岁。头晕、心悸 3 个月。查 Hb 65g/L，RBC1.4 × 10^{12}/L，白细胞 4.5 × 10^9/L，血小板 126 × 10^9/L，MCV130fl，MCH38pg。该患者下列哪种疾病的可能大

A. 铁粒幼细胞贫血

B. 海洋性贫血

C. 再生障碍性贫血

D. 肿瘤性贫血

E. 恶性贫血

75. 女性，70 岁。活动后心悸、气急 3 个月。查体：面色苍白，舌乳头萎缩，舌面呈牛肉样舌，心肺无异常，拟诊为巨幼细胞性贫血。关于该病下列哪项叙述不正确

A. 血象可表现为全血细胞减少

B. 血象也可单纯红细胞系减少

C. 呈增生性贫血骨髓象

D. 神经系统症状多见于叶酸缺乏

E. 巨幼改变以红细胞系列最显著

76. 男性，60 岁。近一年来常有食欲下降、腹胀、乏力，伴活动后心悸、气短，无黄

染，无发热，无酱油样尿。查体：舌面光滑，面色苍白，浅表淋巴结未见肿大，肝可触及，脾不大。白细胞 $2.5 \times 10^9/L$，红细胞 $1.65 \times 10^{12}/L$，Hb 65g/L，MCV125fl，MCH38pg，网织红细胞 1.7%，血小板 $67 \times 10^9/L$。骨髓增生活跃，粒、红、巨核细胞系出现巨幼变。最易误诊为下列哪种疾病

A. 再生障碍性贫血

B. 骨髓增生异常综合征 – 难治性贫血

C. 急性红白血病

D. 溶血性贫血

E. PNH – AA 综合征

77. 男性，56 岁。贫血半年，经肌注维生素 B_{12} 治疗有效，该患者的病因下列哪项不可能

A. 绝对素食者

B. 慢性萎缩性胃炎

C. 内因子缺乏

D. 吸收不良综合征

E. 直肠息肉

78. 男性，56 岁。食欲下降半年，乏力、面色苍白 2 个月入院。查体：舌面呈"牛肉样舌"，肝脾无肿大。白细胞 $1.8 \times 10^9/L$，红细胞 $1.6 \times 10^{12}/L$，血红蛋白 80g/L，MCV140fl，MCH39pg，网织红细胞 1.5%，血小板 $16 \times 10^9/L$，外周血分类未找到幼稚细胞。该患者最可能的诊断是

A. 再生障碍性贫血

B. 巨幼细胞贫血

C. 急性白血病

D. 缺铁性贫血

E. 脾功能亢进

79. 女性，50 岁。近 2 月活动后心悸、气促，双手指麻木。5 年前曾胃出血行全胃切除。查体：步态不稳，贫血貌，双手指末

端痛觉减退，肝脾未触及。白细胞 $3.4 \times 10^9/L$，红细胞 $1.6 \times 10^{12}/L$，血红蛋白 75g/L，MCV 125ft，MCH 38pg，网织红细胞 1.4%，血小板 $75 \times 10^9/L$。骨髓：红系各阶段幼红细胞巨幼变。叶酸 50nmol/L，血清维生素 B_{12} 8pmol/L（正常值 200 ~ 900pmol/L）。该患者应诊断为

A. 叶酸缺乏的巨幼细胞贫血

B. 维生素 B_{12} 缺乏的巨幼细胞贫血

C. 再生障碍性贫血

D. 溶血性贫血

E. 缺铁性贫血

80. 女性，32 岁。月经增多伴发热 2 周。Hb 50g/L，WBC $3.2 \times 10^9/L$，血小板 $30 \times 10^9/L$。骨髓象呈成熟红细胞与有核细胞比例 100：1。该病的诊断是

A. 急性白血病早期

B. 急性 ITP 伴缺铁性贫血

C. 急性再障

D. 类白血病反应

E. 粒细胞缺乏症早期

81. 女性，24 岁。贫血一年，血红蛋白 80g/L，红细胞 $3.0 \times 10^{12}/L$，网织红细胞 2.7%，白细胞、血小板正常，经用铁剂治疗 7 天后，血红蛋白不升，网织红细胞 4.3%。最可能的诊断是

A. 营养性巨幼红细胞性贫血

B. 铁粒幼细胞贫血

C. 缺铁性贫血

D. 溶血性贫血

E. 以上都不是

82. 青年女性，农民，头昏、心悸、颜面苍白 5 年，并感吞咽困难，血红蛋白 45g/L，红细胞 $2.0 \times 10^{12}/L$，白细胞及血小板正常，血片见红细胞大小不均，以小细胞为主，中心染色过浅。首选抗贫血制剂为

A. 维生素 B_{12}　　B. 叶酸

C. 雄激素　　D. 口服铁剂

E. 泼尼松

83. 女性，36 岁。主诉头晕乏力，3 年来月经量多，浅表淋巴结及肝、脾未触及，血红蛋白 58g/L，白细胞 8×10^9/L，血小板 185×10^9/L，血片可见红细胞中心淡染区扩大，网织红细胞计数 0.005。对上述治疗效果反应最早的指标是

A. 白细胞数量

B. 血红蛋白含量

C. 叶酸、维生素 B_{12} 含量

D. 网织红细胞计数

E. 铁蛋白浓度

84. 女性，56 岁，巩膜黄染，肝肋下 1.0cm，脾肋下 4.0cm，尿胆原（＋＋），血清胆红素 25μmol/L，血红蛋白 80g/L，白细胞 13.0×10^9/L，血象可见晚幼红细胞，骨髓增生明显活跃，中晚幼细胞增多，粒红比 0.8∶1。应诊断为

A. 自身免疫性溶血性贫血

B. 慢性肝炎急性发作

C. 急性红白血病

D. 急性黄疸型肝炎

E. 巨幼红细胞性贫血

85. 女性，50 岁。因甲亢服甲巯咪唑 1 个月，近日出现高热、咽痛。查体：咽充血，双肺未闻及干、湿性啰音。Hb 110g/L，白细胞 0.9×10^9/L，中性粒细胞 0.36×10^9/L，淋巴细胞 0.6。血小板 120×10^9/L。该患者的初步诊断应为

A. 白细胞减少症

B. 药物性中性粒细胞缺乏

C. 淋巴细胞增多症

D. 感染性中性粒细胞减少症

E. 以上都不是

86. 女性，30 岁。检查发现 Hb 110g/L，白细胞 1.9×10^9/L，中性粒细胞 0.45，淋巴细胞 0.55，血小板 120×10^9/L。下列哪种说法不正确

A. 可反复上呼吸道感染

B. 也可无反复感染的表现

C. 可有食欲减退

D. 骨髓中各阶段的粒细胞几乎消失

E. 可有疲乏、乏力、头晕

87. 男性，自幼常发生黄疸，贫血检查证实为遗传性球形细胞增多症。治疗最好采用

A. 糖皮质激素

B. 反复多次少量输血

C. 酌情应用免疫抑制剂

D. 脾切除

E. 可不必治疗

88. 女性，30 岁。发热寒战，轻度黄疸，脾肋下 3cm，血红蛋白 70g/L，网织红细胞 9%，血清铁 1200μg/L，肝功能正常，Ham 试验阴性，Coombs 试验阳性。诊断应考虑为

A. 阵发性寒冷性血红蛋白尿症

B. 阵发性睡眠性血红蛋白尿症

C. 肝炎后合并继发性贫血

D. 自身免疫性溶血性贫血

E. Evans 综合征

89. 男性，38 岁。发冷、发热、寒战，头晕 3 天，体温 38℃，巩膜黄染，肝肋下 2.5cm，尿胆原阳性，尿镜下无红细胞，尿隐血阳性，过去有肝炎史。应诊断为

A. 溶血性贫血

B. 胆石症

C. 急性黄疸型肝炎

D. 慢性肝炎急性发作

E. 以上全不是

90. 男性，35 岁。半年来逐渐贫血，不发热，无出血症状，尿呈浓茶色，巩膜可轻度黄疸，肝、脾不肿大，血红蛋白 82g/L，白细胞 5.6×10^9/L，血小板 93×10^9/L，网织红细胞 5%。为确诊应首选哪项检查

A. 抗人球蛋白试验

B. 血清铁适量

C. 尿含铁血黄素

D. 骨髓穿刺

E. 酸化血清溶血试验

91. 男性，病史 2 周，贫血伴周身出血点，浅表淋巴结不肿大，胸骨压痛（＋），肝脏轻度肿大，外周血白细胞 25×10^9/L，可见幼稚细胞，血小板 50×10^9/L，血红蛋白 40g/L。该患者最可能的诊断是

A. 急性白血病

B. 再生障碍性贫血

C. 过敏性紫癜

D. 败血症

E. 恶性淋巴瘤

92. 女性，27 岁。发热，鼻出血 7 天，牙龈增生似海绵状，胸骨压痛明显，血红蛋白 60g/L，白细胞 42×10^9/L，血小板 20×10^9/L。骨髓：原始细胞 0.9，POX（－），PAS 阳性呈粗颗粒状，非特异性酯酶阴性，血清溶菌酶正常。应诊断为

A. 急性淋巴细胞白血病

B. 急性早幼粒细胞白血病

C. 急性单核细胞白血病

D. 急性粒细胞白血病

E. 急性红白血病

93. 男性，30 岁。发热，出血，贫血，齿龈增生，全血细胞减少，骨髓增生极度活跃，原始细胞占 85%，过氧化物酶（＋），非特异性酯酶（＋＋＋）。应诊断为

A. 急淋 L_2 型　　B. 急粒 M_1 型

C. 急粒 M_3 型　　D. 急粒 M_5 型

E. 急粒 M_6 型

94. 患者，男性，29 岁。高热、咳嗽、咳黄痰 1 周，查白细胞 40×10^9/L。下述哪项与慢粒白血病不符

A. NAP 活性增高

B. 血小板计数正常或略增多

C. 骨髓中可见大量幼稚细胞及嗜酸、嗜碱粒细胞

D. 外周血有幼稚细胞出现

E. 骨髓增生极度活跃

95. 女性，18 岁。发热、咽痛、鼻出血 10 天，胸骨压痛明显，右下肢皮肤可触及 3cm × 3cm 大小肿块，质硬。红细胞 2×10^9/L，血红蛋白 60g/L，白细胞 2×10^9/L，血小板 20×10^9/L。骨髓增生极度活跃，原始细胞 80%，部分胞浆中可见 Auer 小体，POX 染色弱阳性，PAS 染色胞浆淡红色，醋酸萘酚酯酶染色阳性，能被 NaF 抑制。诊断应是

A. 急性粒细胞白血病

B. 急性早幼粒细胞白血病

C. 急性红白血病

D. 急性单核细胞白血病

E. 急性淋巴细胞白血病

96. 男性，16 岁。发热，贫血，出血，肝脾肿大，全血细胞减少，骨髓原始细胞占 90%，POX（－），非特异性酯酶（－）。应诊断为

A. 慢粒白血病

B. 急淋白血病

C. 急粒白血病 M_3 型

D. 慢淋白血病

E. 淋巴瘤

97. 女性，55 岁。高热、咳嗽 3 天，在当地医院诊断为粒细胞缺乏。下列哪项符合粒细胞缺乏

A. WBC $< 2 \times 10^9/L$

B. 中性粒细胞 $< 0.5 \times 10^9/L$

C. 中性粒细胞 $< 0.25 \times 10^9/L$

D. 中性粒细胞 $< 1.0 \times 10^9/L$

E. 中性粒细胞比例 $< 50\%$

98. 男性，50 岁。突然畏寒、高热 3 天，咽部疼痛。白细胞 $1.9 \times 10^9/L$，中性粒细胞 $0.38 \times 10^9/L$，红细胞、血小板正常。骨髓中各阶段的粒细胞几乎消失，红系、巨核细胞系正常。最大可能的诊断是

A. 急性再生障碍性贫血

B. 白细胞不增多的白血病

C. 粒细胞缺乏症

D. 粒细胞减少症

E. 骨髓增生异常综合征

99. 女性，26 岁。体检发现白细胞减少。下列哪项药物不会引起白细胞减少

A. 甲巯咪唑　　　　B. 氯霉素

C. 磺胺类　　　　　D. 氨基比林

E. 苯酚锂

100. 男性，16 岁。因发热，经氯霉素抗感染退热，但查血象 WBC $1.2 \times 10^9/L$，中性粒细胞 0.30，淋巴细胞 0.70，血小板 $230 \times 10^9/L$，需用升白细胞药。下列哪项疗效最为确切

A. 维生素 B_6

B. 苯酚锂

C. 糖皮质激素

D. 重组人粒细胞集落刺激因子

E. 利血生

101. 女性，30 岁。急性白血病化疗后出现重度粒细胞缺乏。下列哪项不是严重粒细

胞缺乏合并感染的特点

A. 常表现为高热

B. 易出现败血症

C. 不易有明确的感染部位

D. 局部症状较少

E. 不易出现感染性休克

102. 女性，38 岁。3 年前确诊急性早幼粒细胞白血病，经全反式维 A 酸治疗 30 天取得完全缓解，后 DA、HA 等方案化疗与维 A 酸交替进行巩固治疗 2 年。近一周又出现咽痛、高热。查体：咽充血明显，双肺未闻及干、湿性啰音。血常规：WBC $2.0 \times 10^9/L$，Hb 105g/L，PLT $28 \times 10^9/L$。骨髓：早幼粒细胞 85%，红系、巨核系受抑制。该患者的诊断为

A. 急性早幼粒细胞白血病复发

B. 类白血病反应

C. 粒细胞缺乏恢复期

D. 合并再生障碍性贫血

E. 以上都不是

103. 男性，25 岁。发热，牙龈出血，皮肤瘀斑 5 天，胸骨压痛明显，肝脾肋下触及。血红蛋白 70g/L，白细胞 $50 \times 10^9/L$，血小板 $20 \times 10^9/L$。骨髓：原始细胞 0.90，POX（−），PAS 阳性呈粗颗粒状，非特异性酯酶阴性，血清溶菌酶正常。应诊断为

A. 急性淋巴细胞白血病

B. 急性早幼粒细胞白血病

C. 急性单核细胞白血病

D. 急性粒细胞白细胞

E. 急性红白血病

104. 男性，40 岁。病史 2 周，发热，皮肤有出血点，骨髓原始细胞 $> 80\%$，过氧化物酶（＋＋），Auer 小体（＋）。最可能的诊断是

A. 急淋白血病

B. 急性单核细胞白血病

C. 急粒白血病

D. 急性红白血病急变

E. 慢粒白血病急变

105. 女性，20 岁。头昏乏力、鼻出血伴牙龈出血 1 周。Hb 82g/L，WBC 45×10^9/L，血小板 25×10^9/L。骨髓增生极度活跃，原始细胞 0.5，早幼粒细胞 0.21，POX 强度阳性，NAP 阴性，非特异性酯酶部分呈阳性反应，不被 NaF 抑制，确诊急性非淋巴细胞白血病。其 FAB 分型是

A. M_1　　　　　B. M_2

C. M_4　　　　　D. M_3

E. M_5

106. 女性，30 岁。急性淋巴细胞白血病化疗后第 10 天出现寒战、高热。白细胞 0.2×10^9/L。血细菌培养：阴沟肠杆菌。选用体外药物敏感的抗生素治疗 2 周，体温仍有 37℃ ~38℃，需考虑下列哪种可能

A. 真菌感染

B. 细菌性败血症未愈

C. 原发病发热

D. 药物热

E. 输液反应

107. 男性，34 岁。诊断为急粒白血病 M_3，化疗时突发 DIC，并迅速发展到消耗性低凝期。下列检查结果中哪项是不符合的

A. 血小板数明显减少

B. 纤维蛋白原浓度降低

C. 凝血酶原时间缩短

D. 血小板因子Ⅳ水平增高

E. 抗凝血酶Ⅲ水平减低

108. 男性，70 岁。面色苍白、乏力半年，腰痛 1 个月。查体：肝、脾不大。血红蛋

白 80g/L，白细胞 4.0×10^9/L，血小板 70×10^9/L。尿蛋白（＋＋＋）。腰椎 X 线检查示骨质疏松和圆形穿凿样骨损害。最可能的诊断为

A. 淋巴瘤

B. 类风湿关节炎

C. 骨髓转移癌

D. 急性白血病

E. 多发性骨髓瘤

109. 男性，60 岁。结肠癌术后咳嗽、发热。查体：双肺可闻及湿性啰音。WBC 2.9×10^9/L，中性粒细胞 0.50，白细胞减少考虑与感染有关。其机制与哪项无关

A. 粒细胞生成减少

B. 粒细胞破坏过多

C. 粒细胞分布异常

D. 粒细胞消耗过多

E. 造血干细胞异常克隆

110. 男性，40 岁。因尿毒症行肾移植。术后常规使用环孢素防排斥反应，查 CMV - Ag 阳性，用药前白细胞正常，连续使用更昔洛韦 14 天，查白细胞 0.8×10^9/L，中性粒细胞 0.30，Hb 80g/L，血小板 55×10^9/L。该患者白细胞减少的可能原因是

A. 环孢素

B. 更昔洛韦

C. 排斥反应

D. CMV 感染

E. 再生障碍性贫血

111. 女性，20 岁。关节痛、皮疹、发热 2 周，服阿司匹林可退热。查体：面部蝶形红斑，脾肋下 1 指。Hb 90g/L，白细胞 1.9×10^9/L，中性粒细胞 0.45，淋巴细胞 0.55，血小板 120×10^9/L。尿蛋白（＋＋）。抗 dsDNA（＋），抗 ANA（＋）。该患者白细胞减少属于

A. 免疫性　　　B. 感染性

C. 药物性　　　D. 脾功能亢进

E. 医源性

112. 男性，15 岁。急性淋巴细胞白血病化疗后第 7 天，出现有寒战、高热，达 39℃，无咳嗽、咽痛，无腹痛、尿频、尿急。查体：BP 105/60mmHg，神清，咽无充血，双肺未闻及干、湿啰音。心率 100 次/分，腹软，无压痛，肝、脾肋下未触及肿大。WBC 0.16×10^9/L。Hb 60g/L，PLT 15×10^9/L，下列哪项处理是错误的

A. 血细菌培养

B. 血真菌培养

C. 致病菌明确后开始使用抗生素

D. 经验性选择抗生素

E. 用粒细胞刺激因子

113. 男性，5 岁。因反复下肢关节肿痛 4 年，右膝关节肿胀 2 天入院。查体发现右膝关节肿胀、压痛，皮肤无瘀斑。血常规：WBC 5.4×10^9/L，Hb 100g/L，PLT 120×10^9/L；APTT 70s/35s，PT、血小板功能正常；ASO、ESR 正常。该患者最合适的诊断是

A. 特发性血小板减少性紫癜

B. DIC

C. 过敏性紫癜

D. 血友病

E. 风湿性关节炎

114. 男性，27 岁。四肢关节游走性肿痛 1 周，以膝、踝等大关节为主；数天前，下肢皮肤曾出现一过性紫癜。2 周前曾有"上感"病史。查体：双膝、踝关节轻度肿胀，压痛，活动轻度受限。化验：ASO 正常，类风湿因子（－），血象正常，ANA（－），ds DNA（－），血尿酸正常。该患者最可能的诊断是

A. 风湿性关节炎

B. 类风湿性关节炎

C. 系统性红斑狼疮

D. 关节型过敏性紫癜

E. 痛风

115. 男性，38 岁。反复双下肢皮疹 10 天，尿少、下肢浮肿 5 天。发病前一周曾"感冒"。查体：BP 160/90mmHg，眼睑浮肿，双下肢对称性分布皮疹，略高于皮面，深红色，压之不褪色，双下肢中度凹陷性水肿。化验：血常规正常；尿常规：蛋白（＋＋＋），隐血（＋＋）；PT、APTT 正常。该患者最可能的诊断是

A. 慢性肾小球肾炎

B. ITP

C. 过敏性紫癜

D. 系统性红斑狼疮

E. 单纯性紫癜

116. 男性，15 岁。因皮肤紫癜、腹痛、黑便 4 天入院。查体发现双下肢有散在瘀斑，腹部未见阳性体征。血常规：WBC 10×10^9/L，Hb 130g/L，PLT 200×10^9/L；BT、APTT、PT、血小板功能均正常；束臂试验阳性。该患者最可能的诊断是

A. 特发性血小板减少性紫癜

B. 血友病

C. DIC

D. 白血病

E. 过敏性紫癜

117. 男性，15 岁。自幼反复出现鼻出血。查体：皮肤见多个直径约 1～2mm 大小的毛细血管扩张，高出皮面，按之可褪色，鼻腔黏膜检查亦见类似毛细血管扩张，余未见异常。化验：血小板计数、功能及凝血相关检查均正常。病人最可能的诊断是

A. 遗传性出血性毛细血管扩张症

B. 过敏性紫癜

C. 特发性血小板减少性紫癜

D. 血友病

E. 单纯性紫癜

118. 女性，11 岁。双下肢皮肤出血，伴腹痛 5 天。查体：全身皮肤以双下肢为主见广泛出血点，部分融合成片，浅表淋巴结不大，腹平软，肝脾肋下未及。血象：Hb 123g/L，WBC 6.9×10^9/L，PLT 242×10^9/L。大、小便常规正常。诊断考虑为过敏性紫癜

A. 单纯型   B. 腹型

C. 关节型   D. 肾型

E. 混合型

119. 女性，14 岁。因接触花粉后出现四肢皮肤紫癜 1 天入院。查体发现四肢有散在的紫癜、荨麻疹，呈对称性分布。化验：血常规正常，尿常规发现 RBC（＋＋＋＋），PT、APTT 正常。查体最可能还发现

A. 巩膜黄疸

B. 面色苍白

C. 淋巴结肿大

D. 心尖部三级收缩期杂音

E. 肾区叩痛

120. 男性，18 岁。胆结石手术中出血不易停止，血小板计数正常，血小板黏附率正常，PT 正常，APTT 延长，3P 阴性。最有可能的诊断是

A. 血友病

B. 血管性血友病

C. 血小板无力症

D. DIC

E. 维生素 K 缺乏症

121. 女性，28 岁。长期低脂饮食，近期出现皮肤紫癜、牙龈出血。PT 延长，APTT 延长。为了进一步明确诊断，应选择下列哪项检查最佳

A. FⅧ：C 活性

B. FⅨ抗原及活性

C. FⅪ抗原及活性

D. FⅦ抗原及活性

E. FⅦ、FⅨ、FX 及凝血酶原抗原及活性

122. 男性，18 岁。因反复肌肉血肿 14 年入院。查体发现右大腿明显肿胀、压痛。APTT 61s/35s，加正常血清后 APTT 37s/35s，PLT、PT、血小板功能正常。该患者最合适的诊断是

A. Ⅸ因子缺陷   B. Ⅷ因子缺陷

C. Ⅴ因子缺陷   D. X因子缺陷

E. Ⅰ因子缺陷

123. 女性，24 岁。因鼻衄、月经增多 1 个月入院。患者近一年为减肥而自行节食。无出血的家族史。查体发现病人明显消瘦，皮肤可见散在出血点。实验室检查：血常规：WBC 4.1×10^9/L，HB 101g/L，RBC 3.3×10^{12}/L，PLT 124×10^9/L。束臂试验阴性，血块退缩试验正常，APTT 56s/40s，PT 36s/15s，TT 17s/16s。患者最可能的诊断是

A. 血小板无力症

B. 过敏性紫癜

C. 血友病

D. 维生素 K 缺乏症

E. 血管性血友病

124. 女性，26 岁。牙龈出血伴月经过多 1 年，查体：双下肢可见散在出血点及紫癜，肝脾不大。血红蛋白 90g/L，白细胞 $5.5 \times$

10^9/L，分类正常，血小板 25×10^9/L。尿常规正常。明确诊断需做

A. 铁蛋白测定　　B. 骨髓检查

C. 出血时间　　　D. Coombs 试验

E. 网织红细胞

125. 男性，68 岁。发热伴咳嗽 1 周，表情淡漠，气急。近 2 天全身散在出血点及瘀斑，血压 8/5.3kPa（60/40mmHg），血红蛋白 120g/L，白细胞 12×10^9/L，血小板 30×10^9/L，血涂片可见少量红细胞碎片，凝血酶原时间 18 秒（对照 13 秒），骨髓穿刺示增生活跃，巨核细胞多。患者最可能的诊断是

A. DIC

B. 急性白血病

C. Evans 综合征

D. 再生障碍性贫血

E. 过敏性紫癜

126. 患者，男性，30 岁。慢性粒细胞白血病患者，异基因外周血造血干细胞移植 3 周后。患者出现皮肤红斑和斑丘疹、持续性厌食和腹泻、肝功能异常。该患者可能出现哪种移植后并发症

A. CMV 肝炎

B. 病毒性肝炎

C. 肝静脉闭塞病

D. 急性移植物抗宿主病

E. 细菌感染

127. 男性，26 岁。高热、衰竭伴腹胀 12 天。肝肋下 4cm，质中，轻度压痛，脾肋下 7cm。血红蛋白 9g/dl，白细胞 2400/μl，中性 39%，嗜酸性 4%，淋巴 57%，血小板 8.2 万/μl。骨髓红系、粒系和巨核细胞无明显异常，多形性的异常组织细胞及多核巨组织细胞占 15%，并可见吞噬血细胞的组织细胞，NAP 减低。血

AFP 测定阴性，肥达反应阴性。本病例最可能的诊断是下列一种疾病

A. 粒细胞缺乏症

B. 恶性组织细胞病

C. 急性白血病

D. 反应性组织细胞增多症

E. 再生障碍性贫血

128. 男性，55 岁。乏力、纳差、左上腹饱胀感 1 年余来诊。查体：消瘦，胸骨无压痛，肝肋下未扪及，脾肋下 8cm，移动性浊音（－）。化验：Hb 72g/L，WBC 23×10^9/L，血小板 96×10^9/L，外周血涂片有中、晚幼粒细胞及晚幼红细胞。成熟红细胞大小不一，部分呈泪滴状，骨髓穿刺干抽，中性粒细胞碱性磷酸酶染色阳性率 56%，积分 162 分。本例最可能的诊断是

A. 慢性粒细胞白血病

B. 骨髓转移癌

C. 原发性骨髓纤维化

D. 骨髓增生异常综合征

E. 急性白血病

129. 男性，55 岁。纳差、乏力、消瘦半年就诊。查体：面部暗红色，肝肋下 1cm，脾肋下 4.5cm，质硬无压痛。化验：Hb 195g/L，WBC 16.2×10^9/L，血小板 450×10^9/L，红细胞比容 60%。骨髓涂片增生明显活跃。粒、红、巨三系均增生，细胞形态无异常。诊断为骨髓增生性疾病。患者最可能的诊断是

A. 慢性粒细胞白血病

B. 骨髓增生异常综合征

C. 原发性骨髓纤维化

D. 真性红细胞增多症

E. 原发性血小板增多症

130. 男性，47 岁。发现脾肿大 3 年，牙龈出

血一周。查体：脾肋下 7cm，肝肋下 3cm。入院血常规示 WBC 3100/ul，N 0.63，L 0.31，E 0.06，Hb 89g/L，PLT $4.5 \times 10^9/L$，网织红细胞 0.21。骨髓穿刺顺利，有核细胞明显增生，粒系及红系增生均活跃，粒系呈核左移，红系以中晚幼阶段为主，可见嗜碱点彩，巨核细胞增多，未见转移癌细胞。自身免疫性抗体阴性。本例最可能的诊断是

A. 慢性粒细胞白血病

B. 特发性血小板减少性紫癜

C. 骨髓纤维化

D. 恶性组织细胞病

E. 脾功能亢进症

131. 女性，63 岁。近 3 年易疲倦、乏力。有肝硬化病史，曾用拉咪夫定治疗。脾肋下 3 指。Hb 120g/L，白细胞 $2.1 \times 10^9/L$，中性粒细胞 0.40，淋巴细胞 0.60，血小板 $130 \times 10^9/L$，骨髓增生活跃，有成熟障碍。其白细胞减少的原因与下列哪项最有关

A. 药物

B. 脾功能亢进

C. 原因未明的白细胞减少症

D. 病毒

E. 早期再生障碍性贫血

三、A3/A4 型题

(132～133 题共用题干)

男性，25 岁。活动后心悸气短 3 个月，伴有皮肤黏膜出血，间断发热，诊断为再生障碍性贫血。

132. 下列实验室检查结果中哪项是错误的

A. 三系减少

B. 骨髓增生低下，巨核细胞不易找到

C. 骨髓活检示造血组织容量减少

D. 网织红细胞绝对计数增加

E. 体外集落培养 CFU－GM 降低

133. 对上述病例的治疗，哪项是错误的

A. 应避免使用糖皮质激素

B. 异基因骨髓移植最有效

C. 脾切除对部分病人可能有效

D. 免疫抑制剂主要作用是抑制 T 细胞对造血的抑制作用

E. 反复输血可致铁负荷过量

(134～135 题共用题干)

男性，56 岁。食欲减退伴上腹部疼痛半年，体重减轻 8kg。血红蛋白 80g/L，红细胞 $3.1 \times 10^{12}/L$，网织红细胞 2%。骨髓象示幼红细胞增生活跃，中、晚幼红细胞为主，幼红细胞体积小、胞浆少、边缘不整，粒细胞系及巨核细胞系正常。

134. 该患者最可能的诊断是

A. 巨幼红细胞性贫血

B. 缺铁性贫血

C. 溶血性贫血

D. 再生障碍性贫血

E. 肝病性贫血

135. 首先的处理应是

A. 输血　　　　　B. 铁剂治疗

C. 胃肠道检查　　D. 治疗胃病

E. 肝功能检查

(136～138 题共用题干)

女性，40 岁。因反复双下肢出血点 1 年入院。查体：轻度贫血貌，双下肢有散在瘀点，浅表淋巴结未触及肿大，胸骨无压痛，腹平软，肝脾肋下未触及。白细胞 $3.3 \times 10^9/L$，红细胞 $2.2 \times 10^{12}/L$，血红蛋白 70g/L，血小板 $16 \times 10^9/L$，网织红细胞绝对数 $19 \times 10^9/L$。骨髓增生尚活跃，粒系占 30%、红系中、晚幼红细胞 10%、未见巨核细胞，浆细胞 1%、淋巴细胞 50%，组织细胞 2%，未见病态造血。

136. 该患者的初步诊断为

　　A. 慢性 ITP

　　B. 非重型再生障碍性贫血

　　C. 急性再生障碍性贫血

　　D. 纯巨核细胞减少、血小板减少性紫癜

　　E. 骨髓增生异常综合征

137. 该患者的最佳的治疗是

　　A. 抗淋巴细胞球蛋白 + 造血生长因子

　　B. 异基因造血干细胞移植

　　C. 雄激素

　　D. 雄激素 + 环孢菌素

　　E. 肾上腺糖皮质激素

138. 如治疗得当，慢性再生障碍性贫血的预后为

　　A. 多数可缓解甚至治愈

　　B. 不能治愈

　　C. 少数可缓解

　　D. 死亡率达 80%

　　E. 多数发展为重型再生障碍性贫血

(139 ~ 140 题共用题干)

　　女性，54 岁。因疟疾抗疟治疗后，出现寒战、高热、腰痛、乏力、黄疸、尿色如酱油样。查体：贫血貌，皮肤无出血点，巩膜轻度黄疸，腹软，无压痛，肝、脾肋下未触及。肝功能正常，G－6－PD 活性下降。

139. 初步考虑诊断为

　　A. 药物诱发的溶血性贫血

　　B. 伴发胆道感染

　　C. 合并弥散性血管内凝血

　　D. 恶性疟疾

　　E. 珠蛋白生成障碍性贫血

140. 下列哪项处理不合理

　　A. 用阿司匹林退热

　　B. 停用抗疟治疗

　　C. 大量补液

　　D. 碱化尿液

　　E. 对症治疗

(141 ~ 143 题共用题干)

　　女性，42 岁。乏力、面色苍白、尿色黄 1 年。重度贫血貌，巩膜轻度黄染。肝、脾肋下未触及。血清总胆红素 27μmol/L，间接胆红素 19μmol/L，肝功能正常。尿潜血（＋＋＋）。Hb 55g/L，白细胞 3.5×10^9/L，MCV70fl，血小板 72×10^9/L。骨髓象：中幼 + 晚幼红细胞 66%。网织红细胞 9%。

141. 最可能的诊断是

　　A. 缺铁性贫血

　　B. 溶血性贫血

　　C. 骨髓增生异常综合征

　　D. 巨幼细胞性贫血

　　E. 失血性贫血

142. 该患者进一步检查结果 CD55 红细胞为 33%，CD59 红细胞 28%，铁蛋白 9μg/L。该患者的病因是

　　A. 阵发性睡眠性血红蛋白尿症

　　B. 海洋性贫血

　　C. G－6－PD 缺乏症

　　D. 微血管病性溶血性贫血

　　E. 以上都不是

143. 下列哪项处理不合理

　　A. 糖皮质激素

　　B. 右旋糖酐

　　C. 输洗涤红细胞

　　D. 补充足够的铁剂

　　E. 雄激素

(144 ~ 145 题共用题干)

　　男性，20 岁。云南籍，因发热自服磺胺嘧啶，3 天后血红蛋白降至 50g/L，网织红细胞 15%，红细胞形态正常。

144. 考虑何种诊断的可能性大

A. 海洋性贫血

B. G-6-PD 缺乏症

C. 骨髓病性贫血

D. 遗传性球形红细胞增多症

E. 阵发性睡眠性血红蛋白尿症

145. 进一步检查示高铁血红蛋白还原试验异常，此时下列哪项治疗不正确

A. 多数有自限倾向，轻者无须特殊治疗

B. 如病情需要可继续服用磺胺类药物

C. 注意水电解质平衡

D. 补足液体保证足够尿量

E. 糖皮质激素治疗

(146～148 题共用题干)

男性，47 岁。因左上腹饱胀感半年，牙龈、皮肤出血、发热 2 周入院，查体：中度贫血貌，胸骨有压痛，肝肋下 3cm，脾呈巨脾改变。血象：WBC 250×10^9/L，原始粒细胞 33%，中性杆状核、分叶核及嗜酸、嗜碱粒细胞比例增多，RBC 2.48×10^{12}/L，Hb 56g/L，PLT 24×10^9/L。骨髓象：有核细胞增生极度活跃，原始粒细胞 35%，红系、巨核细胞系受抑制。

146. 该患者最可能的诊断是

A. 慢性粒细胞白血病（慢性期）

B. 急性粒细胞白血病

C. 慢性粒细胞白血病（急变期）

D. 骨髓增生异常综合征

E. 再生障碍性贫血

147. 该患者宜采用的治疗是

A. DA 方案　　　B. VILDP 方案

C. 干扰素　　　D. 羟基脲

E. 白消安

148. 该患者所患疾病的平均生存期是

A. 半年　　　B. 3 年

C. 1 年　　　D. 2 年

E. 以上均不对

(149～150 题共用题干)

男性，72 岁。颈部、腋下及腹股沟淋巴结肿大 3 个月，肝肋下 2cm，脾肋下 6cm，血红蛋白 132g/L，白细胞 122×10^9/L，血小板 125×10^9/L。

149. 目前最应做的检查是

A. 胸部 X 线检查

B. 免疫球蛋白测定

C. 腹部 B 超检查

D. 淋巴结活检

E. 白细胞分类

150. 最有可能的诊断是

A. 霍奇金病

B. 非霍奇金淋巴瘤

C. 慢性淋巴细胞白血病

D. 继发感染

E. 骨髓纤维化

(151～152 题共用题干)

男性，26 岁。5 天来鼻及牙龈出血，皮肤瘀斑。血红蛋白 55g，白细胞 10.0×10^9/L，血小板 16×10^9/L。骨髓增生活跃，幼稚细胞占 80%，胞浆有大小不等颗粒及成堆棒状小体，过氧化酶染色强阳性。

151. 诊断应考虑

A. 急性早幼粒细胞性白血病

B. 急性淋巴细胞性白血病

C. 急性粒细胞性白血病

D. 慢性粒细胞性白血病急变

E. 急性单核细胞性白血病

152. 本患者治疗应首选

A. DA 方案

B. 全反式维 A 酸

C. 羟基脲

D. VP 方案

E. 骨髓移植

（153～154 题共用题干）

男性，75 岁。低热、乏力 3 周。查体：贫血貌，肝、脾肋下未触及。实验室检查：Hb 80g/L，WBC 5.6×10^9/L，PLT 34×10^9/L，血片中原始细胞占 20%。

153. 考虑诊断为

A. 急性白血病

B. 结缔组织病

C. 再生障碍性贫血

D. 恶性淋巴瘤

E. 恶性组织细胞瘤

154. 治疗中不正确的是

A. 因患者年龄大，宜用小剂量化疗

B. 诱导缓解期主张用大剂量联合化疗

C. 加强输血

D. 加强抗生素

E. 定期复查骨髓和血常规，定期化疗

（155～156 题共用题干）

男性，27 岁。发热、头晕、视物模糊 1 周。血常规示 Hb 69g/L，WBC 15×10^9/L，分类中可见原始细胞。

155. 对诊断最有价值的检查是

A. 血涂片碱性磷酸酶染色

B. 骨髓细胞形态学检查

C. 骨髓细胞染色体检查

D. 脑脊液幼稚细胞检查

E. 骨髓细胞化学染色检查

156. 首选治疗为

A. 长春新碱＋泼尼松

B. 环磷酰胺＋泼尼松

C. 柔红霉素＋阿糖胞苷

D. 三尖杉酯碱＋阿糖胞苷

E. 全反式维 A 酸

（157～158 题共用题干）

男性，50 岁。乏力、腹胀半年。查体：

贫血貌，肝肋下 1cm。Hb 70g/L，WBC 250×10^9/L。分类可见中、晚幼粒为主，PLT 400×10^9/L，NAP 积分降低。

157. 可能的诊断为

A. 骨髓纤维化

B. 慢性粒细胞白血病

C. 类白血病反应

D. 脾功能亢进

E. 黑热病

158. 患者采用羟基脲治疗半月，出现跖趾关节疼痛，夜间为甚。可能的原因是

A. 类风湿性关节炎

B. 白血病浸润

C. 继发性痛风

D. 关节腔出血

E. 化脓性关节炎

（159～160 题共用题干）

男性，36 岁。诊为慢粒 1 年后出现发热、出血，贫血加重，脾肋下 5cm。骨髓检查：原淋占 90%，POX 染色阴性。

159. 最可能的诊断是

A. 慢粒急粒变

B. 急性淋巴细胞性白血病

C. 慢粒并急淋

D. 慢粒并骨髓纤维化

E. 慢粒急淋变

160. 正确的治疗是

A. 治疗缓解后行异基因骨髓移植

B. 如采用化疗则选用 DA 方案

C. 1 年前保存病人骨髓，此时做自体移植成功机会很大

D. 此时化疗效果与急性白血病疗效相似

E. ph 染色体阳性比阴性治疗效果差

（161～162 题共用题干）

男性，34 岁。间断发热 38℃以上 3 个月，

无痛性颈部淋巴结肿大 2 个月。查体：双颈部各触及一个 2cm × 2cm 肿大淋巴结，心肺（−），肝肋下未触及，脾肋下 4cm。

161. 如果颈部淋巴结活检为淋巴细胞、浆细胞、中性粒细胞、嗜酸粒细胞及较多的 R−S 细胞混同存在，最可能的诊断为

    A. 淋巴细胞为主型霍奇金病

    B. 淋巴细胞耗竭型霍奇金病

    C. 结节硬化型霍奇金病

    D. 混合细胞型霍奇金病

    E. 免疫细胞淋巴瘤

162. 临床分型为

    A. ⅠB   B. ⅡA

    C. ⅢA   D. ⅢB

    E. ⅣB

（163 ~ 165 题共用题干）

女性，26 岁。10 天来全身皮肤出血点伴牙龈出血来诊。化验：PLT 35×10^9/L。临床诊断为慢性特发性血小板减少性紫癜（ITP）。

163. 下列体征中支持 ITP 诊断的是

    A. 皮肤有略高出皮面的紫癜

    B. 关节出血

    C. 口腔溃疡

    D. 下肢肌肉血肿

    E. 脾脏不大

164. 下列支持 ITP 诊断的实验室检查是

    A. 凝血时间延长，凝血酶原时间延长

    B. 血块收缩良好，血小板功能正常

    C. 抗核抗体阳性，免疫球蛋白增高

    D. 骨髓巨核细胞增多，产板型增多

    E. 骨髓巨核细胞增多，幼稚、颗粒型增多

165. 该患者的首选治疗是

    A. 糖皮质激素   B. 脾切除

    C. 血小板输注   D. 长春新碱

    E. 达那唑

（166 ~ 168 题共用题干）

男性，60 岁。因面色苍白、牙龈出血 2 个月伴发热一周入院。查体：中度贫血貌，全身皮肤未见出血点，牙龈无肿胀，胸骨无压痛，腹平软，肝脾肋下未触及。血常规：WBC 1.3×10^9/L，RBC 2.80×10^{12}/L，Hb 70g/L，PLT 20×10^9/L。骨髓象：有核细胞增生低下，原始粒细胞占 15%，红系、巨核细胞系受抑制。

166. 该患者的诊断为

    A. 慢性粒细胞白血病

    B. 骨髓增生异常综合征（RAEB）

    C. 急性淋巴细胞白血病

    D. 骨髓增生异常综合征（RAEB−T）

    E. 急性粒细胞白血病

167. 该患者应首选以下治疗

    A. 小剂量阿糖胞苷

    B. VLDP

    C. 干扰素

    D. HU

    E. 伊马替尼

168. 该患者可以向以下疾病转化

    A. 急性粒细胞白血病

    B. 淋巴瘤

    C. 特发性血小板减少性紫癜

    D. 再生障碍性贫血

    E. 慢性粒细胞白血病

（169 ~ 170 题共用题干）

男性，60 岁。半年来头晕、乏力。查体：面色暗红，肝肋下 1cm，脾肋下 3cm。化验：Hb 200g/L，WBC 15.5×10^9/L，PLT 500×10^9/L，HCT 65%。骨髓增生明显活跃，粒系、红系和巨核系均增生，细胞形态无异常。

169. 最可能的诊断是

A. 慢性粒细胞白血病

B. 原发性血小板增多症

C. 真性红细胞增多症

D. 骨髓增生异常综合征

E. 原发性骨髓纤维化症

170. 下列最有助于诊断的是

A. 骨髓干细胞培养

B. 骨髓活检

C. 染色体检查

D. 红细胞容量测定

E. 以上都不对

(171～172 题共用题干)

男性，14 岁。反复呕血、黑便、皮肤瘀斑 1 周。肝、脾不大，血红蛋白 56g/L，WBC 5×10^9/L，血小板 12×10^9/L。骨髓增生活跃，巨核细胞数增多，幼巨核细胞比例增多。

171. 最可能的诊断是

A. 再生障碍性贫血

B. 急性白血病

C. 血友病 A

D. 过敏性紫癜

E. 特发性血小板减少性紫癜伴失血性贫血

172. 如患者发生头痛、呕吐，继而意识模糊，应考虑

A. 贫血致神情淡漠

B. 颅内出血的可能

C. 低血容量休克

D. 脑膜炎

E. 癫痫

(173～174 题共用题干)

女性，55 岁。诊断为特发性血小板减少性紫癜，经泼尼松治疗 1 年后，血小板 20×10^9/L，但仍在维持服用泼尼松 30mg/d。

173. 应进一步选择的治疗方法是

A. 泼尼松加量　　B. 脾切除

C. 服用叶酸　　D. 预防性输血小板

E. 骨髓移植

174. 关于该患者的叙述，正确的是

A. Ham 试验阳性

B. 骨髓巨核细胞减少

C. 血块回缩能力降低

D. 血小板寿命正常

E. 骨髓增生低下

四、案例分析题

(175～177 题共用题干)

男性，43 岁。因"持续高热、咽喉疼痛 1 周"就诊。查体：体温 39.5℃，贫血貌，咽部充血，双侧扁桃腺Ⅲ度肿大，可见脓肿，全身浅表淋巴结及肝脾未触及，胸骨无压痛。化验：血常规 Hb 50g/L，RBC 1.8×10^{12}/L，WBC 1.9×10^9/L，PLT 19×10^9/L。

175. 患者可能的诊断是

A. 巨幼细胞性贫血

B. 再生障碍性贫血

C. 骨髓增生异常综合征

D. 急性白血病

E. 系统性红斑狼疮

F. 阵发性睡眠性血红蛋白尿症

G. 淋巴瘤

176. 若患者 WBC 1.9×10^9/L，N 0.13×10^9/L，L 70%，RBC 1.8×10^{12}/L，网织红细胞 0.1%。骨髓提示多部位增生减低。活检显示造血组织均匀减少，脂肪组织增加。患者最可能的诊断是

A. 巨幼细胞性贫血

B. 非重型再生障碍性贫血

C. 骨髓增生异常综合征

D. 急性白血病

E. 系统性红斑狼疮

F. 阵发性睡眠性血红蛋白尿

G. 重型再生障碍性贫血

177. 为明确诊断，最有价值的检查是

A. 骨髓检查

B. Ham 试验

C. Coombs 试验

D. 自身抗体检测

E. 红细胞寿命测定

F. 染色体检查

(178～180 题共用题干)

女性，45 岁。因"头晕、乏力，月经增多 1 年余"就诊，患者平素喜素食。查体：贫血貌，皮肤无黄染，无皮疹和出血点，全身浅表淋巴结、肝脾未触及。化验：血常规 Hb 60g/L，WBC 4.9×10^9/L，PLT 125×10^9/L。

178. 对该患者的紧急处理中正确的是

A. 立即住院诊疗　　B. 紧急配血

C. 骨髓穿刺　　　　D. 调整月经

E. 补铁治疗　　　　F. 输红细胞治疗

G. 头颅 CT 检查

179. 若患者确诊为缺铁性贫血，关于缺铁的病因下述正确的是

A. 叶酸、维生素 B_{12} 缺乏合并缺铁

B. 铁吸收减少

C. 铁利用障碍

D. 铁丢失过多

E. 铁摄入不足

F. 铁需要增加

180. 若患者经完善相关检查后，明确为子宫肌瘤引起的月经增多从而导致缺铁性贫血，以下措施中正确的是

A. 补充叶酸和维生素 B_{12}

B. 定期复查血常规

C. 补充亚铁制剂

D. 手术治疗子宫肌瘤

E. 补充雄性激素

F. 定期骨髓穿刺

G. 定期复查血清铁蛋白

(181～183 题共用题干)

女性，33 岁。因"乏力、面色苍白，排浓茶色尿 2 周"入院，伴脱发、关节酸痛。查体：贫血貌，皮肤黄染，无皮疹和出血点，全身浅表淋巴结未触及，肝未及，脾肋下 1cm。

181. 为明确诊断，还需完善哪些检查

A. 血常规

B. 类风湿因子

C. Coombs 试验

D. 血红蛋白电泳

E. 高铁血红蛋白试验

F. 血胆红素

G. 自身抗体检查，如抗双链 DNA 抗体、抗核抗体

H. Ham 试验

182. 该患者最可能的诊断是

A. 急性白血病

B. 再生障碍性贫血

C. 自身免疫性溶血性贫血

D. 珠蛋白生成障碍性贫血

E. 类风湿关节炎

F. G - 6 - PD 缺乏症

G. 系统性红斑狼疮

183. 首选以下哪种治疗

A. 脾切除

B. 免疫抑制剂

C. 输血

D. 丙酸睾酮

E. 糖皮质激素

F. 化疗

(184～188 题共用题干)

患者，女性，18 岁。因"反复皮肤瘀点、

瘀斑 2 周，高热 2 天" 入院。查体：T 39.5℃，胸骨压痛（+），浅表淋巴结及肝脾未触及。血象：血红蛋白 70g/L，白细胞 $2.0 \times 10^9/L$，血小板 $15 \times 10^9/L$；血浆纤维蛋白原 1.2g/L，D－二聚体阳性。

184. 为寻找发热病因，下列哪些检查需立即进行且具有诊断意义

    A. 心电图   B. 腹部 CT

    C. 头颅 CT   D. 生化检查

    E. 血培养   F. 咽拭子培养

    G. 胸片   H. 凝血功能检查

185. 该患者行骨髓检查提示骨髓象有核细胞增生明显活跃，早幼粒细胞占 50%，其胞浆内充满粗大颗粒，可见较多的 Auer 小体。胸片：双下肺弥漫性渗出灶。该患者最可能的诊断为

    A. 急性淋巴细胞白血病

    B. 急性粒细胞白血病未分化型

    C. 急性单核细胞白血病

    D. 急性巨核细胞白血病

    E. 急性早幼粒细胞白血病

    F. 红白血病

    G. 急性粒－单核细胞白血病

    H. 肺部感染

186. 若该患者诊断为急性早幼粒细胞白血病，关于其特异的染色体和基因改变，下述正确的是

    A. t（15；17）（q22；q21）

    B. PML－RARA 融合基因

    C. t（8；21）（q22；q22）

    D. inv（16）（p13；q22）

    E. t（9；22）（q34；q11）

    F. BCR－ABL 融合基因

187. 若该患者诊断为急性早幼粒细胞白血病，最易出现下列哪种并发症

    A. 中枢神经系统白血病

    B. 淋巴结肿大

    C. 肝脾肿大

    D. 绿色瘤

    E. 黄疸

    F. DIC

188. 本患者早期应该给予的治疗有哪些

    A. 输注红细胞

    B. 输注血小板

    C. 抗感染

    D. 早期使用肝素治疗

    E. 造血干细胞移植

    F. DA 方案化疗

（189～192 题共用题干）

患者，男性，45 岁。因 "乏力、左上腹饱胀 1 个月" 入院。查体：轻度贫血貌，皮肤未见瘀点、瘀斑，全身浅表淋巴结不大，肝肋下未及，脾肋下 8cm，质硬。

189. 引起脾肿大的病因可能是

    A. 慢性淋巴细胞性白血病

    B. 脾功能亢进

    C. 晚期血吸虫病

    D. 骨髓纤维化

    E. 慢性粒细胞白血病

    F. 疟疾

190. 为明确诊断，应进一步补充的病例资料包括以下哪些

    A. 传染病的流行病学史

    B. 肝功能检查

    C. 血常规

    D. 消化系 B 超

    E. 询问患者的饮酒史

    F. 病毒性肝炎相关标志物检测

191. 若患者无疫水接触史，未吃生鱼，无嗜酒史等，病毒性肝炎等指标正常。血常规示：WBC $50 \times 10^9/L$，Hb 100g/L，PLT

$180 \times 10^9/L$。为进一步明确诊断，要做的检查应是

A. 骨髓细胞形态学

B. 腹部 CT

C. 染色体核型分析

D. 骨髓细胞免疫组化分析

E. 胃镜检查

F. 白血病细胞免疫分型

G. 消化系肿瘤指标检测

192. 若患者确诊为慢性粒细胞性白血病，目前最有效的治疗药物是

A. 羟基脲　　　　B. 干扰素

C. 万珂　　　　　D. 反应停

E. 氟达拉宾　　　F. 格列卫

（193～195 题共用题干）

患者 1 个月前发现面色白，自服维生素 C、螺旋藻及红葡萄籽片（具体剂量不详）未有明显改善。3 天前发热，最高 37.6℃，为进一步诊治入院。患者发病来有头痛、头晕，无其他不适主诉。查体：神清，贫血貌，结膜苍白，巩膜无黄染。周身皮肤未见出血点，浅表淋巴结可触及多处肿大，最大者 3cm×3cm。胸骨压痛（+），心肺未查及异常。腹软，无压痛及反跳痛，肝脾肋下未触及。双下肢无水肿。辅助检查：血常规：WBC 99.4 $\times 10^9/L$，HGB 64g/L，PLT 72 $\times 10^9/L$。

193. 该患者初步诊断为急性白血病，为确定该诊断需完善的相关检查为

A. 骨髓象

B. DIC

C. 肝、胆、脾彩超

D. 白血病免疫分型

E. 融合基因

F. 培养细胞染色体分析

G. 抗核抗体

H. 骨髓活组织检查与诊断

194. 患者骨髓象回报骨髓增生极度活跃，淋巴系异常增生。印象诊断 ALL－L2。免疫分型：异常淋系表型。可能为 T 淋巴细胞白血病。下一步治疗应为

A. 应用糖皮质激素降白细胞

B. 应用羟基脲降白细胞

C. 口服别嘌醇

D. 水化碱化尿液

E. VDLP 方案化疗

F. DA 方案化疗

G. 预防肿瘤溶解综合征

H. MA 方案化疗

I. 放疗＋化疗

J. 口服伊马替尼

K. 高三尖杉酯碱化疗

L. 口服中药治疗

195. 如果患者应用左旋门冬酰胺酶化疗，需监测的指标有

A. 凝血五项　　　B. 肝功能

C. 肾功能　　　　D. 血糖

E. 血清淀粉酶　　F. 尿酸

G. 心肌酶谱

（196～199 题共用题干）

女性，30 岁。以"咽分泌物带血伴周身瘀斑 1 月余"为主诉入院。患者 1 个月前无明显诱因出现晨起咽分泌物带血，刷牙加重，伴有周身瘀斑，患者自用药物牙膏未见明显好转。患者病来鼻出血 1 次，持续 20 分钟。无头晕乏力，无发热，无尿血及黑便。饮食睡眠尚可，1 个月来体重无明显变化。查体：T 37.0℃，P 74 次/分，R 16 次/分，BP 110/64mmHg。无贫血貌，周身皮肤散在新鲜及陈旧瘀斑。咽不赤，浅表淋巴结未触及肿大，胸骨无压痛。心、肺、腹未及异常。双下肢无水肿。

196. 为确定诊断，需完善的相关检查为

A. 血常规　　　　B. 凝血五项

C. 肾功能　　　　D. 心肌酶谱

E. 骨髓象　　　　F. 血清离子

C. 肌注右旋糖酐铁

D. 输注血小板

E. 脾切除

F. 口服己烯雌酚

G. 免疫抑制剂

H. 补充叶酸和维生素 B_{12}

I. 口服华法林

J. 静滴去氨加压素

197. 血常规回报 WBC 7.2×10^9/L，HGB 141g/L，PLT 14×10^9/L，初步诊断 ITP。可出现的骨髓象改变为

A. 急性型骨髓巨核细胞数量轻度减少或正常

B. 急性型骨髓巨核细胞数量轻度增加或正常

C. 巨核细胞发育成熟障碍

D. 粒单核系增生活跃

E. 红系增生低下

F. 有血小板形成的巨核细胞显著减少

G. 巨核细胞体积小，幼稚巨核细胞减少

H. 红系及粒、单核系正常

198. 此患者可采取的治疗措施有

A. 卧床休息，止血治疗

B. 糖皮质激素

199. 患者治疗过程中突发脑出血，应如何处理

A. 营养神经系统

B. 外科手术治疗

C. 血小板输注

D. 静滴维生素 K_1

E. 云南白药

F. 输注免疫球蛋白

G. 大剂量甲泼尼龙

H. 血浆置换

第五章　泌尿系统

1. 下列哪项对诊断急性肾小球肾炎最有价值
   - A. 血沉增快
   - B. 抗"O"增高
   - C. C3 下降
   - D. 尿沉渣可见红细胞管型
   - E. 蛋白尿

2. 急性肾小球肾炎的主要治疗是
   - A. 休息和加强营养
   - B. 用激素与免疫抑制剂
   - C. 休息和对症
   - D. 抗凝疗法
   - E. 透析疗法

3. 急进性肾小球肾炎的临床主要特征是
   - A. 主要以急性起病，重症血尿为特征
   - B. 早期出现少尿性急性肾功能衰竭为特征
   - C. 以进行性贫血为特征
   - D. 以高度水肿为特征
   - E. 以高血压脑病为特征

4. 慢性肾炎水肿产生的主要因素是
   - A. 全身毛细血管通透性增加
   - B. 肾内分泌前列腺素减少
   - C. 继发醛固酮分泌增多
   - D. 肾小球超滤及滤过率下降
   - E. 抗利尿激素分泌增多

5. 慢性肾炎临床表现错误的是
   - A. 不导致肾功能不全
   - B. 轻、中度水肿
   - C. 高血压
   - D. 中等程度蛋白尿

   - E. 血尿

6. 慢性肾炎治疗的主要目的是
   - A. 应用血小板解聚药
   - B. 消除血尿
   - C. 控制感染
   - D. 消除蛋白尿
   - E. 防止或延缓肾功能衰竭

7. 关于肾病综合征的治疗，下列哪项不妥当
   - A. 用激素治疗，尿蛋白减少立即减量
   - B. 必要时补充人体清蛋白
   - C. 用激素治疗 4 周无效，加用环磷酰胺
   - D. 应用阿司匹林
   - E. 必要时应用环孢菌素 A

8. 微小病变型肾病综合征最主要的治疗是
   - A. 高蛋白低盐饮食
   - B. 卧床休息
   - C. 利尿剂
   - D. 糖皮质激素
   - E. 非激素类免疫抑制剂

9. 不能引起肾病综合征的疾病是
   - A. 过敏紫癜性肾炎
   - B. 糖尿病肾病
   - C. 肾淀粉样变性
   - D. 急性肾盂肾炎
   - E. 系统性红斑狼疮性肾炎

10. 关于血尿的叙述，哪项是错误的
    - A. 运动性血尿是肾小球滤过膜暂时性变化引起
    - B. 几乎所有急性肾炎均有血尿
    - C. 血尿见于肾血管畸形

D. 红细胞超过 3 个/高倍视野称为镜下
  血尿

E. 三杯试验第三杯呈血尿表示病变

11. 正常尿中偶见什么管型

A. 白细胞管型　　B. 透明管型

C. 红细胞管型　　D. 上皮细胞管型

E. 蜡样管型

12. 急性肾小球肾炎尿中常见

A. 白细胞管型　　B. 蜡样管型

C. 上皮细胞管型　　D. 透明管型

E. 红细胞管型

13. 急性肾炎临床表现中消失或恢复正常最慢
的是

A. 高血压

B. 水肿

C. 补体 C3

D. 血尿及微量蛋白尿

E. 管型尿

14. 目前认为多数人类肾小球疾病是

A. 遗传性疾病

B. 细菌感染性疾病

C. 免疫缺陷性疾病

D. 免疫介导的疾病

E. 肾小球损伤性疾病

15. 有关肾小球疾病的叙述，下列哪项错误

A. 肾小球疾病其病因，发病机制，临床
  及病理表现不尽相同

B. 肾小球疾病是免疫介导的炎症疾病

C. 原发性肾小球疾病多数病因是清楚的

D. 肾小球疾病是引起慢性肾功能衰竭的
  主要疾病

E. 肾小球疾病可分为原发性、继发性及
  遗传性

16. 当代肾脏病学临床诊断治疗及判断预后的
重要依据是

A. 肾脏静脉造影

B. 肾脏 B 超检查

C. 血肌酐清除率检查

D. 肾脏功能检查

E. 肾活检病理检查

17. 有关慢性肾炎，下列哪项是正确的

A. 发病与链球菌感染有明确关系

B. 大部分与急性肾炎之间有确定的因果
  关系

C. 不同的病例其肾小球的病变是相同的

D. 发病机制的起始因素为免疫介导性
  炎症

E. 可发生于任何年龄，其中女性居多

18. 急性肾炎尿量甚少时哪种利尿剂应慎用或
不用

A. 氢氯噻嗪　　B. 呋塞米

C. 利尿酸钠　　D. 螺内酯

E. 利尿合剂

19. 急性肾小球肾炎的诊断根据中哪一项最
关键

A. 血尿及红细胞管型尿

B. 高血压

C. 尿少

D. 全身水肿

E. 蛋白尿及透明管型尿

20. 急进性肾炎的病理类型是

A. 肾小球囊新月体性肾炎

B. 膜增生性病变

C. 膜性病变

D. 弥漫性增生性肾小球肾炎

E. 肾小球病变

21. 下列肾脏病中哪种为抗肾小球基底膜抗体
性肾炎

A. 肺出血肾炎综合征

B. 膜性病变为主的肾炎

C. 肾小球病变为主的肾炎

D. 链球菌感染后急性肾炎

E. 狼疮性肾炎

22. 慢性肾炎合并高血压尿毒症，同时有水肿，下列药物先应用

A. 呋塞米

B. 甘露醇

C. 氢氯噻嗪

D. 氢氯噻嗪与氨苯蝶啶

E. 利尿合剂

23. 肾病综合征最主要的临床特点是

A. 血浆清蛋白低于 30g/L

B. 尿蛋白多于 3.5g/24h

C. 水肿

D. 血脂升高

E. 肾功能障碍

24. 肾病综合征低蛋白血症的主要原因是

A. 肾小球毛细血管壁通透性增强

B. 肝脏合成清蛋白不足

C. 清蛋白分解代谢增强

D. 肾小管重吸收蛋白不足

E. 蛋白质摄入不足

25. 关于肾病综合征的治疗，下列哪项是错误的

A. 可应用抑制血小板凝集药物

B. 限制食盐和水的摄入

C. 免疫抑制剂与糖皮质激素可以合用

D. 只要血肌酐不升高，应给予正常量优质蛋白饮食

E. 因血浆胶体渗透压低，尿量虽少也不能使用利尿剂

26. 糖皮质激素最适用于

A. 微小病变型肾病

B. 慢性肾炎

C. 糖尿病肾病

D. 急性肾炎

E. 膜性肾病

27. 急性肾炎常见于

A. 微小病变

B. 系膜增生性肾炎

C. 毛细血管内增生性肾炎

D. 新月体肾炎

E. 系膜毛细血管性肾炎

28. 用药治疗 4 周，尿蛋白减少见于

A. 肾病综合征对激素高度敏感

B. 肾病综合征对激素低敏感

C. 肾病综合征对激素敏感

D. 肾病综合征对激素耐药

E. 肾病综合征对激素依赖

29. 下列哪种疾病病理改变有纤维素样坏死

A. 肾动脉血栓形成

B. 肾动脉狭窄

C. 肾静脉血栓形成

D. 恶性小动脉性肾硬化症

E. 良性小动脉性肾硬化症

30. 关于小动脉性肾硬化症的说法，哪项不正确

A. 良性小动脉性肾硬化症常伴随出现高血压眼底病变及心、脑并发症

B. 控制高血压是延缓肾损害进展的关键

C. 恶性小动脉性肾硬化症可见小动脉凝固性坏死

D. 恶性小动脉性肾硬化症的血管切面呈"洋葱皮"样外观

E. 恶性小动脉性肾硬化症易发生肾衰竭

31. 对于一患慢性肾盂肾炎患者，经系统治疗，尿菌已阴性。为防止复发，下列哪项措施是错误的

A. 增加营养，提高免疫的功能

B. 寻找尿路梗阻等不利因素

C. 多饮水，定时排尿

D. 停药后，复查尿常规和细菌培养

E. 大剂量抗生素联合应用

32. 慢性肾盂肾炎治疗应使用哪种方法

    A. 按急性肾盂肾炎治疗

    B. 联合应用抗生素并去除易感因素

    C. 给予一种抗菌药物

    D. 对症治疗无需用药抗菌

    E. 一旦出现症状无需用药抗菌

33. 下列哪种药物可引起急性间质性肾炎和肾小球微小病变型肾病

    A. 磺胺

    B. 青霉素

    C. 氧氟沙星

    D. 非甾体抗炎药

    E. 以上都不是

34. 关于慢性间质性肾炎的说法，哪种是错误的

    A. 以肾间质纤维化及小管退行性变等慢性病变为主要病理表现

    B. 有肾性贫血

    C. 有高血压

    D. 先有肾小管功能损害

    E. 有肾小管酸中毒

35. 下列哪种病理改变是急性药物过敏性间质性肾炎的特点

    A. 嗜酸性粒细胞浸润

    B. 淋巴细胞浸润

    C. 单核细胞浸润

    D. 巨噬细胞浸润

    E. 中性粒细胞

36. 下列哪种病理改变是慢性间质性肾炎的特点

    A. 肾间质水肿

    B. 弥漫性淋巴细胞及单核细胞浸润

C. 嗜酸性粒细胞浸润

D. 肾小管上皮细胞退行性变

E. 肾间质多灶或大片状纤维化

37. 下列哪项一般不会引起慢性间质性肾炎

    A. 含马兜铃酸药物的中药

    B. 环孢素

    C. 铅

    D. 放射线

    E. 链球菌

38. 关于慢性间质性肾炎肾小管功能改变的描述，哪项说法不正确

    A. 远端肾小管浓缩功能障碍出现夜尿多、低比重尿

    B. 近端肾小管重吸收功能障碍出现肾性糖尿

    C. 有高渗透压尿

    D. 可出现 Fanconi 综合征

    E. 先出现肾小管功能损害，后出现肾小球功能损害

39. 引起肾盂肾炎最常见的致病菌是

    A. 副大肠埃希菌　　B. 大肠埃希菌

    C. 变形杆菌　　　　D. 葡萄球菌

    E. 粪链球菌

40. 慢性肾盂肾炎的有效治疗方法是

    A. 口服诺氟沙星

    B. 静点氨苄西林

    C. 调节尿的酸碱度

    D. 静点庆大霉素

    E. 联合轮换应用抗生素

41. 妊娠 5 个月以上的妇女引起肾盂肾炎最常见的原因是

    A. 妊娠子宫压迫输尿管

    B. 膀胱炎

    C. 血行感染

    D. 上呼吸道感染

E. 淋巴道感染

42. 一患者有远端肾小管酸化功能障碍，但临床尚无酸中毒表现，此时则应做

　　A. 地塞米松抑制试验

　　B. 氯化钾试验

　　C. 苯酚氢盐重吸收试验

　　D. 氯化铵负荷试验

　　E. 以上都不是

43. 关于近端肾小管性酸中毒的发病机制，下列哪种说法不正确

　　A. 由近端肾小管酸化功能障碍引起

　　B. HCO_3^- 重吸收障碍

　　C. 肾小管上皮细胞管腔侧 $K^+ - H^+$ 交换障碍

　　D. 肾小管上皮细胞基底侧 $Na^+ - HCO_3^-$ 协同转运障碍

　　E. 以上都不是

44. 关于急性药物过敏性间质性肾炎的说法，下列哪种是错误的

　　A. 常出现全身过敏表现

　　B. 常出现无菌性白细胞尿、血尿及轻度蛋白尿

　　C. 常出现少尿或非少尿性急性肾衰竭

　　D. 常出现肾性糖尿

　　E. 以肾间质中性粒细胞浸润等急性病变为主要病理表现

45. 以下哪种疾病常引起肾结石

　　A. 低血钾型远端肾小管性酸中毒

　　B. 近端肾小管性酸中毒

　　C. Ⅳ型肾小管性酸中毒

　　D. Ⅲ型肾小管性酸中毒

　　E. 以上都不是

46. 慢性肾功能不全时，引起继发甲状旁腺功能亢进的原因是

　　A. 血钾升高

B. 血肌酐升高

C. BUN 升高

D. 血磷升高，血钙降低

E. 二氧化碳结合力降低

47. 尿毒症最早期的表现为

　　A. 心力衰竭　　B. 高血压

　　C. 出血　　D. 贫血

　　E. 胃肠道症状

48. 尿毒症病人贫血的主要原因是

　　A. 失血

　　B. 缺铁

　　C. 促红细胞生成素减少

　　D. 低蛋白血症

　　E. 恶心呕吐

49. 有关慢性肾功能不全的治疗，叙述错误的是

　　A. 高磷血症 – 氢氧化铝凝胶

　　B. 高钾血症 – 钠交换树脂

　　C. 末梢神经炎 – 肾上腺皮质激素

　　D. 贫血 – 输浓缩红细胞

　　E. 充血性心衰 – 减量应用地高辛

二、A2 型题

50. 女性，25 岁。突起水肿、尿少、血尿即住院治疗，3 周后进入昏迷，尿蛋白（＋＋＋），RBC10～15 个/HP，WBC 1～3 个/HP，颗粒管型 1～3 个/HP，BUN25mmol/L，肾活检大量新月体形成。应诊断为

　　A. 急性肾炎

　　B. 慢性肾炎急性发作

　　C. 急进性肾炎

　　D. 肾病综合征

　　E. 急性肾盂肾炎

51. 男性，23 岁。2 年来化验发现尿蛋白持续为（＋）～（＋＋），每当上呼吸道感染或劳累后，尿蛋白可增至（＋＋＋），2

天前感冒，尿红细胞 5 ~ 10 个/HP。其诊断最可能为

A. 急性肾炎

B. 隐匿性肾炎

C. 慢性肾盂肾炎

D. 慢性肾炎

E. 肾病综合征

52. 男性，16 岁。近半个月全身水肿，检查尿蛋白（＋＋＋），透明管型 2 ~ 3 个/HP，血红蛋白 12g/L，血压正常，24 小时尿蛋白 > 3.5g。最可能的诊断是

A. 肾病综合征　　B. 急进性肾炎

C. 慢性肾炎　　　D. 急性肾炎

E. 肾盂肾炎

53. 女性，20 岁。水肿少尿半年。化验检查：尿蛋白（＋＋＋），红细胞 2 ~ 3 个/HP，白细胞 1 ~ 2 个/HP，血肌酐正常。肾活检病理检查为微小病变型肾病。最主要的治疗是

A. 高蛋白的低盐饮食

B. 卧床休息

C. 利尿剂

D. 糖皮质激素

E. 其他免疫抑制剂

54. 18 岁。呼吸道感染后 2 天出现血尿，同时伴有低热、腰痛，无高血压，住院治疗后全身症状好转，但仍有血尿，经肾活检，诊断为 IgA 肾病。主要依据是

A. 肾小球系膜区有免疫复合物沉积

B. 临床上以低热为主

C. 肾小球系膜区有以 IgA 为主的颗粒沉积

D. 临床上无诱因的突发血尿

E. 肾小球系膜区有系膜细胞浸润

55. 男性，20 岁。周身水肿半个月，近日来出现呼吸困难、少尿。检查：BP 170/

120mmHg，全身高度水肿，并伴有右侧胸腔及腹腔积液，在外院诊断为肾病综合征，强的松减量的标准是

A. 胸腹水消失　　B. 尿量增加

C. 食欲增加　　　D. 水肿消退

E. 尿蛋白消失

56. 男性，30 岁。反复发作性血尿，经肾活体组织检查诊断为 IgA 肾病，首选治疗为

A. 雷公藤治疗

B. 止血治疗

C. 改善肾血流量的治疗

D. 抗感染治疗

E. 泼尼松治疗

57. 男性，30 岁。颜面水肿 3 天，无力，尿 400ml/24h，血压 130/80mmHg，血红蛋白 130g/L，尿蛋白（＋＋＋），红细胞 20 ~ 40 个/HP，颗粒管型 0 ~ 2 个/HP。可能性最大的诊断是

A. 隐匿性肾炎　　B. 急进性肾炎

C. 慢性肾炎　　　D. 急性肾炎

E. 肾盂肾炎

58. 急性肾炎 2 周，血压 160/100mmHg，尿红细胞散在满视野。首先应选用

A. 抗炎治疗应抗菌药物

B. 降压对症治疗

C. 应用止血药物治疗

D. 泼尼松

E. 中药治疗

59. 男性，20 岁。反复咯血 1 周，进行性少尿 5 天入院，血压 160/100mmHg，尿常规，尿蛋白（＋＋＋），红细胞满视野。入院后病情继续恶化，血压升高加重，后出现恶心呕吐，血尿素氮 172mmol/L。诊断应考虑为

A. 过敏性紫癜肾炎

B. 急性肾炎

C. 慢性肾炎急性发作

D. 流行性出血热

E. 急进性肾炎

60. 男性，25岁。近年夜尿增多，偶有水肿。BP 190/110mmHg，Hb 60g/L，尿蛋白（+），RBC 0～1个/HP，WBC 0～1个/HP，颗粒管型1～2个/HP，肌酐清除率降低。应诊断为

A. 慢性肾炎

B. 急进性肾炎

C. 隐匿性肾炎

D. 急性肾炎

E. 高血压病肾动脉硬化

61. 女性，15岁。无原因出现眼睑及下肢水肿，查 BP 100/70mmHg，心肺正常，尿蛋白（+++），红细胞0～1个/HP，血浆清蛋白30g/L。最可能的诊断为

A. 急性肾炎　　B. 慢性肾炎

C. 肾病综合征　　D. 肾淀粉样变

E. 泌尿系感染

62. 某病人，周身高度水肿伴有腹水。检查尿蛋白（+++），24小时尿蛋白＞3.5g，合并高脂血症，血浆蛋白＜30g/L，诊断为肾病综合征。其主要依据是什么

A. 24小时尿蛋白＞3.5g

B. 尿蛋白（+++）

C. 高脂血症

D. 高度水肿伴腹水

E. 血浆清蛋白＜30g/L

63. 男性，24岁。一年前诊断为肾病综合征，应用激素治疗4周，尿蛋白转阴后减量，治疗共8周，停药已半年，近一个月来又出现水肿，尿蛋白（+++），应首选应用

A. 泼尼松1mg/kg

B. 环磷酰胺

C. 甲基泼尼松龙，冲击治疗

D. 吲哚美辛治疗

E. 雷公藤治疗

64. 男性，30岁。临床表现为反复发作性肉眼血尿，在劳累及感染后加重。发作时伴有肌肉疼痛，无高血压及肾功能减退，可考虑诊断

A. 急性肾小球肾炎

B. 隐匿性肾炎

C. 慢性肾炎

D. IgA肾病

E. 泌尿系感染

65. 慢性肾炎患者，近来少尿、嗜睡，血压170/110mmHg。血 BUN 40mmol/L，CO_2CP 12mmol/L，血 K^+ 9.4mmol/L。心电图：T波高尖。今日突然抽搐，意识丧失，心跳骤停而死亡。其死亡原因是

A. 代谢性酸中毒　　B. 尿毒症脑病

C. 高钾血症　　　　D. 心功不全

E. 脑出血

66. 男性，25岁。因头痛和发现血压增高1年余入院。检查：血压180/125mmHg，尿蛋白微量，红细胞0～2个/HP。B超示左肾10.6cm×4.5cm，右肾8.9cm×4.2cm。本例最可能的诊断是

A. 慢性肾小球肾炎

B. 隐匿性肾小球肾炎

C. 肾动脉狭窄

D. 小动脉性肾硬化症

E. 慢性间质性肾炎

67. 女性，24岁。突然发热，一天后出现肉眼血尿，无尿频、尿痛，化验尿常规蛋白（+），红细胞30～40个/HP，白细胞10～

20 个/HP。应考虑应用何种检查诊断

A. 血常规检查　　B. 尿细菌培养

C. 尿蛋白定性　　D. 膀胱镜

E. 肾盂造影

68. 男性，22 岁。发烧 2 天，同时伴有乏力、腹痛、出现无痛性肉眼血尿。查体：体温 38℃，脊肋角及输尿管压痛阳性，尿白细胞 10～15/高倍镜。其原因是

A. 肾盂肾炎　　　B. 肾结石

C. 肾小球肾炎　　D. 上呼吸道感染

E. 膀胱炎

69. 男性，30 岁。水肿、尿少、呕吐 2 个月，血压 180/120mmHg，尿蛋白（＋＋＋），红细胞 5～8 个/HP，白细胞 8～10 个/HP，颗粒管型 5～10 个/HP，BUN 29mmol/L，Cr 860μmol/L，血红细胞 12.8×1012/L，该病人诊断为慢性肾炎、尿毒症合并泌尿系感染。诊断泌尿系感染的主要依据是

A. 血肌酐升高

B. 腹痛

C. 尿频、尿急、尿痛

D. 发烧

E. 尿中 WBC 8～10 个/HP，RBC 5～8 个/HP

70. 女性，28 岁。因肾结石服用含关木通的中草药 6 月后出现夜尿增多伴脸色苍白，查尿常规示尿糖（＋），比重 1.010，血肌酐 216μmol/L，血红蛋白 80g/L，血糖 4.8mmol/L。本例最可能的诊断是

A. 急性药物过敏性间质性肾炎

B. 慢性间质性肾炎

C. 糖尿病肾病

D. 慢性肾小球肾炎

E. 急进性肾小球肾炎

71. 男性，28 岁。因骨骼疼痛 3 年就诊。实验

室检查：尿 pH 5.2，尿糖（＋＋），尿氨基酸（＋＋），尿磷酸盐结晶（＋＋），血钾 2.9mmol/L，血钙 1.9mmol/L，血糖 4.1mmol/L，血 pH 7.34，血氯 113mmol/L。本例最可能的诊断为

A. 低血钾型远端肾小管性酸中毒

B. Ⅲ型肾小管性酸中毒

C. Fanconi 综合征

D. Ⅳ型肾小管性酸中毒

E. 以上都不是

72. 男性，26 岁。一年前眼睑水肿，近 3 天少尿，水肿加重。检查：贫血，呼吸增大，血压 170/110mmHg，血红蛋白 60g/L，尿比重 1.010，蛋白（＋＋），BUN 23mmol/L，二氧化碳结合力 11.25mmol/L。应诊断为

A. 急性肾炎肾功能不全

B. 急进性肾炎肾功能不全

C. 隐匿性肾炎肾功能不全

D. 慢性肾炎肾功能不全

E. 急性型高血压

73. 慢性肾炎肾功能不全病史已数年，因再次出现尿毒症中毒入院。尿量少，利尿效果不好。出现呼吸困难，肺底少许水泡音，心率 120 次/分。此时进一步处置应是

A. 5% 苯酚氢钠

B. 改用利尿合剂

C. 吸氧

D. 给予强心、扩血管药物治疗

E. 应用乳酸钠

74. 既往患慢性肾炎 10 年，病人近二周来持续性少尿，水肿恶心，伴呼吸困难，BP 180/100mmHg，心率 110 次/分，两肺底可闻湿啰音，BUN 54mmol/L，二氧化碳结合力 15mmol/L，静脉滴注呋塞米 60mg 无效。下列最有效的治疗措施是

A. 低盐饮食

B. 透析疗法

C. 静脉滴注毛花苷丙

D. 静滴血管扩张药

E. 加大呋塞米剂量

75. 一昏迷患者，病史不详，呼吸深大，查体：BP 180/120mmHg，颈软无黄疸，心肺腹部无异常。实验室检查：Hb 70g/L，RBC 1.9×10^{12}/L，尿蛋白（+），比重1.010，沉渣见蜡样管型 0 ~ 1 个/HP，RBC 0 ~ 1 个/HP，血氨正常，BUN 20mmol/L，CO_2CP 18mmol/L，血糖 4.4mmol/L。病人出现昏迷的主要原因是

A. BUN 增高　　　B. 贫血

C. 脑水肿　　　　D. 高血压

E. 酸中毒

76. 关于高血钾型肾小管性酸中毒，下列哪种说法中不正确

A. 有高阴离子间隙型高血氯性代谢性酸中毒

B. 有高钾血症

C. 有肾功能不全

D. 一般尿 pH 仍能达 5.5 以下

E. 尿总酸排泄明显减少

77. 男性，24 岁。因骨骼疼痛半年就诊。实验室检查：尿 pH 8.2，血钾 3.1mmol/L，血钙 1.7mmol/L，血 pH 7.34，血氯 112mmol/L。B 超示双肾钙化。最可能的诊断为

A. 低血钾型远端肾小管性酸中毒

B. 近端肾小管性酸中毒

C. Ⅳ型肾小管性酸中毒

D. Ⅲ型肾小管性酸中毒

E. 以上都不是

78. 患者，女性，28 岁。服用头孢拉啶 1 周后全身出现皮疹、瘙痒伴低热。查尿常规示白细胞（+），蛋白尿（+），尿糖

（+），比重 1.010，血肌酐 212μmol/L，血糖 4.7mmol/L。其最可能的诊断是

A. 慢性间质性肾炎

B. 急性药物过敏性间质性肾炎

C. 尿路感染

D. 急性肾小球肾炎

E. 急进性肾小球肾炎

79. 患者，女性，38 岁。因肾结石服用关木通 6 个月后出现夜尿增多，脸色苍白。查尿常规示白细胞（+），尿糖（+），比重 1.010，血肌酐 316μmol/L，血红蛋白 86g/L，血糖 4.2mmol/L。其最可能的诊断是

A. 慢性间质性肾炎

B. 急性药物过敏性间质性肾炎

C. 尿路感染

D. 慢性肾小球肾炎

E. 急进性肾小球肾炎

80. 女性，25 岁。出现尿频、尿急、尿痛。实验室检查：尿中有白细胞管型 2 ~ 3 个/高倍视野，红细胞 3 ~ 5 个/高倍视野，白细胞 10 ~ 15 个/高倍视野。常见于

A. 尿道炎

B. 急性肾小球肾炎

C. 慢性肾炎急性发作

D. 膀胱炎

E. 肾盂肾炎

81. 女性，24 岁。突然出现尿频、尿痛进而发烧。尿检查：尿蛋白（+），红细胞 5 ~ 7 个/HP，白细胞 20 ~ 30 个/HP，诊断为急性肾盂肾炎。感染途径考虑

A. 血行感染　　　B. 淋巴道感染

C. 上行感染　　　D. 直接感染

E. 以上都不是

82. 某女性突然出现尿频、尿急，排尿后痛，尿常规白细胞满视野，口服呋喃妥因后，

症状好转。最可能的诊断是

   A. 肾盂肾炎　　　B. 尿道感染

   C. 肾结石　　　　D. 膀胱炎

   E. 肾结核

三、A3/A4 型题

(83～85题共用题干)

女性，25岁。颜面和双下肢浮肿伴少尿5个月。查血压140/95mmHg，尿蛋白（＋＋＋），尿中红细胞（＋＋），Hb 105g/L，胆固醇10.2mmol/L，白蛋白21g/L，补体C3下降，Cr145μmol/L。

83. 本例最可能的诊断为

   A. 系统性红斑狼疮

   B. 急性肾小球肾炎

   C. 肾病综合征

   D. 慢性肾小球肾炎

   E. 糖尿病肾病

84. 为确诊，应首选下列哪项检查

   A. 肾活检　　　　B. 静脉肾盂造影

   C. 双肾CT　　　　D. 双肾B超

   E. 循环免疫复合物测定

85. 该患者的治疗中应首选下列哪种药物

   A. 环磷酰胺　　　B. 泼尼松

   C. 呋塞米　　　　D. 环孢素

   E. 青霉素

(86～88题共用题干)

男性，30岁。反复双眼睑浮肿伴夜尿增多2年，血压160/100mmHg，尿蛋白（＋），红细胞5～10个/HP，颗粒管型1～2个/HP，血肌酐145/μmol/L，血红蛋白85g/L，血清白蛋白32g/L。

86. 本例最可能的诊断为

   A. 良性小动脉性肾硬化症

   B. 急进性肾小球肾炎

   C. 慢性肾小球肾炎

   D. 肾病综合征

   E. 急性肾小球肾炎

87. 在下列临床资料中对诊断意义最小的是

   A. 高血压家族史

   B. ASO 测定

   C. 尿比重测定

   D. 尿 β_2 微球蛋白测定

   E. 双肾B超

88. 下列哪种药物本病例不宜应用

   A. 双嘧达莫　　　B. 呋塞米

   C. 硝苯地平　　　D. 链霉素

   E. 青霉素

(89～91题共用题干)

男性，23岁。2周前突起全身浮肿、尿量减少、血尿，近5天来尿量逐渐减少，脸色苍白。检查：血压180/100mmHg，尿蛋白（＋＋＋），红细胞（＋＋＋），白细胞0～3个/HP，颗粒管型0～2个/HP，血肌酐440μmol/L，血红蛋白90g/L。

89. 该患者最可能的诊断为

   A. 急性肾小球肾炎

   B. 慢性肾小球肾炎急性发作

   C. 恶性高血压

   D. 急进性肾小球肾炎

   E. 隐匿性肾小球肾炎

90. 如作肾活检，则病理改变可能性最大的是

   A. 轻度系膜增生性肾炎

   B. 微小病变型肾炎

   C. 新月体肾炎

   D. 膜性肾病

   E. 局灶性节段性肾小球硬化

91. 该患者的治疗中，下列哪项是错误的

   A. 以绝对卧床休息和对症治疗为主

   B. 血浆置换

   C. 环磷酰胺冲击

D. 甲泼尼龙冲击

E. 血液透析

(92 ~ 94 题共用题干)

男性, 18 岁。感冒 1 天后突发肉眼血尿, 持续 4 天后肉眼血尿消失, 无浮肿。查尿常规示尿蛋白阴性, 红细胞 (+), 血压 90/60mmHg, 血红蛋白 144g/L, 肌酐 77μmol/L。

92. 如患者做尿红细胞位相以变形红细胞为主, 则患者血尿的原因最可能是

　　A. IgA 肾病

　　B. 急性肾小球肾炎

　　C. 慢性肾小球肾炎

　　D. 肾结石

　　E. 肾病综合征

93. 本例如要确诊, 最好做哪项检查

　　A. 肾活检

　　B. 血 IgA 测定

　　C. 血补体测定

　　D. 静脉肾盂造影

　　E. 肾 B 超

94. 如本例为 IgA 肾病, 则主要应与下列哪种疾病鉴别

　　A. Alport 综合征

　　B. 过敏性紫癜肾炎

　　C. 糖尿病肾病

　　D. 骨髓瘤肾病

　　E. 以上都不是

(95 ~ 96 题共用题干)

男性, 38 岁。间歇性浮肿 10 余年, 伴恶心、呕吐 1 周。检查: 血红蛋白 80g/L, 血压 20.7/14.7kPa (155/110mmHg), 尿蛋白 (+ +), 颗粒管型 2 ~ 3 个/HP, 尿比重 1.010 ~ 1.012。

95. 可能的诊断是

　　A. 肝炎后肝硬化

　　B. 原发性高血压

C. 慢性肾盂肾炎

D. 慢性肾小球肾炎

E. 肾病综合征

96. 为了解该患者双侧肾脏是否已缩小, 应首选的检查是

　　A. 静脉肾盂造影　　B. ECT

　　C. CT　　　　　　D. 放射性核素肾图

　　E. B 超

(97 ~ 98 题共用题干)

男性, 26 岁。两天前无明显诱因出现洗肉水样尿, 乏力, 无发热, 无浮肿, 无尿道刺激征, 无腰痛。检查: 血压 165.5/95mmHg, 血红蛋白 100g/L。

97. 该患者应首选下列哪项检查

　　A. 尿找抗酸杆菌　　B. 膀胱镜检查

　　C. 尿沉渣镜检　　　D. 尿细菌培养

　　E. 静脉肾盂造影

98. 鉴别该患者的洗肉水样尿的来源的主要方法是

　　A. 观察血尿颜色

　　B. 尿潜血试验

　　C. 尿三杯试验

　　D. 尿红细胞位相

　　E. 尿胆原检测

(99 ~ 100 题共用题干)

女性, 60 岁。间断浮肿 2 年, 加重半月, 伴气急、咯血 3 天, 血压 150/90mmHg, 腹水征阳性, 尿蛋白 (+ + + +), 红细胞 0 ~ 2/HP, 血白蛋白 20g/L, 三酰甘油 2.1mmol/L, 双肾大, 双肾静脉主干有血栓。

99. 拟诊应考虑

　　A. 肺栓塞

　　B. 心功能不全

　　C. 肺 - 肾综合征

　　D. 肾病综合征

E. 高血压肾损害

100. 如做肾穿，最可能的病理类型为

A. 毛细血管内增生性肾炎

B. 系膜毛细血管性肾炎

C. 系膜增生性肾炎

D. 毛细血管外增生性肾炎

E. 膜性肾病

（101～102 题共用题干）

女性，36 岁。1 年来乏力、易疲倦、腰部不适，有时下肢浮肿，未检查。2 个月来加重，伴纳差，血压增高为 150/100mmHg，下肢轻度浮肿。尿蛋白（＋），沉渣 RBC 5～10/Hp，偶见颗粒管型。血 Hb 90g/L，血肌酐 400μmol/L。

101. 最可能的诊断是

A. 慢性肾盂肾炎

B. 慢性肾小球肾炎

C. 肾病综合征

D. 狼疮性肾炎

E. 以上都不正确

102. 进行降压治疗时，下列药物中不宜选用的是

A. 贝那普利　　　B. 氯沙坦

C. 氢氯噻嗪　　　D. 氨氯地平

E. 以上都不对

（103～104 题共用题干）

女性，21 岁。咳嗽、咽痛 2 周后出现肉眼血尿、颜面浮肿，血压偏高，尿蛋白（＋＋＋）、RBC 满视野/HP，血肌酐 150μmol/L，尿量 400ml/L。

103. 最可能的诊断是

A. 肾病综合征

B. 急进性肾炎综合征

C. 慢性肾炎综合征

D. 急性肾炎综合征

E. 慢性肾炎急性发作

104. 最可能的病理类型是

A. 毛细血管内增生性肾炎

B. 系膜毛细血管性肾炎

C. 系膜增生性肾炎

D. 毛细血管外增生性肾炎

E. 膜性肾病

（105～106 题共用题干）

女性，24 岁。咽痛后 2 周出现肉眼血尿，血压 150/100mmHg，尿蛋白（＋＋＋），尿红细胞满视野，WBC 8～10 个/HP，血肌酐 180μmol/L。

105. 最可能的诊断是

A. 肾病综合征

B. 慢性肾炎综合征

C. 急性肾炎综合征

D. 急进性肾炎综合征

E. 尿路感染综合征

106. 最正确的治疗方案是

A. 卧床休息 2～3 周，直至肉眼血尿消失、水肿消退、血压恢复正常

B. 积极抗感染治疗

C. 必要时加止血药物

D. 尽快把血压降到正常水平

E. 用抗生素 1 周后做扁桃体切除术

（107～108 题共用题干）

男性，35 岁。咽痛、发热 1 天后出现肉眼血尿，尿常规示蛋白阴性、尿红细胞满视野。

107. 首先考虑的诊断是

A. 急性肾小球肾炎

B. IgA 肾病

C. 急进性肾小球肾炎

D. 尿路感染

E. 尿路结石

108. 进一步检查应首选

    A. ASO

    B. 蛋白电泳

    C. 尿红细胞形态相查显微镜检查

    D. 中段尿培养

    E. 静脉肾盂造影

(109 ~ 110 题共用题干)

    男性，69 岁。4 个月前患者双下肢水肿，血色素 150g/L，尿常规蛋白阳性，24 小时尿蛋白定量 5.9g，血浆白蛋白 19.2g/L，血肌酐 108μmol/L。现患者双下肢无水肿，但腹水明显增加，血色素 180g/L，24 小时尿蛋白定量 4.8g，血浆白蛋白 16.7g/L，血肌酐 268μmol/L。

109. 首先考虑的并发症是

    A. 肝硬化

    B. 腹膜炎

    C. 血吸虫病

    D. 肠穿孔

    E. 下腔静脉血栓栓塞

110. 为明确病因，检查应首选

    A. 肝脏 B 超

    B. 腹水培养

    C. 免疫学检查

    D. 腹部 X 线检查

    E. 肾活检

(111 ~ 112 题共用题干)

    男性，70 岁。既往体健，10 天前曾应用庆大霉素抗感染治疗。尿量 800ml，尿常规示 PRO（+），可见颗粒管型，BUN 18.8mmol/L，Cr 373μmol/L，HGB 12.1g/dl。

111. 导致急性肾衰的原因是

    A. 肾皮质坏死

    B. 急性间质性肾炎

    C. 急性肾小管坏死

    D. 严重感染

    E. 急进性肾炎

112. 庆大霉素对肾脏损伤的部位是

    A. 肾小球　　　　B. 近端肾小管

    C. 髓襻　　　　　D. 远端肾小管

    E. 肾间质

(113 ~ 114 题共用题干)

    女性，33 岁。双下肢水肿 1 个月，既往有慢性乙型病毒性肝炎病史 3 年，尿常规蛋白阳性、尿红细胞 20 个/高倍视野，24 小时尿蛋白定量 4.0g，血浆白蛋白 28.5g/L，血肌酐 90μmol/L，血 HBsAg 及 HbeAg 均阳性。

113. 首先考虑的诊断是

    A. 急性肾小球肾炎

    B. 原发性肾病综合征

    C. 乙型肝炎病毒相关性肾小球肾炎

    D. 肝硬化肾损害

    E. 狼疮性肾炎

114. 为明确病因，检查应首选

    A. 补体 C3 检测

    B. 肾穿刺组织光镜检查

    C. 肾穿刺组织乙型肝炎病毒相关抗原检查

    D. 肝脏

    E. 以上都不对

(115 ~ 116 题共用题干)

    女性，29 岁。上呼吸道感染后 1 周出现浮肿、尿量减少、关节痛。化验血：Hb 9.8g/dl，尿蛋白（+++），RBC5 ~ 10 个/HP，WBC 5 ~ 8 个/HP；血补体 C3 下降，血肌酐 120mmol/L，ASO1∶400，ANA（+）

115. 最可能的诊断为

    A. 急性链球菌感染后肾炎

    B. IgA 肾病

    C. 慢性肾炎急性发作

    D. 狼疮性肾炎

    E. 急性间质性肾炎

116. 下一步首选的检查是

    A. 肾图

    B. 肾活检

    C. 内生肌酐清除率

    D. 自身抗体

    E. ANCA

(117~118 题共用题干)

男性，10 岁。浮肿、尿少、肉眼血尿 3 天，3 周前开始反复发作双下肢出血性皮疹，对称性分布，伴关节肿痛。

117. 最可能的诊断是

    A. 狼疮性肾炎

    B. 急性肾小球肾炎

    C. 过敏性紫癜肾炎

    D. 乙肝病毒相关性肾炎

    E. IgA 肾病

118. 为明确病因，首选检查应是

    A. 肾脏 B 超   B. 血清抗链 "O"

    C. 肾功能   D. 肾穿刺活检

    E. 血清 C3

(119~120 题共用题干)

男性，55 岁。夜尿增多 3 年，平素血压一直正常。尿常规 PRO（+），WBC 5~7/HP，尿 GLU（+）。24 小时尿蛋白 0.5g/24h。血 Cr82μmol/L，尿酸 625μmol/L，血压 130/80mmHg。

119. 最可能的诊断

    A. 急性间质性肾炎

    B. 慢性间质性肾炎

    C. 泌尿系感染

    D. 慢性肾小球肾炎

    E. 肾结核

120. 该病人下列哪项辅助检查结果最可能存在异常

    A. 尿浓缩稀释试验

    B. 红细胞沉降率

    C. 血清白蛋白

    D. 血清补体

    E. 免疫球蛋白

(121~122 题共用题干)

女性，28 岁。妊娠 28 周，1 周来腰痛伴尿频，两天来低热，体温 37℃。有时排尿后尿道口疼痛。检查：尿 pH 6.0，SG 1.015，PRO 0.3g/L，WBC 22/μl，RBC 8/μl，偶见白细胞管型/LM。尿培养为克雷伯菌。

121. 首先考虑的诊断是

    A. 急性膀胱炎   B. 急性肾盂肾炎

    C. 慢性肾盂肾炎   D. 肾结核

    E. 尿道口综合征

122. 治疗宜选用

    A. 复方磺胺甲基异唑抗生素

    B. 喹诺酮类抗生素

    C. 大环内酯类抗生素

    D. 头孢菌素类抗生素

    E. 氨基糖苷类抗生素

(123~124 题共用题干)

男性，65 岁。突然尿频、尿急、尿痛 2 天就诊，无发热、腰痛。尿白细胞 10~15/HP，血白细胞 8.5×10^9/L，清洁中段尿培养有大肠埃希菌生长。

123. 本例最可能诊断是

    A. 急性膀胱炎

    B. 急性肾盂肾炎

    C. 急性间质性肾炎

    D. 慢性肾盂肾炎急性发作

    E. 尿道综合征

124. 本例治疗方案应选用

    A. 抗菌药物 3 天疗法

    B. 选用敏感药物口服治疗两周

    C. 静脉联合用抗菌药物，疗程 2 周

D. 静脉用抗菌药物，疗程 2 周

E. 低剂量抑菌治疗，疗程 1 年

（125～127 题共用题干）

女性，30 岁。突发尿频、尿急、尿痛 2 天。查体：体温 38.6℃，左肾区叩击痛。尿常规：蛋白（＋），白细胞 10～15/HP，红细胞 4～10/HP。

125. 此时应给予的处理是

A. 先做中段尿培养，立即给予抗革兰阴性杆菌药物

B. 立即给予抗革兰阴性杆菌药物，第二天做中段尿培养

C. 立即给予抗革兰阳性球菌药物

D. 立即做中段尿培养，等报告后再用抗菌药

E. 先做双肾 B 超和肾功能检查

126. 如做清洁中段尿细菌定量培养，则哪项为有诊断意义的结果

A. ≥105/ml　　B. ≥102/ml

C. ≥104/ml　　D. ≥103/ml

E. ≥101/ml

127. 本例最可能的诊断是

A. 急性膀胱炎

B. 急性肾盂肾炎

C. 急性间质性肾炎

D. 慢性肾盂肾炎急性发作

E. 尿道综合征

（128～129 题共用题干）

男性，48 岁。确诊为尿毒症 7 个月，但尚未开始透析治疗。今日出现手足抽搐。Scr 980μmol/L，血钙 1.75mmol/L，血磷 3.0mmol/L。

128. 下列哪项处理是不正确的

A. 使用磷结合剂

B. 补充钙盐

C. 使用大剂量活维生素 D_3

D. 限磷饮食

E. 以上都不是

129. 此时要降低血磷可采取下列哪项措施

A. 饮食控制　　B. 肾移植

C. 口服氢氧化铝　D. 口服苯酚钙

E. 以上都不是

（130～131 题共用题干）

男性，48 岁。患尿毒症行维持性腹膜透析 5 年，行标准 CAPD 方案，每天换腹透液 4 次，其中 1.5% 2000ml × 3 次，4.25% 2000ml × 1 次，无明显不适症状，且一直上班工作。近 2 天病人诉腹痛伴恶心，且放出腹透液混浊。

130. 病人最可能的问题是

A. 腹膜功能衰竭

B. 膜粘连

C. 透液质量有问题

D. 腹膜感染

E. 急性胃炎

131. 病人就诊后首先应采取的措施是

A. 卧床制动

B. 静脉点滴抗生素

C. 腹腔内使用抗生素

D. 暂时停止腹透

E. 留取放出腹透液做白细胞计数及细菌培养

（132～134 题共用题干）

男性，40 岁。头痛、头晕 1 年，1 周来加重伴心悸、乏力、鼻出血及牙龈出血来诊。查体：血压 170/110mmHg，皮肤黏膜苍白，Hb 65g/L，PLT 148 × 10^9/L，尿蛋白（＋＋＋），尿红细胞 3～5/HP，BUN 38mmol/L，Scr 887μmol/L，Ccr 10ml/min。肾脏 B 超：左肾 8.9cm × 4.6cm × 4.1cm，右肾 8.7cm × 4.4cm × 4.1cm，双肾皮质变薄。

132. 该患者诊断可能为

A. 急性肾功能衰竭

B. 慢性肾功能衰竭氮质血症期

C. 慢性肾功能衰竭尿毒症期

D. 轻度高血压脑病

E. 急进性肾小球肾炎

133. 该患者不应该出现的电解质和酸碱平衡失调是

A. 低钙血症　　　　B. 高镁血症

C. 低钠血症　　　　D. 低镁血症

E. 代谢性酸中毒

134. 该患者最佳的治疗措施是

A. 纠正贫血　　　　B. 控制高血压

C. 积极止血　　　　D. 胃肠透析

E. 血液透析

四、案例分析题

（135～138题共用题干）

女性，27岁。颜面及双下肢水肿、尿少10天，病前10天曾有咽痛史。BP 160/95mmHg。化验：尿蛋白（＋＋），红细胞（＋＋＋），Scr 250μmol/L，抗"O"阳性，血浆白蛋白32g/L，Hb 91g/L。

135. 目前最可能的诊断是

A. 慢性肾小球肾炎

B. 肾病综合征

C. 急进性肾炎

D. 急性肾小球肾炎

E. 急性肾衰竭

F. 狼疮肾炎

G. 急性间质性肾炎

H. 急性肾盂肾炎

I. 急性膀胱炎

136. 对于该例患者最有诊断价值的化验结果是

A. 高血压

B. 水肿

C. 血尿

D. 尿蛋白（＋＋）

E. SCr 25μmol/L

F. 抗"O"阳性

G. 血浆白蛋白32g/L

H. 贫血

137. 对该患者的进一步治疗措施应包括

A. 降压、利尿等对症治疗

B. 急性期1～2周内应卧床休息

C. 必须使用青霉素治疗

D. 注意防治并发症

E. 禁止肾毒性药物的使用

F. 低盐饮食

G. 强的松

H. 如出现急性肾衰竭应予血液透析治疗

138. 如果患者肾小球滤过率进行性下降或病情于两个月未见全面好转，最应做哪项处理

A. 腹部X线检查

B. 尿查抗酸杆菌

C. 肾活检

D. 逆行肾盂造影

E. 中段尿培养

F. 尿嗜酸性细胞计数

G. 肾脏B超

H. 静脉肾盂造影

（139～142题共用题干）

女性，28岁。水肿，少尿1周。查体：BP 115/75mmHg。血常规正常，血浆白蛋白23g/L，转氨酶正常，肾功能正常，总胆固醇增高，24小时尿蛋白定量9g。

139. 最可能的诊断是

A. 重度营养不良

B. 肝硬化

C. 右心衰竭

D. 肾病综合征

E. 急性肾小球肾炎

F. 急性肾盂肾炎

G. 急性间质性肾炎

140. 对于该例患者有诊断价值的化验结果是

A. 肾功能

B. 血脂

C. 血常规

D. 血浆蛋白

E. 24 小时尿蛋白定量

F. 心电图

141. 对于该例患者，下列治疗方案中正确的是

A. 大剂量青霉素静滴

B. 环磷酰胺

C. 血浆置换术

D. 制酸剂

E. 肾上腺皮质激素

F. 抗凝剂

142. 如果给予足量的激素治疗 3 周，水肿消退，尿蛋白减少。治疗上应考虑

A. 继续使用激素，5 周后减量

B. 使用抗凝剂

C. 加用细胞毒药物

D. 激素立即减量

E. 激素立即停药

F. 激素立即加量

（143～146 题共用题干）

女性，30 岁。因尿频、尿急伴腰区痛 3 天，寒战、高热 6 小时急诊。既往体健，目前妊娠 6 个月，无手术外伤史。查体：T 39.6℃，P 118 次/分，BP 120/70mmHg，急性热病容，双眼睑无水肿，心肺正常，腹平软，上输尿管点轻度压痛，双肾区明显叩击痛，双下肢轻度水肿。

143. 急诊应先进行哪些化验检查

A. 外周血白细胞计数及分类

B. 尿常规

C. 双肾及膀胱 B 超

D. 尿素氮及血肌酐

E. 清洁中段尿培养及菌落计数和药敏试验

F. 静脉肾盂造影

G. 尿沉渣涂片作革兰氏染色

144. 提示：实验室检查结果：血常规白细胞 $14.2 \times 10^9/L$，中性粒细胞占 88%，淋巴细胞占 12%；尿常规：白细胞（＋＋＋＋）/HP，红细胞（＋＋）/HP；中段尿培养：大肠埃希菌生长，菌落计数 $3 \times 10^9/ml$；尿素氮 5.6mmol/L，血肌酐 108μmol/L。结合病史、临床表现及检查结果，可初步做出哪些诊断

A. 肾结核合并感染

B. 急性尿道综合征

C. 尿路感染

D. 急性肾盂肾炎

E. 中期妊娠

F. 肾病综合征

G. 急性肾小球肾炎

145. 治疗尿路感染的抗生素的选用原则有哪些

A. 根据不同部位的尿路感染确定治疗方案

B. 选用对致病菌敏感的抗生素

C. 如无药敏结果，宜选用对革兰阴性杆菌有效的抗生素

D. 抗菌药物在尿中及肾内的浓度要高

E. 选用对肾损害小的抗生素

F. 选用半衰期长的抗生素

G. 选用广谱抗生素

146. 对该患者应采取哪项治疗措施

A. 复方新诺明口服

B. 氧氟沙星口服

C. 苯酚氢钠口服

D. 氨苄西林静滴

E. 庆大霉素肌注

F. 万古霉素静滴

(147 ~ 151 题共用题干)

男性，25 岁。因肺炎静滴新型青霉素，1 天后出现关节痛、皮疹、尿量减少。尿常规示：蛋白（＋＋），白细胞 3 个/HP ~ 6 个/HP，红细胞 5 个/HP ~ 8 个/HP。血常规：血红蛋白 108g/L，白细胞 4.7×10^9/L；白细胞分类：中性粒细胞 0.62，淋巴细胞 0.28，嗜酸性粒细胞 0.10；血小板 120×10^9/L。

147. 临床诊断应首先考虑

A. 狼疮肾炎

B. 急性肾小球肾炎

C. 慢性肾小球肾炎

D. 急性间质性肾炎

E. 急性肾盂肾炎

F. 急性膀胱炎

148. 确立初步诊断的条件包括

A. 用药史

B. 尿量减少

C. 蛋白（＋＋）

D. 关节痛、皮疹

E. 血嗜酸性粒细胞 0.10

F. 血红蛋白 108g/L

G. 血小板 120×10^9/L

149. 进一步确诊还需做哪些检查

A. 腹部 X 线平片

B. 尿查抗酸杆菌

C. 肾活检

D. 逆行肾盂造影

E. 中段尿培养

F. 尿嗜酸性细胞计数

G. 肾脏 B 超

H. 静脉肾盂造影

I. 血尿素氮、血肌酐测定

150. 如果做肾穿刺活检，可能出现的病理改变是

A. 肾小管受损

B. 新月体形成

C. 肾间质细胞浸润

D. 肾间质水肿

E. 肾血管坏死

F. 肾小球轻度增生，部分肾小球有节段性硬化，肾小管萎缩

151. 对该患者治疗的关键是

A. 停用致敏药物

B. 使用激素

C. 使用细胞毒药物

D. 血液透析

E. 纠正贫血

F. 使用抗生素

(152 ~ 155 题共用题干)

男性，70 岁。冠心病病史 10 余年，冠状动脉造影检查后出现恶心、食欲缺乏。尿量 350ml/24h，BP 140/80mmHg，血红蛋白 118g/L，血尿素氮 22mmol/L，肌酐 230μmol/L。

152. 临床初步考虑最可能的诊断是

A. 急进性肾小球肾炎

B. 急性肾衰竭，少尿期

C. 恶性高血压

D. 慢性肾衰竭晚期

E. 链球菌感染后肾小球肾炎（重型）

F. 急性肾盂肾炎

G. 急性间质性肾炎

153. 导致该患者肾脏损伤的最可能的原因是

A. 肾缺血导致肾小管坏死

B. 肾脓肿

C. 肾血栓

D. 肾皮质坏死

E. 肾中毒导致肾小管坏死

F. 心输出量减少

G. 有效血容量减少

H. 肾结石

154. 若病情继续发展，该患者可能出现哪些临床表现

A. 水、电解质和酸碱平衡紊乱

B. 严重贫血

C. 血肌酐和尿素氮继续升高

D. 肾性骨营养不良症

E. 全身各系统并发症

F. 少尿持续 1~2 周

G. 后期尿量可能达到每日 3000~5000ml

155. 该患者出现下列哪种情况时需立即行血液透析治疗

A. 血尿素氮 >29mmol/L

B. 持续呕吐

C. 血钾 >6.5mmol/L

D. 急性肺水肿

E. 动脉血气分析 pH 7.20

F. 血肌酐 >442μmol/L

G. 急性脑水肿

H. HCO_3^- <10mmol/L

I. 少尿超过 2 天

第六章 内分泌系统

一、A1 型题

1. 糖尿病眼底病变中，出现哪一种情况最易引起失明

    A. 微血管瘤   B. 硬性渗出

    C. 新生血管破裂   D. 软性渗出物

    E. 视网膜出血

2. 若诊断临床糖尿病，应选择下述哪项检查

    A. 尿糖

    B. 糖化血红蛋白

    C. 空腹血糖

    D. 口服糖耐量试验

    E. 空腹胰岛素测定

3. 关于糖尿病饮食治疗，下列哪种是正确的

    A. 肥胖者宜给高热量饮食治疗

    B. 有并发症者不用饮食治疗

    C. 用药治疗时，可不用饮食治疗

    D. 病情轻者可以不用饮食治疗

    E. 不论病情轻重都需饮食治疗

4. 糖尿病酮症酸中毒的临床表现是

    A. 严重脱水伴循环衰竭体征

    B. 食欲减退、恶心、呕吐、极度口渴、尿量增多

    C. 有代谢性酸中毒症状

    D. 原有症状加重或首次出现"三多"伴乏力

    E. 以上都是

5. 成人糖尿病酮症酸中毒，胰岛素治疗应采用

    A. 每小时静脉滴注 4～6URI

    B. 每 4 小时静脉滴注 5～10URI

    C. 每 2 小时静脉滴注 5～10U（PZI）

    D. 每 4 小时静脉注射 50U 胰岛素

    E. 每小时静脉滴注 5～10UPZI

6. 糖尿病可见

    A. 多饮，多尿，血糖升高

    B. 注射加压素后，尿量减少，尿比重增加

    C. 禁水后尿量减少，尿比重增加

    D. 注射加压素后，尿量不减少，尿比重不增加

    E. 多饮，多尿，低钾软瘫，血氯高，血 pH 低，尿 pH 7～8

7. 1 型糖尿病与 2 型糖尿病，最主要的区别在于

    A. 胰岛素的基础水平与释放曲线不同

    B. 发生酮症酸中毒的倾向不同

    C. 对胰岛素的敏感性不同

    D. 症状轻重不同

    E. 血糖稳定性不同

8. 血糖升高，尿糖阳性，空腹血浆胰岛素水平明显降低，可见于

    A. 糖尿病 1 型

    B. 肾性糖尿

    C. 应激性糖尿

    D. 糖尿病合并肾小球硬化症

    E. 甲状腺功能亢进

9. 血中直接调节胰岛素分泌，而且经常起调节作用的重要因素是

    A. 游离脂肪酸   B. 肾上腺素

    C. 血糖浓度   D. 胃肠道激素

    E. 血酮体浓度

10. 患者饭后尿糖（＋＋），空腹尿糖阴性，可诊断为
   A. 食后糖尿
   B. 糖耐量低减
   C. 继发性糖尿病性糖尿
   D. 轻型糖尿病
   E. 非葡萄糖糖尿

11. 判断糖尿病控制程度较好的指标是
   A. 空腹血糖
   B. 饭后血糖
   C. 空腹血浆胰岛素含量
   D. 糖化血红蛋白
   E. OGTT

12. 单卵双生中一人在 40 岁以前出现糖尿病，另一人也发生糖尿病，其中多数情况为
   A. 2 型糖尿病
   B. 继发性糖尿病
   C. 1 型糖尿病
   D. 糖耐量异常
   E. 妊娠期糖尿病

13. 1 型糖尿病死亡的主要原因是
   A. 冠心病
   B. 脑血管病
   C. 酮症酸中毒
   D. 肾小球硬化症
   E. 感染性休克

14. 与外分泌腺相比，下述哪一点最符合内分泌腺特征
   A. 为无导管腺体
   B. 分泌化学物质
   C. 可作用于远部位组织
   D. 腺体组织中血运丰富
   E. 可进入血循环

15. 下述哪个器官不属于经典内分泌腺
   A. 甲状腺
   B. 肾上腺
   C. 前列腺
   D. 垂体
   E. 松果体

16. 下述哪一点不符合神经内分泌细胞的特征
   A. 属于一些特化的神经细胞
   B. 通过胞突接受神经冲动
   C. 由轴突释放激素物质
   D. 由轴突释放神经递质
   E. 释放的激素经血运输后发挥作用

17. 下列哪项可用于鉴别原发性与继发性肾上腺皮质功能不全
   A. ACTH 试验
   B. 血皮质醇
   C. 血钠
   D. 血钾
   E. 尿皮质醇

18. 对功能减退性内分泌疾病，应首选下述哪种治疗
   A. 病因治疗
   B. 对症治疗
   C. 替代治疗
   D. 支持治疗
   E. 放疗及化疗

19. 下述哪种激素是由下丘脑产生的
   A. 泌乳素
   B. 黄体生成素
   C. 促甲状腺素
   D. 精氨酸加压素
   E. 黑色素细胞刺激素

20. 下列哪项不是肢端肥大症病人的心血管系统表现
   A. 肥厚型心肌病
   B. 动脉粥样硬化
   C. 心脏扩大、左心室功能减退、心力衰竭
   D. 高血压
   E. 冠心病

21. 下列哪项替代治疗是错误的
   A. 甲状腺功能减退症使用左甲状腺素 50 ～ 150μg/d
   B. 肾上腺皮质功能减退使用氢化可的松 20 ～ 30mg/d，9α － 氟氢可的松 0.05 ～ 0.1mg/d
   C. 女性闭经：炔雌醇 5 ～ 20μg/d（月经周

期第 1~25 天），甲羟孕酮（安宫黄体酮）5~10mg/d（月经周期第 12~25 天）

D. 男子性腺功能减退症丙酸睾酮 50mg/周肌注，或十一酸睾酮 40mg，每日 3 次口服

E. 女性不育：促性素（HMG）75~150U/d，持续两周，并肌注绒促性素（HCG）2000U

22. 下列哪项检查可用于鉴别下丘脑性或垂体性侏儒症

　　A. 血清 GH 检测

　　B. 胰岛素低血糖兴奋试验

　　C. 胰岛素样生长因子（IGF）检测

　　D. 胰岛素样生长因子结合蛋白（IGFBP）检测

　　E. 生长激素释放激素（GHRH）兴奋试验

23. 下列哪项不是生长激素缺乏性侏儒症的临床特点

　　A. 身高小于同年龄、同性别正常人平均值 -2SD（标准差）以下

　　B. 身高年均生长率 <4cm

　　C. 骨龄检查较实际年龄落后 2 年以上

　　D. 骨龄检查较实际年龄提早 2 年以上

　　E. 身高一般不超过 130cm

24. 确诊中枢性尿崩症后为了进一步明确病因诊断，下列哪项检查最没有帮助

　　A. 双肾 B 超　　　　B. 鞍区 CT

　　C. 视野测定　　　　D. ADH 测定

　　E. PRL 测定

25. 原醛症的病人可出现下列哪种代谢紊乱

　　A. 高血钾、低血钠、酸中毒

　　B. 高血钾、高血钠、酸中毒

　　C. 低血钾、低血钠、碱中毒

　　D. 低血钾、高血钠、碱中毒

　　E. 正常血钾、高血钠、碱中毒

26. 对鉴别醛固酮瘤和特醛症有意义的是

　　A. 螺内酯试验

　　B. 钠负荷试验

　　C. 血肾素、血管紧张素的测定

　　D. 赛庚啶试验

　　E. 血醛固酮测定

27. 下列不属于原醛症的实验室特点的是

　　A. 血尿醛固酮升高

　　B. 肾素、血管紧张素基础值降低

　　C. 螺内酯试验阳性

　　D. 血 17 - 羟孕酮降低

　　E. 血钾降低、血钠升高

28. 下列哪项是原醛症病人的实验室特点

　　A. 血醛固酮升高，肾素、血管紧张素降低

　　B. 血醛固酮升高，肾素、血管紧张素增高

　　C. 血醛固酮降低，肾素、血管紧张素降低

　　D. 血醛固酮降低，肾素、血管紧张素增高

　　E. 血醛固酮降低、肾素、血管紧张素正常

29. 下列不属于原醛症的临床表现的是

　　A. 轻、中度高血压，肌无力及周期性麻痹

　　B. 可发生严重高血压及呼吸困难

　　C. 可出现多饮、多尿，尿比重固定而减低

　　D. 可出现阵发性的头痛、心悸及血压升高

　　E. 可出现频发室早或短阵室速

30. 诊断 Addison 病最有价值的检查结果是

　　A. 血清钠、氯化物降低

B. 血钾增高

C. 24 小时尿 17 - 酮类固醇及 17 - 羟皮质醇降低

D. 空腹血糖降低

E. 淋巴细胞和嗜酸性粒细胞均升高

31. 下列哪项最有助于诊断原发性肾上腺皮质功能不全

A. 尿 17 羟测定　　B. ACTH 试验

C. 尿 17 酮测定　　D. 血 TSH 测定

E. T₃ 抑制试验

32. Addison 病患者在严重应激的情况下，每天给予氢化可的松的总量为

A. 50mg　　　　　B. 100mg

C. 150mg　　　　 D. >300mg

E. 200mg

33. 下列不属于 Addison 病临床表现的是

A. 乏力　　　　　 B. 食欲减退

C. 体重增加　　　 D. 低血糖

E. 恶心、呕吐

34. 螺内酯治疗原发性醛固酮增多症

A. 阻碍分泌过多的激素合成

B. 利用激素之间生理效应的拮抗作用

C. 对抗激素对组织器官的作用

D. 利用靶腺激素对促激素的负反馈作用

E. 利用激素之间的允许作用

35. 糖皮质激素治疗先天性肾上腺皮质增生

A. 利用靶腺激素对促激素的负反馈作用

B. 对抗激素对组织器官的作用

C. 利用激素之间生理效应的拮抗作用

D. 阻碍分泌过多的激素合成

E. 利用激素之间的允许作用

36. 治疗库欣综合征宜采用

A. 溴隐亭　　　　 B. 酮康唑

C. 链脲佐菌素　　 D. 螺内酯

E. 地塞米松

37. 库欣综合征特有的临床表现是

A. 向心性肥胖　　 B. 皮肤多毛

C. 骨质疏松　　　 D. 高血压

E. 糖耐量减低

38. 皮质醇增多症最常见的病因为

A. 肾上腺皮质腺瘤

B. 肾上腺皮质腺癌

C. 双肾上腺皮质增生

D. 异位 ACTH 综合征

E. 医源性糖皮质激素过多

39. 在中国，Adison 病最常见的病因是

A. 特发性肾上腺萎缩

B. 肾上腺结核

C. 恶性肿瘤转移

D. 白血病浸润

E. 淀粉样变

40. 在原发性醛固酮增多症的病因中，下列哪个最常见

A. 特发性醛固酮增多症

B. 醛固酮癌

C. 异位醛固酮分泌瘤

D. 醛固酮瘤

E. 糖皮质类固醇可抑制醛固酮增多症

41. 下列哪一个药物不宜单独用于治疗嗜铬细胞瘤

A. 酚妥拉明　　　 B. 硝普钠

C. β 受体拮抗剂　 D. α - 甲基间酪氨酸

E. 哌唑嗪

42. 可引起低钠、低氯、水中毒的是

A. 氯磺丙脲　　　 B. 格列吡嗪

C. 格列喹酮　　　 D. 胰岛素

E. 丁福明

43. 关于抗利尿激素，下述哪点是错误的

A. 参与血压、血容量和血浆渗透压的调节

B. 沿视上垂体束和视旁垂体束运输

C. 贮存在垂体后叶

D. 由下丘脑前部视上核和室旁核合成

E. 损伤下丘脑的视上核、室旁核时，可发生部分性尿崩

44. 在功能性垂体瘤中，最常见的是

A. 生长激素瘤

B. 生长激素泌乳素混合瘤

C. 促甲状腺素瘤

D. 泌乳素瘤

E. 促肾上腺皮质激素瘤

45. 肾性尿崩症可见

A. 注射加压素后，尿量减少，尿比重增加

B. 注射加压素后，尿量不减少，尿比重不增加

C. 禁水后尿量减少，尿比重增加

D. 多饮，多尿，血糖升高

E. 多饮，多尿，低钾软瘫，血氯高，血pH 低，尿 pH 7~8

46. 甲状腺激素是由

A. 甲状腺胶质细胞分泌

B. 甲状旁腺细胞分泌

C. 甲状腺腺泡细胞分泌

D. 甲状腺腺泡旁细胞分泌

E. 以上都不是

47. 下述哪项表现是由 T_3、T_4 分泌增多直接所致

A. 甲状腺肿大

B. 浸润性突眼

C. 胫前黏液性水肿

D. 心率增快

E. 甲状腺血管杂音

48. 甲亢病人突然出现下肢不能动，最可能的是下列哪种疾病

A. 重症肌无力　　B. 周围神经炎

C. 周期性麻痹　　D. 甲亢性肌病

E. 肌营养不良症

49. 在导致甲亢的各种病因中，哪种最为多见

A. 自主性高功能甲状腺结节

B. 甲状腺癌

C. Graves 病

D. 多结节性甲状腺肿伴甲亢

E. 亚急性甲状腺炎伴甲亢

50. MEN1 最常见和最早出现的是

A. 胃泌素瘤

B. 胰岛素瘤

C. 垂体瘤

D. 甲状旁腺功能亢进症

E. 肾上腺腺瘤

51. Graves 症中，最明显的体液免疫特征是在病人血清中可检出

A. 甲状腺刺激性抗体（TSAb）

B. TSH 受体抗体（TRAb）

C. TSH 结合抑制免疫球蛋白（TBII）

D. 甲状腺生长免疫球蛋白（TGI）

E. 甲状腺生长抑制免疫球蛋白（TGII）

52. 甲亢时最具有诊断意义的体征是

A. 心率加快，第一心音亢进

B. 突眼

C. 弥漫性甲状腺肿伴血管杂音

D. 脉压差大

E. 心脏增大

53. 下述哪个甲状腺激素在甲亢时升高最常见和最有诊断意义

A. TT_3　　　　B. TT_4

C. FT_4　　　　D. FT_3

E. rT_3

54. 非浸润性突眼的突眼度一般不超过

A. 18mm　　　　B. 15mm

C. 16mm   D. 14mm

E. 19mm

55. 下述哪项检查结果不符合 Graves 症的诊断

A. TSAb 阳性

B. T_3 抑制试验抑制率 >50%

C. TgAb 和 TPOAb 阳性

D. TSH 降低

E. rT_3 升高

56. 甲亢治疗方法中，最易引起甲状腺机能减退的是

A. 丙基硫氧嘧啶

B. 他巴唑

C. 手术次全切除甲状腺

D. 放射性^{131}I 治疗

E. 复方碘溶液

57. 对严重浸润性突眼的甲亢病人治疗可用

A. 抗甲状腺药物 + 糖皮质激素 + 甲状腺片

B. 甲状腺次全切

C. 复方碘溶液

D. ^{131}I 治疗

E. 抗甲状腺药物治疗

58. TRH 兴奋试验在 Graves 病时结果应为

A. TSH 升高

B. TSH 异常升高

C. TSH 降低

D. TSH 无变化

E. 以上都不是

59. 口服药治疗甲亢的适应证是

A. 年龄超过 30 岁

B. 病情轻，甲状腺较小者

C. 结节性高功能腺瘤

D. 胸骨后甲状腺肿

E. 中、重度甲亢

60. 抗甲状腺药停药的关键指征是

A. T_3、T_4 正常

B. TSH 正常

C. T_3、T_4 正常，TRAb 明显下降或转阴

D. rT_3 正常

E. 临床甲亢表现消失

61. 甲基硫氧嘧啶能够

A. 抑制甲状腺激素释放

B. 抑制甲状腺激素合成

C. 抑制甲状腺激素与其受体的结合

D. 抑制外周组织中 5′-脱碘酶

E. 破坏甲状腺腺泡细胞

62. Graves 病，手术治疗中最常见的并发症是

A. 白细胞数降低

B. 甲状腺功能减退

C. 肝功能损害

D. 出血、感染

E. 发热

63. 与亚急性甲状腺炎有关的症状为

A. 皮肤紫癜

B. 干燥综合征

C. 黏液水肿面容

D. 肌无力

E. 发热伴甲状腺肿痛

64. 单纯性甲状腺肿的特点是

A. 甲状腺结节样肿大，血清 T_4、T_3 正常，TSH 水平降低

B. 甲状腺多呈现轻、中度肿大，质地较软。血清 T_3、T_4 正常，血清 TSH 水平一般正常

C. 甲状腺呈现轻、中度肿大，质地较硬。血清 T_4、T_3 降低，TSH 水平升高

D. 甲状腺呈现轻、中度肿大，质地较软。血清 T_4、T_3 升高，TSH 水平降低

E. 甲状腺呈现轻、中度肿大，质地较硬。血清 T_4、T_3 正常，TSH 水平正常

65. 下列哪项可用于甲状腺功能减退症病变部位的鉴别诊断
    A. 血清 TSH、FT_3、FT_4
    B. TRH 兴奋试验
    C. 血清 TT_4、TT_3
    D. 碘摄取率
    E. 血清 TPOAb 和 TgAb

66. 下列哪项不是甲状腺功能减退症的病因
    A. 桥本甲状腺炎
    B. 放射性碘治疗后
    C. 亚急性淋巴细胞性甲状腺炎
    D. 过量进食高碘食物
    E. 免疫抑制剂治疗

67. 抗甲亢药物治疗一般疗程是
    A. 疗程＞一年
    B. 症状缓解后三个月
    C. 症状缓解后半年
    D. 症状缓解即可停药
    E. 疗程＞一年半

68. 下述哪项指标对诊断原发性甲状腺功能减低最为敏感
    A. FT_4 B. FT_3
    C. TT_4 D. TT_3
    E. TSH

69. 放射性 ^{131}I 治疗能够
    A. 抑制外周组织中 5′-脱碘酶
    B. 抑制甲状腺激素释放
    C. 抑制甲状腺激素与其受体的结合
    D. 抑制甲状腺激素合成
    E. 破坏甲状腺腺泡细胞

70. 地方性甲状腺肿的主要原因是
    A. 遗传因素
    B. 碘过量
    C. 碘缺乏
    D. 自身免疫

E. 先天性甲状腺激素合成障碍

71. WHO 推荐的成人摄碘量为
    A. 每日碘摄入量为 50μg
    B. 每日碘摄入量为 250μg
    C. 每日碘摄入量为 100μg
    D. 每日碘摄入量为 150μg
    E. 每日碘摄入量为 350μg

72. 有关单纯性甲状腺肿，下列哪项错误
    A. 甲状腺结节样肿大
    B. 血清 TSH 水平正常
    C. 甲状腺呈现轻、中度肿大，质地较软
    D. 血清 T_4、T_3 升高
    E. 在缺碘山区多见

73. 下列哪项是诊断原发性甲状腺功能减退症的必备条件
    A. 血清 TSH 增高、FT_4 降低
    B. 血清 FT_3、FT_4 降低
    C. 血清 TSH 降低、FT_4 降低
    D. 血清 TSH 增高、FT_3 降低
    E. 血清 TSH 增高、FT_3、FT_4 降低

74. 下列哪项甲状腺特点提示慢性淋巴细胞性甲状腺炎
    A. 甲状腺肿大，并血管杂音
    B. 甲状腺肿大，质地坚硬
    C. 甲状腺轻、中度弥漫性肿大
    D. 甲状腺轻至中度肿大，有痛性结节
    E. 多发性结节性甲状腺肿大

75. 下列哪项不是亚急性甲状腺炎的临床表现
    A. 甲状腺区明显疼痛
    B. ^{131}I 摄取率减低
    C. 血清 T_3、T_4 水平增高、正常或减低
    D. 血沉加快
    E. TPOAb 和 TgAb 滴度增高

76. 下列说法中正确的是
    A. 醛固酮瘤的病人较特醛症，高血压、

低血钾更为明显

B. 特醛症在上午8～12点立位时，血醛固酮明显上升，而醛固酮瘤，则一般上升不明显

C. 醛固酮瘤的患者服用赛庚啶90min后，血醛固酮可下降50%

D. 肾上腺CT可明确诊断醛固酮瘤和特醛症

E. 特醛症较醛固酮瘤多见

77. 下列说法中不正确的是
A. 原醛症是由于肾上腺皮质病变导致醛固酮增多，属于依赖肾素–血管紧张素的盐皮质激素增多
B. 原醛症发病率约占继发性高血压的10%
C. 原醛症病因中，以醛固酮瘤多见
D. 特醛症引起血醛固酮增多与血清素有关
E. 特醛症多用药物治疗

78. 不能用来鉴别原发性与继发性肾上腺皮质功能不全的是
A. 尿17–羟酮的测定
B. ACTH试验
C. 血浆ACTH基础值的测定
D. 全身皮肤色素加深
E. 空腹低血糖

79. 关于肾上腺腺癌，哪项叙述不正确
A. 可发生低钾性碱中毒
B. 血中ACTH常降低
C. 病程长，发展缓慢
D. 女性病人常有明显的男性化
E. 不被大剂量地塞米松抑制

80. 关于肾上腺危象，下列哪项是错误的
A. 血钾降低
B. 常发生于感染，创伤等应激情况下

C. 可出现低血糖和低血钠症
D. 是Addison病急剧加重的表现
E. 可有恶心、脱水和血压降低等表现

81. 肾上腺皮质腺癌，可见
A. 血皮质醇升高，ACTH低伴明显低钾碱中毒
B. 血皮质醇升高，ACTH也增高
C. 肥胖，皮质醇轻度升高，昼夜节律性存在，血糖高
D. 血皮质醇升高，ACTH降低
E. 血皮质醇升高，ACTH低，双侧肾上腺萎缩

82. 鉴别醛固酮瘤及特发性醛固酮增多症，下列哪个试验最有意义
A. 皮质酮测定
B. 去氧皮质醇测定
C. 18–羟皮质酮测定
D. 血浆ACTH测定
E. 血浆肾素–血管紧张素测定

83. 关于甲状旁腺功能亢进症，下列哪项是错误的
A. 甲状旁腺腺瘤引起的甲状旁腺素（PTH）合成与分泌过多为原发者甲状旁腺功能亢进症
B. 维生素D缺乏引起低钙血症，可致继发性甲状旁腺功能亢进症
C. 甲状旁腺增生引起的甲状旁腺素合成与分泌过多为继发者甲状旁腺功能亢进症
D. 低钙血症持久刺激，使部分甲状旁腺组织增生转变为腺瘤，自主性地分泌过多PTH，为三发性甲状旁腺功能亢进症
E. 某些恶性肿瘤（如肺、肝、肾和卵巢等恶性肿瘤）分泌类PTH多肽物质，致高钙血症，为假性甲状旁腺功能亢进症

84. 妊娠早期合并甲亢最有意义的指标是

    A. 消瘦

    B. 多食，心率快

    C. T_3、T_4 升高

    D. 甲状腺肿大

    E. FT_3、FT_4 升高

85. 妊娠女性可疑甲亢时，下述哪项检查不应该做

    A. FT_3、FT_4

    B. 甲状腺摄 ^{131}I 率测定

    C. TRAb

    D. TT_3

    E. TSH

86. 原发性甲状旁腺功能亢进症表现钙、磷代谢异常，下列哪项为其表现

    A. 高钙血症、低磷血症、高尿钙、低尿磷

    B. 高钙血症、低磷血症、高尿钙、高尿磷

    C. 高钙血症、高磷血症、高尿钙、高尿磷

    D. 低钙血症、低磷血症、低尿钙、低尿磷

    E. 低钙血症、低磷血症、高尿钙、高尿磷

87. 关于原发性甲状旁腺功能亢进症，下列哪项是错误的

    A. 是由于甲状旁腺腺瘤、增生或腺癌所引起

    B. 常发生尿路结石或肾钙盐沉着症

    C. 表现为高钙血症与低磷血症、高尿钙、高尿磷

    D. 持续增多的 PTH，引起广泛骨吸收脱钙

    E. 由于大量 PTH 作用于肾小管上皮细胞

使尿 cAMP 增加，使用外源性 PTH 后，尿 cAMP 进一步增加。

88. 用 ^{131}I 治疗 Graves 病后，一般需观察多久才能进行第二次 ^{131}I 治疗

    A. 6 个月   B. 2 个月

    C. 3 个月   D. 1 个月

    E. 12 个月

89. 关于他巴唑治疗甲亢的作用机制，下述哪一点是错误的

    A. 抑制碘化酪氨酸的缩合

    B. 抑制碘的活化

    C. 抑制酪氨酸碘化

    D. 抑制甲状腺过氧酶活性

    E. 抑制甲状腺素的释放

90. 检查示血磷低、尿钙、尿磷高，血 PTH 升高。下列哪项为进一步处理所必需的

    A. 磷清除率测定

    B. 肾小管功能检查

    C. 泌尿系统超声检查

    D. 颈部超声、放射性核素检查、或颈部和纵隔 CT 扫描

    E. 骨骼 X 线摄片

91. 心得安能够

    A. 抑制外周组织中 5′– 脱碘酶

    B. 抑制甲状腺激素释放

    C. 抑制甲状腺激素与其受体的结合

    D. 抑制甲状腺激素合成

    E. 破坏甲状腺腺泡细胞

92. 复方碘溶液能够

    A. 抑制甲状腺激素合成

    B. 抑制甲状腺激素与其受体的结合

    C. 抑制甲状腺激素释放

    D. 抑制外周组织中 5′– 脱碘酶

    E. 破坏甲状腺腺泡细胞

93. Graves 病，抗甲状腺药物治疗，最常见的

并发症是

A. 甲状腺功能减退

B. 白细胞数降低

C. 出血、感染

D. 肝功损害

E. 发热

94. 与 Graves 病有关的症状为

A. 干燥综合征

B. 肌无力

C. 黏液水肿面容

D. 皮肤紫癜

E. 发热伴甲状腺肿痛

95. 甲状腺扫描为结节高吸碘区，不宜采用下列哪种处理

A. 手术治疗

B. 放射性核素治疗

C. 丙硫氧嘧啶

D. 甲巯咪唑

E. 左甲状腺素治疗

96. 下列哪项不是 PTH 过低引发的病理、生理改变

A. 破骨作用减弱，骨吸收降低

B. $1,25(OH)_2 - D_3$ 形成减少而肠道钙吸收减少

C. 肾小管钙重吸收增加而尿钙排出减少

D. 尿 cAMP 降低，但注射外源性 PTH 后，尿 cAMP 立即上升

E. 肾排磷减少，血清磷增高

97. 下列哪项不是甲状腺功能减退症的临床表现

A. 疲劳、怕冷

B. 体重增加

C. 下肢凹陷性水肿

D. 表情淡漠

E. 声音嘶哑，毛发脱落

98. 关于甲状旁腺功能减退症，下列哪项是错误的

A. 严重低镁血症可抑制 PTH 分泌，引起可逆的甲旁减

B. 可与其他自身免疫病如原发性甲状腺功能减退症并存

C. 血 PTH 水平降低

D. 神经 - 肌肉兴奋性增加，手足搐搦为其特征性临床表现

E. PTH 降低使尿 cAMP 增加，使用外源性 PTH 后，尿 cAMP 增加

99. 下列哪项对甲旁减的治疗是错误的

A. 饮食中应适当限制含磷高的食物，如乳制品与肉类

B. 每日须补充葡萄糖酸钙 6 ~ 12g，或乳酸钙 4 ~ 8g

C. 低镁血症者，应立即补充镁

D. 即便是轻症甲旁减患者，亦应常规加用维生素 D 制剂

E. 手足搐搦发作时，静脉注射 10% 葡萄糖酸钙 10 ~ 20ml

100. 下列哪项不是甲状腺功能减退症患者贫血的原因

A. 甲状腺激素缺乏引起血红蛋白合成障碍

B. 肠道吸收铁障碍引起铁缺乏

C. 肠道吸收叶酸障碍引起叶酸缺乏

D. 自身免疫性溶血

E. 自身免疫引起恶性贫血

101. 检查显示 TPOAb 和 TgAb 滴度显著增高，该病人宜进行下列哪项治疗

A. 甲状腺素替代治疗

B. 免疫抑制剂

C. 泼尼松

D. 吲哚美辛

E. 甲巯咪唑

102. MEN1 中哪种垂体瘤最常见

  A. 催乳素瘤   B. ACTH 瘤

  C. 生长激素瘤   D. 无功能瘤

  E. 恶性肿瘤

103. MEN2 最常见和最早出现的病变是

  A. 嗜铬细胞瘤

  B. 垂体瘤

  C. 甲状腺髓样癌

  D. 甲状旁腺功能亢进症

  E. 肾上腺腺瘤

104. 对诊断低 T_3 综合征，最有意义的激素测定是

  A. TSH   B. rT_3

  C. TT_3 D. FT_3

  E. T_4

105. 席汉综合征可见

  A. 面容臃肿   B. 丑陋容貌

  C. 面如满月   D. 苍白无华

  E. 色素沉着

106. 下列哪项是甲状腺功能减退症的发病机制

  A. 自身免疫

  B. 甲状腺细胞破坏

  C. 血液中甲状腺激素不足或功能缺陷

  D. 甲状腺激素合成障碍

  E. 甲状腺激素分泌障碍

107. 在糖尿病酮症酸中毒的治疗中，最关键的措施是

  A. 补充体液

  B. 小剂量胰岛素治疗

  C. 纠正酸中毒

  D. 补钾

  E. 大剂量胰岛素治疗

108. 关于胰岛素瘤，下列哪项不是该病的特点

  A. 低血糖经常出现在空腹或活动后

  B. 胰岛素释放指数增加

  C. 禁食后多在 48 小时出现低血糖

  D. 血糖降至 1.67mmol/L，胰岛素则停止释放

  E. 胰高血糖素可诱发低血糖

109. 磺脲类药物的主要副作用是

  A. 恶心、呕吐   B. 肝功能损害

  C. 低血糖反应   D. 白细胞减少

  E. 皮肤瘙痒

110. 应用胰岛素治疗糖尿病不恰当的方法是

  A. 酮症酸中毒时首选普通胰岛素（RI）

  B. 以饮食疗法为基本治疗

  C. 血糖波动大可加用双胍类药物

  D. 从小量开始以避免 Somogyi 效应

  E. 高渗昏迷宜选用鱼精蛋白锌胰岛素（PZI）

111. 可引起乳酸性酸中毒的是

  A. 氯磺丙脲   B. 格列吡嗪

  C. 格列喹酮   D. 胰岛素

  E. 丁福明

112. 血糖正常，尿糖（＋），OGTT 正常，空腹血浆胰岛素正常，可见于

  A. 糖尿病合并肾小球硬化症

  B. 应激性糖尿

  C. 肾性糖尿

  D. 1 型糖尿病

  E. 甲状腺功能亢进

113. 糖尿病患者规律用药而于近期发生严重低血糖，可能的诱因有

  A. 胰岛素抵抗减少，敏感性增加

  B. 并发糖尿病肾病

  C. 胰岛功能部分恢复

  D. 糖尿病蜜月期

  E. 存在应激因素

114. 以下哪项动脉血气指标预后最差

A. pH 7.35，$PaCO_2$ 80mmHg，PaO_2 60mmHg

B. pH 7.02，$PaCO_2$ 70mmHg，PaO_2 60mmHg

C. pH 7.30，$PaCO_2$ 70mmHg，PaO_2 60mmHg

D. pH 7.40，$PaCO_2$ 70mmHg，PaO_2 60mmlHg

E. pH 7.40，$PaCO_2$ 80mmHg，PaO_2 60mmHg

115. 下列哪项可用于评价腺垂体储备功能

A. 腺垂体激素水平检测

B. 靶腺激素水平检测

C. GnRH 兴奋试验

D. 葡萄糖耐量试验

E. 水、电解质平衡

116. 下列哪项不是腺垂体功能减退症患者的实验室检查结果

A. 雌二醇水平降低

B. 24 小时尿 17 - 羟皮质类固醇及游离皮质醇排量减少

C. 血浆皮质醇浓度降低，节律消失

D. FSH、LH、TSH、ACTH、GH、PRL 均减少

E. 血清总 T_4、游离 T_4 均降低，总 T_3、游离 T_3 正常

117. 关于垂体瘤分泌的激素，下列哪项不正确

A. 生长激素瘤分泌 GH

B. 催乳素瘤分泌 PRL

C. 促甲状腺激素瘤分泌 ACTH

D. 促性腺激素瘤分泌 FSH、LH

E. 促肾上腺皮质激素瘤分泌 ACTH、黑素细胞刺激素

118. 关于 PRL，下列哪项不正确

A. 甲状腺功能减退症患者可出现 PRL 升高

B. >200mg/L 提示催乳素瘤

C. 多巴胺可促进其分泌

D. 雌激素的作用是妊娠期 PRL 增高的主要原因

E. 过高的对 FSH、LH 的分泌和作用均有抑制作用

119. 下列不是骨质疏松症常见症状的是

A. 骨痛　　　　　B. 肌无力

C. 身材缩小　　　D. 体重减轻

E. 腰背痛

120. 尿崩症患者，在下列实验室检查中，哪项最不可能出现

A. 尿比重大于 1.020

B. 血浆渗透压增高

C. 尿渗透压下降

D. 血清 PRL 上升

E. ADH 降低

121. 进行禁水试验后，尿比重可达 1.020，不应考虑下列哪项诊断

A. 精神性烦渴

B. 遗传性尿崩症

C. 肾性尿崩症

D. 继发性尿崩症

E. 特发性尿崩症

122. 在鉴别完全性与部分性中枢性尿崩症的禁水加压素试验中，下列指标最具鉴别诊断意义的是

A. 禁水后的尿渗透压测定

B. 禁水后的尿比重

C. 禁水后尿量减少程度

D. 注射垂体加压素后尿比重比禁水后最高尿比重增加的百分率

E. 禁水后病人耐受的时间

123. 下列哪项对抗利尿激素分泌失调综合征的治疗对控制症状非常关键

A. 锂盐

B. 病因治疗

C. 静脉输注 3% 氯化钠溶液

D. 地美环素

E. 限制水摄入

124. 下列哪项不是抗利尿激素分泌失调综合征的表现

    A. 血清钠降低（常低于 130mmol/L）

    B. 尿钠增高常超过 30mmol/L

    C. 血浆渗透压降低（常低于 270mOsm/L）

    D. 尿渗透压低于血浆渗透压

    E. 血浆 AVP 增高

125. 有关抗利尿激素分泌失调综合征的治疗，下列哪项不正确

    A. 限制水摄入，每日不超过 0.8～1.0L

    B. 严重患者伴有神志错乱、惊厥或昏迷时，静脉输注 3% 氯化钠溶液

    C. 氯化钠溶液滴速应快，以期尽快改善血钠水平

    D. 血钠上升至 125mmol/L 左右，即应停止高渗盐水滴注

    E. 有严重水中毒者，注射呋塞米 20～40mg 排出水分

二、A2 型题

126. 男性，26 岁。明显的"三多一少"，症状 10 年，经胰岛素治疗，症状时轻时重，有明显的低血糖症状，近 2 个月眼睑及下肢浮肿，乏力，腰痛，BP 160/100mmHg，尿蛋白（＋＋），颗粒管型少许，尿糖（＋＋）。应诊断为

    A. 肾动脉硬化   B. 糖尿病肾病

    C. 肾盂肾炎   D. 肾炎

    E. 胰岛素副作用

127. 男性，20 岁。1 型糖尿病，两天来出现恶心、面潮红，呼吸深快，渐发生神志模糊以至昏迷。最可能的诊断是

    A. 糖尿病酮症酸中毒

B. 尿毒症酸中毒

C. 呼吸性酸中毒

D. 乳酸性酸中毒

E. 糖尿病高渗昏迷

128. 男性，45 岁。体型肥胖，近一个月经常在餐后 3～4h 感到饥饿难忍，伴出汗、心悸、面色苍白，当时测血糖 3.0mmol/L，行 OGTT。以下哪项 OGTT 结果提示糖尿病可能

    A. 空腹血糖 6.5mmol/L，2h 血糖 12.3mmol/L

    B. 空腹血糖 6.9mmol/L，2h 血糖 7.0mmol/L

    C. 空腹血糖 6.5mmol/L，2h 血糖 10.5mmol/L

    D. 空腹血糖 5.6mmol/L，2h 血糖 10.5mmol/L

    E. 空腹血糖 5.6mmol/L，2h 血糖 7.7mmol/L

129. 男性，14 岁。自幼身体矮小，近 3 年增长 <5cm，学习成绩。查体：身高 98cm，童音、童貌，外生殖器未发育，睾丸小。骨年龄 9～10 岁，染色体正常，生长激素基础值 1.11μg/L（正常 0～5μg/L），胰岛素低血糖兴奋试验各时间点值均 <5μg/L。最可能的诊断是

    A. Laron 侏儒   B. 克汀病性侏儒

    C. 垂体性侏儒   D. 体质性侏儒

    E. 青春期延迟

130. 男性，51 岁。诉手脚增大，鞋码较前增加。查体：皮肤皱褶肥厚，鼻增宽，舌大，下颌增大前突。手脚粗大肥厚、手指变粗。下列哪项检查对病人诊断非常重要

    A. 肝功能   B. 肾功能

    C. 血 GH 水平   D. 血胰岛素水平

E. 甲状腺功能

131. 女性，48 岁。进行性头面增大、增宽，手脚粗大 1 年，口渴、多饮、多尿并头痛、视物模糊、视野缺损 2 个月。下列哪项检查对该病人的诊断最重要

A. 妇科检查

B. 双下肢骨关节照片

C. 垂体 MRI

D. 头颅 X 线检查

E. 脑血管造影

132. 女性，38 岁。体重增加、怕冷、淡漠、嗜睡，闭经、性欲减退半年。检查发现垂体一微腺瘤，血 ACTH 128pmol/L。诊断可能为

A. 垂体 ACTH 瘤

B. 肥胖症

C. 肾上腺皮质功能低下

D. 淡漠型甲状腺功能亢进症

E. 卵巢早衰

133. 男性，10 岁。家人诉自 3 岁起至今，身高仅增高 10cm，学习成绩中等，无慢性病史，饮食、大小便均正常。查体：体态均匀，智力如同龄儿，面容幼稚，骨龄相当于 7 岁小孩。该病人需考虑

A. 慢性感染引起生长迟缓

B. 青春期延迟

C. 呆小病

D. 生长激素缺乏性侏儒症

E. Turner 综合征

134. 男性，34 岁。口渴、多饮、多尿，每日尿量 6~8L，尿比重 1.005，禁水 10 小时后，尿比重 1.008，尿渗透压 185mOsm/L。注射加压素 5U 后 2 小时尿比重 1.023，尿渗透压 350mOsm/L。该病人诊断为

A. 部分性中枢性尿崩症

B. 肾性尿崩症

C. 完全性中枢性尿崩症

D. 精神性烦渴

E. 慢性肾盂肾炎

135. 男性，14 岁。因近 5~6 年身材过长，近 2 年头痛，视力下降伴多饮、乏力就诊，查：身高 194cm，血糖（FBG）10.1mmol/L，蝶鞍矢状位 CT 示垂体增大向鞍上发展。临床诊断：巨人症，垂体生长激素瘤。下述哪种治疗，对该患者最适宜

A. 经额垂体瘤手术

B. 放疗

C. 经蝶垂体瘤手术

D. 溴隐亭

E. 经额手术及术后放疗

136. 男性，48 岁。近 1 周内发现血压升高 156/98mmHg，服用利尿剂氢氯噻嗪降压效果不佳，且出现四肢行走无力，测血钾为 2.2mmol/L。该患者可首先给以何种处理

A. 停用利尿剂

B. 继续应用利尿剂同时补钾治疗

C. 换用其他类型降压药

D. 停用利尿剂，补钾治疗

E. 加用 ACEI 药物

137. 患者入院后第三天，感冒后出现恶心、呕吐、腹痛、腹泻、血压降低，考虑为肾上腺危象，应给予的措施为

A. 立即应用大量的糖皮质激素和补液

B. 给予适量碘溶液

C. 给予小剂量胰岛素治疗

D. 液体补充以糖溶液为主

E. 以对症处理为主

138. 女性，29 岁。发作性心悸、头痛 1 年，

洗碗时或手受凉时常有症状，测血压 26.6/17.3kPa（200/130mmHg）。本次就诊时血压正常，空腹血糖 6.8mmol/L，电解质正常，尿蛋白（＋）。本例最应考虑的诊断是

A. 嗜铬细胞瘤

B. 慢性肾炎高血压型

C. 周期性库欣综合征

D. 原发性醛固酮增多症

E. 不稳定型原发性高血压

139. 甲亢病人，60 岁。甲状腺Ⅲ度肿大，高代谢症状严重，肝、肾功能正常。首选的治疗措施为

A. 抗甲状腺药物控制症状后手术

B. 立即 ^{131}I 治疗

C. 复方碘溶液治疗 2 周后手术

D. 立即手术

E. 抗甲状腺药物长期治疗

140. 一女性甲亢患者，丙基硫氧嘧啶 + 心得安治疗两个月，T_3、T_4 恢复正常，但甲状腺肿及突眼加重，应加用

A. 心得安

B. 复方碘溶液

C. 甲状腺片

D. 再加一种抗甲状腺药

E. 皮质醇

141. 女性，30 岁。Graves 病患者，抗甲状腺药物治疗已 2 年，是否停药，最有参考意义的指标是

A. 血清 TSH 的测定

B. 血清反 T_3 测定

C. 血清 FT_3、FT_4 测定

D. 甲状腺摄 ^{131}I 试验

E. TRH 兴奋试验

142. 女性，28 岁。已婚。因消瘦、乏力、多

食、心悸三个月就诊。近 2 年应用口服避孕药。病人于抗甲亢药物减药期发生妊娠，希望保胎。下述哪种治疗措施是正确的

A. 立即行甲状腺手术

B. 同位素治疗

C. 继续药物治疗，待妊娠中期行甲状腺手术

D. 继续药物治疗至分娩

E. 以上都不对

143. 男性，24 岁。心悸、多食、消瘦、易激动 4 个月，甲状腺Ⅰ度肿大，甲状腺吸碘率 3 小时 60%，24 小时 72%，诊断为 Graves 病。首先的治疗为下列哪种

A. 他巴唑治疗

B. 丙基硫氧嘧啶治疗

C. 心得安治疗

D. 手术治疗

E. ^{131}I 治疗

144. 女性，17 岁。发现颈部增粗半年，不伴其他不适。查体：甲状腺Ⅱ度肿大，质地软，未及结节，未闻及血管杂音，甲状腺功能正常。该病人可诊断为

A. Graves 病

B. 单纯性甲状腺肿

C. 亚急性甲状腺炎

D. 桥本病

E. 甲状腺癌

145. 女性，41 岁。复发性甲亢，甲状腺Ⅱ度肿大，伴双侧叶结节，经丙基硫氧嘧啶治疗 2 个月，症状明显减轻，但甲状腺无缩小，心率 78 次/分。血 FT_3、FT_4 正常，应采用下述哪项治疗

A. 继续原治疗

B. 加用甲状腺素片

C. 手术治疗

D. 加大丙基硫氧嘧啶用量

E. 减少丙基硫氧嘧啶用量

146. 农村女性，32 岁。甲亢 6 年，疏于治疗，长期不愈，临床疑诊甲亢心脏病，心功能二级，甲状腺Ⅰ度肿大。甲状腺吸碘率 3 小时 68%，24 小时 91%。应首先考虑下列哪项治疗

A. 他巴唑 + 心得定治疗

B. 丙基硫氧嘧啶治疗

C. 手术治疗

D. 他巴唑治疗

E. ^{131}I 治疗

147. 女性，27 岁。右颈部肿物伴低热 2 周，抗生素治疗无效，经查体临床诊断为亚急性甲状腺炎，下列哪项检查结果不支持诊断

A. TSAb 阳性

B. FT$_3$ 高，TSH 降低

C. FT$_3$ 正常，TSH 正常

D. 血沉快

E. 甲状腺摄取功能降低

148. 女性，35 岁。诊断为甲亢后即行甲状腺次全切手术，术后病人出现高热，心率 160 次/分，烦躁不安，大汗淋漓，腹泻，应首先考虑的诊断是

A. 甲亢症状加重

B. 甲亢术后感染

C. 甲亢危象前期

D. 甲亢危象

E. 甲亢术后感染性腹泻

149. 甲亢患者，女性，45 岁。^{131}I 治疗后出现下列症状，其中哪项不是 ^{131}I 治疗的并发症

A. 浮肿

B. 便秘

C. 甲状腺肿大更加明显

D. 打鼾、嗜睡

E. 突眼加重

150. 男性，40 岁。^{131}I 治疗后出现疲倦、怕冷、嗜睡、抑郁、体重增加，血清 TSH 增高、FT$_3$ 降低。拟首选下列哪项治疗

A. 左甲状腺素 100μg/d

B. 甲状腺粉 30mg/d

C. 左甲状腺素 25μg/d

D. L－T$_3$ 25μg/d

E. 甲状腺粉 60mg/d

151. 女性，40 岁。出现疲倦、怕冷、嗜睡、颜面浮肿 4 个月，并体重增加、声音嘶哑，查 FT$_3$、FT$_4$ 低。该病人应诊断为

A. 亚急性甲状腺炎

B. 低 T$_3$ 综合征

C. 亚临床期甲状腺功能减退症

D. 甲状腺功能减退症

E. 慢性肾炎

152. 女性，33 岁。已婚，月经稀发 3 年，闭经 3 个月，结婚 3 年未孕，就诊时尿妊娠试验（－），B 超显示子宫、双侧卵巢均无异常。经测定发现：催乳素（PRL）＞288μg/L。在诊断垂体 PRL 微腺瘤之前，须行下列哪项检查帮助鉴别诊断

A. 甲状腺功能

B. OGTT

C. 糖皮质激素水平

D. 性激素水平

E. 24h 尿 VMA

153. 女性，30 岁。疲劳、怕冷、体重增加、嗜睡、精神抑郁、便秘、闭经半年，甲状腺肿大。下列哪项检查的诊断价值最大

A. 血常规

B. 血清 TSH、FT_3、FT_4

C. 血清 TT_4、TT_3

D. 131 碘摄取率

E. 血清 TPOAb 和 TgAb

154. 女性，40 岁。咽痛、咳嗽 3 周，颈部疼痛 2 天，查体：甲状腺 Ⅰ 度肿大，可及一痛性结节。下列哪项检查有助于确诊

A. 血沉

B. 血清 TSH 水平

C. ^{131}I 摄取率和血清 T_3、T_4 水平

D. I 摄取率

E. 血清 T_3、T_4 水平

155. 女性，32 岁。颈前疼痛 3 天，2 周前有上呼吸道感染病史。查体：甲状腺 Ⅱ 度肿大，触痛明显，碘摄取率降低，血清 T_3、T_4 水平升高。该病人的诊断是

A. 急性化脓性甲状腺炎

B. Graves 病

C. 产后甲状腺炎

D. 亚急性甲状腺炎

E. 慢性淋巴细胞性甲状腺炎

156. 女性，40 岁。无明显诱因出现怕冷、疲倦、嗜睡、懒言，双下肢非凹陷性水肿。根据临床表现，最先考虑的诊断为

A. 急性肾炎

B. 肥胖症

C. 更年期综合征

D. 心力衰竭

E. 甲状腺功能减退症

157. 男性，36 岁。体检发现血压升高为 162/100mmHg，测定 24h 尿钾升高。尿钾升高的标准为

A. 血钾 <3.5mmol/L，尿钾 >30mmol/24h

B. 血钾 <3.5mmol/L，尿钾 >25mmol/24h

C. 血钾 <3.0mmol/L，尿钾 >25mmol/24h

D. 血钾 <3.0mmol/L，尿钾 >30mmol/24h

E. 血钾 <2.5mmol/L，尿钾 >30mmol/24h

158. 男性，28 岁。半年来出现食欲减退，体重下降约 10kg，并伴乏力、头晕。查体：血压为 90/60mmHg，精神淡漠，并有两侧乳晕处皮肤色素加深，考虑为慢性肾上腺皮质功能不全。下列哪项检查支持该诊断

A. 高钠、高氯血症

B. 低钾血症

C. 低钙血症

D. 糖耐量低平曲线

E. 肥胖

159. 患者，男性，38 岁。因进行性消瘦伴体位性头晕，饭前经常心悸、手抖就诊。既往结核病史（-）。查体：消瘦，皮肤无色素沉着，BP 78/50mmHg。血糖 3.0mmol/L，抗肾上腺抗体（-），皮质醇 72mmol/L（正常 165～441mmol/L）。本例最可能的诊断是

A. Addison 病

B. 特发性慢性肾上腺皮质功能低减

C. 低血糖症

D. 继发性肾上腺皮质功能低减

E. 库欣综合征

160. 女性，28 岁。向心性肥胖，多血质外观，皮肤紫纹，CT 示双侧肾上腺增生，垂体 CT 正常，行一侧肾上腺全切，另一侧 3/4 切除。术后 2 年病人皮肤色素逐渐加深，垂体 CT 见 12mm 腺瘤。此时最合适的诊断为

A. Nelson 综合征

B. 原发性肾上腺皮质机能低下

C. 垂体 ACTH 分泌大腺瘤

D. 库欣病复发

E. 垂体 ACTH 分泌微腺瘤

161. 女性, 35 岁。因多食、肥胖、闭经、血糖高 1 年就诊。体检: 身高 160cm, 体重 75kg, 腹部, 臀部脂肪堆积, 紫纹 (+), 血压 170/100mmHg。血糖 10.1mmol/L, 初诊皮质醇增多症。病人于手术后 1 年随诊, 下述哪种情况不支持治疗有效

A. 血压 150/90mmHg

B. 月经恢复

C. 空腹血糖 6.8mml/L

D. 向心性肥胖减轻

E. 血皮质醇早 8 点 510mmol/L（正常 165 ~ 441mmol/L）, 下午 4 点 480mmol/L

162. 女性, 29 岁。高血压病史 2 年, 偶有手足抽搐, 血压介于 22.6 ~ 28/13.3 ~ 17.3kPa（170 ~ 210/100 ~ 300mmHg）, 查血钾 3.4mmol/L, 尿钾 27mmol/24h, 尿蛋白 (+) ~ (+ +)。下述哪项可以鉴别原发或继发性醛固酮增多症

A. 血浆肾素活性测定

B. 血浆血管紧张素 Ⅱ 测定

C. 血浆 ACTH 测定

D. 放射性碘化胆固醇肾上腺扫描

E. 赛庚啶实验测血浆醛固酮

163. 男性, 65 岁, 食欲亢进、体重增加 1 年。体检: 身高 170cm, 体重 85kg, 腹部、臀部脂肪肥厚, 下腹部及大腿上部可见淡红色紫纹。血压 150/100mmHg。初步诊断为 Cusing 综合征。检查发现患者血钾 2.5mmol/L, 24h 尿钾排出量 30mmol, 为明确诊断应选择哪项检查

A. 地塞米松抑制试验

B. 胰岛素低血糖兴奋试验

C. 血管紧张素 Ⅱ 加血钠测定

D. 肾素血管紧张素 – 醛固酮测定

E. ACTH 兴奋试验

164. 女性, 38 岁, 10 年前分娩后出现无乳、闭经、食欲减退、怕冷、面色苍白、毛发脱落。最可能的诊断是

A. 神经性厌食症

B. 肾上腺皮质功能减退症

C. 腺垂体功能减退症

D. 原发性甲状腺功能减退症

E. 卵巢功能早衰症

165. 女性, 43 岁。确诊 Addison 病, 应用肾上腺皮质激素替代治疗, 正确的是

A. 剂量一旦确定, 则终生不变

B. 应终生使用激素替代治疗

C. 只有当感染、创伤等应激情况时才应用

D. 给药途径以肌注为主

E. 合并结核时禁用

166. 女性, 30 岁。确诊 Addison 病, 可产生下述哪种情况

A. 低钾低钙血症　　B. 高钠低钾血症

C. 高钠高钾血症　　D. 低钠低钾血症

E. 低钠高钾血症

167. Addison 病, 患者每天食盐摄入量不得少于

A. 30 ~ 40g　　　　B. 40g

C. 20 ~ 30g　　　　D. 50g

E. 8 ~ 10g

168. 男性, 45 岁。汉族。按照美国 NCEPATP Ⅲ 对代谢综合征的工作定义, 结合中国人的特点, 血三酰甘油、血压、血糖、体型均达到了代谢综合征的诊断标准。则患者血三酰甘油的值应不小于

A. 1.02mmol/L　　B. 1.43mmol/L

C. 1.69mmol/L　　D. 2.68mmol/L

E. 3.08mmol/L

169. 女性, 40 岁。骨痛, 腰背部、髋部骨压

痛。X 摄片提示骨质疏松，查血钙 2.9mmol/L（正常 2.1～2.6mmol/L），疑甲状旁腺功能亢进症。下列哪项检查对诊断最重要

A. 血磷　　　　B. 血 PTH

C. 尿钙　　　　D. 血清碱性磷酸酶

E. 尿 cAMP

170. 患者，女性，28 岁，怀孕 2 个月，有怕热、心悸、多食、善饥。为确认该患者有无甲亢，下列试验中以何者为首选

A. FT$_3$、FT$_4$ 测定

B. TRH 兴奋试验

C. 甲状腺摄碘率

D. 基础代谢率测定

E. T$_3$ 抑制试验

171. 女性，50 岁。确诊骨质疏松后拟用激素治疗。下列不是雌激素治疗骨质疏松症的禁忌证的是

A. 围绝经期伴或不伴有骨量减少者

B. 活动性肝炎或其他肝病伴肝功能异常者

C. 骨质疏松伴有子宫内膜异位症者

D. 系统性红斑狼疮

E. 活动性血栓栓塞性疾病

172. 男性，80 岁。确诊骨质疏松症，下列不属于二磷酸盐治疗骨质疏松症适应证的是

A. 变形性骨炎

B. 多发行骨髓瘤

C. 骨转换率降低的骨质疏松症

D. 继发甲旁亢的骨疏松症

E. 骨干发育不全

173. 男性，59 岁。鼻咽癌放疗后，出现手足搐搦，查体：Chvostek 征与 Trousseau 征阳性。实验室检查：血钙降低、血磷增

高，血镁正常。该病人初步考虑为

A. 特发性甲旁减

B. 继发性甲旁减

C. 低血镁性甲旁减

D. 假性甲旁减

E. 癫痫

174. 女性，28 岁。怀孕 8 个月，突眼、"三多"症状数月，伴有怕热，汗多，体重不增加。体检：血压 120/80mmHg，中度贫血面容，甲状腺Ⅰ度肿大，HR 92 次/分，下肢无浮肿。化验：空腹血糖 16.7mmol/L，尿糖（＋＋＋）尿蛋白（＋＋＋），血 T$_3$ 为 400ng/dl（正常 80～200mg/dl）。其完整的诊断应该是

A. 糖尿病，甲亢

B. 甲亢合并糖代谢紊乱

C. 糖尿病，妊娠中毒症

D. 糖尿病，甲亢妊娠合并肾小球硬化症

E. 糖尿病，妊娠合并肾小球硬化症

175. 男性，60 岁。轻度肥胖，空腹血糖 5.6mmol/L，口服葡萄糖 75g 后 60 分钟血糖达高峰，为 11.1mmol/L，2 小时值为 8.7mmol/L，3 小时值为 4.6mmol/L。其血浆胰岛素浓度及变化可能是

A. 空腹时 100μIU/ml（正常 5～24μIU/ml）

B. 空腹时 <5μIU/ml

C. 空腹时正常，口服葡萄糖后迅速升高，持续时间长，以后下降

D. 空腹时正常，口服葡萄糖后缓慢升高，持续时间延长，以后下降

E. 空腹时正常，口服葡萄糖后迅速升高，然后逐渐下降

176. 女性，50 岁。确诊糖尿病，空腹血糖 13.9mmol/L，尿酮体阴性，近期 2 次尿蛋白分别为（＋），（＋＋）。对本例最

适合的治疗是

A. 双胍类降糖药

B. 磺脲类降糖药

C. 单纯饮食治疗

D. 胰岛素

E. 双胍类 + 磺脲类降糖药

177. 女性，40 岁。患糖尿病一年，身高 156cm，体重为 70kg，无酮症，空腹血糖 7.8mmol/L。最佳治疗方案是

A. 卧床休息 + 饮食治疗

B. 饮食疗法 + 胰岛素

C. 适当运动 + 饮食运动

D. 格列本脲 + 饮食治疗

E. 甲福明 + 饮食治疗

178. 男性，45 岁。肥胖 7 年，口渴多饮 2 个月，伴经常餐后 3 ~ 5 小时心悸、多汗、饥饿感，进餐后缓解。空腹血糖 8.3mmol/L，尿糖（ + ）。最可能的诊断是

A. 胰岛细胞增生症

B. 胰岛素性低血糖

C. 糖尿病

D. 胰岛素瘤

E. 2 型糖尿病，反应性低血糖

179. 女性，45 岁。肥胖多年，口渴 5 个月，尿糖（ + ），空腹血糖 7.9mmol/L，饭后 2 小时血糖 12.1mmol/L。本病人应首选下列哪种药物或治疗

A. 单纯饮食治疗

B. 磺脲类降糖药

C. 胰岛素

D. 双胍类降糖药

E. 双胍类 + 磺脲类药物

180. 男性，40 岁。因甲状腺肿就诊的病人，临床有轻度甲低的表现，血浆 FT_3、FT_4 均增高，TSH 值增高。应当首先考虑的诊断是

A. Graves 病

B. 继发性甲亢

C. TSH 的受体或受体后缺陷

D. 外周组织对 T_3、T_4 抵抗

E. 原发性甲低

181. 男性，45 岁。体胖，平素食欲佳。近 1 个月饮水量逐渐增多，每日约 1500ml，尿量多。空腹血糖 6.7mmol/L（120mg/dl），尿糖（ + ）。应做哪些检查来确诊糖尿病

A. 葡萄糖耐量试验

B. 24 小时尿 C 肽测定

C. 皮质素葡萄糖耐量试验

D. 24 小时尿糖定量

E. 尿糖检测

182. 一例用短效胰岛素治疗的糖尿病患者，多次空腹血糖增高，尿糖阳性，白天尿糖全部阴性。如果上述检查排除了病人发生 Somogyi 现象和 "黎明现象" 的可能，则应选用下列哪项方案为宜

A. 增加晚上短效胰岛素剂量

B. 临睡前加餐 1 次，同时加注 1 次短效胰岛素

C. 临睡前加服 0.5g 格列齐特

D. 临睡前增加注射 4U 中效胰岛素

E. 改用中效胰岛素

183. 女性，24 岁。临床诊断为糖尿病 1 型，于胰岛素治疗后，病人经常于清晨 3 ~ 4 点出现手抖、大汗、饥饿感，空腹血糖 11mmol/L，尿糖（ + + + + ），尿酮体（ + + + + ），夜间尿糖阴性。应采取的措施是

A. 减少睡前中效胰岛素用量

B. 增加睡前中效胰岛素用量

C. 加用双胍类药物

D. 减少晚餐的热量

E. 后夜加餐

184. 男性，60 岁。多饮、多尿 2 周，嗜睡 2 天，有脱水表现，血尿素氮 42.9mmol/L，血钠 150mmol/L，尿酮体阴性，如诊断高渗性非酮症糖尿病昏迷。下列哪项检查为主要依据

A. 尿蛋白（＋＋）

B. 血钾 4.0mmol/L

C. 尿糖（＋＋＋）

D. 血二氧化碳结合力为 17.6mmol/L

E. 血糖 36.1mmol/L

185. 男性，60 岁。2 型糖尿病病史 5 年，无冠心病、高血压病史，查血脂 LDL－C 为 3.9mmol/L，对该患者的血脂应如何干预

A. 目前不用干预　　B. 饮食治疗

C. 运动治疗　　D. 药物治疗

E. 血浆净化疗法

186. 女性，52 岁。患糖尿病多年，最近因肺炎已予抗感染治疗，数小时前神志不清入院。查体：口唇黏膜干燥，血压 70/50mmHg，脉细速，尿量少。血糖 27.5mmol/L，血酮（＋），血钠 138mmol/L，血 HCO_3^- 9mmol/L，pH 7.0，血钾 4.0mmol/L。本病例的诊断为

A. 低血糖昏迷

B. 糖尿病高渗性昏迷

C. 糖尿病酮症酸中毒

D. 脑血管意外

E. 乳酸性酸中毒

187. 男性，50 岁。甲亢患者，甲状腺Ⅱ度肿大，有房颤。经丙基硫氧嘧啶治疗 3 个月后，甲状腺未缩小，房颤未消失。此病治疗应

A. 改用放射性 ^{131}I 治疗

B. 继续原治疗＋心得安

C. 继续原治疗＋地高辛

D. 继续原有治疗

E. 改用手术治疗

188. 女性，24 岁。因心悸、多食、消瘦、月经量少就诊，经查体及实验检查确诊为 Graves 病。病人幼年时有哮喘史，下述何种药物应禁忌

A. 甲状腺素片　　B. 他巴唑

C. 甲亢平　　D. 甲基硫氧嘧啶

E. 心得安

189. 男性，54 岁。甲亢房颤史 5 年，药物治疗后 3 年，因消瘦、便频、心前区不适再次就诊。查体：心界扩大，双胫前水肿，心率 120 次/分，节律极不规整。疑为甲亢性心脏病，在诊断时，以下何种试验为禁忌

A. T_3 抑制试验

B. TSAb

C. 甲状腺吸碘率

D. FT_3、FT_4、TSH

E. TRH 兴奋试验

190. 男性，32 岁。系复发性甲亢患者，现药物治疗 6 个月，FT_3、FT_4 正常，甲状腺Ⅱ度肿大，TSAb 滴度仍高，且较前无明显下降。下一步的治疗应选择

A. 手术治疗

B. 减少抗甲状腺药物剂量

C. 继续目前治疗

D. 加大抗甲状腺药物剂量

E. 除原治疗外，加免疫抑制剂

191. 女性，46 岁。消瘦、心悸 6 个月，甲状腺Ⅱ度肿大，无触痛，临床诊断为 Graves 病。给予丙基硫氧嘧啶（300mg/d）及心

得安治疗 2 周，病人出现怕冷、易困倦、手足发胀，查 FT_3、FT_4 低于正常，TSH 高。应首先考虑。

A. TSAb 测定

B. 复查 FT_3、FT_4、TSH

C. TGAb、TPOAb 测定

D. 甲状腺超声检查

E. 甲状腺远红外线扫描

192. 女性，14 岁。主诉活动后心悸，查甲状腺 I 度肿大，TT_4 为 160.8mmol/L（正常值 51.6～154.8mmol/L），甲状腺吸碘率 3 小时 31.2%，24 小时 67%。既往史：慢性活动性肝炎史 2 年。下述哪项检查更有助于诊断

A. TT_3 测定

B. TSAb 测定

C. rT_3 测定

D. T_3 抑制试验

E. TGAGb、TPOAb 测定

193. 男性，20 岁。既往体健，近 2 月出现易饥、多食。反复空腹或运动后出现饥饿、心悸、出冷汗，进食后缓解，体重逐渐增加，余无异常。首先应考虑以下哪个疾病

A. 糖尿病

B. 甲状腺功能亢进症

C. 胰岛素瘤

D. Cushing 综合征

E. 甲状腺功能减退症

194. 男性，20 岁。既往体健，近 2 月出现空腹和运动后低血糖症，拟诊断为胰岛素瘤。下列哪项不支持该诊断

A. 血胰岛素升高

B. C 肽升高

C. 胰岛素抗体阳性

D. 胰岛素原升高

E. MRI 示垂体瘤

195. 男性，30 岁。既往体健，近来无明显诱因出现空腹和运动后低血糖症。最可能的原因为

A. 功能性低血糖症

B. 胰岛素瘤

C. Addison 病

D. 糖原贮积症

E. 胰岛素自身免疫综合征

196. 男性，48 岁。高热 5 天，伴恶心、呕吐、不能进食来院急诊。查体：皮肤黏膜干燥，眼球凹陷，口渴明显，24h 尿量为 350ml，脉搏 110 次/分，血压 80/50mmHg。红细胞比容 55%，血钠 165mmol/L，CO_2CP 22mmol/L，血氯 120mmol/L。本例应诊断为

A. 高容量性高钠血症

B. 等容量性高钠血症

C. 等渗失水

D. 低容量性高钠血症

E. 低渗失水

197. 女性，49 岁。健康体检血脂有一项升高，医生告诉其此项升高对身体有利。可能为下列哪项

A. 三酰甘油　　B. 胆固醇

C. 低密度脂蛋白　D. 高密度脂蛋白

E. 中密度脂蛋白

198. 男性，20 岁。长期患腹部疾病，多次剧烈腹痛，血浆呈奶油样乳白色，经 1500r/min 离心 30min，血浆清亮很多，标本表层浮有一厚层"乳脂"。该患者最有可能为

A. I 型高脂蛋白血症

B. II 型高脂蛋白血症

C. III 型高脂蛋白血症

D. IV 型高脂蛋白血症

E. V 型高脂蛋白血症

199. 男性，60 岁。诊断为混合型高脂血症，拟联合使用调节血脂药，应谨慎采用以下哪种联合

A. 贝特类 + 胆酸螯合树脂类

B. 贝特类 + 他汀类

C. 他汀类 + 鱼油

D. 鱼油类 + 烟酸类

E. 烟酸类 + 胆酸螯合树脂类

200. 患者，男性，2 型糖尿病 5 年，1 年前心肌梗死行溶栓治疗。目前患者血脂：血总胆固醇 6.5mmol/L，LDL－C 3.5mmol/L，三酰甘油 1.5mmol/L。患者为哪种血脂异常

A. 高三酰甘油血症

B. 高胆固醇血症

C. 高密度脂蛋白血症

D. 混合型高脂血症

E. 继发性高脂血症

201. 男性，56 岁。2 型糖尿病患者，查血脂三酰甘油、胆固醇均轻度升高，拟用调节血脂药物治疗，以下哪项不宜使用

A. 他汀类

B. 贝特类

C. 烟酸及其衍生物

D. 鱼油制剂

E. 胆酸螯合树脂类

202. 某患者每日服用 20mg 格列本脲，但空腹血糖仍是 13.9mmol/L，其肌酐清除率（CCr）为 15ml/min，身体质量指数是 21，最佳治疗方案是

A. 可合并其他磺脲类药物

B. 应该注射胰岛素

C. 可合并服用二甲双胍

D. 可继续增加格列本脲剂量

E. 先减轻体重

203. 男性，40 岁，BMI29.1kg/m²，OGTT 实验示：空腹血糖 5.2mmol/L，服糖后 2h 血糖 9.8mmol/L，空腹胰岛素 40mU/L。病人血糖异常的原因为

A. 外周组织胰岛素受体数目减少

B. 拮抗胰岛素的激素分泌过多

C. 循环中存在大量胰岛素抗体

D. 存在胰岛 B 细胞功能障碍

E. 存在胰岛素抵抗

204. 男性，40 岁。糖尿病史 1 年，坚持药物治疗。为了解近 2～3 月的血糖总水平，应做哪项检查

A. OGTT   B. GHbAlc

C. 血脂检查   D. 监测血糖

E. Cr/BUN

205. 女性，68 岁。腰背疼痛 5 年，加重半年，多于劳累后加重。查体：腰椎椎体及椎旁无明显压痛点。已绝经近 30 年。为明确诊断，患者可首选下列哪项检查

A. X 线检查加骨密度测定

B. 测定血钙、血磷

C. 腰椎 CT 检查

D. 血常规检查

E. 尿常规检查

206. 男性，56 岁。因"摔倒后腰痛 15 天"入院，行 X 线检查示腰 3～4 椎体压缩性骨折，腰椎普遍骨质疏松改变。生化示：血钙磷正常，骨密度测定跟骨密度 BIVIC 为 52mg/cm2，T－Score＝－5.47；血常规正常，血免疫 IgM、IgG、IgM 正常。无长期服用糖皮质激素史，入院诊断"原发性骨质疏松症"。下列处理措施中得当的是

A. 予补充钙剂及维生素 D_3

B. 嘱病人可多做运动

C. 给予手术治疗

D. 可给予糖皮质激素治疗

E. 不能给予非甾体类消炎药

207. 女性，45岁。体检发现双侧多发肾结石，并广泛骨质疏松，疑甲状旁腺功能亢进症，需行下列哪项检查进行筛查

A. 血钙、血磷

B. 血钙和 PTH

C. 尿钙、尿磷

D. 血清碱性磷酸酶

E. 尿 cAMP

208. 男性，59岁。既往体健，体检发现血钙 2.86mmol/L（正常 2.1 ~ 2.6mmol/L），进一步查 PTH 30pmol/L（正常 1 ~ 10pmol/L）。颈部 CT 发现甲状旁腺增大，该病人需行下列哪项处理

A. 观察，定期复查血钙、血 PTH

B. 切除三个腺体，保留第四个腺体

C. 西咪替丁 200mg，每 6h 一次

D. 手术切除三个腺体，第四个切除50%

E. 手术切除四个腺体，术后长期补充钙剂与维生素 D

209. 273. 男性，50岁。倦怠，四肢无力，食欲减退、腹胀、消化不良、便秘，查血钙 2.8mmol/L（正常 2.1 ~ 2.6mmol/L），PTH 25pmol/L（正常 1 ~ 10pmol/L）。该病人考虑诊断为

A. 慢性结肠炎

B. 原发性甲状旁腺功能亢进症

C. 继发性甲状旁腺功能亢进症

D. 结节病

E. 维生素 D 中毒

210. 女性，40岁。无明显诱因出现反复手足

与面部肌肉痉挛，手足搐搦，血清钙降低、血磷增高，PTH 正常。下列哪项检验结果可肯定甲状旁腺功能减退症的诊断

A. 尿钙、尿磷减少

B. 血镁降低

C. 滴注外源 PTH 后，尿磷、尿 cAMP 明显增加

D. 血清碱性磷酸酶正常

E. 尿 cAMP 减少

211. 女性，45岁。三年前因"Graves 病"行放射碘（RAI）治疗，未随诊，近一年逐渐出现乏力、怕冷、厌食、反应迟钝，体重增加，查血 FT_3、FT_4 降低，TSH 升高，总胆固醇 7.0mmol/L（明显升高），三酰甘油 1.8mmol/L（轻度升高），诊断为甲减、高脂血症。给予左甲状腺素 50mg，tid、考来烯胺 4g，tid 治疗 2 月，甲减无明显改善。患者甲减及贫血无改善的原因可能为

A. 诊断错误

B. 药物剂量不恰当

C. 药物使用量不足

D. 药物互相干扰吸收

E. 药物作用互相拮抗

212. 男性，35岁。甲亢手术治疗后，出现手足与面部肌肉痉挛，手足搐搦。下列哪项检验结果有助于甲状旁腺功能减退症的诊断

A. 血清钙降低、血磷减低，PTH 正常

B. 血清钙降低、血磷增高，PTH 降低

C. 尿钙、尿磷减少，PTH 降低

D. 血清碱性磷酸酶正常，PTH 降低

E. 尿 cAMP 减少

213. 女性，53岁。上呼吸道感染、发热，继而出现面部肌肉痉挛，手足搐搦，手成

鹰爪状，并喉鸣音。Chvostek 征与 Trous-
seau 征阳性。既往体健。该病人应考虑
存在下列哪种情况

A. 癫痫发作　　　　B. 颅内感染

C. 低血钾　　　　　D. 面神经炎

E. 低钙血症

214. 女性，40 岁。颈部放疗后常发作出现面
部肌肉痉挛，手足搐搦。查血钙
1.8mmol/L（正常 2.1 ~ 2.6mmol/L），
PTH 5pmol/L（正常 1 ~ 10pmol/L），疑甲
状旁腺功能减退症。下列哪项检查结果
不会出现于该病人

A. 血磷升高

B. 血清碱性磷酸酶降低

C. 尿钙降低

D. 尿磷升高

E. 尿 cAMP 降低

215. 女性，30 岁。发现颈前肿大已 2 年，无
甲亢症状，TT_3、TT_4 正常，甲状腺Ⅱ度
肿大，右大于左，表面似有小结节，无
压痛。下列检查中哪项对鉴别诊断无
帮助

A. T_3 抑制试验

B. 甲状腺摄碘率

C. 甲状腺扫描

D. 甲状腺自身抗体测定检查

E. 甲状腺细针穿刺作细胞学检查

216. 女性，63 岁。发现颈部结节 2 天，无伴
疼痛。查体：甲状腺Ⅱ度肿大，质地中
等，左侧可及一结节，随吞咽运动，未
闻及血管杂音，甲状腺功能正常。该病
人最可能的诊断为

A. Graves 病

B. 甲状腺癌

C. 亚急性甲状腺炎

D. 桥本病

E. 单纯性结节性甲状腺肿

217. 女性，32 岁。因前置胎盘，分娩时大出
血，剖腹产一健康男孩，产后无乳，乳
房萎缩，无性欲，无月经来潮，疲倦乏
力，怕冷，嗜睡。该病人宜考虑

A. 产后抑郁症

B. 希汉综合征

C. 肾上腺皮质功能减退症

D. 产后甲状腺炎

E. 催乳素瘤

218. 女性，40 岁。多饮、多尿 2 个月。每日
尿量 5 ~ 7L，空腹血糖 4.5mmol/L，尿糖
（－），OGTT 正常。明确诊断需行下列哪
项检查

A. 餐后 2h 血糖　　　B. 尿比重

C. 血渗透压　　　　　D. 禁水加压试验

E. 尿渗透压

219. 男性，38 岁。口渴、多饮、多尿 3 个月。
空腹尿比重偏低。下列疾病可不予考虑
的是

A. 完全性尿崩症

B. 部分性尿崩症

C. 肾性尿崩症

D. 原发性醛固酮增多症

E. 慢性肾炎、肾功能不全

三、A3/A4 型题

（220 ~ 222 题共用题干）

　　女性，36 岁。妊娠 5 个月。消瘦、多饮，
既往无糖尿病史。空腹血糖 14.8mmol/L，尿
糖阳性。

220. 此病例应诊断为

A. 1 型糖尿病

B. 2 型糖尿病

C. 妊娠期糖尿病

D. 库欣综合征性糖尿病

E. 药物所致糖尿病

221. 此病人给予普通胰岛素治疗，10U 皮下注射后，突然心悸、多汗、头晕、无力。此时应考虑

    A. 合并酸中毒   B. 合并低血糖

    C. 血糖显著升高   D. 心源性休克

    E. 早产先兆

222. 应立即给予

    A. 加大胰岛素用量

    B. 停用胰岛素

    C. 静脉滴注葡萄糖

    D. 应用升压药

    E. 应用肾上腺素

（223～225 题共用题干）

    一例用短效胰岛素治疗的糖尿病人，多次空腹血糖增高，尿糖阳性，白天尿糖全部阴性。

223. 在下列原因中，哪项可不予考虑

    A. 日间肝糖原输出增加

    B. Somogyi 现象

    C. 临睡前加餐

    D. 黎明现象

    E. 患者年龄偏大

224. 为确诊患者究竟夜间有无 Somogyi 现象，应做下列哪项检查

    A. 糖化血红蛋白

    B. 12 点（半夜）后的尿糖

    C. 半夜 12 点后的血浆胰岛素水平

    D. 半夜 10 点后每 2h 查血糖 1 次，直到第 2 天早晨 8 点

    E. 半夜 12 点以后，每 2h 抽血查血浆皮质醇、高血糖素、生长激素及胰岛素、血糖水平

225. 如果上述检查排除了病人发生 Somogyi 现象和"黎明现象"的可能，则应选用下列哪项方案为宜

    A. 临睡前增加注射 4U 中效胰岛素

    B. 改用中效胰岛素

    C. 临睡前加服 0.5g 格列齐特

    D. 增加晚上短效胰岛素剂量

    E. 临睡前加餐 1 次，同时加注 1 次短效胰岛素

（226～228 题共用题干）

    男性，20 岁。神志不清 2 小时入院。既往患 1 型糖尿病 5 年，长期皮下注射胰岛素。近 3 天因腹泻而停用。查体：血压 70/50mmHg，皮肤中度失水征，呼吸深大，有烂苹果味，心率 130 次/分。

226. 最可能的诊断是

    A. 高渗性非酮症性糖尿病昏迷

    B. 糖尿病酮症酸中毒

    C. 糖尿病乳酸性酸中毒

    D. 低血糖昏迷

    E. 感染性休克

227. 最可能与诊断无关的检查是

    A. 血气分析

    B. 血电解质测定

    C. 血糖

    D. 尿糖、尿酮

    E. 血培养

228. 需立即采取的治疗措施是

    A. 静脉滴注 5% 苯酚氢钠

    B. 纠正电解质紊乱

    C. 补液并恢复皮下注射胰岛素

    D. 补液加有效的抗生素

    E. 补液同时静脉滴注胰岛素

（229～231 题共用题干）

    男性，40 岁。体重 92kg，身高 168cm，无"三多一少"症状，其母有糖尿病。

229. 下列检查中最有可能出现异常的是

A. CHO   B. UA

C. OGTT   D. Scr

E. 血黏度

230. 患者可能的诊断是

A. 1 型糖尿病   B. 2 型糖尿病

C. 高血压   D. 高血脂

E. 神经衰弱

231. 该患者治疗应当首先选择下列哪一项

A. 阿司匹林

B. 胰岛素

C. 减肥药

D. 饮食管理运动治疗

E. 保肾治疗

(232 ~ 234 题共用题干)

女性，45 岁。反复发作性头痛、心悸、恶心 3 年，发作时面色苍白，血压升高，最高时达 240/135mmHg，平时血压正常。

232. 该病人最可能的诊断是

A. 原发性高血压

B. 嗜铬细胞瘤

C. 脑血管疾病

D. 醛固酮增多症

E. 主动脉瘤

233. 患者住院期间血压一直维持在 130 ~ 150/ 80 ~ 95mmHg，为帮助该病人确立诊断宜行下列哪项检查

A. 酚妥拉明试验

B. 胰岛素低血糖试验

C. 地塞米松抑制试验

D. 胰高血糖素试验

E. 螺内酯试验

234. 患者在试验过程中出现血压升高达 200/ 120mmHg，心率 130 次/分，此时的处理是

A. 立即静脉缓慢推注酚妥拉明 1 ~ 5mg。

同时密切观察血压

B. 立即静脉缓慢推注普萘洛尔 10mg

C. 哌唑嗪 1mg 口服

D. 酚妥拉明 10 ~ 15mg 溶于 5% 葡萄糖生理盐水 500ml 中缓慢静脉滴注

E. 酚苄明 10mg 口服

(235 ~ 236 题共用题干)

女性，40 岁。发现高血压 3 年，血压经常维持在 180/100mmHg，伴口干、多尿，以夜尿增多为主。化验血钾为 3.0mmol/L，时常出现四肢麻木和手足搐搦。

235. 病因诊断可能为

A. 原发性高血压

B. 肾脏疾病

C. 嗜铬细胞瘤

D. 原发性醛固酮增多症

E. 脑血管栓塞

236. 出现四肢麻木和手足搐搦的原因应除外

A. 细胞内钾离子丢失

B. 细胞内钠氢离子增加

C. 细胞内 pH 上升

D. 碱中毒时，细胞外液游离钙减少

E. 尿镁排出增多

(237 ~ 238 题共用题干)

女性，36 岁。肥胖 1 年就诊。查体：满月面，皮肤多痤疮，毛发浓密，唇周有小量胡须，颈部脂肪垫厚，血压 150/100mmHg。

237. 下述哪项体征是 Cushing 综合征诊断的重要线索

A. 乏力   B. 高血压

C. 水牛背   D. 骨质疏松

E. 皮肤宽大紫纹

238. 下列哪项是明确诊断必不可少的检查

A. 24h 尿钾测定

B. 测定血浆皮质醇节律

C. 24h 尿肌酸测定

D. 24h 尿蛋白测定

E. 血浆醛固酮测定

（239～240 题共用题干）

女性，40 岁。近半年来体重明显增加，伴乏力，纳差，便秘；血清 TSH 60mU/L（正常 0.6～4mU/L），双下肢非指凹性水肿。甲状腺Ⅱ度肿大，不平，呈橡皮样韧硬。

239. 根据临床表现，最先考虑下列哪项诊断

A. 急性肾炎

B. 肥胖症

C. 更年期综合征

D. 心力衰竭

E. 甲状腺功能减退症

240. 最可能的病因是

A. 结节性甲状腺肿

B. 慢性肾小球肾炎

C. 桥本病

D. 特发性水肿

E. 神经官能症

（241～242 题共用题干）

男性，58 岁。心悸、手抖 3 年，加重 1 个月。查体：P 110 次/分，BP 160/60mmHg，消瘦，皮肤潮湿，甲状腺可触及，可闻及血管杂音，颈静脉无怒张，心界不大，心率 134 次/分，律绝对不整，心音强弱不等，肺、腹（－），下肢不肿。

241. 该病人最可能的病因是

A. 冠心病

B. 老年退行性心脏病

C. 扩张性心肌病

D. 高血压性心脏病

E. 甲亢性心脏病

242. 首选治疗方案应为

A. 抗甲状腺药物

B. 手术

C. 放射性碘

D. 先辅以药物治疗，病情有所控制后行放射性碘治疗

E. 以上都不对

（243～245 题共用题干）

女性，18 岁。心慌、多汗、多食、消瘦 4 月余。查体：甲状腺Ⅱ度肿大，右上极可闻及血管杂音。

243. 为明确诊断，应行下列哪项检查

A. FT_3、FT_4、TSH 测定

B. 心电图

C. TRH 兴奋试验

D. T_3 抑制试验

E. 甲状腺摄碘率

244. 下列哪项是该病人最不可能出现的症状

A. 舌颤　　　　　B. 手抖

C. 月经过多　　　D. 水冲脉

E. 突眼

245. 患者被诊断为 Graves 病，宜首选哪种治疗

A. 甲状腺次全切除术

B. 放射性核素治疗

C. 抗甲状腺药物治疗

D. 普萘洛尔治疗

E. 复方碘溶液治疗

（246～248 题共用题干）

女性，37 岁。甲状腺右侧可扪及一个 0.8cm×0.6cm 大小的结节，无触痛。实验室检查：FT_3 20.8pmol/L（正常值 2.1～5.4pmol/L），FT_4 79pmol/L（正常值 9～25pmol/L），甲状腺 ^{131}I 摄取率 3h 为 45%，24h 为 73%。

246. 最可能的诊断是

A. 结节性毒性甲状腺肿

B. 桥本甲状腺炎

C. 甲状腺癌

D. 甲状腺囊肿

E. 亚急性甲状腺炎

247. 为明确结节的性质，首先应做何种检查

A. 甲状腺放射性核素扫描

B. 甲状腺 CT 扫描

C. 甲状腺细针穿刺

D. 甲状腺磁共振成像

E. 甲状腺放射性核素扫描

248. 首选的治疗方法是

A. 丙硫氧嘧啶

B. 放射性碘治疗

C. 手术切除

D. 泼尼松治疗

E. 普萘洛尔 + 丙硫氧嘧啶

（249 ~ 251 题共用题干）

女性，28 岁。妊娠 2 个月，有怕热、心悸、多食、善饥。

249. 为确认该患者有无甲亢，下列试验中以何者为首选

A. FT_3、FT_4 测定

B. 甲状腺摄碘率

C. TRH 兴奋试验

D. T_3 抑制试验

E. FT_3、FT_4 测定

250. 此病人宜首选下列哪种治疗

A. 丙硫氧嘧啶　　B. ^{131}I 治疗

C. 普萘洛尔　　　D. 甲巯咪唑

E. 手术治疗

251. 如病人要求手术治疗，应选择以下哪种方案

A. 先用 MTU 控制病情至症状控制，心率 <100 次/分，FT_3、FT_4 正常，于妊娠 4 ~ 6 个月手术

B. 先用 PTU 控制病情至症状控制，心率 <100 次/分，FT_3、FT_4 正常，于妊娠 3 ~ 6 个月手术

C. 先用 PTU 控制病情至症状控制，心率 <80 次/分，FT_3、FT_4 正常，于妊娠 4 ~ 6 个月手术

D. 先用甲巯咪唑控制病情至症状控制，心率 <80 次/分，FT_3、FT_4 正常。于妊娠 4 ~ 6 个月手术

E. 先用甲巯咪唑控制病情至症状控制，心率 <100 次/分，FT_3、FT_4 正常，于妊娠 2 ~ 6 个月手术

（252 ~ 253 题共用题干）

女性，45 岁。身高 155cm，体重 80kg。体格检查：血压 150/90mmHg，两下腹壁及大腿内侧有纵行红色。

252. 对此病人首先应考虑的检查项目是

A. 24 小时尿游离皮质醇

B. 血脂全套

C. 血 ACTH 测定

D. 美替拉酮试验

E. 地塞米松抑制试验

253. 为鉴别单纯性肥胖与库欣综合征，需要做的进一步检查是

A. 大剂量地塞米松试验

B. 小剂量地塞米松试验

C. 美替拉酮试验

D. 血浆皮质醇测定

E. 血浆皮质醇节律测定

（254 ~ 255 题共用题干）

女性，18 岁。身高 160cm，体重 90kg，月经量明显减少。腹部可见淡红色条纹，高血压，尿糖阳性。

254. 对于这个病人首先应该进行的检查是

A. 血浆皮质醇

B. 尿游离皮质醇

C. 血浆皮质醇节律

D. 血脂

E. OGTT

255. 患者血皮质醇增高，为了鉴别单纯性肥胖和皮质醇增多症，应进行

A. 血浆皮质醇

B. 尿游离皮质醇

C. 小剂量地塞米松抑制试验

D. 大剂量地塞米松抑制试验

E. 尿常规

（256～257 题共用题干）

女性，17 岁。月经未来潮，乳房未发育，因四肢无力查血钾 2.2mmol/L，血压 150/90mmHg。

256. 患者 CT 检查示双肾上腺增生，B 超提示子宫缺如。考虑患者可能为

A. 特醛症

B. 皮质醇增多症

C. 盐皮质激素过多综合征

D. 腺垂体功能减低

E. 原发性高血压

257. 下列哪一项不是该症常见的生化表现

A. 雌激素减低

B. ACTH 增多

C. 皮质醇增多

D. 皮质酮升高

E. 血 17－羟孕酮降低

（258～259 题共用题干）

男性，55 岁。糖尿病病史 10 年。近 2 个月发现眼底出血及肺结核，以短效及中效胰岛素控制血糖，空腹血糖为 12mmol/L，三餐后 2 小时血糖分别为 7.5mmol/L，6.8mmol/L，7.8mmol/L。

258. 该患者最应做的检查是

A. 查糖化血红蛋白

B. 查三餐后尿糖

C. 查空腹尿糖

D. 查生化全套

E. 监测凌晨 3～4 时血糖

259. 该患者最应该采取的治疗措施是

A. 加用优降糖

B. 早餐前胰岛素加量

C. 晚餐前胰岛素加量

D. 加用拜糖平

E. 调整睡前中效胰岛素

（260～262 题共用题干）

男性，17 岁。多饮、多尿，消瘦 1 月，腹痛、呕吐 1 天，急诊入院。查体：T 37℃，BP 90/60mmHg，P 120 次/分，呼吸深大，有烂苹果味。

260. 下列检查中最可能异常的是

A. 血乳酸　　　B. 血象

C. 血电解质　　D. 血糖

E. 血渗透压

261. 最可能异常的血生化表现是

A. 血钠降低、二氧化碳结合力下降

B. 血钠正常、二氧化碳结合力正常

C. 血钠升高、二氧化碳结合力正常

D. 血钠升高、二氧化碳结合力升高

E. 血钠升高、二氧化碳结合力下降

262. 对疾病诊断最有意义的检查是

A. 尿糖、尿酮

B. 血乳酸

C. 血电解质

D. 血 pH

E. 血二氧化碳结合力

（263～264 题共用题干）

男性，65 岁。2 型糖尿病病史 12 年，双下肢袜套感 3 年，伴间断针刺样疼痛，夜间及寒冷季节加重，近半年感双下肢无力，肌肉

萎缩。

263. 提示患者最可能存在

    A. 糖尿病神经病变

    B. 脑血管意外

    C. 腰椎病

    D. 老年性退行性骨关节病

    E. 糖尿病足

264. 关于此病变下列说法中不正确的是

    A. 是截肢、致残的主要原因

    B. 是大血管病变的一种表现

    C. 检查可发现早期腱反射减弱或消失

    D. 在临床症状出现前，电生理检查就可发现异常

    E. 最常累及自主神经

四、案例分析题

（265～269题共用题干）

女性，28 岁。因多食、消瘦、怕热、突眼 2 年多，加重 2 周而入院。病程中时常有每日大便次数增多或者腹泻的现象，近来加重。入院查体：消瘦，突眼。甲状腺肿大，可触及震颤。伸舌及伸手可见细震颤。T 37.8℃，P 116 次/分，呼吸平稳，BP 130/80mmHg；心率118次/分，偶闻早搏；双肺未闻及明显湿啰音；腹软，肝脾未明显触及。入院后经一系列检查，考虑诊断为甲状腺功能亢进症。

265. 考虑患者为良性突眼。良性突眼的表现为

    A. 轻度突眼

    B. 无明显眼睛不适感

    C. 重度突眼

    D. 眼睛的异物感明显

    E. 通常不会引起失明

    F. 通常导致失明

266. 患者出现大便次数增多或者腹泻现象的原因是

    A. 饮食不洁   B. 受凉所致

    C. 药物的副作用   D. 水土不服

    E. 病变本身导致   F. 进食刺激性食物

267. 患者因亲人突然离世而情绪极度悲伤。2 小时前出现高热、烦躁、大汗、呼吸急促伴恶心呕吐及腹泻。查体：脱水貌，烦躁不安，大汗淋漓，嗜睡。T 39.5℃，P 150 次/分，呼吸急促，BP 130/80mmHg；唇舌干燥，皮肤弹性差；心率152 次/分，偶闻早搏，双肺未闻及明显湿啰音。腹软，肝脾未明显触及。神经系统检查未见明显定位体征。考虑患者目前出现了

    A. 急性感染

    B. 急性胃肠炎

    C. 脑部感染

    D. 肺炎

    E. 甲状腺功能亢进症

    F. 甲状腺危象

268. 在明确甲状腺危象的诊断后，应立即采取的治疗措施有

    A. 降温、给氧，必要时人工冬眠

    B. 纠正水电解质和酸碱平衡紊乱

    C. 抑制甲状腺激素合成，首选 PTU，首剂 600mg

    D. 口服或静脉碘制剂应用

    E. 激素的应用

    F. 血浆置换、血液透析

269. 患者出院后，下述健康教育的内容哪些是正确的

    A. 高热量、高蛋白、高维生素饮食

    B. 注意心态的调整

    C. 脉搏减慢、体重增加是治疗有效的指标

    D. 患有甲亢的女病人不能妊娠

E. 服药开始的 3 个月内每周查血象 1 次

F. 外出戴深色眼镜

(270 ~ 272 题共用题干)

Graves 病患者，甲巯咪唑治疗两个月后，症状好转而自行停药，近日因受凉后"感冒"，高热、谵语，大汗，恶心。T 39.3℃，BP 90/70mmHg，心率 152 次/分，律齐。

270. 可采用的治疗是

A. 针对诱因治疗

B. 丙硫氧嘧啶

C. 左甲状腺素钠（优甲乐）

D. 阿司匹林

E. 放射性碘

F. 物理降温

G. 利尿剂

271. 若患者大汗淋漓，心慌、气喘，不能平卧。查体：两肺可闻及中小水泡音。不宜使用下列药物中的

A. 丙硫氧嘧啶　　B. 碘溶液

C. 普萘洛尔　　　D. 氯化可的松

E. 苯酚锂

272. 甲状腺危象常见的诱因不包括哪些

A. 感染

B. 手术

C. 创伤

D. 精神刺激

E. 较重甲亢未予治疗或治疗不充分

F. 甲状腺结节

G. 锂剂

(273 ~ 276 题共用题干)

患者不明原因近年来进行性肥胖，因半年来闭经就诊。查体：发现其向心性肥胖，面部、胸部都有痤疮，下腹部皮肤有紫纹，BP 22.00/13.33kPa（1mmHg = 0.133kPa），血糖

8.5mmol/dl，血皮质醇 46mg/dl。

273. 最可能的诊断为

A. 高血压　　　　B. 糖尿病

C. 单纯肥胖症　　D. 皮质醇增多症

E. 原发闭经　　　F. 高脂血症

274. 下列关于皮质醇增多症的描述，哪项是正确的

A. 向心性肥胖、痤疮

B. 皮肤粗厚、肌肉发达

C. 满月脸，多血质外貌

D. 骨质疏松、高血压

E. 眉毛外 1/3 脱落

F. 黏液性水肿

G. 皮肤黏膜色素沉着

275. 皮质醇增多的下腹部、臀部、大腿内侧紫纹的形成原因是

A. 蛋白质代谢紊乱

B. 糖代谢障碍

C. 脂肪沉着

D. 皮肤弹力纤维断裂

E. 肥胖、皮肤薄

F. 脂代谢障碍

G. 皮下出血

276. CT 见垂体腺瘤，双肾上腺轻度增生，最好的治疗方法是

A. 肾上腺次全切除 + 垂体照射

B. 肾上腺全切除 + 垂体照射

C. 口服肾上腺皮质激素合成阻滞剂

D. 经蝶窦切除垂体微腺瘤

E. 经筛窦切除垂体微腺瘤

F. 以上均不理想

(277 ~ 283 题共用题干)

女性，38 岁。因嗜睡、意识模糊 3 小时并两次抽搐后昏迷来院急诊。5 天前因受凉后

出现发热，咳嗽，咯黄色黏稠痰，胃纳差，口干。每天饮大量甜饮料，出现多饮、多尿等症状并日渐加剧。查体：T 38.8℃，P 108 次/分，R 20 次/分，BP 130/80mmHg；肥胖；唇舌干燥，皮肤弹性差；无面瘫体征，颈无抵抗，双下肺可闻及湿啰音。

277. 急诊应先重点检查哪些项目

    A. 血清钾、钠、氯、钙

    B. 血糖

    C. 腰穿脑脊液检查

    D. 尿糖

    E. 血气分析

    F. 肝、胆 B 超

    G. 糖化血红蛋白

    H. 头颅 CT

    I. 血酮及尿酮

    J. 血浆渗透压

278. 若患者检查结果示：血钾 3.6mmol/L，钠 158mmol/L，氯 110mmol/L，钙 2.5mmol/L，血糖 36.9mmol/L，尿糖（＋＋＋＋），血酮（－），尿酮（±），血 pH 7.34，$PaCO_2$ 39mmHg，PaO_2 82mmHg，AB_2 3mmol/L，HCO_3^- 26mmol/L，BE 2.8mmol/L，SaO_2 92％，血浆渗透压 360mmol/L。X 线检查示双肺感染。目前诊断主要考虑哪些疾病

    A. 糖尿病酮症酸中毒昏迷

    B. 糖尿病乳酸性酸中毒昏迷

    C. 糖尿病高渗性非酮症性昏迷

    D. 肺部感染

    E. 低血容量性休克

    F. 脑血管意外

    G. 肺性脑病

    H. 癫痫

    I. 2 型糖尿病

    J. 1 型糖尿病

279. 目前急诊应做以下哪些处理

    A. 静脉输注 10％葡萄糖液

    B. 静脉输注 5％ $NaHCO_3$ 液

    C. 静脉输注 0.9％氯化钠液

    D. 静脉输注 1.87％乳酸钠液

    E. 应用 20％甘露醇脱水

    F. 皮下注射胰岛素

    G. 应用抗生素

    H. 插胃管注入温开水

    I. 静脉小剂量胰岛素持续滴注

    J. 应用口服降血糖药

280. 患者第 1 小时静脉补 0.9％氯化钠液共 1000ml，静脉滴注胰岛素 8 单位，复查血钾 3.0mmol/L，钠 150mmol/L，血糖 32.4mmol/L，血浆渗透压 328mmol/L，血压为 110/70mmHg。目前以下处理哪些是正确的

    A. 静脉补钾

    B. 静脉输注 10％葡萄糖液

    C. 继续静滴 0.9％氯化钠液

    D. 静脉输注 5％葡萄糖液

    E. 适当加快补液速度

    F. 可静脉输入血浆或全血

    G. 可静脉输入 25％人体白蛋白

    H. 继续每小时静脉滴注胰岛素 4～6 单位

    I. 皮下注射长效胰岛素

    J. 测中心静脉压

281. 患者经上述处理 11 小时后，脱水状况减轻，意识恢复。复查血钾 3.3mmol/L，血钠 144mmol/L，血糖 14.2mmol/L，血尿素氮 10.8mmol/L，血肌酐 133μmol/L。体温 37.3℃，应采取以下哪些处理措施

    A. 继续静滴 0.9％氯化钠液

    B. 静脉输注 5％葡萄糖液，加胰岛素

C. 静脉输注 10% 葡萄糖液

D. 继续静脉补钾

E. 继续应用抗生素

F. 应用呋塞米

G. 鼓励患者饮水进食

H. 继续静脉滴注胰岛素以使血糖在 13 ~ 16mmol/L 波动

282. 经上述处理两天，患者已能进半流饮食，尚有咳嗽、痰多黄黏。体温 37.5℃ ~ 38.2℃，复查胸片示双肺感染。查空腹血糖 13.8mmol/L。下一步治疗应做哪些调整

A. 皮下注射短效胰岛素控制血糖

B. 皮下注射长效胰岛素控制血糖

C. 皮下注射中效胰岛素控制血糖

D. 加强抗生素治疗

E. 按糖尿病要求控制饮食

F. 给予磺脲类口服降血糖药治疗

G. 给予双胍类口服降血糖药治疗

H. 配合中药治疗

I. 继续静脉滴注胰岛素

J. 鼓励患者多饮水

283. 经上述处理 7 天，患者肺部感染控制，一般情况恢复，无明显口干、多饮、多尿等症状。查体：患者身高 1.60cm，体重 73kg。复查空腹血糖为 6.6mmol/L，餐后 2 小时血糖为 14mmol/L。补充询问得知患者母亲肥胖并有糖尿病史。应进一步做哪些检查

A. 行葡萄糖耐量试验

B. 行 C 肽释放试验

C. 谷丙转氨酶

D. 糖化血红蛋白

E. C 肽测定

F. 血脂

G. 心电图

H. 24 小时尿蛋白定量

I. 肝、胆 B 超

J. 心脏 M 超

(284 ~ 289 题共用题干)

男性，50 岁。因旅游途中进食海鲜后 1 天出现右足趾及趾跖关节剧烈疼痛，伴红肿，有发热。既往发作过两次，每次发作一周左右可自行缓解，曾用过青霉素治疗效果不明显。查体：痛苦面容，呻吟。体温 39.2℃，右足趾及趾跖关节红肿、压痛，局部皮温增高。血白细胞 11.4×10^9/L，中性粒细胞 0.88，血尿酸 630μmol/L。

284. 该患者最可能的诊断是

A. 急性痛风性关节炎

B. 类风湿关节炎

C. 骨关节炎

D. 风湿性关节炎

E. 化脓性关节炎

F. 反应性关节炎

G. 感染性关节炎

285. 目前治疗的首选药物是

A. 氢氯噻嗪　　　　B. 秋水仙碱

C. 丙磺舒　　　　　D. 别嘌呤醇

E. 苯溴马隆　　　　F. 布洛芬

286. 目前抑制尿酸合成的药物主要是

A. 苯溴马隆　　　　B. 丙磺舒

C. 别嘌醇　　　　　D. 磺吡酮

E. 糖皮质激素　　　F. 吲哚美辛

287. 对本病进行一般治疗时，正确的是

A. 控制总热量

B. 适当运动

C. 控制体重

D. 限制饮水

E. 慎用噻嗪类药物

F. 积极治疗相关疾病

288. 本病在急性关节炎期，治疗上正确的是

A. 绝对卧床休息

B. 放低患肢

C. 必要时用夹板固定制动

D. 必要时发病 24 小时内可用冰敷

E. 发病 24 小时后可用热敷

F. 注意药物的不良反应

289. 此患者出院时，对其进行健康教育，告知下列食品哪些可以食用

A. 啤酒　　　　　　B. 海蟹

C. 豆腐　　　　　　D. 苹果

E. 猪肝　　　　　　F. 鸡蛋

G. 牛奶　　　　　　H. 马铃薯

第七章 风湿免疫病

一、A1 型题

1. Reiter 综合征的特点不包括下列哪项

    A. Reiter 综合征发生于尿道炎、宫颈炎和（或）腹泻后

    B. 可伴有结膜炎、虹膜炎

    C. 可表现为腊肠样指（趾）

    D. 为对称性多关节炎

    E. 多数患者 HLA - B27（+）

2. 痛风是下列何种物质代谢异常所致

    A. 糖代谢异常

    B. 慢性嘌呤代谢障碍

    C. 钙、磷代谢异常

    D. 脂质代谢紊乱

    E. 维生素代谢异常

二、A2 型题

3. 女性，55 岁。口干、眼干 10 年，猖獗性龋齿。实验室检查：WBC $2.3 \times 10^9/L$，抗 SSA 抗体（+）。下列哪项指标有助于干燥综合征的诊断

    A. Schirmer 试验 6mm/5min

    B. ANA（+）

    C. RF（+）

    D. 低钾血症

    E. 唾液流率 1ml/15min

4. 女性，35 岁。不规则低热、关节痛 1 年余，近半年来出现口干，吞咽固体食物困难，需用水送服，并有眼干、少泪。查体：舌干燥，见数个龋齿，双下肢见多个米粒大小红色丘疹，边界清，压之不褪色。GLB 40g/L，ESR 55mm/h，抗 SSA（+），ANA（+），RF（+）。裂隙灯检查示"浅层角膜炎"。诊断为原发性干燥综合征。下列说法中错误的是

    A. 干燥综合征是一个主要累及内分泌腺体的慢性炎性全身免疫病

    B. 该患者出现的双下肢皮疹是血管受损的表现

    C. 继发性干燥综合征是指与另一诊断明确的弥漫性结缔组织病并存

    D. 干燥综合征可有肾损害，主要累及远端肾小管，表现为肾小管性酸中毒

    E. 病变局限于唾液腺、泪腺、皮肤黏膜者预后良好

5. 女性，48 岁。口干、眼干 3 年，口腔内多个义齿。下列检查中较少见的是

    A. 低补体血症

    B. 抗 SSA 抗体（+）

    C. 腮腺造影阳性

    D. RF（+）

    E. Schirmer 试验阳性

6. 男性，60 岁。双膝骨关节炎 10 年，一周前爬山后疼痛加重，伴关节肿胀明显。若患者有高血压、冠心病史，不应选择哪种 NSAID 类药物

    A. 美洛昔康   B. 布洛芬

    C. 双氯芬酸钠   D. 罗非昔布

    E. 吲哚美辛

7. 男性，60 岁。右膝关节肿痛 1 年，上下楼梯时明显，伴晨僵，余关节无异常。X 线检查示双膝关节退行性变。治疗上应首选哪种药物

A. 对乙酰氨基酚

B. 布洛芬

C. MTX

D. 小剂量激素

E. 透明质酸钠关节内注射

8. 男性，65 岁。肥胖。反复双膝关节肿痛 5 年余，四肢小关节无异常。双膝 X 线表现较少出现的是

A. 双膝关节间隙狭窄

B. 关节边缘骨赘形成

C. 软骨下骨质硬化

D. 软骨下骨囊性变

E. 关节周围软组织肿胀，关节见虫蚀样骨质破坏

9. 男性，20 岁。持续性腰痛 1 年余，伴有活动受限及晨僵，活动后减轻，因近半年膝关节疼痛就诊。查体：病人身体前弯、后仰、侧弯均受限。化验：类风湿因子（－）。首先考虑的诊断是

A. 系统性红斑狼疮

B. 类风湿关节炎

C. 骨关节炎

D. 幼年性类风湿关节炎

E. 强直性脊柱炎

10. 男性，16 岁。腰痛 1 年。查体：身体前弯、后仰、侧弯均受限。为明确诊断，最重要的辅助检查是

A. 骶髂关节 X 线摄片

B. HLA－B27 测定

C. 类风湿因子

D. 腰椎 X 线摄片

E. 血沉及 C－反应蛋白测定

11. 男性，21 岁。下腰部痛半年余，左侧跟腱痛 3 个月，右踝关节肿痛 1 个月。ESR 69mm/h，RF（－）。血常规：WBC 7.6 ×

10^9/L，Hb 120g/L。尿常规（－）。双侧 4 字试验（＋），HLA－B27（＋）。该患者最可能的诊断是

A. 强直性脊柱炎　　　B. 骨关节炎

C. 风湿热　　　　　　D. 类风湿关节炎

E. 系统性红斑狼疮

12. 某男，27 岁。反复腰背部疼痛伴晨僵 8 年，逐渐发展到腰部活动受限，半年来发生右髋、膝关节疼痛而就诊。查体：脊柱前弯、侧弯、后弯均受限，膝关节肿胀、压痛（＋）、"4" 字试验（＋）。实验室检查 RF（－），ESR 49mm/h，CRP 升高，C_3 升高。该病人最可能的诊断是

A. 强直性脊柱炎

B. 类风湿性关节炎

C. 系统性红斑狼疮

D. 腰椎间盘突出症

E. 骨关节炎

13. 男性，24 岁。腰骶部疼痛 3 年，伴晨僵，并逐渐出现弯腰困难，查血 HLA－B27（＋），骶髂关节 X 片示 "双骶髂关节模糊、密度增高，关节间隙变窄"，拟诊强直性脊柱炎（AS）。以下说法中不正确的是

A. AS 的基本病变是骨附着点炎症以及骨化

B. AS 典型病例 X 线检查示骶髂关节和脊柱关节明显破坏，后期脊柱呈竹节样

C. AS 患者 90% HLA－B27 阳性

D. AS 与 Reiter 综合征、反应性关节炎、银屑病性关节炎等合称为血清阴性脊柱关节病

E. 18 岁以前发病者称为幼年型强直性脊柱炎

14. 男性，28 岁。腰骶部疼痛 2 年，伴晨僵，查 HLA－B27（－），X－ray 示骶髂关节

面模糊。下列说法中哪项正确

A. 柳氮磺吡啶对患者的中轴关节病变有效

B. 可予 MTX + 羟氯喹联合治疗

C. 对急性发作、NSAID 或小剂量激素均不能控制症状者，可短期使用较大剂量激素

D. 非甾体抗炎药可减轻疼痛和晨僵，如阿司匹林等

E. 该病的治疗主要依靠药物

15. 男性，16 岁。因右膝关节、双踝关节肿痛 6 个月，被诊断为血清阴性脊柱关节病。"血清阴性"是指

A. 类风湿因子阴性

B. 抗 ds – DNA 阴性

C. HLA – B27 阴性

D. C – 反应蛋白阴性

E. 抗 "O" 阴性

16. 男性，34 岁。腰痛 1 年余，近半年膝踝关节疼痛，伴尿频、尿痛。查体：结膜充血，双肾无叩击痛，膝踝关节肿胀有压痛。化验：HLA – B27（ + ），尿 WBC 20 ~ 30/HP，管型（ – ）。此病人最可能的诊断是

A. 白塞病　　　 B. Reiter 综合征

C. 干燥综合征　 D. Felty 综合征

E. 重叠综合征

17. 男性，38 岁。腰骶部疼痛 8 年，伴晨僵，弯腰下蹲困难。下列哪项检查对脊柱关节病的诊断无帮助

A. "4" 字试验（ + ）

B. Schober 试验（ + ）

C. 胸廓活动度小于 5cm

D. 髋关节屈曲角度大于 60°

E. 枕墙距 >0

18. 女性，28 岁。双手、双足怕冷、疼痛伴苍白 2 年，浸泡冷水和冬天时明显。查体：双手发绀，末梢循环较差。该现象较少见于以下哪种结缔组织病中

A. 系统性硬化病

B. Reiter 综合征

C. 类风湿关节炎

D. 系统性红斑狼疮

E. 皮肌炎

19. 女性，25 岁。1 月前曾咽痛、畏寒、发热，2 天来出现双膝关节肿痛，可能的诊断

A. 类风湿关节炎

B. 强直性脊柱炎

C. 骨关节炎

D. 风湿性关节炎

E. 化脓性关节炎

20. 男性，19 岁。持续性腰背部酸痛 1 年余，伴活动受限及晨僵，近 3 月来出现右膝关节和左踝关节疼痛而就诊。查体：患者右膝关节肿胀，4 字征阳性。X 线检查示：骶髂关节炎 Ⅱ 度（双侧）。化验检查：ESR 42mm/h，CRP 24.0mg/L。治疗时一般不选用的药物为

A. 小剂量泼尼松　　 B. MTX

C. 双氯芬酸　　　　 D. SASP

E. CSA

21. 男性，40 岁。四肢乏力 1 年，疑为多发性肌炎。下列哪项是确诊多发性肌炎所必须的

A. 血清 ANA、抗 Jo – 1 抗体和肌电图检查

B. 血清 ANA、抗 Jo – 1 抗体和肌肉活检

C. 血清抗 Jo – 1 抗体、肌酶检查和肌电图检查

D. 血清抗 Jo – 1 抗体、肌电图检查和肌肉活检

E. 肌酶检查、肌电图检查和肌肉活检

22. 男性，35 岁。诊断为多发性肌炎，首选药物是

    A. 非甾体抗炎药   B. 糖皮质激素

    C. SASP   D. 氯喹

    E. 青霉胺

23. 女性，42 岁。四肢无力进行性加重 2 年，关节肌肉痛，伴低热，Raynaud 现象半年余，最近有吞咽困难就诊。查体：病人下蹲起立困难，大腿肌群有压痛。化验：ESR 80mm/h，AST 200U/L，CPK 1260U/L。食管吞钡摄片示食管蠕动差。此病人所患疾病的特异性抗体是

    A. 高滴度抗 RNP 抗体

    B. 抗 Sm 抗体

    C. 抗 SCL－70 抗体

    D. 抗 Jo－l 抗体

    E. 抗着丝点抗体

24. 女性，44 岁。乏力、消瘦 5 个月，下列哪项描述不利于皮肌炎的诊断

    A. 四肢远端肌群无力

    B. 肌酸激酶升高

    C. 肌电图示炎症性肌炎改变

    D. 上眼睑见紫红色皮疹

    E. 血肌酐下降，肌酸升高，尿肌酸排泄增多

25. 女性，40 岁。雷诺现象、伴指、膝关节疼痛。血清抗核抗体（＋），RF（＋），抗 SCL－70 抗体（＋）。此病人最可能的诊断是

    A. 类风湿关节炎

    B. 风湿热

    C. 多发性硬化

    D. 系统性红斑狼疮

    E. 系统性硬化病

26. 女性，44 岁。四肢关节遇冷时苍白、疼痛 2 年余，双手指对称性肿胀、僵硬 1 年余。近 3 月来常有进食时阻噎感，进干食时较明显，伴张口困难。检查：双手指皮肤增厚。食管吞钡见食管蠕动减弱。诊断为系统性硬化症。下列说法中错误的是

    A. 系统性硬化症是以皮肤和某些内脏器官的纤维化为主要特点的

    B. 70% 患者 ANA（＋）

    C. 抗 SCL－70 抗体为该病的标记性抗体

    D. 硬皮病肾危象是本病的重要死亡原因

    E. 系统性硬化症多以内脏损害为首发表现

27. 女性，62 岁。双手怕冷、苍白 6 个月，不伴面部皮疹、关节肿痛等。查 ANA、抗 ds－DNA 及 ENA 抗体谱均阴性，考虑雷诺病。高血压病史 10 年，长期服用降压药。下列哪种药物可能与雷诺病的发病有关

    A. 卡托普利   B. 螺内酯

    C. 硝苯地平   D. 倍他乐克

    E. 阿司匹林

28. 女性，38 岁。面部，双前臂皮肤变硬伴瘙痒 9 个月，双手雷诺现象。查体：面纹消失，嘴唇变薄，前臂皮肤色素沉着，间以脱色白斑，双手指端指垫丧失，伴下陷、瘢痕。该病的标记性抗体是

    A. ANA

    B. 抗 Jo－l 抗体

    C. 抗 ds－DNA 抗体

    D. 抗 SCL－70 抗体

    E. 抗 cCP 抗体

29. 男性，20 岁。腰痛半年，HLA－B27（＋），骶髂关节 X 线检查未见明显异常。下列药物中不宜选用的是

    A. 硫唑嘌呤

    B. MTX

C. 雷公藤总苷

D. 抗 TNF 抗体

E. 沙利度胺

30. 男性，56 岁。四肢皮肤变硬 3 年，伴苍白、怕冷，近半年来出现活动后气促并进行性加重。下列说法中不正确的是

A. 患者最可能的诊断是系统性硬化症合并肺间质损害

B. 肺功能检查以肺弥散功能受损为主

C. 患者为局限型系统性硬化病

D. 可给予 D 青霉胺、秋水仙碱等抗纤维化治疗

E. 尽快给予糖皮质激素和环磷酰胺联合治疗

31. 男性，35 岁。进行性乏力 1 年，伴低热。梳头时手臂难上举，上楼及下蹲起立困难，近半年出现眼睑、鼻梁及面颊部红色皮疹，吞咽硬食困难。下列哪项检查对鉴别诊断无帮助

A. 抗核抗体检查

B. 肌电图检查

C. 肌肉、病变皮肤活检

D. 血 AST 和 CPK 检查

E. 抗 Jo-1 抗体和抗 SRP 抗体检测

32. 男性，36 岁。进行性四肢无力 2 个月，活动后气促 2 周。血 CK 2368U/L，肌电图示肌源性损害。若患者抗 Jo-1 抗体阳性，该抗体与哪个器官受损有关

A. 心脏　　　　B. 肾脏

C. 胃肠道　　　D. 肺脏

E. 皮肤病变

33. 女性，38 岁。口干、眼干 6 年，间有伴双手关节肿痛，一直未治疗，近一年出现低热，伴活动后气促，进行性加重，轻咳少痰。查体：口腔内见数个龋齿，双肺呼吸

音稍粗，未闻及啰音。WBC 6.4×10^9/L，ESR 36mm/h，ANA（+），抗 SSA（+），抗 SSB（-）。患者气促最可能的原因是

A. 肺部细菌感染

B. 肺部真菌感染

C. 肺间质病变

D. 胸腔积液

E. 肺支原体感染

三、A3/A4 型题

(34~35 题共用题干)

女性，40 岁。反复手关节痛 1 年，曾诊断为类风湿关节炎，间断使用理疗和非甾体抗炎药，症状有缓解。近 1 个月来低热，关节痛加重，肘后出现多个皮下结节。检查：ESR 40mm/h，心脏彩超发现小量心包积液。考虑为类风湿关节炎活动期。

34. 对疾病活动诊断最有意义的检查

A. C-反应蛋白

B. 心包积液病理

C. 类风湿因子滴度

D. 关节影像学

E. 补体

35. 最适宜的治疗措施是

A. 维持原治疗方案

B. 改用皮质激素

C. 加用青霉素

D. 选用慢作用抗风湿药

E. 应用皮质激素加慢作用抗风湿药

(36~37 题共用题干)

女性，32 岁。发热、多关节肿痛、双侧胸腔积液、尿蛋白（+）半年。实验室检查发现 ANA（+），抗 SSA（+），抗 Sm（+）。

36. 最可能的诊断是

A. 原发性干燥综合征

B. 系统性红斑狼疮

C. 原发性血管炎

D. 类风湿关节炎

E. 结核性胸膜炎

37. 首选的治疗药物是

A. 非甾体抗炎药

B. 镇痛剂，如扑热息痛

C. 小剂量糖皮质激素

D. 免疫抑制剂

E. 糖皮质激素联合免疫抑制剂

（38 ~ 39 题共用题干）

女性，33 岁。平素健康，2 年前于分娩后感疲劳，未就诊，近 1 个月劳累后症状加重。化验：血常规正常，尿常规提示红细胞管型，血沉 35mm/h，ANA 1：320，胸片提示双侧肋膈角变钝。

38. 本患者最可能的诊断是

A. 慢性肾炎

B. 未分化结缔组织病

C. 混合结缔组织病

D. 急性肾炎

E. 系统性红斑狼疮

39. 下列检查中对明确诊断最有帮助的是

A. 24 小时尿蛋白定量检测，了解肾脏受累情况

B. 胸部 CT 平扫

C. 抗 ds - DNA

D. 血清补体水平检测

E. 免疫球蛋白

（40 ~ 41 题共用题干）

女性，38 岁。日晒后出现面部红斑，无痛痒感觉，无发热。化验：血常规提示：WBC 3.0×10^9/L，PLT 65×10^9/L，血沉 55mm/h。尿蛋白 0.3g/L。

40. 最可能的诊断是

A. 白血病

B. 系统性红斑狼疮

C. 肾小球肾炎

D. 过敏性紫癜

E. 盘状红斑狼疮

41. 为明确诊断，下一步首选的检查是

A. 抗核抗体　　　B. 血清补体

C. 骨髓穿刺　　　D. 肾穿刺活检

E. 胸片检查

四、案例分析题

（42 ~ 44 题共用题干）

患者，女性，28 岁。因反复发作双手小关节肿痛，近日在某三甲医院风湿专科诊断为类风湿关节炎。目前正在服用西乐葆、来氟米特治疗。现来社区医院看病、咨询。

42. 西乐葆主要有哪些副作用

A. 胃肠道反应　　B. 肾脏毒性

C. 肝脏毒性　　　D. 骨髓抑制

E. 胎儿毒性

43. 来氟米特的副作用有哪些

A. 腹泻

B. 瘙痒

C. 可逆性肝酶升高

D. 脱发

E. 皮疹

44. 关于类风湿关节炎的叙述，正确的是

A. 类风湿关节炎在最初的 1 ~ 2 年间进展很快

B. 可采用非甾类抗炎药和慢作用抗炎药联合治疗

C. 糖皮质激素长期足量应用

D. 在类风湿性关节炎治疗过程强调早期、联合及目标治疗策略

E. 生物制剂是一种新的类风湿关节炎的治疗手段，目前国内主要应用的是肿瘤坏死因子（TNF）拮抗剂

(45～50 题共用题干)

女性，45 岁。周身关节对称性肿痛 8 年，加重半年。晨僵明显，持续时间大于 1 小时，未系统诊治，已出现多处关节畸形。近 2 年来口干明显，吞咽干食困难，牙齿有片状脱落，伴眼干。无肝炎、结核病史。查体：牛肉舌，多枚牙齿有片状缺损，双手掌指关节尺侧偏移，双肘屈曲畸形。

45. 该患者最可能的诊断是
    A. 风湿热
    B. 骨关节炎
    C. 反应性关节炎
    D. 强直性脊柱炎
    E. 类风湿关节炎
    F. 纤维肌痛综合征

46. 为明确该项诊断，应完善的检查是
    A. RF
    B. 血常规
    C. 肝功能
    D. 双膝 B 超检查
    E. 双手 X 线检查
    F. 免疫球蛋白测定
    G. 血清补体测定

47. 该病不累及的部位有
    A. 颈椎   B. 胸椎
    C. 腰椎   D. 膝关节
    E. 颞颌关节   F. 踝关节

48. 患者有口干、眼干的表现，最可能的诊断是
    A. 继发干燥综合征
    B. 单纯口干症
    C. 白塞病
    D. 系统性红斑狼疮
    E. 系统性硬化
    F. 干眼症

49. 为明确上述诊断，应做的检查有
    A. 唇黏膜活检
    B. 双眼泪腺分泌测试（Schirmer test）
    C. 肺部 CT
    D. 尿常规检查
    E. 抗核抗体谱
    F. 血沉
    G. CRP

50. 为控制病情进展，宜首选的治疗是
    A. 非甾体抗炎药
    B. 糖皮质激素
    C. 硫唑嘌呤
    D. 环磷酰胺
    E. 生物制剂
    F. 生物制剂 + 甲氨蝶呤
    G. 氯喹

(51～56 题共用题干)

男性，36 岁。间断腰背部疼痛 10 余年，以夜间及晨起明显，活动后可减轻，近 1 年出现脊柱活动受限，未系统诊治。查体：腰椎活动受限，颈椎活动受限，指地试验阳性，双侧"4"字试验阳性。

51. 该患者最可能的诊断是
    A. 反应性关节炎
    B. 强直性脊柱炎
    C. 痛风
    D. 骨关节炎
    E. 风湿性关节炎
    F. 类风湿关节炎

52. 下列哪项检查对诊断最有价值
    A. 血沉   B. ASO
    C. 血常规   D. HLA－B27
    E. 眼科检查   F. 骶髂关节 CT

53. 询问病史时，下列哪项表现与此病关系不大

A. 有无眼炎

B. 有无腹痛、腹泻

C. 有无突发第一跖趾关节红、肿、热、痛

D. 有无尿频、尿急、尿痛

E. 有无双手关节对称性肿痛

F. 有无皮疹

G. 有无下肢大关节非对称性肿痛

54. 该患者适合的治疗方案是

A. 非甾体抗炎药

B. 非甾体抗炎药 + 改善病情抗风湿药

C. 非甾体抗炎药 + 糖皮质激素

D. 糖皮质激素

E. 改善病情抗风湿药

F. 手术治疗

55. 该病出现下列哪种情况时考虑手术治疗

A. 颈椎活动受限

B. 胸椎活动度减低

C. 腰椎活动受限

D. 脊柱呈"竹节样"改变

E. 双眼不能平视

F. 下肢关节肿胀

56. 该患者在治疗过程中出现左眼急性虹膜炎，恰当的治疗包括

A. 非甾体抗炎药

B. 非甾体抗炎药 + 改善病情抗风湿药

C. 手术治疗

D. 糖皮质激素

E. 改善病情抗风湿药

F. 球后注射糖皮质激素

(57 ~ 59 题共用题干)

男性，18 岁。因反复发作腰背痛 4 个月，加重 1 月伴晨僵，来门诊看病。家族成员中无驼背患者。查体：骶髂关节压痛阳性，腰椎活动度检查 Schober 试验阴性，枕墙距为 0，胸

廓活动度可。

57. 为明确诊断，门诊辅助检查主要包括哪些项目

A. 血常规

B. 尿常规

C. 骶髂关节 X 线检查

D. 生化检查

E. HLA – B27

58. 为明确诊断，应进一步完善哪项检查

A. 风湿抗体

B. 血沉

C. 免疫球蛋白

D. 骶髂关节磁共振

E. C – 反应蛋白

59. 提示：HLA – B27 阳性，骶髂关节 X 线片正常。根据检查结果，该患者应诊断为

A. 类风湿关节炎

B. 系统性红斑狼疮

C. 皮肌炎

D. 干燥综合征

E. 风湿热

F. 强直性脊柱炎

(60 ~ 63 题共用题干)

女性，23 岁。因反复发作贫血 1 年，加重 1 月，伴肌肉酸痛和食欲缺乏，来门诊看病。1 年多前无明显诱因出现乏力，伴双大腿肌肉酸痛和活动障碍，并逐渐出现双肩胛区肌肉、双上肢肌肉疼痛和乏力，双手不能上抬。在当地医院查血常规等检查后诊断为自身免疫性贫血，给予激素治疗后好转，但患者不规则服用激素治疗 1 个月后停药。半年前上述症状再发，且较前加重，伴有发热，最高达 38℃。发热时，肌肉疼痛加剧，在当地医院给予鱼腥草、氨苄青霉素治疗后，体温可下降至正常，但 1 至 2 天后体温又再上升，症状反复。因经济困难，中断治疗。近来胃口差，进

食少,体重下降约 20 斤。患病以来,月经停止。查体:慢性病容,精神较差,体态消瘦,头发稀疏,面部水肿,面部可见大片状红斑,双眼无神,分泌物较多,眼睑较苍白。心、肺、腹正常。四肢肌肉萎缩,活动受限,压痛阳性,以双大腿肌肉明显,无红肿,无皮温升高,双上肢不能上抬。四肢多个大小关节均有压痛,活动受限,无明显红肿。

60. 门诊辅助检查主要包括哪些项目

A. 血常规

B. 尿常规

C. 胸部 X 线检查

D. 生化检查

E. 肌电图检查

F. 风湿病抗体检查

61. 患者最可能的诊断是(提示:给予合理治疗方案 10 天后,患者症状明显好转,带药出院。此后,患者每个月都定时来院复查,随访半年后,其实验室检查结果为血常规示 WBC 7.96×10^9/L, RBC 3.93×10^{12}/L, Hb 129g/L, 尿常规正常, ESR 5mm/h, IgG 8.80g/L, IgA 1.52g/L, IgM1.5lg/L, 补体 C3 50mg/L, 白蛋白 38.4g/L。)

A. 类风湿关节炎

B. 系统性红斑狼疮

C. 皮肌炎

D. 干燥综合征

E. 风湿热

F. 自身免疫性贫血

62. 患者治疗方案应是

A. 泼尼松 1mg/kg + NSAID

B. 泼尼松 2mg/kg 以上

C. 泼尼松 1mg/kg + CTX

D. 泼尼松 1mg/kg + NSAID + CTX

E. 泼尼松 1mg/kg + NSAID + 抗生素

F. 泼尼松 1mg/kg

63. 患者生活中有哪些注意事项

A. 避免受凉感冒,及早治疗感染

B. 避免强阳光暴晒和紫外线照射

C. 缓解期可做防疫注射

D. 避免使用避孕药

E. 保持乐观情绪

F. 可适当工作,但避免过劳

(64 ~ 68 题共用题干)

女性,25 岁。因颧部红斑,关节痛 2 年,颜面及下肢水肿 2 个月来诊。检查:尿蛋白(+ + +),红细胞 40 ~ 50 个/HP,血肌酐 256μmol/L,血尿素氮 12.15mmol/L。

64. 为进一步明确诊断,应该完善下列相关检查中的

A. 抗核 - 抗体系列

B. 关节 X 线片

C. 血清补体

D. 肝炎病毒

E. 双肾彩超

F. 食物及呼吸过敏原检查

G. 心脏彩超

65. 假设检查结果示:血常规:Hb 85g/L, WBC 2.3×10^9/L, PLT 64×10^9/L。补体 C3, C4 降低, ANA(+), 抗 ds - DNA(+)。彩超示左肾 10.5cm×5.6cm, 右肾 10.4cm×5.2cm。患者最有可能的临床诊断是

A. 慢性肾小球肾炎急性发作

B. 急进性肾炎

C. 狼疮性肾炎,急性肾功能不全

D. 狼疮性肾炎,慢性肾功能不全

E. 肾病综合征

F. 紫癜性肾炎

G. 急性肾小球肾炎

66. 下列有创性检查中，该患者最应该做的是

 A. 肾穿刺活检

 B. 骨髓穿刺

 C. 腰椎穿刺查脑脊液

 D. 关节滑膜活检

 E. 骨髓查狼疮细胞

 F. 狼疮带试验

 G. 颧部皮肤活检

67. 若患者肾穿刺检查结果为狼疮性肾炎 IV 型，60% 肾小球可见大新月体形成，且伴有毛细血管袢坏死及纤维素血栓形成，则最主要的治疗是

 A. 口服足量泼尼松 + 环磷酰胺

 B. 口服半量泼尼松 + 吗替麦考酚酯（骁

悉）

 C. 单用环磷酰胺

 D. 甲强龙冲击 + 环磷酰胺

 E. 中药治疗

 F. 口服半量泼尼松 + 来氟米特

 G. 血液透析

68. 在应用激素的过程中，不需要注意观察下列指标中的

 A. 血常规

 B. 有无皮肤痤疮感染

 C. 血压

 D. 有无脱发

 E. 血糖

 F. 有无出血性膀胱炎的表现

第八章　感染性疾病

一、A1 型题

1. 传染病的防治原则是

    A. 切断社会因素和自然因素

    B. 管理传染源、切断传播途径、保护易感人群

    C. 管理食物、水源、粪便、消灭蚊蝇

    D. 管理水、管理饮食、卫生管理、灭蝇

    E. 环境卫生管理、水源食物管理、灭蝇

2. 慢性活动性肝炎确诊的依据是

    A. 自身免疫抗体阳性

    B. 肝功能异常

    C. 血清球蛋白增高

    D. 病程超过半年

    E. 肝穿组织可见碎屑状及桥状坏死

3. 急性病毒性肝炎病程一般为

    A. <2 个月   B. <5 个月

    C. 2~4 个月   D. <半年

    E. >半年

4. 关于丙型肝炎，下列哪项是不正确的

    A. HCV 感染主要通过输血获得

    B. 黄疸型患者仅占 25%

    C. 易转为慢性肝炎

    D. 急性丙型肝炎症状较轻

    E. 肝细胞癌和丙肝病毒感染无关

5. 关于急性戊型肝炎，下列哪项不是其特点

    A. 易发展成慢性肝炎

    B. 病情较重，尤其重叠感染乙肝病毒

    C. 妊娠合并戊型肝炎者死亡率高

    D. 肝内淤胆现象常见

    E. 经粪 – 口途径感染

6. 肾综合征出血热潜伏期一般为

    A. 3~5 天   B. 1 周

    C. 2~3 周   D. 1~2 周

    E. 一个月

7. 下列哪项不是肾综合征出血热的出血原因

    A. 凝血机制障碍

    B. 毛细血管损伤

    C. 血小板减少

    D. 毛细血管脆性增加

    E. 血液浓缩

8. 艾滋病的英文缩写是

    A. ARDS   B. HIV

    C. AIDS   D. HBV

    E. HAV

9. 首例艾滋病的报告时间是

    A. 1990 年   B. 1975 年

    C. 1981 年   D. 1988 年

    E. 1978 年

10. 关于艾滋病高危人群，下述错误的是

    A. 男性同性恋   B. 50 岁以上的人

    C. 性乱者   D. 静脉药瘾者

    E. 多次输血者

11. 哪型肝炎病毒属缺陷病毒

    A. 甲型肝炎病毒

    B. 丙型肝炎病毒

    C. 乙型肝炎病毒

    D. 丁型肝炎病毒

    E. 戊型肝炎病毒

12. 转为慢性肝炎比例最高的是

    A. 甲型肝炎   B. 乙型肝炎

C. 丁型肝炎　　　　　D. 丙型肝炎

E. 戊型肝炎

13. 乙肝疫苗的主要成分是

A. 抗 HBe　　　　　B. 抗 HBs

C. HBeAg　　　　　D. HBsAg

E. 抗 HBc

14. 高热末期少尿的常见原因是

A. 体温高　　　　　B. 肾脏损伤

C. 低血压　　　　　D. 药物因素

E. 意识改变

15. 低钾早期表现为

A. 肾脏缺血　　　　B. 倦怠无力

C. 恶心、呕吐　　　D. 低渗性脑水肿

E. 肌肉僵硬

16. 甲肝感染可见

A. 抗 HIV 阳性　　　B. 抗 EBV 阳性

C. 抗 HAV 阳性　　　D. 抗 HBc 阳性

E. 抗 "O" 阳性

17. 肾综合征出血热的传染源为

A. 羊　　　　　　　B. 狗

C. 猪、鼠和狗　　　D. 鼠

E. 猫

18. 治疗伤寒高热不宜采用下列哪项处置

A. 乙醇擦浴　　　　B. 大量退热药

C. 温水擦身　　　　D. 头放冰袋

E. 降低室温

19. 细菌性痢疾的病变部位主要是

A. 空肠

B. 乙状结肠、直肠

C. 回肠

D. 十二指肠

E. 以上都不是

20. 关于脑膜炎双球菌，叙述错误的是

A. 革兰阳性菌

B. 仅存在于人体的细菌

C. 严格的需氧菌

D. 奈瑟菌属

E. 在普通培养基上不能生长

21. 耐甲氧西林金葡菌（MRSA）对哪种药物敏感

A. 万古霉素　　　　B. 红霉素

C. 林可霉素　　　　D. 苯唑西林

E. 青霉素

22. 逍遥型伤寒的特点是

A. 发热持续不退，病程达 5 周以上至数月

B. 毒血症较轻，无明显自觉症状，有些病例直至发生肠并发症时才被发现

C. 体温38℃左右，病情轻1～3周可恢复

D. 起病急，严重毒血症，并有谵妄，昏迷，循环衰竭

E. 起病较急，多为弛张热，呕吐、腹泻明显，肠道并发症少见

23. 所引起菌痢多数症状轻，非典型病例较多者是

A. 鲍氏痢疾杆菌

B. 福氏痢疾杆菌

C. 舒密次痢疾杆菌

D. 志贺痢疾杆菌

E. 宋内痢疾杆菌

24. 钩端螺旋体病在我国常见的血清型有

A. 7 个血清型　　　B. 9 个血清型

C. 15 个血清型　　　D. 5 个血清型

E. 18 个血清型

25. 钩端螺旋体病洪水型的传染源是

A. 鼠　　　　　　　B. 牛

C. 猪　　　　　　　D. 犬

E. 兔

26. 钩端螺旋体病犬型的主要储存宿主是

A. 狗　　　　　　　B. 牛

C. 狼　　　　　　　D. 猪

E. 鼠

27. 无黄疸型的钩端螺旋体病人常见的死亡原因是

A. 中毒性休克

B. 急性肺水肿

C. 急性肾功衰竭

D. 肺大出血

E. 急性心肌损伤

28. 在我国长江流域，以黑线姬鼠为主要传染源的疾病有

A. 钩端螺旋体病

B. 出血热

C. 森林脑炎

D. 地方性斑疹伤寒

E. 疟疾

29. 钩端螺旋体病的传染源为

A. 猪、鼠和狗　　　B. 狗

C. 鼠　　　　　　　D. 羊

E. 猫

30. 蚊虫叮咬人体时，随蚊唾液进入人体的是

A. 动合子　　　　　B. 裂殖子

C. 配子体　　　　　D. 裂殖体

E. 子孢子

二、A2 型题

31. 亚急性重型肝炎患者，近 2 日出现上腹部不适、烧灼感、反酸，突然出现神志不清、躁动，扑翼样震颤（＋），测血氨增高，最可能的原因是

A. 静点氨基酸所致

B. 离子紊乱所致

C. 药物引起精神异常

D. 胃黏膜病，引起消化道出血，诱致肝性脑病

E. 继发感染，导致病情加重

32. 患者，男性，一个月前因外伤手术输血 800ml，近一周出现乏力、食欲不振、尿色加深。化验：肝功 ALT 500U/L，抗 HCV（＋），HCVPCR（＋），抗 HBc（＋）。诊断应考虑

A. 慢性丙型肝炎

B. 急性丙型肝炎，既往有乙肝病毒感染史

C. 乙、丙型肝炎病毒合并感染

D. 急性乙、丙型肝炎

E. 急性乙型肝炎

33. 患者，20 岁。发热 37.5℃，伴周身乏力，食欲不振，尿色加深如深茶样。化验：肝功能 ALT 500U/L，胆红素 80μmol/L，抗 HAVIgM（＋），HBsAg（＋），抗 HBcIgG（＋）。应诊断为

A. 急性乙型肝炎，既往感染甲肝病毒

B. 急性甲型合并乙型黄疸型肝炎

C. 急性乙型黄疸型肝炎

D. 急性乙型黄疸型肝炎，既往感染甲肝病毒

E. 急性甲型黄疸型肝炎，乙肝病毒携带

34. 慢性乙肝患者，发热 4 天，体温 38℃，伴恶心、呕吐，尿色加深。化验：ALT800U/L，胆红素定量 120μmoL/L，抗 HEVIgM（＋）。诊断应考虑

A. 慢性乙型肝炎活动

B. 慢性乙型肝炎，急性戊型肝炎

C. 慢性乙型肝炎，急性丁型肝炎

D. 慢性重型肝炎

E. 亚急性重型肝炎

35. 患者，肾综合征，少尿 5 天，近日无尿，晨起活动后，腹右侧及腰部剧痛，医生高度怀疑其可能肾破裂。下列哪项检查不

合适

A. 肾脏 B 超　　　　B. 肾盂造影

C. 肾脏 CT　　　　　D. 局部穿刺

E. 测血象

36. 患者肾综合征出血热多尿期，近日表现为乏力、腹胀、心悸。经诊察，确诊为低钾血症，其主要原因是

A. 进食不足

B. 过量输注葡萄糖

C. 多尿

D. 肾上腺坏死

E. 甲亢

37. 10 月上旬，门诊病人，30 岁，男性，来自农村，3 天前出现高热、全身痛，近两日少尿。查体可见醉酒貌，猫抓样出血，肾区叩痛。此时应首先考虑的疾病是

A. 重感冒

B. 急性肾炎

C. 紫癜

D. 肾综合征出血热

E. 血液病

38. 男性，20 岁。发热，腰痛 6 天，少尿 4 天，近 3 天无尿，皮肤多处有出血点，面色潮红，烦躁不安，眼睑浮肿，体表静脉充盈，血压 180/120mmHg，脉洪大，尿蛋白（＋＋＋），尿中有膜样物。应诊断为肾综合征出血热合并

A. 高血压脑病

B. 尿毒症脑病

C. 高血容量综合征

D. 心力衰竭

E. 弥散性血管内凝血

39. 男性，40 岁。有明显黄疸，皮肤瘙痒 1 个月，粪便颜色变浅，伴轻度乏力，腹胀，肝肋下触及 2cm，脾侧未触及。ALT 120U/L，胆红素定量 230μmol/L，碱性磷酸酶、γ－GT、胆固醇增高。此患者主要需和哪种疾病鉴别

A. 肝吸虫病

B. 胆囊炎

C. 肝汁性肝硬化

D. 急性黄疸型肝炎

E. 肝外梗阻性黄疸

40. 男性，40 岁。曾在国外居住多年，3 年前回国，近半年持续低热，伴乏力，周身淋巴结肿大，口腔黏膜反复感染，大量抗生素治疗效果不佳，近来体重减轻。血常规示：白细胞低和贫血。此时应注意哪种疾病更合适

A. 艾滋病

B. 白塞病

C. 传染性单核细胞增多症

D. 结核病

E. 亚急性变应性败血症

41. 7 岁男孩，持续发热两周，体温 39℃，腹泻 3～5 次/日，稀便，肝大肋下 2.0cm，脾大 1.0cm。血白细胞 1.5×10^9/L，中性 60%，杆状 10%，淋巴 30%。肥达反应 "O" 1：80，"H" 1：160。ALT 210 单位（正常 <40 单位）。最可能的诊断为

A. 乙型肝炎　　　　B. 疟疾

C. 钩体病　　　　　D. 伤寒

E. 肾综合征出血热

42. 男性，28 岁。因江水泛滥，饮用江水，突然出现剧烈腹泻，随后呕吐，由水样物转为 "米泔水" 样物。最可能的诊断是

A. 病毒性肠炎

B. 急性细菌性痢疾

C. 大肠埃希菌肠炎

D. 金黄色葡萄球菌胃肠炎

E. 霍乱

43. 男性，6 岁。突然寒战、高热，一天后全身出现多数紫癜。查体：面色苍白，皮肤发花，多数皮肤瘀斑。血压 10/5kPa（75/38mmHg），P120 次/分，颈软，心肺无异常，克氏征（－）。血 WBC 28×10^9/L，中性粒细胞 90%，血小板 60×10^9/L。最可能的诊断是

    A. 败血症休克

    B. 血小板减少性紫癜

    C. 中毒型菌痢

    D. 暴发型流脑

    E. 休克型肺炎

44. 男性，25 岁。因食不洁食物后出现剧烈的呕吐和腹泻，同时伴有头晕、四肢湿冷。血压 12/9kPa（90/68mmHg），P100 次/分。最主要的处置是

    A. 升压剂　　　　　B. 补液

    C. 强心　　　　　　D. 利尿

    E. 抗生素

45. 男性，突发寒战，体温 39℃ 左右，腹泻十余次，伴里急后重，便为稀便，很快转化为脓血便。便常规：红细胞 5 个/HP，白细胞 10 个/P，脓液（＋＋）。该患者如确诊，还需何种检查

    A. 血常规　　　　　B. 便细菌培养

    C. 尿常规　　　　　D. 腹部平片

    E. 血细菌培养

46. 6 岁患儿，8 月 2 日突然高热，发病 5 小时后反复抽搐，四肢凉，血压下降，项强（±），血白细胞 21×10^9/L。最可能的诊断为

    A. 病毒性脑膜炎

    B. 恶性疟疾

    C. 流行性乙型脑炎

    D. 流行性脑脊髓膜炎

    E. 中毒性菌痢

47. 男性，18 岁。农民，夏天在河塘游泳后出现稽留高热 4 天，伴畏寒、发热，头痛，身痛乏力。体检：体温 39.8℃，巩膜及皮肤黄染，结膜充血，皮肤可见出血点，肝肋下 1.0cm，脾未及，腹下淋巴结如蚕豆大 4 个。血象：WBC 10.5×10^9/L，N80%。肝功能：ALT 280U/L，血清总胆红素 110μmol/L，尿胆红素（＋），尿中可见 WBC 3 ~ 5 个/HP。应诊断为

    A. 急性黄疸型肝炎

    B. 流行性出血热

    C. 伤寒

    D. 钩端螺旋体病

    E. 疟疾

48. 青年农民，9 月 1 日入院，4 天来发热、头痛，全身酸痛，乏力，今日起心慌、气短、咳嗽、痰带血。查体：体温 40℃，面色苍白，心率 124 次/分，呼吸 36 次/分，肺部散在湿性啰音。血象：WBC 9.6 × 10^9/L，N80%，L20%。胸部 X 线检查：肺纹理增多，有散在点片状阴影。最可能的诊断是

    A. 急性血吸虫病

    B. 支气管肺炎

    C. 支气管扩张合并感染

    D. 粟粒性肺结核

    E. 钩端螺旋体病

49. 女性，30 岁。半年来间断性腹泻，每日 5 ~ 6 次，量中等，黏液血便，腥臭味。查体：生命体征平稳，心肺未见异常，肝脾未触及，腹软，右下腹压痛。为确定诊断，需做

    A. 便常规　　　　　B. 肠镜

    C. 便原虫检查　　　D. 腹部 B 超

    E. 血生化检查

三、A3/A4 型题

(50~51 题共用题干)

某男，28 岁。11 月 29 日因发热、头痛、腰痛入院，2 周前有野外宿营史，该病的基本病理变化是全身小血管、毛细血管的损害。

50. 应诊断为下列哪种疾病

  A. 病毒性肝炎

  B. 流行性脑脊髓膜炎

  C. 伤寒

  D. 肾综合征出血热

  E. 乙型脑炎

51. 下列哪种表现不是该病的特点

  A. 头痛、腰痛和眼眶痛

  B. 皮肤充血

  C. 肾功能损害

  D. 回肠下段集合淋巴结病变

  E. 异型淋巴细胞

(52~53 题共用题干)

男性，33 岁。护林员，发热 4 天伴周身酸痛、食欲不振、颜面充血，胸腹部可见数枚散在暗红色斑丘疹。查体：双侧下颌下、颈部、腹股沟可触及花生米大小淋巴结，活动度好，压痛阳性，右胸部可见 3mm×4mm 椭圆形焦痂，肝肋下 2cm，质软，脾肋下 2cm。

52. 首先考虑的诊断是

  A. 麻疹   B. 伤寒

  C. 斑疹伤寒   D. 恙虫病

  E. 钩端螺旋体病

53. 该病最具特征性的表现是

  A. 发热   B. 焦痂

  C. 结膜充血   D. 淋巴结肿大

  E. 皮疹

(54~55 题共用题干)

女性，17 岁。6 月 20 日因腹泻、呕吐 1 天入院，解稀水样便 15 次，呕吐 2 次，不伴发热，感口渴。查体：血压 90/70mmHg，口唇干燥。大便常规：白细胞 1~3 个/HP。

54. 诊断首先考虑为

  A. 菌性痢疾

  B. 阿米巴痢疾

  C. 细菌性食物中毒

  D. 霍乱

  E. 副溶血弧菌肠炎

55. 为确诊需进一步检查

  A. 大便培养

  B. 大便悬滴 + 常规

  C. 血常规

  D. 大便常规

  E. 血电解质及肾功能

四、案例分析题

(56~61 题共用题干)

女性，32 岁。因纳差 3 天、发热伴咳嗽 2 天、意识模糊、烦躁半天急诊入院。妊娠 36 周。有慢性乙肝病史 10 年。查体：R 28 次/分，P 88 次/分，BP 120/75mmHg。神志恍惚；巩膜中度黄染，有肝掌，颈部可见散在分布的蜘蛛痣；右下肺可闻及湿啰音，心脏听诊无明显异常，腹软。血红蛋白 90g/L，白细胞 11×10^9/L，N 0.80，血糖 7.0mmol/L，尿糖（+），尿镜检（-），血气分析正常。

56. 可能的诊断是

  A. 尿毒症

  B. 肺部感染

  C. 肝性脑病

  D. 糖尿病酮症酸中毒

  E. 高渗性非酮症糖尿病昏迷

  F. 缺铁性贫血

  G. 慢性乙型肝炎

57. 应尽快行哪些辅助检查〔提示：肝功能：ALT 870U/L，AST 680U/L，TBIL1 156.5μmol/L，

抗 - HAv IgG 阳性，抗 - HAV IgM 阴性，
HBsAg 阳性，HBeAg 阳性，抗 - HBc IM
阳性，凝血酶原活动度（PTA）＜40%，
ANA（-），血氨高。B 超示：肝脏及脾
脏肿大。]

A. 胸片检查　　　　B. 腹部 CT

C. 腹部 B 超　　　　D. 血氨测定

E. 肝功能检查　　　F. 电解质检查

G. 头颅 CT

58. 对此患者应进行哪些处置

A. 禁食蛋白质

B. 口服乳果糖

C. 补充支链氨基酸

D. 精氨酸静滴

E. 肥皂水灌肠

F. 确诊 2 天后报传染病卡

G. 待病情稍稳定后尽快娩出胎儿

59. 患者于病情稳定后经剖宫产娩出一女婴。
此婴儿 HBsAg 阴性。应尽快对此婴儿做哪
些处理

A. 出生 24 小时内尽早注射乙肝免疫球蛋
白（HBIG），剂量应≤100IU

B. 出生 12 小时内尽早注射乙肝免疫球蛋
白（HBIG），剂量应≥100IU

C. 出生 24 小时内免费接种重组乙肝疫苗
10ug，需缴纳注射费

D. 出生 24 小时内免费接种重组乙肝疫苗
10ug，不需缴纳注射费

E. 间隔 1 个月和 6 个月分别接种第 2 针和
第 3 针乙肝疫苗

F. 绝对禁止母乳喂养

G. 禁止母亲接触婴儿

60. 患者的丈夫检验乙肝五项：抗 - HBs 阳
性，余阴性，则其可能为

A. 乙肝恢复期

B. HBV 既往感染

C. 乙肝疫苗接种后

D. HBV 复制期

E. HBV 感染早期

F. HBV 复制减少期

G. HBV 患者

61. 患者的母亲为"慢性病毒性肝炎"，但分
型不详。化验检查可能出现的结果为

A. 抗 - HAV IgG 阳性，抗 - HAV IgM
阴性

B. 抗 - HEV IgG 阳性，抗 - HEV IgM 阳性

C. HEV IgG 阳性，抗 - HEV IgM 阴性

D. HBsAg 阳性，HBeAg 阳性

E. HBsAg 阳性，抗 - HBcIgM 阳性，抗 -
HBe 阳性

F. 抗 - HCV 阳性

G. 抗 - HDV 阳性

（62～66 题共用题干）

男性，43 岁。因发热 1 月余、加重伴咳
嗽、血痰 2 周而入院。近 1 月来出现不规则发
热，以下午低热为多，有盗汗；近 2 周出现高
热，渐出现咳嗽，咳血痰，经规律抗菌药物治
疗无效。曾为长途车司机，有治游史。近 3 年
有静脉吸毒史，而后逐渐消瘦，体重下降约
10kg。入院查体：T 39.0℃，R 32 次/分，BP
100/65mmHg。无皮疹，皮肤无黄染，颈部、
腋下、腹股沟可扪及多个 1cm×1cm 至 1cm×
1.5cm 淋巴结。右上肺叩诊实音，右肺底可闻
及湿啰音。心律齐，腹平软。

62. 首先应进行哪些检查

A. 胸片

B. 痰液培养

C. 痰找抗酸杆菌

D. 血常规

E. HIV 特异性病原学检查

F. 血气分析

G. 骨髓穿刺

H. 痰找癌细胞

63. 考虑可能为哪些疾病

A. 艾滋病

B. 肺炎

C. 传染性单核细胞增多症

D. 肺结核

E. 肺癌

F. 食管癌

64. HIV 抗体阳性，痰未找到癌细胞，痰涂片发现抗酸杆菌，考虑需进行哪些治疗

A. 异烟肼

B. 予抗病毒治疗

C. 利福平

D. 给予糖皮质激素治疗

E. 祛痰止咳治疗

F. 链霉素

65. 其可能感染 HIV 的途径是

A. 粪 – 口传播　　　B. 飞沫传播

C. 性接触传播　　　D. 母婴传播

E. 血液传播　　　　F. 皮肤接触传播

66. 应进行下列哪些防护措施

A. 对患者的血液、分泌物、排泄物等进行消毒

B. 隔离患者

C. 杜绝不洁注射

D. 医务人员应实行标准防护

E. 加强 AIDS 的宣传教育

F. 隔离密切接触患者的人员

(67 ~ 71 题共用题干)

男性，65 岁。腹痛、腹泻 1 周，发热、尿少 3 天而入院。30 年前被确诊为乙肝。近 1 年来自感易疲乏，体力下降，时感腹胀，消瘦。1 周前因进食不洁饮料出现腹泻、腹痛，服药后腹泻好转。近 3 天出现发热、明显腹痛、腹胀，尿黄，尿量明显减少。有轻度性格

和行为异常。入院后查体：意识尚清，但烦躁多语。慢性肝病面容，巩膜轻度黄染，肝掌明显，颈部及上胸部可见蜘蛛痣数枚。心肺无明显异常。腹部膨隆，脐下有压痛，轻度反跳痛，腹水征阳性。急诊化验：血常规：WBC $10.8 \times 10^9/L$，N 0.89；电解质 K^+ 3.1mmol/L，Na^+ 134mmol/L，Cr 98μmol/L，血氨 96μmol/L。

67. 该患者的诊断包括

A. 急性腹膜炎　　　B. 感染性腹泻

C. 慢性乙型肝炎　　D. 肝炎肝硬化

E. 肝性脑病　　　　F. 食物中毒

68. 肝性脑病前驱期的主要表现为

A. 意识模糊

B. 精神失常

C. 性格行为改变

D. 呼吸时有肝臭

E. 腱反射亢进

69. 入院后应尽快完成的检查包括

A. 肝、肾功能，凝血酶原活动度

B. 胃镜了解食管静脉情况

C. 腹腔穿刺，化验腹水性质

D. 血气分析

E. B 超了解腹部情况

F. 大便常规

70. 该患者治疗成败的关键在于

A. 能否进行肝移植

B. 广谱、足量、联合抗感染的效果

C. 放腹水治疗

D. 保肝、退黄和支持治疗措施的得当

E. 人工肝支持治疗的时机

F. 利尿消肿治疗

71. 治疗措施包括

A. 联合抗感染

B. 利尿，改善肾血液循环，保护肾功能

C. 保肝、退黄

D. 人工肝治疗

E. 稳定内环境，腹水浓缩回输

F. 维持水、电解质平衡

(72~77 题共用题干)

男性，38 岁。因发热、咽痛、头痛，伴腰痛、眼眶痛 4 天入院。体温在 39℃ ~ 39.8℃ 之间波动。入院查体：T 39.5℃，R 30 次/分，P 110 次/分，BP 80/45mmHg；面部潮红，颈部、上胸部皮肤潮红，球结膜水肿，软腭有出血点，腋下和胸背部、腹股沟皮肤见出血点、瘀点；双肺未闻及啰音，心律齐；腹平软；双肾区轻叩击痛；肝脾未触及。

72. 首要的处理是

A. 尿培养

B. 请相关科室会诊明确诊断

C. 骨穿检查排除血液系统疾病

D. 大便培养

E. 静脉穿刺、补液、纠正休克

F. 退热

73. 需做哪些必要的检查

A. 化验血常规、血型

B. 肾功能

C. 检查尿常规、大便常规

D. 电解质

E. 血气分析

F. 凝血常规

74. 需要考虑以下哪几种病的可能〔提示：血常规：WBC 5×10^9/L，中性 90%，血小板 65×10^9/L。BUN 9.8mmol/L，Cr360μmol/L。尿常规：蛋白（++），余无异常。〕

A. 霍乱

B. 急性上呼吸道感染

C. 急性肾炎

D. 肾综合征出血热

E. 钩端螺旋体病

F. 伤寒

75. 最可能的诊断为

A. 霍乱

B. 急性上呼吸道感染

C. 急性肾炎

D. 肾综合征出血热

E. 钩端螺旋体病

F. 伤寒

76. 属于肾综合征出血热的哪一阶段

A. 发热期　　　　B. 低血压休克期

C. 少尿期　　　　D. 多尿期

E. 恢复期　　　　F. 无尿期

77. 治疗原则是

A. 抗病毒治疗，如利巴韦林

B. 补充血容量

C. 稳定内环境

D. 改善微循环

E. 利尿

F. 纠正酸中毒

(78~80 题共用题干)

5 岁患儿，家住沈阳，无外地居留史。8 月 15 日开始发热，精神不振，头痛，呕吐 1 次，次日排稀便 2 次，并反复抽搐 2 次，神志不清。查体：体温 40.1℃，神志不清，压眶无反应，脉充实有力，周身皮肤未见瘀点、瘀斑，颈项强直（+），克氏征（+），肢体肌张力增强。血常规：WBC 15×10^9/L。

78. 该患者在诊疗过程中应该考虑下列哪些疾病

A. 中毒性菌痢

B. 流行性脑脊髓膜炎

C. 钩体病（脑膜脑炎型）

D. 结核性脑膜炎

E. 流行性乙型脑炎

F. 脑型疟疾

79. 该患者诊断过程中为明确诊断应做哪些

检查

  A. 血常规

  B. 便悬滴检查

  C. 脑脊液检查

  D. 肛拭子取便行便常规

  E. 血气分析

  F. 血涂片查找疟原虫

80. 该患者脑脊液细胞数 250～106 个/L，糖 2.5mmol/L，氯化物 115mmol/L，蛋白 0.45g/L。便常规未见异常。下列哪种诊断的可能性最大

  A. 中毒性菌痢

  B. 流行性脑脊髓膜炎

  C. 钩体病（脑膜脑炎型）

  D. 结核性脑膜炎

  E. 流行性乙型脑炎

  F. 脑型疟疾

（81～85 题共用题干）

男孩，8 岁。午餐与祖父在街边进食海鲜饭。晚上两人先后出现呕吐腹泻，大便初为黄色稀水便，量多，进而变为水样便、米泔样便。无里急后重。近 5 小时无尿。查体：T 36.7℃，P 125 次/分，BP 70/50mmHg，R 26 次/分，嗜睡，脉搏细速，皮肤干燥，双肺未闻及啰音，心律齐，腹平软，肝脾未触及。

81. 患者入院应首先进行哪些检查

  A. 大便常规

  B. 血常规

  C. 大便弧菌培养

  D. 大便找寄生虫（卵）

  E. 化验电解质

  F. 尿常规

82. 大便找到霍乱弧菌，此时应进行哪些处理

  A. 隔离至症状消失 6 日后，大便连续培养，每日 1 次，连续 2 次阴性

  B. 对患者的排泄物、呕吐物用干漂白粉按排泄量的 1：5 比例进行消毒

  C. 补充液体和电解质

  D. 对密切接触者应进行医学观察

  E. 可用 SMZ－TMP 治疗

  F. 不用隔离，对症处理

83. 消毒染有霍乱弧菌的衣物、食具可用下列哪些方法

  A. 0.5% 过氧乙酸

  B. 煮沸

  C. 0.5% 的漂白粉

  D. 1% 的漂白粉

  E. 3% 的漂白粉

  F. 2% 的漂白粉

84. 霍乱最典型的临床表现包括

  A. 畏寒发热

  B. 腹泻

  C. 剧烈无痛性呕吐

  D. 呕吐物呈水样

  E. 腹痛

  F. 里急后重感

85. 其临床分期应是

  A. 泻吐期   B. 脱水虚脱期

  C. 少尿期   D. 多尿期

  E. 恢复期   F. 休克期

（86～88 题共用题干）

女性，35 岁。从海南岛探亲回家后，因持续高热 3 天，伴寒战、头痛、大汗、抽搐于 8 月 12 日入院。入院前 1 天出现昏迷。查体：意识不清，血压正常，球结膜轻度水肿，颈强（＋），周身无皮疹，心肺及腹部查体未见明显异常。实验室检查：血常规：WBC 12×10^9/L，NE 75%，Hb 101g/L，PLT 210×10^9/L。脑脊液：外观清亮，压力稍高，细胞数、蛋白、葡萄糖及氯化物均正常。

86. 为明确诊断，该患者应最先检查的项目是

A. 便常规检查

B. 肥达反应

C. 血涂片找疟原虫

D. 肝功能试验

E. 乙脑特异 IgM 抗体检测

F. 血细菌培养

D. 脑膜炎球菌

E. 痢疾志贺菌

F. 恶性疟原虫

G. 结核杆菌

87. 引起该患者发病的病原体可能是

A. 三日疟原虫

B. 乙脑病毒

C. 间日疟原虫

88. 患者血涂片找到疟原虫，在病原治疗方面可以应用的药物有

A. 青霉素　　　　B. 头孢曲松

C. 氯喹　　　　　D. 环丙沙星

E. 蒿甲醚　　　　F. 伯氨喹

G. 阿奇霉素

第九章 重症医学

一、A1 型题

1. 诊断高钾血症时，应除外假性高钾血症。下列哪种情况容易发生假性高钾血症

    A. 水中毒

    B. 输新鲜血浆

    C. 中暑

    D. 严重的血小板增多症

    E. 高钙血症

2. 关于体液分布，下述哪项不正确

    A. 成年人体液容量为体重的 55% ~ 60%，女性比男性略低

    B. 体液分为细胞内液、细胞外液及血浆三部分，分别占体重的 35% ~ 40%，20% ~ 25%，5%

    C. 细胞外液主要电解质为 Na^+、Cl^-、HCO_3^-

    D. 细胞内液主要成分为 K^+、HPO_4^+

    E. 体液恒定是指：容量相对恒定，电解质等溶质浓度相对恒定、渗透压相对恒定及酸碱度相对恒定

3. 关于高钠血症的治疗，下列哪项不正确

    A. 病因不同，治疗原则不同

    B. 浓缩性高钠血症，应以纠正循环衰竭，补水或给予低盐水为主

    C. 潴钠性高钠血症（盐中毒）在利钠的同时必须补水，以免加重高渗状态

    D. 高渗状态对全身特别是中枢神经系统有严重影响，必须尽快在 12 ~ 24h 内得到纠正

    E. 控制原发病

4. 下列不属于心搏骤停常见原因的是

    A. 触电

    B. 心源性休克

    C. 药物中毒反应或过敏

    D. 器质性心脏病

    E. 癫痫发作

5. 下列各项，不符合多脏器功能障碍综合征的诊断标准的是

    A. 存在着持续高代谢、高动力循环和异常耗能等全身过度的炎性反应

    B. 存在严重创伤、休克、感染及大量坏死组织存留或重症胰腺炎、病理产科等诱发 MODS 的病史或病因

    C. 直接暴力所致的原发性器官衰竭

    D. 脓毒血症的表现及相应的临床症状

    E. 存在两个以上器官功能不全

6. 下列选项中，哪个不是昏迷程度的分级

    A. 嗜睡   B. 昏睡

    C. 晕厥   D. 浅昏迷

    E. 深昏迷

7. 下列几种休克中微循环变化和内脏继发性损害较严重的是

    A. 心源性休克

    B. 低血容量性休克

    C. 感染性休克

    D. 过敏性休克

    E. 神经源性休克

8. 下列关于休克的叙述正确的是

    A. 通常在迅速失血超过全身总血量的 10% 时即出现休克

B. 失血性休克时，应首先快速输入 10% ~ 50% 葡萄糖溶液，继之大量输血

C. 损伤性休克不属于低血容量性休克

D. 感染性休克多是革兰氏阴性杆菌所释放的内毒素引起的内毒素性休克

E. 感染性休克的治疗原则是首先控制感染

9. 休克的实质为

A. 血压下降

B. 中心静脉压下降

C. 脉压下降

D. 心脏指数下降

E. 组织灌注量不足及细胞缺氧

10. 心肺复苏用药首选

A. 阿托品

B. 肾上腺素

C. 胺碘酮

D. 去甲肾上腺素

E. 异丙肾上腺素

11. 出现心室颤动应立即

A. 静注利多卡因

B. 静注胺碘酮

C. 静注肾上腺素

D. 同步电复律

E. 非同步电复律

12. 胸外心脏按压的正确部位是

A. 心前区

B. 胸骨中下 1/3 交界处

C. 胸骨中段

D. 胸骨中上 1/3 交界处 E. 剑突处

13. 关于心肺复苏给药途径，不主张

A. 心内注射   B. 中心静脉

C. 外周静脉   D. 气管内给药

E. 骨髓内

14. 以下毒血症与菌血症的鉴别中叙述不正确的是

A. 两者的致病菌可不一致

B. 两者均不属于全身性感染

C. 血细菌培养，前者阴性，后者可阳性

D. 前者的致病菌并不侵入血循环

E. 两者均有明显的全身性反应

15. 有关烧伤创面脓毒症的概念以下错误的是

A. 创面有细菌感染，并向痂下邻近的非烧伤组织侵入

B. 痂下组织细菌量计数超过 10^5 个/克组织

C. 血培养多为阴性

D. 创面及周缘组织可以没有细菌感染

E. 细菌毒素引起全身感染中毒症状

16. 大面积深度烧伤合并急性肾功能不全患者出现大面积创面溶痂、感染并有脓毒症征象，此时宜采取的创面处理措施是

A. 创面包扎，全身应用强有力的敏感抗生素

B. 创面外用强有力的敏感抗生素湿敷

C. 去除坏死焦痂，有效创面覆盖

D. 暴露疗法，尽可能保痂

E. 浸浴促进自然脱痂

17. 急性重症创伤患者在多少小时以上发生多个脏器功能障碍或衰竭才可诊断 MODS

A. 12h   B. 16h

C. 18h   D. 20h

E. 24h

18. 心肺脑复苏时治疗室性心律失常最常用的药物是

A. 阿托品   B. 胺碘酮

C. 利多卡因   D. 肾上腺素

E. 碳酸氢钠

19. 对成年人胸外双相波电除颤最常用的电能是

A. 100J   B. 200J

C. 300J   D. 400J

E. 500J

20. CPR 后因缺氧最易引起的并发症是

A. 肺水肿   B. 脑水肿

C. 心力衰竭   D. 肾衰竭

E. 肝衰竭

21. 胸外除颤时，电极板应置于

A. 胸骨右缘第3肋间和心尖区

B. 胸骨左缘第2肋间和心尖区

C. 胸骨右缘第2肋间和心尖区

D. 心尖区和右侧肩胛区

E. 胸骨左缘第3肋间和心尖区

22. 急救人员5min到现场抢救心脏骤停患者，CPR与AED联合的最佳方式为

A. 除颤→CPR→检查心律

B. 除颤→检查心律→CPR

C. CPR→除颤→检查心律

D. CPR→除颤→CPR

E. CPR→连续3次除颤→CPR

23. 下述哪项不是气管插管的并发症

A. 呼吸道损伤

B. 呼吸道梗阻

C. 气管导管梗阻

D. 呼吸机失灵

E. 胃内容物反流误吸

24. 有效心肺复苏（CPR）的标准中不包括

A. 瞳孔变小

B. 皮肤颜色红润

C. 摸到大动脉搏动

D. 收缩压回升至120mmHg以上

E. 心跳恢复

25. 有关中心静脉插管，不恰当的是

A. 经常更换穿刺部位的敷料

B. 锁骨下静脉穿刺插管不可保留很长时间，应定期更换

C. 如出现不明原因发热，首先考虑拔除中心静脉插管

D. 避免用单腔中心静脉插管输注血液制品

E. 每日输液完毕后可用肝素盐水封管

26. 高钠血症最常见于

A. 甲状腺功能减退症

B. 肝硬化

C. 抗利尿激素分泌失调综合征

D. 原发性醛固酮增多症

E. 肾上腺皮质功能不全

27. 高渗性缺水的患者常见的临床表现是

A. 头晕、视力减退

B. 兴奋、手足麻木

C. 口渴、谵妄

D. 淡漠、反应迟缓

E. 呆滞、嗜睡

28. 治疗等渗性脱水理想的液体是

A. 5%碳酸氢钠

B. 等渗盐水

C. 平衡盐溶液

D. 5%葡萄糖

E. 小分子右旋糖酐

29. 代谢性碱中毒时不应补给氯化钾的情况是

A. 尿量钾含量减少

B. 尿量低于30ml/h

C. 尿量超过60ml/h

D. 尿呈酸性

E. 尿呈碱性

30. 低渗性缺水的常见病因是

A. 大量出汗

B. 摄入水不足

C. 急性机械性肠梗阻

D. 大量使用利尿酸类利尿药

E. 急性化脓性腹膜炎

31. 为感染性休克患者迅速纠正血容量不足时，下列各组液体中，首选的是
    A. 以平衡盐溶液为主，配合适量血浆和全血
    B. 以胶体溶液为主
    C. 等张生理盐水加代血浆
    D. 葡萄糖溶液加代血浆
    E. 全血配合葡萄糖

32. 关于感染性休克患者应用糖皮质激素的依据与方法，不确定的是
    A. 糖皮质激素可以稳定细胞及溶酶体膜，免受内毒素破坏
    B. 大剂量糖皮质激素对心脏发挥正性肌力作用
    C. 适当应用糖皮质激素可以减少合并症
    D. 糖皮质激素应从大剂量开始
    E. 要取得疗效至少要使用 5 天

33. 感染性休克的临床特点，正确的是
    A. 暖休克病人神志淡漠或嗜睡
    B. 暖休克病人每小时尿量大于 30ml
    C. 冷休克病人每小时尿量大于 30ml
    D. 冷休克病人脉搏慢，搏动清楚
    E. 暖休克病人毛细血管充盈时间延长

34. 多器官功能障碍综合征指
    A. 一种或多种原因诱发的组织关注不足所导致的临床综合征
    B. 机体遭受急性严重感染、严重创伤等，同时或先后出现两个或两个以上器官功能障碍
    C. 感染所引起的系统性炎症反应综合征
    D. 机体对不同原因的严重损伤产生的系统性炎症反应
    E. 以上都不对

二、A2 型题

35. 男性，46 岁。输尿管乙状结肠术后 7 天，出现腹胀、呼吸困难。血气分析示：pH 7.30，PCO_2 45mmHg，PaO_2 100mmHg，HCO_3^- 17mmol/L。故诊断为
    A. 代偿性代谢性酸中毒
    B. 失代偿性代谢性酸中毒
    C. 代偿性呼吸性酸中毒
    D. 失代偿性呼吸性酸中毒
    E. 混合性酸中毒

36. 男性，39 岁。因十二指肠溃疡，幽门梗阻，反复洗胃，引起代谢性碱中毒，血 pH 7.50，$PaCO_2$ 50mmHg，BE 15mmol/L。下列治疗措施中哪项是不适当的
    A. 补充等渗氯化钠注射液
    B. 使用氯化铵溶液
    C. 使用精氨酸
    D. 口服吲哚美辛
    E. 以上都不是

37. 女性，70 岁。因急腹症入院，急救过程中先后出现少尿、肺水肿、呼吸困难、嗜睡、意识障碍、消化道出血等症状，应诊断为
    A. DIC
    B. ARF
    C. MODS
    D. ARDS
    E. Curling 溃疡

38. 女性，62 岁。外伤后心搏骤停，呼吸困难，需要进行心肺复苏，用药时给药途径不包括
    A. 心内注射
    B. 肌内注射
    C. 静脉给药
    D. 气管内给药
    E. 中心静脉滴注

39. 女性，49 岁。车祸后昏迷，呼吸暂停，瞳孔散大，怀疑心跳呼吸骤停，现场复苏应首先
    A. 标准 PCR
    B. 开放气道
    C. 机械通气
    D. 人工呼吸

E. 胸外按压

40. 男性，51 岁。外伤后意识丧失，呼吸困难，急救时人工呼吸吹气量一般是
    A. 不少于 1000ml   B. 不超过 1000ml
    C. 不少于 600ml   D. 不少于 800ml
    E. 不超过 800ml

41. 女性，59 岁。心前区疼痛不止，突然昏迷，呼吸困难，现场进行 CPR 急救，常见的并发症是
    A. 肺水肿   B. 心搏骤停
    C. 心力衰竭   D. 心脏移位
    E. 胃内容物反流

42. 张某，35 岁，右下肢疖肿，口服抗生素治疗未见好转，3 天后下肢红肿疼痛，发热，继之出现高热，寒战，体温 40.2℃，呼吸困难，神志模糊，心率 112 次/分，血压 90/66mmHg，血常规检查白细胞 24×10^9/L，中性粒细胞为 0.9×10^9/L。其诊断是
    A. 皮肤感染
    B. 多脏器功能障碍综合征
    C. 呼吸道感染
    D. 心律失常
    E. 脑炎

43. 女性，66 岁，反复咳嗽、咳痰伴喘息 30 年。2 周前因下肢水肿、尿少和呼吸困难加重给予抗生素和利尿剂等治疗，症状有明显减轻。2 天前突然出现意识障碍。血气分析示 pH 7.55，PaO_2 65mmHg，$PaCO_2$ 60mmHg，HCO_3^- 45mmol/L，血 K^+ 3.0mmol/L，Na^+ 128mmol/L，Cl^- 76mmol/L，WBC 12.6×10^9/L，N 85%。患者出现意识障碍最可能的情况是
    A. 肺性脑病
    B. 低钠血症
    C. 感染中毒性脑病

D. 代谢性碱中毒
E. 抗生素的不良反应

44. 女性，60 岁，COPD 病史 20 余年，2 年来下肢水肿。近 5 天咳喘加重，并逐渐出现重识模糊、躁动不安。血气分析示 pH 7.24，PaO_2 48mmHg，$PaCO_2$ 85mmHg，HCO_3^- 30mmol/L。该患者的酸碱失衡为
    A. 代谢性酸中毒，失代偿
    B. 呼吸性酸中毒，失代偿
    C. 呼吸性酸中毒 + 代谢性酸中毒
    D. 呼吸性酸中毒 + 代谢性碱中毒
    E. 呼吸性酸中毒，代偿

45. 女性，65 岁，间断咳喘 20 多年，1 月来加重伴水肿。查体端坐位，发绀，两肺可闻干湿啰音，双下肢水肿。经抗感染、利尿等治疗后病情好转。但 2 天后神志不清，手足搐搦。血气分析 pH 7.50，PaO_2 70mmHg，$PaCO_2$ 60mmHg，HCO_3^- 43mmol/L，K^+ 3.0mmol/L，Na^+ 132mmol/L，Cl^- 70mmol/L。该患者的酸碱失衡类型为
    A. 代谢性碱中毒，失代偿
    B. 呼吸性碱中毒，失代偿
    C. 呼吸性酸中毒 + 代谢性碱中毒
    D. 代谢性碱中毒，代偿
    E. 呼吸性碱中毒 + 代谢性碱中毒

46. 男性，40 岁，肝硬化腹水，数天大量利尿出现嗜睡，多语，四肢有时抽搐，呼吸 14 次/分。pH 7.5，CO_2 CP 30 mmol/L；HCO_3^- 31mmol/L，K^+ 3 mmol/L，Cl^- 90mmol/L，Ca^{2+} 3.5mmol/L，尿 pH 5.0。患者目前应是下列哪种情况
    A. 肝硬化并发肝性脑病
    B. 肝硬化并发肝肾综合征
    C. 肝硬化并发低钾低氯性代谢性碱中毒
    D. 肝硬化，肝性脑病并发低钙血症

E. 肝硬化并发肝癌

47. 男性，肝硬化腹水患者经药物治疗后，血钾为 2.4mmol/L，尿钾 40mmol/L。此患者低钾原因最可能是

A. 低盐饮食　　　B. 食欲不振

C. 放腹水　　　　D. 呕吐

E. 利尿治疗

48. 男性，58 岁。胃部不适伴反酸20 年，近1 周来腹胀恶心呕吐，吐出大量宿食，每天 1~2 次。查体：呼吸浅，17 次/分，血压正常。上腹部可见胃型，轻压痛。测血 K^+ 3.0mmol/L，Na^+ 130mmol/L，Cl^- 90mmol/L，CO_2 CP 45mmol/L。该患者的酸碱平衡失调的类型是

A. 呼吸性碱中毒

B. 呼吸性酸中毒

C. 代谢性酸中毒

D. 呼吸性酸中毒 + 代谢性碱中毒

E. 代谢性碱中毒

49. 男性，42 岁，慢性肾炎病史多年，近1 年经常出现双下肢水肿，一直服用双嘧达莫和氢氯噻嗪。近1 周感觉腰痛，乏力，双下肢无力。首先必须考虑的是

A. 肾功能严重减退

B. 低钾血症

C. 肾盂肾炎

D. 双嘧达莫中毒

E. 氢氯噻嗪中毒

50. 男性，18 岁，学生，持续发热 10 天，体温 38~40.5℃，休克 1 天，病前 1 周打篮球时右大足趾有刺伤史。查体血压 49/37mmHg，右侧腹股沟可扪及数个蚕豆大小的淋巴结、质中、有压痛，右侧臀部可见 5cm×7.5cm 大小肿块，局部有红、肿、热、压痛，无波动感。血象 WBC 22.0 ×

10^9/L，N 0.92，L 0.08。初步考虑为感染性休克，最可能的致病原因是

A. 革兰氏阴性杆菌

B. 革兰氏阳性球菌

C. 寄生虫

D. 病毒

E. 真菌

51. 女性，60 岁，干部，3 天前开始腹泻，继之发热，体温 39~40.5℃，出汗多，尿量减少，入院前 1 天病情加重，血压下降，在当地经抗休克处理效果不佳而转院。查体体温 39℃，血压 0，四肢末端冰凉、发绀，注射部位可见瘀斑。血象 WBC 10.2 × 10^9/L，N 0.82，L 0.18，PLT 105×10^9/L，尿蛋白阴性。诊断为感染性休克，最可能的致病菌是

A. 革兰氏阴性杆菌

B. 革兰氏阳性球菌

C. 出血热病毒

D. 真菌

E. 螺旋体

52. 男性，10 岁，右足底被铁锈钉刺伤 10 天，突然出现张口困难，继之出现苦笑面容，角弓反张，声响及触碰病人可诱发上述症状，病人神志清楚，不发热。该病属于

A. 毒血症　　　　B. 菌血症

C. 败血症　　　　D. 脓血症

E. 脓毒血症

53. 女性，45 岁。前额部疖肿 10 天。多次挤压排脓。今突发寒战、高热，伴头晕，无抽搐。查体 T 40℃，P 90 次/分，R 26 次/分，BP 100/70mmHg，神志清楚，前额红肿，伴脓头，胸壁及肢体皮下可见瘀斑。血 WBC 20.2 × 10^9/L，核左移。血培养（-）。该患者目前的主要诊断是

A. 脓毒症　　　　B. 额部蜂窝织炎

C. 菌血症　　　　D. 颅内感染

E. 感染性休克

54. 男性，28 岁。因高位小肠瘘 1 天入院。入院后经颈内静脉插管滴入肠外营养液，两周后突然出现寒战、高热，无咳嗽、咳痰，腹部无压痛和反跳痛。首先考虑的诊断是

A. 肺部感染

B. 高渗性非酮症昏迷

C. 咽喉部感染

D. 气胸

E. 导管性脓毒症

55. 男性，30 岁，肺炎。查体体温 35.9℃，血压 60/40mmHg，脉搏 136 次/分。治疗除控制感染外，首要的处理应该是

A. 使用强心剂

B. 补充血容量

C. 使用血管活性药物

D. 使用利尿剂

E. 使用大剂量肾上腺皮质激素

56. 女性，18 岁。上唇红肿伴剧痛 2 天。查体上唇隆起呈紫红色，有多个脓栓，中央破溃坏死。化验 WBC 26×10^9/L，N 0.90。下列治疗措施错误的是

A. 全身应用抗生素

B. 立即采用 " + " 或 " + + " 形切口切开引流

C. 适当休息

D. 加强营养

E. 理疗

57. 男性，42 岁。10 天前右大腿外伤，当时 X 线摄片无骨折，超声检查未见血肿，3 天后右腿疼痛加重并有发热 38.5℃，2 天后体温上升到 39℃，并伴有寒战，拟诊为右大腿深部脓肿。下列表现中不符合患者病

情的是

A. 局部红肿不明显

B. 有全身症状

C. 局部压痛明显

D. 局部有波动感

E. 穿刺有脓

58. 一患者在硬膜外麻醉下行胆囊切除术，T7～8 穿刺，首次给予 1.33% 利多卡因 15ml，给药后 20 分钟医师手术切皮时发现血色发紫，刀口不渗血，诊断心跳停止，应进行哪种抢救措施

A. 脱水治疗

B. 头部降温

C. 胸内心脏按压

D. 气管插管及胸外心脏按压

E. 口对口人工呼吸

59. 男性，56 岁。因吞咽、饮水困难 2 周，现有乏力、尿少、极度口渴来诊。查体血压正常，唇干，眼窝凹陷，烦躁不安，出现躁狂、幻觉，有时昏迷。该患者应考虑为

A. 重度低渗性缺水

B. 中度等渗性缺水

C. 重度等渗性缺水

D. 中度高渗性缺水

E. 重度高渗性缺水

60. 女性，40 岁。反复呕吐 2 天，因幽门梗阻入院。测 K^+ 2.9mmol/L，Na^+ 130mmol/L，Cl^- 170mmol/L。最可能发生了

A. 低钾，高钠，低氯，碱中毒

B. 低钾，低钠，低氯，酸中毒

C. 低钾，高钠，高氯，酸中毒

D. 低钾，低钠，高氯，碱中毒

E. 低钾，低钠，低氯，碱中毒

61. 男性，36 岁，慢性上腹痛 12 年。上腹胀，呕吐宿食 3 天，该患者缺失最明显的电解

质是

A. 钾　　　　　　B. 钙

C. 镁　　　　　　D. 磷

E. 酮

62. 女性，60 岁。高温天气户外活动 4 小时，出现口渴、尿少，突然晕倒。最可能的原因是

A. 低渗性缺水

B. 高渗性缺水

C. 急性肾衰竭

D. 等渗性缺水

E. 稀释性低钠血症

63. 男性，29 岁。12 小时前不洁饮食，出现反复大量呕吐。最可能出现的水电解质失调是

A. 等渗性缺水

B. 低镁血症

C. 高渗性缺水

D. 稀释性低钠血症

E. 高钾血症

64. 男性，40 岁。腹痛、发热 48 小时。血压 80/60mmHg，神志清楚，面色苍白，四肢湿冷，全腹肌紧张，肠鸣音消失。诊断为

A. 低血容量性休克

B. 感染性休克

C. 神经源性休克

D. 心源性休克

E. 过敏性休克

65. 男性，52 岁。因大腿部脓肿发生休克，补充血量、纠正酸中毒后，血压、脉搏未见好转。测 CVP 值 $16cmH_2O$，下一步的治疗首选

A. 应用血管扩张剂

B. 应用血管收缩剂

C. 补充高渗溶液

D. 给予小剂量糖皮质激素

E. 给予 5% 碳酸氢钠溶液

66. 男性，50 岁。转移性右下腹痛伴发热 2 天。糖尿病病史 10 年。查体：T 38.5℃，P 110 次/分，R 20 次/分，BP 130/90mmHg，血常规：WBC $19.2×10^9$/L，N 0.91。给予补液、抗感染治疗。入院 2 小时后患者出现腹痛加重伴烦躁不安。T 40℃，P 132 次分，R 28 次/分，BP 75/50mmHg。全腹肌紧张，板状腹。该患者最可能发生的休克是

A. 神经源性休克

B. 心源性休克

C. 失血性休克

D. 感染性休克

E. 过敏性休克

67. 男性，24 岁。下腹转移性疼痛伴呕吐 2 天。查体体温 39℃，脉搏 120 次/分，血压 80/50mmHg，烦躁不安，压痛、反跳痛，四肢冰冷，尿量平均＜25ml/h，完善相关检查后诊断为急性化脓性阑尾炎。下一步的治疗是

A. 纠正休克同时及早手术

B. 立即手术

C. 应用升压药物，血压正常后再手术

D. 抗生素控制感染后择期手术

E. 不宜手术

68. 男性，52 岁。农民，在屠宰场工作。一周前开始出现寒战，高热，体温最高可达 40℃，伴有咳嗽、咳痰、呼吸困难。入院后出现烦躁、谵妄，胸部 CT 示双肺多发片状高密度阴影，右肺显著。外周血白细胞 $5.6×10^9$/L，中性粒细胞 80%，PLT 25 $×10^9$ L。尿蛋白阳性，ALT 560 IU/L，AST 450 IU/L。血气分析氧合指数 140。该病人可能的诊断是

A. 重症细菌性肺炎

B. 急性呼吸窘迫综合征

C. 重症肾衰竭

D. 重症真菌性肺炎

E. 多器官功能障碍综合征（MODS）

69. 女婴，8 个月。发热，烦躁 1 天，T 38.7℃，P 105 次/分，R 35 次/分，BP 80/62mmHg，神差，呼吸急促，左肺底可闻及湿啰音，心音低钝，腹膨隆，四肢皮温低，可见大理石纹。WBC $19 \times 10^9/L$，N 0.8，X 线左下肺片状影，问休克类型是

A. 心源性休克

B. 感染性休克

C. 神经源性休克

D. 低血容量性休克

E. 过敏性休克

三、A3/A4 型题

(70 ~ 71 题共用题干)

女性，35 岁。消瘦、乏力、怕热、手颤 2 个月，夜间突然出现双下肢软瘫。急诊查神志清，眼球突出，眼裂肿大，血压 140/80mmHg，心率 108 次/分，律齐，甲状腺轻度增大，无血管杂音。

70. 为明确诊断，应首先进行的检查项目是

A. 头颅 CT、血糖测定

B. 肌电图及血电解质测定

C. 胸部 CT 及血抗乙酰胆碱受体抗体测定

D. 血气分析及血电解质测定

E. 血电解质测定及甲状腺功能测定

71. 此患者的急诊处理应

A. 螺内酯治疗

B. 纠正电解质紊乱

C. 静脉滴注氯化钾及胰岛素

D. 溴吡斯的明和皮质激素治疗

E. 脱水降颅压治疗

(72 ~ 73 题共用题干)

男性，73 岁。体重 62kg，全胃切除术后 5 天，大量肠液自腹腔引流管引出，左上腹疼痛。查体左上腹压痛，无肌紧张。

72. 该患者热量的每天基本需要量是

A. 800kcal   B. 1200kcal

C. 1500kcal   D. 2000kcal

E. 2500kcal

73. 首选的治疗措施是

A. 急症手术   B. 肠外营养

C. 要素饮食   D. 普通饮食

E. 输血

(74 ~ 76 题共用题干)

男性，55 岁。因心悸伴消瘦 1 周来诊。查体：脉率 84 次/分，血压 148/60mmHg，甲状腺弥漫性Ⅱ度肿大，可闻及血管杂音，肺（-）；心率 112 次/分。心律绝对不整，心音强弱不等，腹（-）。

74. 该患者的心律失常类型是

A. 心房颤动

B. 心房扑动

C. 频发早搏

D. 二度Ⅱ型房室传导阻滞

E. 窦性心动过速

75. 产生心律失常的最可能原因是

A. 冠心病

B. 甲亢性心脏病

C. 心肌病

D. 高血压病

E. 糖尿病

76. 为明确诊断，首选的检查是

A. 超声心动图

B. 心肌酶谱

C. 血 T_3、T_4 测定

D. 冠状动脉造影

E. ^{131}I 摄取率

(77~79 题共用题干)

女性，67 岁。因患急性心肌梗死住冠心病监护室治疗。入院时因有频发室性期前收缩给予利多卡因 75mg 静脉注射，继以 1mg/min 持续静脉滴注。入院 4h 突然发生抽搐，心电图提示室颤。

77. 应立即采取的抢救措施是

A. 预置临时心脏起搏器

B. 心外按压

C. 心内注射利多卡因

D. 心内注射肾上腺素

E. 非同步直流电除颤

78. 两次除颤均未成功，心电监测提示心脏停搏，应采取的措施是

A. 静脉注射阿托品

B. 静脉注射肾上腺素

C. 心内注射阿托品

D. 心内注射异丙肾上腺素

E. 静脉注射碳酸氢钠

79. 在急性心肌梗死合并心律失常时，下列说法错误的是

A. 室速药物治疗不满意，及早同步直流电复律

B. 室颤首选非同步电复律

C. 室性心律失常可用胺碘酮改善

D. 缓慢心律失常应及早安置永久起搏器

E. 室性期前收缩可采用利多卡因

四、案例分析题

(80~89 题共用题干)

男性，35 岁。无明显诱因突发中上腹部疼痛 14 小时由下级医院转入，腹痛为持续性胀痛，向腰背部放射，伴恶心，无呕吐，急诊予氧疗。既往有高脂血症，无高血压、心脏病、消化性溃疡病史。查体：T 37℃，P 150 次/min，R 32 次/min，BP 90/60mmHg。双肺呼吸音稍粗，腹型肥胖，腹肌紧张，中上腹部压痛，无反跳痛，Murphy 征（-），叩诊鼓音，移动性浊音（-），听诊肠鸣音 0~1 次/min。实验室检查：血气 FiO_2 33%，pH 7.31，$PaCO_2$ 52mmHg，PaO_2 90mmHg，HCO_3^- 18.4mmol/L，Lac 4.5mmol/L，血淀粉酶 1830U/dl；血常规：WBC 18×10^9/L，N 87%；肾功能：BUN 10.2mmol/L，Cr 124μmol/L；甘油三酯 47mmol/L，总胆固醇 5.7mmol/L。

80. 对该患者必要的影像学检查中，最具诊断价值的是

A. 腹部超声

B. 中上腹 MRI

C. 中上腹增强 CT

D. MRCP

E. ERCP

F. 腹部立卧位 X 线平片

81. 根据患者病史、体征、结合辅助检查，最可能的诊断有

A. 重症急性胰腺炎

B. I 型呼吸衰竭

C. 低血容量性休克

D. 急性肾损伤（AKI）

E. 脓毒症

F. 感染性休克

82. 对于患者血脂异常，血液净化治疗措施可选择

A. 血液透析

B. 持续静脉－静脉血液滤过

C. 持续静脉－静脉血液透析滤过

D. 血浆置换

E. 血液灌流

F. 持续缓慢超滤

83. 为评估患者病情的严重程度，临床常用的

评分系统有

A. SOFA 评分

B. ISS 评分

C. APACH Ⅱ评分

D. Ramsay 评分

E. Ranson 评分

F. CAM – ICU

84. 导致患者 CVP 升高的主要原因是

A. 容量负荷过重

B. 心率过快

C. 膈肌上抬，胸腔压力升高

D. 自主呼吸过强

E. 腹腔高压

F. 左侧大量胸腔积液

85. 此时评估患者是否存在容量反应性的可靠指标是

A. 被动抬腿试验

B. 动脉血乳酸

C. CVP

D. 下腔静脉变异率

E. 容量负荷试验

F. 每搏量变异（SVV）

86. 目前判断患者存在腹腔高压 3 级，不宜采取的处理措施是

A. 深镇静

B. 必要时神经肌肉阻滞剂治疗

C. 限制性液体管理

D. 进行腹腔扩容手术

E. 新斯的明足三里穴位注射

F. 肠内营养

87. 针对该患者，机械通气的参数设置及通气策略，不正确的是

A. 潮气量 4～6ml/kg

B. 平台压≤30cmH$_2$O

C. 根据最佳氧合法滴定最佳 PEEP

D. 采取俯卧位通气

E. 间断肺复张

F. 深镇静镇痛，必要时给予神经肌肉阻滞剂

88. 患者气管插管、机械通气后，对预防呼吸机相关性肺炎（VAP）有利的措施是

A. 床头抬高 30°以上

B. 浅镇静

C. 肠内营养

D. 使用质子泵抑制剂（PPI）及生长抑素

E. 接触患者前洗手

F. 口腔护理，及时清理口咽部分泌物

89. 患者应行手术治疗的情况是

A. 诊断未明确，疑有腹腔脏器穿孔或肠坏死

B. 胰腺脓肿

C. 腹腔间隔室综合征，腹腔内压持续 > 35cmH$_2$O

D. 患者在发病后 72 小时后出现凝血功能障碍

E. 发病 48 小时内出现肾衰竭

F. 发病 72 小时内出现 SIRS

第十章　理化因素所致疾病及中毒

一、A1 型题

1. 有机磷中毒时应用阿托品，下列哪项是错误的
   A. 重度中毒时应静脉给药
   B. 达到阿托品化后减少阿托品的剂量或停用
   C. 与胆碱酯酶复活剂合用时，阿托品的剂量应减少
   D. 用量应根据病情适当使用
   E. 当出现阿托品中毒时应立即间隔给药

2. 重度有机磷农药中毒急性肺水肿的抢救措施是
   A. 肌注利尿剂
   B. 肌注吗啡
   C. 静脉大剂量解磷定
   D. 静脉大剂量阿托品
   E. 静注地高辛

3. 依据全血胆碱酯酶活性，下列属于重度中毒的是
   A. 10%～30%
   B. 30%～50%
   C. 50%～70%
   D. 70%～80%
   E. 80%～90%

4. 有机磷农药中毒所致的呼吸肌麻痹用
   A. 苯酚氢钠
   B. 阿托品
   C. 尼可刹米
   D. 新斯的明
   E. 解磷定

5. 重度有机磷中毒时，全血胆碱酯酶活力应为
   A. 40% 以下
   B. 60% 以下
   C. 50% 以下
   D. 70% 以下

E. 30% 以下

6. 有机磷（对硫磷）农药中毒的洗胃液是
   A. 1∶5000 高锰酸钾
   B. 2% 碳酸氢钠
   C. 0.3% H_2O_2
   D. 0.3% 氧化镁
   E. 5% 硫酸钠

7. 有机磷杀虫药中毒的原理
   A. 磷酰化胆碱酯酶减少
   B. 胆碱酯酶失活
   C. 胆碱酯酶活性增强
   D. 交感神经兴奋
   E. 肝功能受损

8. 急性有机磷农药中毒最主要的死因是
   A. 中毒性休克
   B. 急性肾功能衰竭
   C. 中毒性心肌炎
   D. 呼吸衰竭
   E. 脑水肿

9. 诊断有机磷中毒最重要的指标是
   A. 确切的接触史
   B. 出现毒蕈碱和烟碱样症状
   C. 阿托品试验诊断阳性
   D. 血胆碱酯酶活性降低
   E. 呕吐物和衣服有大蒜味

10. 与有机磷中毒无关的症状是
    A. 呕吐物有酸酵味
    B. 多汗
    C. 瞳孔缩小
    D. 肌肉颤动

E. 唾液多

11. 有机磷中毒引起的毒蕈碱样症状是
- A. 肌束颤动
- B. 血压升高
- C. 流涎
- D. 瞳孔缩小
- E. 休克

12. 关于有机磷的代谢和排泄，叙述正确的是
- A. 在体内蓄积，毒性持久
- B. 肝内氧化产物不如原来毒性强
- C. 经肾排泄
- D. 肝内水样产物比原来毒性强
- E. 经皮肤、呼吸道吸收，不经胃肠道排泄

13. 有机磷中毒，烟碱样症状是
- A. 肌纤维颤动
- B. 多汗
- C. 恶心、呕吐
- D. 流涎
- E. 肺水肿

14. 有机磷农药中毒的主要机制是
- A. 抑制呼吸中枢
- B. 破坏肝脏解毒功能
- C. 抑制胆碱酯酶的活性
- D. 毒物使乙酰胆碱分解
- E. 作用于中枢神经系统引起昏迷

15. 下列药物中，治疗有机磷中毒的有效解毒剂是
- A. 二巯丙磺钠
- B. 阿托品
- C. 依地酸二钠钙
- D. 乙酰胺
- E. 美蓝

16. 一患者为急性有机磷农药中毒，下列选项中，哪一项不是严重中毒的表现
- A. 昏迷
- B. 瞳孔缩小
- C. 呼吸麻痹
- D. 脑水肿
- E. 肺水肿

17. 解磷定治疗有机磷中毒的机制是
- A. 解除有机磷中毒的毒蕈碱样症状
- B. 使胆碱酯酶恢复活性，消除或减轻烟碱样症状
- C. 与有机磷结合排出体外
- D. 使有机磷氧化还原成无毒物质
- E. 以上都不是

18. CO 中毒时下列哪项是不正确的
- A. 应立即原地抢救
- B. 老人应与脑血管意外鉴别
- C. 严重中毒血液 COHb 浓度可高于 50%
- D. 老人和孩子易患
- E. 迟发脑病恢复较慢

19. CO 中毒的症状与下列哪项无关
- A. 中毒时体力活动情况
- B. 与 CO 接触时间长短
- C. 患者中毒前的健康状况
- D. 空气中 CO 的浓度
- E. 以上都不是

20. 确诊 CO 中毒最主要的依据是
- A. 空气中 CO 的浓度
- B. 与 CO 接触的时间
- C. 昏迷的深度
- D. 血液中碳氧血红蛋白的有无
- E. 缺氧的程度

21. 防止急性 CO 中毒后脑水肿首选
- A. 甘露醇
- B. 降血压药
- C. 皮质激素
- D. 脑营养药
- E. 安体舒通

22. 对于一氧化碳中毒患者，皮肤黏膜呈
- A. 黑紫色
- B. 青色
- C. 暗红色
- D. 樱桃红色
- E. 白色

23. 化学性窒息性气体中毒后皮肤、黏膜呈樱桃红色的原因主要是

A. 耗氧量减少

B. 静脉血氧含量下降

C. 动脉血氧含量增加

D. 动静脉血氧差下降

E. 心跳及血液循环加快

24. CO 中毒时首选

A. 细胞色素 C

B. 甘露醇及利尿剂

C. 给氧

D. 中枢兴奋剂

E. 抗生素

25. 中暑中最严重的一种为

A. 热痉挛　　　　B. 热衰竭

C. 热射病　　　　D. 儿童中暑

E. 老年人中暑

26. 关于中暑患者的降温处理，下述哪项不正确

A. 将患者移到通风良好的低温环境

B. 肌注复方氨基比林

C. 冰盐水进行胃或直肠灌洗

D. 自体血体外冷却后回输

E. 腹膜透析

27. 关于中暑，下列哪项说法不正确

A. 脑细胞对高热敏感

B. 皮肤血管扩张，同时心脏负荷加重

C. 肺血管内皮损伤，但不会发生 ARDS

D. 可发生急性肾衰竭

E. 严重中暑者可发生 DIC

28. 大多数淹溺者猝死的原因是

A. 肺水肿

B. 严重低氧血症

C. 代谢性酸中毒

D. 脑水肿

E. 严重心律失常

二、A2 型题

29. 病人突然昏迷、抽搐、瞳孔缩小、皮肤湿冷、多汗、呼吸困难，应考虑下列哪种疾病的可能性大

A. 阿托品中毒

B. 巴比妥类药物中毒

C. 中暑

D. CO 中毒

E. 有机磷农药中毒

30. 男性，20 岁。误服有机磷农药，瞳孔缩小、面肌颤动、呼吸有大蒜味。最好选用哪种溶液来洗胃

A. 1∶5000 高锰酸钾液

B. 硫酸铜溶液

C. 生理盐水

D. $NaHCO_3$ 水

E. 清水

31. 男性，35 岁。昏迷，尿失禁 1 小时入院。患者表现为多汗，流涎、双瞳孔缩小，全身肌肉颤动，查体：血压 150/90mmHg，双肺可闻及湿性啰音，心率 80 次/分，律齐，无杂音。患者最可能的诊断是

A. 安眠药中毒

B. 有机磷农药中毒

C. 一氧化碳中毒

D. 癫痫持续状态

E. 蛛网膜下腔出血

32. 女性，28 岁。被人发现昏迷且休克，屋内有火炉，且发现有敌敌畏空瓶。查体：体温 36℃，BP 12/8kPa（90/60mmHg），四肢厥冷，腱反射消失。心电图示 I 度房室传导阻滞。尿糖（＋），尿蛋白（＋），血液的 COHb 为 60%。该患者最可能的疾病诊断是

A. 急性巴比妥类中毒

B. 急性有机磷农药中毒

C. 糖尿病酸中毒

D. 急性 CO 中毒

E. 急性亚硝酸盐中毒

33. 男性，82 岁。中风后偏瘫卧床，居于通风不良的卧室内，某日气温达 38℃ 的午后，家人发现老人昏迷不醒，于是将其送到医院急诊。查体：T 41.6℃，P 150 次/分，R 38 次/分，BP 80/50mmHg，浅昏迷，呼吸急促，皮肤干、热，发红，双瞳孔直径 2mm，双肺呼吸音粗，可闻及多量干、湿啰音，心脏听诊呈奔马律。对本例病人首要的处理措施是

A. 进行颅脑 CT 检查，排除脑血管病

B. 进行腰椎穿刺，做脑脊液检查以排除中枢神经系统感染

C. 快速静脉滴注 20% 甘露醇

D. 足量、联合应用强效抗生素

E. 降温治疗

34. 男性，32 岁。某工厂锅炉工。炎热夏季工作后感头晕，双下肢痉挛性疼痛，体温正常，神志清楚。其诊断首先考虑

A. 热晕厥   B. 热痉挛

C. 热休克   D. 热衰竭

E. 热射病

35. 女性，42 岁。煤气中毒一天后才被送往医院。查体发现，昏迷状，两瞳孔等大，光反应弱，体温、血压正常，心听诊无异常，两肺呼吸音粗。腹部未见明显异常，病理反射（－），血、尿常规无异常。进一步抢救首先为

A. 甘露醇

B. 输注保护脑细胞药物

C. 血压氧治疗

D. 加强营养支持

E. 激素静注

36. 男性，30 岁。在气温达 38℃、湿度为 93% 且通风不良的生产车间内劳动 2 小时后出现大汗、心慌、胸闷、严重呼吸困难。查体：T 40.5℃，P 146 次/分，R 40 次/分，BP 180/85mmHg，口唇发绀，双肺呼吸音粗，可闻及较多量干、湿啰音，心界不大，心脏听诊呈奔马律，各瓣膜听诊区未闻及杂音。其诊断应首先考虑

A. 急性左心衰竭   B. 支气管哮喘

C. 重症肺炎   D. 劳力性热射病

E. 热衰竭

三、A3/A4 型题

（37 ～ 38 题共用题干）

女性，4 岁。急诊入院，半小时前突然意识不清，瞳孔缩小，流涎，心（－），两肺痰鸣音，不发烧，血压正常。

37. 考虑此患儿最大可能性为

A. 有机磷中毒   B. 敌鼠钠盐中毒

C. 氟乙酰胺中毒   D. 脑炎

E. 中毒性痢疾

38. 此患儿的主要治疗药物为

A. 解氟灵（乙酰胺）

B. 维生素 K_1

C. 阿托品＋酶复能剂

D. 糖皮质激素

E. 甘露醇

（39 ～ 40 题共用题干）

一农村妇女，误服"农药"一瓶后，出现恶心、呕吐、腹痛、多汗、流涎、大小便失禁，面、眼睑、舌、四肢和全身横纹肌肌纤维颤动，查体：心跳减慢、瞳孔缩小。

39. 最可能的诊断是

A. CO 中毒

B. 糖尿病酮症酸中毒

C. 低血糖昏迷

D. 有机磷中毒

E. 亚硝酸盐中毒

40. 恶心、呕吐、腹痛、多汗、流涎、大小便失禁、心跳减慢、瞳孔缩小是由于

A. M 样症状

B. N 样症状

C. 一氧化碳中毒

D. 阿托品中毒

E. 阿托品化

（41～42 题共用题干）

一工地宿舍 6 名工人晚间生炉取暖，次日上午被人发现全部昏睡于床上。查体：都处于浅昏迷状态，呼吸急促，无发绀，其中一例病人口唇呈樱桃红色。

41. 这些患者应首选下列哪项检查

A. 脑脊液检查

B. 颅脑 CT

C. 脑电图检查

D. 血液 COHb 测定

E. 颅脑 MRI 检查

42. 对这些患者最有效的治疗措施是

A. 氧疗

B. 防治脑水肿

C. 血液透析

D. 亚冬眠疗法

E. 促进脑细胞代谢药物

（43～44 题共用题干）

女性，28 岁。被人发现昏迷且休克，屋内有火炉，且发现有敌敌畏空瓶。查体：体温 36℃，BP 90/60mmHg，四肢厥冷，腱反射消失。心电图示 I 度房室传导阻滞，尿糖（＋），尿蛋白（＋），血液的 COHb 为 60%。

43. 该患者最可能的诊断是

A. 急性巴比妥类中毒

B. 急性有机磷农药中毒

C. 急性 CO 中毒

D. 糖尿病酮症酸中毒

E. 急性亚硝酸盐中毒

44. 诊断该病后，首要的治疗方法是

A. 20% 甘露醇 250ml 快速静点

B. 冬眠疗法

C. 血液透析

D. 能量合剂

E. 氧气疗法

（45～50 题共用题干）

女性，43 岁。既往体健，被家人发现昏倒在地，意识不清，口吐白沫，有大蒜气味，有大便失禁，伴有大汗，周围有呕吐物痕迹。

45. 急送当地医院需要做哪些检查

A. 电解质、血糖

B. 头颅 CT

C. 血、尿淀粉酶

D. 血胆碱酯酶

E. 胸部 X 线片

F. 血碳氧血红蛋白含量

G. 脑脊液生化检查

46. 患者头颅 CT 示轻度脑水肿，双肺听诊可闻及湿性啰音，腹软、无压痛，血淀粉酶不高，可除外诊断

A. CO 中毒

B. 病毒性脑炎

C. 重症胰腺炎

D. 中毒性菌痢

E. 重度有机磷中毒

F. 除虫菊酯类药物中毒

47. 检验血胆碱酯酶 670U/L，详细询问病史，患者曾与家人怄气，其家属发现残留的有机磷农药半瓶，下面需要行哪些必要处理

A. 洗胃

B. 清水擦拭皮肤及毛发

C. 导泻

D. 应用阿托品

E. 应用解磷定

F. 应用脱水药

48. 需密切观察患者哪些症状及体征

A. 呼吸状态，有无口唇发绀

B. 意识状态

C. 有无出汗

D. 肠鸣音强弱

E. 瞳孔变化

F. 听诊双肺啰音情况

49. 患者呼吸动度减小，双肺呼吸音减低，口唇发绀，指脉氧下降至70%，应进行哪些处理

A. 继续观察

B. 急查血气分析，等结果回报后再处理

C. 报告上级医师，等上级医师到来后处理

D. 给予呼吸兴奋剂

E. 急行经口气管插管，呼吸机辅助通气

F. 给予氯磷定突击量治疗

50. 患者于治疗1天后，出现明显烦躁不适，体温39.1℃，双侧瞳孔直径5mm，心率145次/分，双肺未闻及湿性啰音，尿潴留，考虑可能为

A. 中间综合征　　　B. 反跳

C. 阿托品过量　　　D. 阿托品不足

E. 肺部感染　　　　F. 突发脑血管意外

02

下篇　试题答案与解析

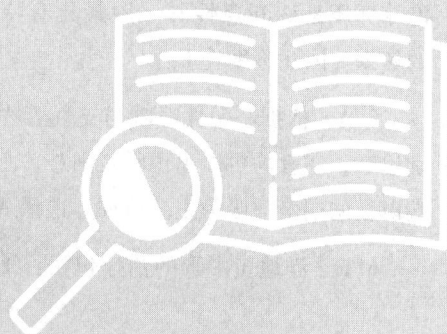

第一章 心血管系统

一、A1 型题

1. A 慢性充血性心力衰竭诱发因素包括：感染、心律失常、血容量增加、过度体力消耗或情绪激动、治疗不当、原有心脏病变加重或并发其他疾病。其中最常见、最重要的是呼吸道感染。选择 A。

2. A 左心衰竭的体征包括：肺部湿性啰音和心脏体征。其中肺部湿性啰音是由于肺毛细血管压增高，液体渗出到肺泡而出现湿性啰音。随着病情的加重，肺部啰音可从局限于肺底部直至全肺。侧卧位时下垂的一侧啰音较多。答案选择 A。

3. C 右心衰竭体征包括：水肿、颈静脉征、肝大、心脏体征。其中颈静脉搏动增强、充盈、怒张说明颈静脉压力上升，反应右房压力上升，肝颈静脉反流征阳性是特征性表现。选择 C。

4. E 心源性肺水肿即急性左心衰引起急性肺水肿。急性左心衰临床表现：①发病伊始可有一过性血压升高，病情如未缓解，血压可持续下降直至休克。②突发严重呼吸困难，呼吸频率常达 30~50 次/分，强迫坐位、面色灰白、发绀、大汗、烦躁，同时频繁咳嗽，咳粉红色泡沫状痰。其中严重呼吸困难伴粉红色泡沫样痰是诊断急性肺水肿最具有特征意义的依据。因此答案选 E。

5. A 依据心源性哮喘与支气管哮喘的鉴别诊断，二者均可以出现呼吸困难，心源性哮喘以夜间端坐呼吸为主要特征。选择 A。

6. C 洋地黄中毒的治疗包括：①发生洋

地黄中毒后应立即停药。②单发性室性期前收缩、一度房室传导阻滞等停药后常自行消失。③对快速性心律失常者，如血钾浓度低则可用静脉补钾，如血钾不低或者心动过速，可用利多卡因或苯妥英钠，电复律因易致心室颤动，一般禁用；可以推断答案选择 C。④有传导阻滞及缓慢型心律失常者可予阿托品静脉注射。⑤异丙肾上腺素易诱发室性心律失常，故不宜应用。

7. C 本题考查高血压定义。（1999 年 WHO - ISH）正常人血压标准为收缩压 < 130mmHg，舒张压 < 85mmHg。因此本题答案为 C 选项。

8. E 高血压常见症状有头晕、头痛、颈项板紧、疲劳、心悸等，如果突然发生严重头晕与眩晕，要注意可能是脑血管病或者降压过度、直立性低血压，因此本题答案为 E 选项。

9. C 本题考查继发性高血压的临床表现。原发性醛固酮增多症是肾上腺皮质增生或肿瘤分泌过多醛固酮所致。临床上以长期高血压伴低血钾为特征，少数患者血钾正常。因此本题答案为 C 选项。

10. A 本题考查继发性高血压的病因。包括：①肾脏疾病：肾小球肾炎，慢性肾盂肾炎，先天性肾脏病变（多囊肾），继发性肾脏病变（结缔组织病、糖尿病肾病、肾淀粉样变等），肾动脉狭窄，肾肿瘤。②内分泌疾病 Cushing 综合征（皮质醇增多症），嗜铬细胞瘤，原发性醛固酮增多症，肾上腺性变态综合征，甲状腺功能亢进，甲状腺功能减退，甲状旁腺功能亢进，腺垂体功能亢进，绝经期综合征。③心血管病变。④颅脑病变。⑤其他：妊娠高血压综合征，红细胞增多症，药物。慢性肾盂肾炎、原发性醛固酮增多症、先天性肾畸形、嗜铬细胞瘤均为继发性高血压常见病因。A选项肾上腺皮质功能减退不会导致高血压，反而产生低血压，因此本题答案为A选项。

11. C　本题主要考查继发性高血压嗜铬细胞瘤药物治疗。手术前或恶性病变已有多处转移无法手术者，选择 α 和 β 受体拮抗剂联合降压治疗。嗜铬细胞瘤血压升高首选 α 受体拮抗剂，血压控制不佳，则进一步联合 β 受体拮抗剂，β 受体拮抗剂不单独用于嗜铬细胞瘤降压治疗。α 受体拮抗剂首选酚妥拉明静脉注射或口服。因此本题答案为C选项。

12. E　高血压的药物治疗：包括利尿剂、β 受体拮抗剂、钙通道阻滞剂、血管紧张素转换酶抑制剂、血管紧张素 Ⅱ 受体拮抗剂。其中，β 受体拮抗剂有选择性 β_1、非选择性（β_1 与 β_2）和兼有 α 受体拮抗三类。常用的有美托洛尔、阿替洛尔、比索洛尔、卡维地洛、拉贝洛尔，不良反应主要有心动过缓、乏力、四肢发冷等。因此本题答案为E选项。

13. B　继发性高血压最常见的病因包括肾实质性高血压、肾血管性高血压、原发性醛固酮增多症、嗜铬细胞瘤、皮质醇增多症、主动脉缩窄。其中肾实质性高血压是继发性高血压最常见的原因。答案为B选项。

14. B　本题主要考查急性ST段抬高型心肌梗死病理。冠状动脉病变：①左前降支闭塞，引起左心室前壁、心尖部、下侧壁、前间壁和二尖瓣前乳头肌梗死。②右冠状动脉闭塞，引起左心室膈面（右冠状动脉占优势时）、后间壁和右心室梗死，并可累及窦房结和房室结。③左回旋支闭塞，引起左心室高侧

壁、膈面（左冠状动脉占优势时）和左心房梗死，可能累及房室结。④左主干闭塞，引起左心室广泛梗死。综上所述，左前降支闭塞引起左心室前间壁梗死，因此本题答案为B选项。

15. A　心绞痛以发作性胸痛为主要临床表现，疼痛的部位 在胸骨体中段或上段之后可波及心前区，有手掌大小范围，甚至横贯前胸，界限不很清楚。常放射至左肩、左臂内侧达无名指和小指，或至颈、咽或下颌部。答案为A选项。

16. E　心绞痛以发作性胸痛为主要临床表现，胸痛常为压迫、发闷或紧缩性，也有烧灼感，不像针刺或刀扎样锐性痛，偶伴濒死的恐惧感觉。发作时，一般在停止原来诱发症状的活动后即可缓解；舌下含用硝酸甘油也能在几分钟内使之缓解。其中含硝酸甘油几分钟内疼痛消失是典型心绞痛的特征性表现。答案选E。

17. B　本题考查心肌缺血及诊断心绞痛最常用的无创性检查方法。常用的检查包括：①心脏X线检查；②心电图检查；③放射性核素检查；④多层螺旋CT冠状动脉成像（CTA）；⑤冠状动脉造影；⑥其他检查：二维超声心动图、心肌超声造影等。其中心电图是发现心肌缺血、诊断心绞痛最常用的无创性检查方法。因此本题答案为B选项。

18. D　心肌酶是存在于心肌多种酶的总称，包括肌酸激酶、肌酸激酶同工酶、乳酸脱氢酶、乳酸脱氢酶同工酶、天门冬氨酸氨基转移酶。在给出的心肌酶中肌酸激酶同工酶出现最早，本题答案为D选项。

19. E　心肌梗死的并发症包括：①乳头肌功能失调或断裂；②心脏破裂；③栓塞；④心室壁瘤；⑤心肌梗死后综合征。E选项不

属于心肌梗死并发症。

20. A 急性前壁心肌梗死最常见的心律失常为室性期前收缩及室性阵发性心动过速，部分患者可出现严重的室性心律失常，如室颤现象而导致猝死。病理生理机制：急性前壁心肌梗死患者往往伴随着左室前壁大面积心肌细胞的梗死，而导致心功能的急剧下降；另外，由于心肌缺血而导致心肌细胞电活动的不稳定。

21. E 本题考查急性心肌梗死与心绞痛鉴别诊断。心肌坏死标记物可以用于鉴别，升高见于急性心肌梗死。因此本题答案为 E 选项。

22. A 急性心肌梗死的药物治疗包括：①吗啡或哌替啶；②硝酸酯类药物；③β 受体拮抗剂。吗啡或哌替啶是缓解急性心肌梗死剧烈疼痛效果最好的药物，因此本题答案为 A 选项。

23. D 急性心肌梗死超急性期心电图特征包括：①起病数小时内，可尚无异常或出现异常高大两肢不对称的 T 波，为超急性期改变。②数小时后，ST 段明显抬高，弓背向上，与直立的 T 波连接，形成单相曲线。数小时至 2 日内出现病理性 Q 波，同时 R 波减低，是为急性期改变。Q 波在 3~4 天内稳定不变，以后 70%~80% 永久存在。③在早期如不进行治疗干预，ST 段抬高持续数日至两周左右，逐渐回到基线水平，T 波则变为平坦或倒置，是为亚急性期改变。④数周至数月后，T 波呈 V 形倒置，两肢对称，波谷尖锐，是为慢性期改变。T 波倒置可永久存在，也可在数月至数年内逐渐恢复。超急性期改变可尚无异常或出现异常高大两肢不对称的 T 波。因此本题答案为 D 选项。

24. E 梗阻性肥厚型心肌病病理特征，

超声心动图可显示室间隔的非对称性肥厚，舒张期室间隔的厚度与后壁之比 ≥1.3，间隔运动低下。因此本题答案为 E 选项。

25. C 本题主要考查梗阻性肥厚型心肌病导管检查。Brockenbrough 现象阳性即在室早后第一个心搏心肌收缩力增强，左心室内压上升同时由于收缩力增强，梗阻亦加重，所以主动脉内压反而降低，左室腔与流出道之间存在一个压力阶差 >2.66Kpa（20mmHg）。它是梗阻性肥厚型心肌病患者具有诊断意义的检查。因此本题答案为 C 选项。

26. E 梗阻性肥厚型心肌病心脏杂音主要为流出道梗阻所致，因此减弱心脏杂音即减轻流出道梗阻。β 受体拮抗剂是梗阻性 HCM 的一线治疗用药，可改善心室松弛，增加心室舒张期充盈时间，减少室性及室上性心动过速。普萘洛尔为 β 受体拮抗剂，因此本题答案为 E 选项。

27. D 超声心动图是临床最主要的诊断手段。梗阻性肥厚型心肌病其主要特点是心室壁肌肉肥厚，以左心室肥厚较为多见，可以合并心室腔体积减少或正常。舒张期室间隔厚度达 15mm，室间隔的厚度与左室后壁之比 ≥1.3，间隔运动低。伴有流出道梗阻的病例可见室间隔流出道部分向左心室内突出、二尖瓣前叶在收缩期前移（SAM）、左心室顺应性降低致舒张功能障碍等。值得强调的是，室间隔厚度未达标不能完全除外本病诊断。静息状态下无流出道梗阻需要评估激发状态下的情况。肥厚型心肌病病理基础为左流出道梗阻，因此超声心动图显示室间隔流出道向左室突出，故本题答案为 D 选项。

28. E 多数扩张型心肌病病例的原因不清，部分病人有家族遗传性。可能的病因包括感染、非感染的炎症、中毒（包括酒精等）、内分泌和代谢紊乱、遗传、精神创伤。病原体直接侵袭和由此引发的慢性炎症和免疫反应是造成心肌损害的机制。以病毒感染最常见，因此本题答案为 E 选项。

29. D 扩张型心肌病病理特征，以心腔扩大为主，肉眼可见心室扩张，室壁多变薄，纤维瘢痕形成，且常伴有附壁血栓。瓣膜、冠状动脉多无改变。组织学为非特异性心肌细胞肥大、变性，特别是程度不同的纤维化等病变混合存在，如有炎症过程参与可见多种炎症细胞浸润。因此本题答案为 D 选项。

30. E 扩张型心肌病临床表现，主要体征为心界扩大，听诊心音减弱，常可闻及第三或第四心音，心率快时呈奔马律，有时可于心尖部闻及收缩期杂音。因此本题答案为 E 选项。

31. E 扩张型心肌病的治疗包括：①病因治疗：应积极寻找病因，给予相应的治疗；②针对心力衰竭的药物治疗；③心力衰竭的心脏再同步化治疗（CRT）：对一些重症晚期患者可通过双心室起搏器同步刺激左、右心室即心脏再同步化治疗，通过调整左右心室收缩程序，改善心脏功能，缓解症状，有一定疗效；④心力衰竭其他治疗：对长期严重心力衰竭，内科治疗无效的病例，可考虑进行心脏移植；⑤抗凝治疗；⑥心律失常和心脏性猝死的防治。对长期严重心力衰竭，内科治疗无效的病例，可考虑进行心脏移植，因此本题答案为 E 选项。

32. B 根据典型的前驱感染史、相应临床表现及体征、心电图、心肌酶学检查或超声心动图、CMR 显示的心肌损伤证据，应考虑此诊断。急性期确诊有赖于心内膜心肌活检（EMB），因此本题答案为 B 选项。

33. C 本题主要考查心肌炎治疗。病毒

性心肌炎患者应卧床休息，进食富含维生素及蛋白质的食物。心力衰竭时使用利尿剂、血管扩张剂、血管紧张素转换酶抑制剂等。高度房室传导阻滞、快速室性心律失常或窦房结功能损害而出现晕厥或明显低血压时可考虑使用临时性心脏起搏器。目前不主张早期使用糖皮质激素，但对有房室传导阻滞、难治性心力衰竭、重症患者或考虑有自身免疫的情况下则可慎用。因此本题答案为 C 选项。

34. A 本题主要考查限制型心肌病体格检查：可见颈静脉怒张，心脏听诊常可闻及奔马律，血压低常预示预后不良。可有肝大、移动性浊音阳性、下肢凹陷性水肿。右心衰竭进一步发展成右心填塞时可出现奇脉。因此本题答案为 A 选项。

35. C 窦性心动过缓的治疗原则为针对病因，去除诱因。无症状者无需治疗。若因心动过缓引起心排血量不足症状，如头晕等，可应用阿托品、异丙基肾上腺素等，必要时安装人工心脏起搏器。对于合并有哮喘的窦性心动过缓患者，可给予氨茶碱及沙丁胺醇治疗。因此本题答案为 C 选项。

36. B 窦性心动过缓心率不低于 50 次/分，无症状的窦性心动过缓通常无需治疗。因此本题答案为 B 选项。

37. A 窦性心动过缓时出现早搏引起心排血量不足症状，可应用阿托品、异丙肾上腺素等进行治疗。本题答案为 A 选项。

38. E 窦性心律慢于每分钟 60 次称为窦性心动过缓。可见于健康的成人，尤其是运动员、老年人和睡眠时。其他原因为颅内压增高、血钾过高、甲状腺机能减退、低温以及用洋地黄、β 受体拮抗剂、利血平、胍乙啶、甲基多巴等药物。所以选择 E。

39. D 对窦房结功能受损所致的严重窦

性心动过缓的患者，心率很慢、症状明显，甚至有晕厥发生或阿 - 斯综合征、药物治疗效果欠佳者，需要安装永久性人工心脏起搏器，以防突然出现窦性停搏。本题答案为 D 选项。

40. E 阵发性室上性心动过速如果病人心功能与血压正常，可先尝试刺激迷走神经的方法，常用的有颈动脉按摩、Valsalva 动作、咽刺激诱导恶心、将面部浸没于冰水内等。因此本题答案为 E 选项。

41. B 非阵发性交界区性心动过速最常见的病因为洋地黄中毒，其他为下壁心肌梗死、心肌炎、急性风湿热或心瓣膜手术后，亦偶见于正常人。因此本题答案为 B 选项。

42. A 室性心动过速终止室速发作治疗如患者已发生低血压、休克、心绞痛、充血性心力衰竭或脑血流灌注不足等症状，应迅速施行电复律。洋地黄中毒引起的室速，不宜用电复律，应给予药物治疗。因此本题答案为 A 选项。

43. E 二度Ⅱ型与三度房室阻滞如心室率显著缓慢，伴有明显症状或血流动力学障碍，甚至 Adams - Strokes 综合征发作者，应给予起搏治疗。因此本题答案为 E 选项。

44. D 普罗帕酮为Ⅰ$_C$类抗心律失常药，在减慢传导的同时可轻微延长动作电位时程，即可轻微延长 QT 间期，故不宜选用。此外，Ⅰ$_A$类或Ⅲ类药物可使 QT 间期延长，故不选用。因此本题的答案为 D 选项。

45. A 甲状腺功能亢进伴快速房颤首选 β 受体阻滞剂及抗甲状腺药物治疗，常用的有普萘洛尔、阿替洛尔、比索洛尔、美托洛尔等，甲状腺毒症纠正后，心房颤动亦可缓解，因此本题答案为 A 选项。

46. C 风心病二尖瓣狭窄出现急性快速

型房颤首选洋地黄类药物，先静脉注射毛花苷丙，若效果不满意，可静脉注射地尔硫䓬或艾司洛尔，当血流动力学不稳定时，应立即电复律。因此本题答案为 C 选项。

47. C 终止室颤最有效的方法是电除颤，时间是治疗室颤的关键。因此本题答案为 C 选项。

48. B 室性心动过速无显著血流动力学障碍，首先给予静脉注射利多卡因，普罗帕酮亦有效，其他药物治疗无效时，可选用胺碘酮静脉注射或改用直流电复律。因此本题答案为 B 选项。

49. E 持续性房颤病人选择控制心室率加抗凝治疗，预后与经复律后维持窦性心律者并无显著差异。尤其适用于老年病人。因此本题答案为 E 选项。

50. D 二度Ⅱ型与三度房室阻滞如心室率显著缓慢，伴有明显症状或血流动力学障碍，甚至 Adams - Strokes 综合征发作者，应给予起搏治疗。因此本题答案为 D 选项。

51. D 孤立性心房颤动的定义应为发生在无心脏病变的中青年的房颤，所以 D 错误。我国房颤总患病率为 0.77%，一般认为，心房颤动的自然发生率随年龄增长而增加，在 50～59 岁人群仅为 0.5%，在≥80 岁人群中高达 7.5%，所以 A 正确。正常人在情绪激动、术后、运动或大量饮酒时可发生心房颤动，所以 BC 正确。非心脏性疾病患者也可发生，其中最常见的为甲状腺功能亢进症，所以 E 正确。因此本题答案为 D 选项。

52. A 阵发性房颤具有持续时间≤7 天（常≤48 小时），能自行停止的特点。房颤症状的轻重受心率快慢的影响。心室率超过 150 次/分，患者可发生心绞痛与充血性心衰。心室率不快时，患者可无症状。因此治疗原则是预防复发，发作时控制室率。房颤持续不超过24小时，复律前无需抗凝治疗。因此本题答案为 A 选项。

53. D ①初发房颤指首次检测到的房颤，不论其持续时间、是否存在房颤有关的症状以及严重程度。②阵发性房颤指房颤发作 7 天内，通常在 48 小时内终止，可自行转复窦律，可能以不同的频率反复发作。③持续性房颤指持续时间 >7 天，或者需要药物或直流心脏电复律转复的房颤。④长期持续性房颤指持续 1 年及以上，仍追求节律控制治疗的房颤。⑤永久性指持续 1 年以上，不能终止或终止后又复发，无转复愿望。因此本题答案为 D 选项。

54. E 本题考查正常窦性心律的特征。正常窦性心律的冲动起源于窦房结，频率为 60~100 次/分。心电图显示窦性心律的 P 波在 I、II、aVF 导联直立，aVR 导联倒置；PR 间期为 0.12~0.20 秒。E 选项心率绝对匀齐错误，故选 E。

55. B 房颤常发生于器质性心脏病病人，多见于高血压性心脏病、冠心病、风心病二尖瓣狭窄、心肌病以及甲状腺功能亢进，最常见的是风心病二尖瓣狭窄，其次是冠心病和高血压。本题答案为 B 选项。

56. D 心房颤动时 P 波消失，代之以小而不规则的基线波动，形态与振幅均变化不定，称为 f 波；频率 350~600 次/分。因此本题答案为 D 选项。

57. C 二尖瓣狭窄使左心房压升高，左心房压力升高导致肺静脉和肺毛细血管压力升高，继而导致肺毛细血管扩张和淤血，产生肺间质水肿。因此本题答案为 C 选项。

58. D 二尖瓣狭窄的症状包括：呼吸困难、咯血、咳嗽、声嘶。其中呼吸困难为二尖瓣最常见的早期症状，常以运动、精神紧张、感染、妊娠或心房颤动为诱因，并多先有劳力性呼吸困难，随狭窄加重，出现静息时呼吸困难、阵发性夜间呼吸困难，甚至端坐呼吸，因此本题答案为 D 选项。

59. E 正常二尖瓣口面积 4~6cm²，瓣口面积减小至 1.5~2.0cm² 属轻度狭窄，1.0~1.5cm² 属中度狭窄，<1.0cm² 属重度狭窄。因此本题答案为 E 选项。

60. D 二尖瓣关闭不全代偿早期左心室舒张末容量和压力可不增加，此时可无临床症状（即无症状期）；若不合并二尖瓣狭窄，舒张期左心房血液可迅速充盈左心室，左心房压力随之下降，心力衰竭、左心扩大发生较晚，无症状期持续时间较长。随着病程的延长，左心房接受左心室反流血液，持续严重的过度容量负荷终致左心房压和左心室舒张末压明显上升；当失代偿时，每搏输出量和射血分数显著下降，肺静脉和肺毛细血管楔压增高，继而发生肺淤血、左心衰竭，病情进展迅速。本题答案为 D 选项。

61. D 二尖瓣关闭不全的典型杂音为心尖区全收缩期吹风性杂音，杂音强度 ≥3/6 级，可伴有收缩期震颤，杂音在呼气时增强。本题答案为 D 选项。

62. A 本题主要考查二尖瓣狭窄手术治疗。经皮球囊二尖瓣成形术（PBMV）仅适于单纯的二尖瓣狭窄病人。有症状或有肺动脉高压（静息时 >50mmHg，运动时 >60mmHg）的中重度二尖瓣狭窄病人，如其二尖瓣无钙化且活动度较好，且无左心房内血栓形成，则可用该法进行干预。因此合并左房内血栓为二尖瓣球囊成形术的禁忌证。其禁忌证包括近期（3 个月内）有血栓栓塞史，伴中重度二尖瓣关闭不全、右心房明显扩大及脊柱畸形等。本题答案为 A 选项。

63. C 正常成人主动脉瓣口面积 3 ~ 4cm²。主动脉瓣口面积减少至正常 1/3 前，血流动力学改变不明显。当主动脉瓣口面积 1.0cm² 时，左心室和主动脉之间收缩期的压力阶差明显，致使左心室壁向心性肥厚。因此主动脉瓣狭窄引起心功能代偿反应最主要的是左心室肥厚。本题答案为 C 选项。

64. A 主动脉瓣狭窄，左心射血减少，冠脉供血不足，诱发心绞痛。

65. B 主动脉关闭不全临床表现有周围血管征：动脉收缩压增高，舒张压降低，脉压增宽，可出现周围血管征，如点头征（DeMusset 征）、水冲脉（water – hammer）、股动脉枪击音（Traube 征）和毛细血管搏动征，听诊器压迫股动脉可闻及双期杂音（Duroziez 双重音）。综上所述：周围血管征的病因为脉压增大，因此本题答案为 B 选项。

66. E 彩超显示主动脉瓣心室侧探及舒张期射流，可确诊主动脉瓣关闭不全。彩超显示主动脉瓣下方舒张期涡流，对检测主动脉瓣返流非常敏感，并可判定其严重程度。其余选项均为体征检查，只能提示病情，不能作为确诊的依据。因此本题答案为 E 选项。

67. C 亚急性感染性心内膜炎临床表现包括：发热、心脏杂音、周围体征、动脉栓塞、感染的非特异性症状：脾大、贫血。其中脾大为亚急性感染性心内膜炎感染的非特异性症状，因此本题答案为 C 选项。

68. D 本题主要考查亚急性感染性心内膜炎常见致病微生物。链球菌和葡萄球菌分别占自体瓣膜心内膜炎病原微生物的 65% 和 25%。亚急性者，草绿色链球菌最常见，其次为 D 族链球菌（牛链球菌和肠球菌），表皮葡萄球菌，其他细菌较少见。真菌、立克次体和

衣原体为自体瓣膜心内膜炎的少见致病微生物。因此本题答案为 D 选项。

69. C 亚急性者主要发生于器质性心脏病，首先为心脏瓣膜病，尤其是二尖瓣和主动脉瓣；其次为先天性心血管病，如室间隔缺损、动脉导管未闭、法洛四联症和主动脉缩窄。因此本题答案为 C 选项。

70. A 亚急性感染性心内膜炎临床表现：（1）发热是感染性心内膜炎最常见的症状。（2）心脏杂音。（3）周围体征包括：①淤点；②指和趾甲下线状出血；③Roth 斑；④Osler 结节；⑤Janeway 损害，主要见于急性患者。（4）动脉栓塞。（5）感染的非特异性症状：①脾大；②贫血。BCDE 项均为亚急性感染性心内膜炎周围体征，因此本题答案为 A 选项。

71. C 本题主要考查亚急性感染性心内膜炎药物治疗。病原微生物不明时，急性者选用针对金黄色葡萄球菌、链球菌和革兰阴性杆菌均有效的广谱抗生素，亚急性者选用针对大多数链球菌（包括肠球菌）的抗生素；已分离出病原微生物时，应根据致病微生物对药物的敏感程度选择抗微生物药物。链球菌心内膜炎：敏感株所致者首选青霉素。因此本题答案为 C 选项。

72. A 本题主要考查亚急性感染性心内膜炎诊断。凡有提示细菌性心内膜炎的临床表现，如发热伴有心脏杂音，尤其是主动脉瓣关闭不全杂音，贫血，血尿，脾大，白细胞增高和伴或不伴栓塞时，血培养阳性，可诊断亚急性感染性心内膜炎。因此本题答案为 A 选项。

73. C 心脏压塞的临床特征为 Beck 三联征：低血压、心音低弱、颈静脉怒张。还可出现奇脉，表现为桡动脉搏动呈吸气性显著减弱或消失、呼气时恢复。因此本题答案为 C

选项。

74. C 急性心包炎最常见病因为病毒感染，其他包括细菌感染、自身免疫病、肿瘤、尿毒症、急性心肌梗死后心包炎、主动脉夹层、胸壁外伤及心脏手术后。我国目前最常见的急性心包炎的病因是结核性，因此本题答案为 C 选项。

75. D 缩窄性心包炎临床表现：1. 早期无明显临床症状，表现为心悸、劳力性呼吸困难、活动耐量下降、疲乏以及肝大、腹腔积液、胸腔积液、下肢水肿等。2. 体征：颈静脉压升高常见，脉压常变小，奇脉不常见，心尖搏动减弱或消失。最常见的是颈静脉怒张，肝大，腹水。因此本题答案为 D 选项。

76. D 本题主要考查急性心包炎临床表现。心包摩擦音是急性心包炎最具诊断价值的典型体征，呈抓刮样粗糙音。典型的摩擦音可听到与心房收缩、心室收缩和心室舒张相一致的三个成分，但大多为与心室收缩、舒张相一致的双相性摩擦音。因此本题答案为 D 选项。

77. E 急性心包炎心电图：①ST 段抬高，见于除 aVR 导联以外的所有常规导联中，呈弓背向下型，aVR 导联中 ST 段压低；故 E 选项不正确；②一至数日后，ST 段回到基线，出现 T 波低平及倒置，持续数周至数月后 T 波逐渐恢复正常；③心包积液时有 QRS 低电压，大量渗液时可见电交替；④除 aVR 导联外 PR 段压低，提示包膜下心房肌受损；⑤无病理性 Q 波，无 QT 间期延长；⑥常有窦性心动过速。弓背向上型 ST 段抬高常见于急性心肌梗死，因此本题答案为 E 选项。

78. D 本题考查阵发性室上性心动过速首选的药物。阵发性室上性心动过速药物治疗：腺苷静脉注射（首选）、维拉帕米静脉注射（心力衰竭、低血压、宽 QRS 波者慎用）、洋地黄类静脉注射（心力衰竭者首选）、普罗帕酮静脉注射、短效 β 受体阻滞剂（艾司洛尔）等。其他如胺碘酮、索他洛尔等也可选用。药物治疗首选腺苷注射，腺苷无效时可改用静注维拉帕米，这两类药物有效率达 90% 以上。本题无腺苷选项，因此答案为 D 选项维拉帕米。

79. E 本题考查阵发性室性心动过速的药物治疗。当无显著血流动力学障碍时，首先给予利多卡因，普罗帕酮亦有效。其他药物治疗无效时，可选用胺碘酮静脉注射或改用直流电复律。如已发生低血压、休克等，应迅速施行电复律。洋地黄中毒引起的室速，不宜用电复律，应给予药物治疗。综上所述，阵发性室性心动过速，可选用利多卡因。答案选 E。

80. E 本题考查室性心动过速与室上性心动过速的鉴别。心室夺获与室性融合波：室速发作时少数室上性冲动可下传心室，产生心室夺获，表现为在 P 波之后，提前发生一次正常的 QRS 波群。室性融合波的 QRS 波群形态介于窦性与异位心室搏动之间，其意义为部分夺获心室。心室夺获与室性融合波的存在对确立室性心动过速诊断提供重要依据，是室性心动过速心电图特征表现。因此本题答案为 E 选项。

81. E 本题考查二度 I 型窦房传导阻滞心电图特征：二度窦房传导阻滞分两型：莫氏（Mobitz）I 型即文氏（Wenckebach）阻滞，表现为 PP 间期进行性缩短，直至出现一次长 PP 间期，该长 PP 间期短于基本 PP 间期的两倍，此型窦房传导阻滞应与窦性心律不齐鉴别；因此本题答案为 B 选项。

82. D 本题考查窦性停搏心电图的特征。窦性停搏心电图特征为较长时间内无 P 波及

QRS 波，即 PP 间期显著延长，其长间期与正常窦性的 PP 间期之间无倍数关系，因此本题可诊断窦性停搏的是 D 选项。

83. C 本题考查二度Ⅰ型房室传导阻滞心电图特征：二度Ⅰ型房室传导阻滞是最常见的二度房室阻滞类型。表现为：①PR 间期进行性延长、直至一个 P 波受阻不能下传心室。②相邻 RR 间期进行性缩短，直至一个 P 波不能下传心室。③包含受阻 P 波在内的 RR 间期小于正常窦性 PP 间期的两倍。最常见的房室传导比率为 3∶2 和 5∶4。QRS 波群呈束支传导阻滞图形。即脱漏一个 QRS 波群。综上所述，C 的描述是正确的。

84. B 地高辛过量易发生中毒。地高辛逐日给予一定剂量，经 6~7 日在体内达到稳定的浓度而发挥全效作用。该患者心率正常，治疗效果良好，无中毒症状，测定血药浓度较高，可酌情减量。故选 B。

85. C 洋地黄中毒所致的室性心动过速，一般可以使用苯妥英钠或者是利多卡等药物进行治疗。一旦出现洋地黄中毒引起的室性心律失常伴有快速心室率。患者要先停止服用洋地黄类的药物，然后再寻找并且去除中毒诱因，如有低钾血症、低氧血症，就可以补钾、持续吸氧。如果血钾正常，可以选择苯妥英钠或者是利多卡因等药物进行治疗，因此答案选 C。

86. E 钾盐可以用于低钾所致心律失常的治疗。常见的有房性期前收缩、室性期前收缩，严重的可出现心室扑动、心室颤动甚至心脏骤停等，由于低钾时心肌细胞膜对钾离子的通透性降低，从而使得心肌兴奋性增加。钾盐治疗可抑制心肌兴奋性从而减慢心率，因此不适用于心动过缓的治疗。故本题答案为 E 选项。

87. B 一度房室传导阻滞患者通常无症状，每个心房冲动都能传导至心室，但 PR 间期超过 0.20 秒。心房颤动、室性期前收缩、二度Ⅰ型房室传导阻滞、心房扑动等均节律不齐，故本题答案为 B 选项。

88. A 二度窦房传导阻滞分两型：莫氏（Mobitz）Ⅰ型即文氏（Wenckebach）阻滞，表现为 PP 间期进行性缩短，直至出现一次长 PP 间期，该长 PP 间期短于基本 PP 间期的两倍，此型窦房传导阻滞应与窦性心律不齐鉴别；莫氏Ⅱ型阻滞时，长 PP 间期为基本 PP 间期的整倍数。因此本题答案为 A 选项。

89. C 室性心动过速伴严重血流动力学障碍，如患者已发生低血压、休克、心绞痛、充血性心力衰竭或脑血流灌注不足等症状，应迅速施行电复律。因此本题答案为 C 选项。

90. D 一旦出现心室颤动或心室扑动，通常即可引起显著的血流动力学障碍，应立即适用非同步电击复律，因此本题答案为 D 选项。

91. D 急性心肌梗死合并室性期前收缩病人，首选再灌注治疗，不主张预防性应用抗心律失常药物。若由于心肌梗死本身引起的多元性室性早搏，室性二联律，血流动力学稳定，可予利多卡因、盐酸胺碘酮等药物；血流动力学不稳定，仅能选择胺碘酮口服或静脉滴注。因此本题答案为 D 选项。

92. A 下壁心肌梗死是由于供应下壁血液的右冠状动脉或者是左回旋支动脉急性闭塞所致，窦房结动脉大部分由右冠状动脉发出，少部分由左回旋支动脉发出，因此下壁心肌梗死会引起窦房结、房室结和房室束缺血，从而导致房室传导阻滞的出现。故本题答案为 A 选项。

93. A 洋地黄类药物治疗房颤可通过减

慢房室传导而减慢心率，因此快速型房颤的治疗首选洋地黄类药物。故本题答案为 A 选项。

94. B　快速房颤伴血流动力学障碍如急性心梗、急性左心衰、心源性休克，宜紧急施行电复律。因此本题答案为 B 选项。

95. B　尖端扭转型室速治疗上首先静脉补镁和补钾；其次给予异丙肾上腺素缩短 QT 间期，也可以使用利多卡因或苯妥英钠，先天性长 QT 间期综合征治疗应选用 β 受体阻滞剂。因此本题答案为 B 选项。

96. B　预激综合征病人发作心房扑动或颤动时伴有晕厥或低血压，应立即电复律。因此本题答案为 B 选项。

97. B　洋地黄治疗中出现室性期前收缩二联律考虑为洋地黄中毒，发生洋地黄中毒后应立即停药，单发性室性期前收缩、一度房室传导阻滞等停药后常自行消失；对快速型心律失常者，如血钾不低，可用利多卡因或苯妥英钠，首选利多卡因。因此本题答案为 B 选项。

98. C　阵发性室上性心动过速药物治疗首选腺苷静脉注射，因此本题答案为 C 选项。

99. A　二度 Ⅱ 型与三度房室阻滞如心室率显著缓慢，伴有明显症状或血流动力学障碍，甚至 Adams – Strokes 综合征发作者，应给予起搏治疗。因此本题答案为 A 选项。

100. D　动脉病变是高血压最重要的病理改变，早期小动脉痉挛，长期小动脉内膜玻璃样变，中层平滑肌细胞增殖、肥大而增厚，出现血管壁重构。故选 B。

101. C　高血压病常见的死亡原因是急性脑血管病的发生。比如脑出血、急性脑梗塞、高血压造成的急性左心衰发作，或者高血压

造成的慢性出血性心力衰竭的终末期。高血压导致的主动脉夹层破裂，高血压导致冠心病，而发作了急性心肌梗死，这些都是高血压病引起的有可能导致死亡疾病。故选 C。

102. C　硝苯地平缓释片会导致心律加快。硝苯地平可以通过扩张血管来降低血压，血管扩张后，身体会通过一些反射加快心率。故选 C。

103. A　目前一般主张血压控制目标值应 < 140/90mmHg。糖尿病、慢性肾脏病、心力衰竭或病情稳定的冠心病合并高血压病人，血压控制目标值 < 130/80mmHg。故选 A。

104. C　心房颤动的心电图表现：①P 波消失，代之以小而不规则的基线波动，形态与振幅均变化不定，称为 f 波；频率为 350 ~ 600 次/分；②心室律极不规则，房颤未接受药物治疗、房室传导正常者，心室率通常在 100 ~ 160 次/分；③QRS 波群形态正常，当心室率过快，发生室内差异性传导，QRS 波群增宽变形。因此答案选 C。

105. E　高血压引起脑损害后，可引起短暂性脑血管痉挛，使头痛、头晕加重，也可引起一过性失明，半侧肢体活动失灵等症状，严重者可发生脑出血。血压升高伴剧烈头痛及抽搐昏迷，应考虑高血压脑病。故此题选 E。

106. D　随年代变化，冠心病的患病率与发病率超过了风心病。

107. D　冠心病患者出现心前区收缩期喀喇音以及收缩晚期吹风样杂音，可能是心脏乳头肌断裂以及心脏瓣膜病变导致的。二尖瓣脱垂临床诊断主要是根据典型的听诊特征收缩中期喀喇音及收缩中、晚期杂音和超声心电图。二尖瓣关闭不全杂音最明显的位置在心尖部，心尖部位于乳头以下，当心脏收缩的时候能听到柔和性的收缩期杂音，选项 B 错误。

故此题选 D。

108. C 选择性冠状动脉造影属于侵入性检查。

109. D 左冠状动脉回旋支阻塞可引起左心室高侧壁、膈面及左心房梗死、并可累及房室节，引起房室传导阻滞，故选 D。

110. B 洋地黄是正性肌力、负性频率药物，在心梗发作的 24 小时以内由于冠脉供血不足导致心肌细胞缺氧坏死，如果此时再使用正性肌力药物，心肌耗氧会增加，进一步加重缺氧，增大心肌坏死面积，急性心肌梗死 24 小时内禁止使用。故此题选 B。

111. E 判断急性心肌梗死面积最有价值的是血清 CPK 增高的程度。在进行心肌梗死的一些检查的时候，就会发现心肌酶升高的程度，跟心肌细胞损害的严重程度，处于成正比的状态，所以根据血清 CPK 增高的程度，就可以判断急性心肌梗死面积。故此题选 E。

112. D 心肌梗塞患者发病后 2~4 小时，血液中肌酸磷酸激酶（CPK）开始升高，比血清中谷草转氨酶和乳酸脱氢酶的活力变化都出现得早。肌酸磷酸激酶及其同工酶的升高是急性心肌梗死的一个重要诊断指标。

113. D 冠状动脉粥样硬化性心脏病，是动脉粥样硬化导致器官病变的最常见类型。本病发生在四十岁以上，男性多于女性，脑力劳动者较多。在欧美国家本病极为常见，美国人口死亡数的三分之一，占心脏死亡数的 50%~75%，故选 D。

114. A 心绞痛在发作时以房性或室性的过早搏动胸痛为主要的临床表现，疼痛特点为：部位在胸骨体之，可波及心前区，有手掌大小的范围，甚至是横贯前胸，界限不是特别的清楚，胸痛通常为压迫和发闷或紧缩性的，

故选 A。

115. A 梗死前心绞痛不同于急性心肌梗死的最主要特点是不出现异常 Q 波，心绞痛的病人可以出现 t 波倒置，ST 段压低，但是不会出现 ST 段抬高。故选 A。

116. E 硝酸甘油是一种血管扩张剂，在心绞痛的治疗中，心外膜血管有明显扩张，这对引起痉挛的冠状动脉有显著影响。还可以扩张全身的动脉和静脉，减少心脏的耗氧量，缓解心绞痛。硝酸甘油不能用于瓣膜功能不全、变异型心绞痛、颅内压增高、肥厚型梗阻性心肌病和西地那非患者。故选 E。

117. E 心肌酶谱 CPK、GOT、LDH 升高，最早（6 小时内）增高为 CPK，3~4d 恢复正常。增高时间最长者为 LDH，持续 1~2 周。

118. B 梗阻性肥厚型心肌病主要在于流出道梗阻，可伴有二尖瓣关闭不全，可在胸骨左缘 3、4 肋间闻及喷射性收缩期杂音，心尖区全收缩期吹风样杂音。胸骨右缘第 2 肋间 3 级以上喷射性收缩期杂音，提示主动脉狭窄。胸骨左缘第 3 肋间舒张早期哈气样杂音，提示主动脉瓣关闭不全。心尖区舒张中晚期隆隆样杂音，提示二尖瓣狭窄。梗阻性肥厚型心肌病的心脏杂音是病理性杂音，而非功能性杂音。故选 B。

119. B 心肌疾病病毒感染的阳性指标是发病后 3 周间两次血清的抗体滴定度有 4 倍增高。第 2 份血清中同型病毒抗体滴度较第 1 份血清升高 4 倍（2 份血清应相隔 2 周以上）或一次抗体效价≥640 者为阳性，320 者为可疑（如以 1：32 为基础者则宜以≥256 为阳性，128 为可疑阳性，根据不同实验室标准作决定）。故选 B。

120. C 体征心脏扩大最多见，心尖部第一心音减弱，由于相对性二尖瓣关闭不全，心

尖常有收缩期杂音偶尔心尖部可闻张期杂音，心衰加重时杂音增强，心衰减轻时杂音减弱或消失，大约75%患者可闻第三心音或第四心音。故选C。

121. E Austin - Flint 杂音是指中重度主动脉瓣关闭不全患者，由于舒张期血流由主动脉反流入左心室，使左心室充盈过度，二尖瓣瓣叶处于高位，造成相对性二尖瓣狭窄的舒张期杂音。故选 E。

122. D 当瓣口面积小于 $1.0cm^2$ 属于重度二尖瓣狭窄。故选 D。

123. A 典型的主动脉瓣狭窄是在主动脉瓣听诊区，听到响亮的 3～4 级收缩期吹风样杂音，呈粗糙、音调较高的杂音，由于主动脉瓣狭窄，导致升主动脉内血流产生湍流导致的。有些患者可能会出现主动脉瓣收缩早期的喷射性杂音。故此题选 A。

124. C 二尖瓣狭窄后在舒张期左心房进入左心室的血流受限，导致左心房增大，血容量增多进一步导致肺动脉高压，最终可以引起右心室增大，心电图可表现为右束支传导阻滞。长此以往右心室肥厚增加，代偿到晚期便会失代偿，最终导致心力衰竭。故此题选 C。

125. A 风湿性心脏病，最常受累的瓣膜是二尖瓣，其次是主动脉瓣、三尖瓣，肺动脉瓣较少受累。通常二尖瓣、主动脉瓣、三尖瓣为联合的瓣膜病变，以主动脉和二尖瓣联合瓣膜病变更为常见。故此题选 A。

126. C 二尖瓣狭窄导致左心房压力增大，顺势会导致肺淤血、肺动脉高压、肺动脉扩张，肺动脉扩张引起相对性肺动脉瓣关闭不全，在右心室舒张时肺动脉的血液会通过相对关闭不全的肺动脉瓣返流至右心室，产生吹风样的杂音（Graham Steell 杂音），由于

是肺动脉瓣形成的，所以在肺动脉瓣听诊区（胸骨左缘第二肋间）听诊明显。故此题选 C。

127. C 梅毒性冠状动脉口狭窄：病变局限在冠状动脉口，常与主动脉瓣关闭不全同时存在，主要临床表现为心绞痛；由于狭窄过程缓慢发生，侧支循环建立，故很少发生心肌梗死。心绞痛常于静息或夜间发生，硝酸甘油缓解作用相对较差。

128. A 风湿性心脏病主动脉瓣狭窄时的体征：心脏听诊：胸骨右缘第二肋间可听到粗糙、响亮的喷射性收缩期杂音。主动脉瓣第二心音减弱或消失，亦可出现第二心音逆分裂。常可在心尖区闻及第四心音，提示左心室肥厚和舒张期末压力升高。左心室扩大和衰竭时可听到第三心音（舒张期奔马律）。其他体征：脉搏平而弱，严重狭窄时由于心排血量减低，收缩压降低，脉压减小，脉搏细弱。主动脉狭窄时，心影正常或左心室轻度增大，所以 A 选项错误，故选 A。

129. A 肺动脉楔压能反映左室充盈压，可用作判断左心室功能。失血性休克的病人，如果 PCWP 降低，则提示应补充血容量。心源性休克的病人，如果 PCWP 升高，提示左心衰竭或肺水肿。肺动脉楔压或肺毛细血管楔压，是反映左心功能及其前负荷的可靠指标。正常值为 $1.60～2.40kPa$（12～18mmHg）。当其值 $>2.67kPa$（20mmHg）时，说明左室功能轻度减退，但应限液治疗；$>3.33～4.0kPa$（25～30mmHg）时，提示左心功能严重不全，有肺水肿发生的可能，达到 30mmHg 可肺水肿。故选 A。

130. E 肺动脉楔压能反映左室充盈压，可用作判断左心室功能。失血性休克的病人，如果 PCWP 降低，则提示应补充血容量。心源性休克的病人，如果 PCWP 升高，提示左心衰

竭或肺水肿。肺动脉楔压或肺毛细血管楔压，是反映左心功能及其前负荷的可靠指标。当其值 > 2.67kPa（20mmHg）时，说明左室功能轻度减退，伴肺静脉压增高。故选 E。

131. C 二尖瓣关闭不全者，心尖区会闻及收缩期吹风样杂音，响度在 3/6 级以上，多向左腋传播，吸气时减弱，返流量小时音调高，瓣膜增厚者杂音粗糙。所以 C 正确。A 选项见于二尖瓣狭窄；B 选项见于主动脉瓣关闭不全；D 选项见于房间隔缺损；E 选项为生理性杂音，一般无器质性疾病。故选 C。

132. D 主动脉瓣关闭不全杂音，是血液反流造成主动脉瓣关闭不全的杂音，为主动脉瓣区的舒张期的杂音，呈叹气样，在舒张早期出现，坐位或前倾位、呼气末明显，向心尖区传导。故选 D。

133. B 感染性心内膜炎是指细菌及微生物直接感染心内膜造成的炎症，分急性和亚急性两种，其中，急性心内膜炎常见于病原体入侵或先天性心脏结构异常，亚急性心内膜炎最常见于器质性心脏瓣膜病，尤其是二尖瓣和主动脉瓣，以二尖瓣关闭不全比较常见。故选 B。

134. B 血培养是诊断菌血症和感染性心内膜炎的最重要方法。在近期未接受过抗生素治疗的患者血培养阳性率可高达 95% 以上，其中 90% 以上患者的阳性结果获自入院后第一日采取的标本。本病的菌血症为持续性，无需在体温升高时采血。阳性血培养对本病诊断有重要价值。凡有提示细菌性心内膜炎的临床表现，如发热伴有心脏杂音，贫血，血尿，脾大，白细胞增高和伴或不伴栓塞时，血培养阳性，可诊断本病。故选 B。

135. D 急性感染性心内膜炎对心脏功能以及结构，可造成较大影响，可能出现严重心

力衰竭，属于一种致命疾病。故此题选 D。

136. C 赘生物形成是本病的特征性病理改变，为血小板和纤维素构成的大小不一的非晶形团块，其间网罗着许多病原微生物和少量炎性细胞。受累的瓣膜往往不止一个，以主动脉瓣和二尖瓣多见，但感染亦可发生在缺损的间隔、腱索或腔室壁内膜等部位。故此题选 C。

137. A Osler 结节因体内免疫复合物沉积，从而引发机体产生免疫应答，局部形成水肿、炎性红肿，并刺激末梢神经产生疼痛。Osler 结多存在于慢性或亚急性感染性心内膜炎，也可见于系统性红斑性狼疮、非细菌性栓塞性心内膜炎、传播性淋球菌感染等。故此题选 A。

138. D 梗阻性肥厚型心肌病胸骨左缘的收缩期杂音在左室流出道狭窄加重、屏气、增强心肌收缩力时会加重，下蹲时减弱。故此题选 D。

139. B 扩张型心肌病是一侧或双侧心腔扩大并伴有心肌肥厚心肌收缩期泵血功能障碍，产生充血性心力衰竭。

140. A 特异性心肌病，包括缺血性心肌病、瓣膜性心肌病、高血压心肌（有左心室肥大伴扩张型或限制型心力衰竭的特点）、炎症性心肌病（有特异性自身免疫性及感染性）、代谢性心肌病（如甲亢性、糖原贮积症、糖脂质变性、淀粉样变性等）、肌营养不良、神经肌肉病变、过敏及中毒反应（乙醇、儿茶酚胺、蒽环类药物、照射等）、围生期心肌病等。故此题选 A。

141. C 肥厚型心肌病主要超声表现为心室不对称性的肥厚，不伴有心室腔扩大为特征。舒张末期室间隔的厚度可以超过 15mm，或者室间隔与后壁的比例（IVS：LVPW）超

过 1.3，就可以考虑肥厚型心肌病。故此题选 C。

142. D 感染性心内膜炎的赘生物最常发生于左侧心脏，如二尖瓣和主动脉瓣。其赘生物可脱落引起栓塞，如脑动脉栓塞、视网膜动脉栓塞。二尖瓣关闭不全时，主要发生在二尖瓣心房侧。如果是主脉瓣关闭不全，见于主动脉瓣心室侧。像房间隔缺损、室间隔缺损、动脉导管未闭等情况，最常见于心室侧或肺动脉内膜侧。超声心动图中，赘生物直径在 3mm 以下常不能被检出。故选 D。

143. A 是可闻及心包摩擦音，在患者的前倾位、深吸气等情况下，心包摩擦音的程度加重。部位主要是位于胸骨左缘 3～4 肋间，故选 A。

144. A 急性心包炎的心电图，ST 段移位因炎症累及和心包渗液压迫心外膜下心肌，产生损伤和缺血。急性非特异性心包炎作为最常见的渗出性心包炎，最易压迫心外膜下心肌，所以 ST 段抬高最多见。故选 A。

145. C 急性心脏压塞时典型征象为 Beck 三联征：动脉压下降、静脉压上升和心音遥远。故此题选 C。

146. D 闭塞性周围动脉粥样硬化症最典型的症状为间歇性跛行。这是因肢体运动而诱发的肢体局部疼痛、紧束、麻木或肌肉无力感，肢体停止运动后，症状即可缓解，重复相同负荷的运动则症状可重复出现，休息后又可缓解。因此选 D。

147. C 国人口服华法林一般认为控制最佳的国际标准化值（INR）在 1.8～2.5，西方国家认为控制在 INR 2.0～3.0。答案选 C。

148. E 髂骨深静脉血栓形成，可有患肢肿胀发热，沿静脉走向压痛，肢体远端脉搏

有，无改变，能在体表扪到有压痛的条索状物，有感染病灶存在及足靴区营养性改变，如脱屑、瘙痒、色素沉着、湿疹及溃疡形成等。可有蓝色炎性疼痛症（血栓远端肢体或全肢肿胀是主要特点，皮肤多正常或轻度淤血，重症可呈青紫色，系静脉内淤积的还原血红蛋白所致），也可有白色炎性疼痛症（有时髂、股深静脉血栓形成后腿部明显水肿使组织内压超过微血管灌注压而导致局部皮肤发白，并可伴有全身症状，又称中央型深静脉血栓形成）。夜间疼痛症是慢性闭塞性肢体动脉硬化症的症状。故答案选 E。

149. A 闭塞性动脉硬化症内科治疗原则：①一般治疗：限制体力活动，戒烟、限酒，规律运动，治疗高脂血症，控制血糖，控制体重，治疗高血压。②血管扩张药物。③抗血小板聚集药物。抗凝治疗主要用于血栓性静脉炎、闭塞性动脉硬化症的旁路术或 PTA 术后，而闭塞性动脉粥样硬化症的治疗是针对动脉粥样硬化的易患因素。故答案选 A。

150. D 左心衰竭出现交替脉是因为由于左心室收缩力的强弱，导致了触发的脉搏发生强弱，这也是表明心肌损伤和衰竭的表现，是隐性心力衰竭的强有力的证据，交替脉是指脉率正常而脉搏强弱交替出现的一种现象，一般以坐位时比较明显，与心室的收缩力强弱交替有关系，因此能够提示左心功能不全。故选 D。

151. C 洋地黄中毒的处理：①立即停药。②快速性心律失常者，如血钾浓度低则可用静脉补钾，如血钾不低可用利多卡因或苯妥英钠。③缓慢性心律失常者（窦缓/房室传导阻滞），用阿托品静脉注射（阻断 M 受体，提高心率）。故选 C。

152. E 本题考查动脉导管未闭的体征：

在胸骨左缘第 2 肋间左锁骨下方有连续性机器样杂音, 多伴有震颤, 当肺血流量超过体循环 1 倍以上时, 在心尖区可闻及舒张期杂音, 脉压增宽。因此本题答案为 E 选项。

153. E 室间隔缺损超声心动图可见室间隔连续中断。二尖瓣 EF 斜率下降, 提示二尖瓣狭窄。IVS: LVPW = 1.5: 1≥1.3, 提示肥厚型心肌病。右室前壁以及房室沟处无反射区, 提示心包积液。左室径 65mm≥50mm, 提示扩张性心肌病。因此本题答案为 E 选项。

二、A2 型题

154. A 本例患者考虑为洋地黄中毒, 治疗应先停用洋地黄类药物, 药物可用利多卡因或苯妥英钠, 因此本题答案为 A 选项。

155. D 原发性醛固酮增多症: 临床上以长期高血压伴低血钾为特征, 少数患者血钾正常。血浆醛固酮/血浆肾素活性比值增大有较高的诊断敏感性和特异性。超声、放射性核素、CT、MRI 可确立病变性质和部位。选择性双侧肾上腺静脉血激素测定, 对诊断确有困难者有较高的诊断价值。题目中患者血压 120/100mmHg, 提示舒张压升高, 血钠正常, 血钾降低明显, 高血压伴低血钾, 诊断为原发性醛固酮增多症。因此本题答案为 D 选项。

156. D 本题主要考查高血压分类与定义。题目中患者血压 170 ~ 180/110 ~ 120mmHg, 结合胸部 X 线检查及尿常规检查、眼底为高血压三级改变等, 诊断为高血压 3 级 (重度), 因此本题答案为 D 选项。

157. C 本题主要考查高血压危象定义: 原发性和继发性高血压在疾病发展过程中, 在某些诱因作用下, 使周围小动脉发生暂时性强烈痉挛, 引起血压急剧升高, 病情急剧恶化以及由于高血压引起的心脏、脑、肾等主要靶器官功能严重受损的并发症, 此外, 若舒张压高于 18.3 ~ 19.6kPa (140 ~ 150mmHg) 和 (或) 收缩压高于 28.8kPa (220mmHg), 无论有无症状亦应视为高血压危象。题目中患者血压 264/126mmHg, 收缩压高于 220mmHg, 诊断为高血压危象, 因此本题答案为 C 选项。

158. E 本题考查心肌梗死心电图特征。后壁梗死以 V_7、V_8 导联改变为主, 因此本题答案为 E 选项。

159. C 本题主要考查心绞痛发作的心电图特征。心绞痛发作时心电图绝大多数病人可出现暂时性心肌缺血引起的 ST 段移位。因心内膜下心肌更容易缺血, 故常见反映心内膜下心肌缺血的 ST 段压低, 发作缓解后恢复。有时也可以出现 T 波倒置。在平时有 T 波持续倒置的病人, 发作时可变为直立 ("假性正常化")。因本题中患者劳累后发作胸痛, 疑为心绞痛。其心电图依据心绞痛心电图表现为 ST - T 改变, ST 段下移, T 波倒置等。因此本题答案为 C 选项。

160. B 题目中患者因胸痛 10 小时来院急诊。心电图证实为急性前壁心梗。肌酸激酶同工酶虽不如肌酸激酶敏感, 但对早期 (<4 小时) AMI 的诊断有较重要价值。因此本题答案为 B 选项。

161. E 变异型心绞痛为静息型心绞痛, 发作于休息时, 持续时间通常 >20 分钟。心电图表现为一过性 ST 段抬高。因此本题答案为 E 选项。

162. E 本题主要考查静息型心绞痛药物治疗。患者间断心前区闷痛, 常夜间发作, 即无体力劳动或情绪激动等诱因, 表现为静息型心绞痛, 又称变异型心绞痛, 病理改变以冠状动脉痉挛为主。发病时间集中在午夜至上午 8 点之间。药物治疗以钙通道阻滞剂为主。因此本题答案为 E 选项。

163. D　本题主要考查急性心肌梗死的冠脉再灌注心肌治疗。题目中患者急起剧烈胸痛，大汗，尿量减少，脉细弱，PCWP 与左室舒张末期压力均明显升高，考虑诊断为急性心肌梗死合并心源性休克，需要紧急再灌注心肌治疗，首选经皮冠状动脉介入治疗（PCI）。因此本题答案为 D 选项。

164. B　本例患者经检查诊断为急性心肌梗死，患者心绞痛发作持续 4 小时，含服硝酸甘油无效，心电图示 Ⅱ、Ⅲ、aVF 导联呈弓背样抬高，$V_1 \sim V_3$ 导联 ST 段水平样压低，虽年龄大于 75 岁，但无明显溶栓疗法禁忌证，应尽早溶栓治疗。因此本题答案为 B 选项。

165. E　本题主要考查扩张型心肌病治疗。患者扩张型心肌病病史 2 年，药物治疗无效，可优先考虑心力衰竭的心脏再同步化治疗，可通过双心室起搏器同步刺激左、右心室即心脏再同步化治疗，通过调整左右心室收缩程序，改善心脏功能，缓解症状，有一定疗效。因此本题答案为 E 选项。

166. A　本题主要考查梗阻性肥厚型心肌病诊断。有相应的临床或心电图表现，难以用冠心病或其他心血管疾病解释者，特别是年轻患者，应考虑到本病。若有阳性家族史更有助于诊断。患者心悸气短、胸闷乏力，活动中晕厥，查体胸骨左缘 3 肋间 3/6 收缩期杂音，提示流出道有梗阻，结合 X 线检查显示心脏轻度增大心电图示 Ⅱ、Ⅲ、aVF 有 Q 波；超声：室间隔 18mm 等辅助检查，诊断为梗阻性肥厚型心肌病。因此本题答案为 A 选项。

167. C　药物治疗是肥厚型心肌病治疗的基础。①减轻左心室流出道梗阻：受体拮抗剂是梗阻性 HCM 的一线治疗用药，可改善心室松弛，增加心室舒张期充盈时间，减少室性及室上性心动过速。②针对心力衰竭的治疗。

③针对房颤。题目中患者诊断为肥厚型心肌病，β 受体拮抗剂是梗阻性 HCM 的一线治疗用药。答案选择 C。

168. B　病毒性心肌炎的诊断主要为临床诊断。根据典型的前驱感染史、相应的临床表现及体征、心电图、心肌酶学检查或超声心动图、CMR 显示的心肌损伤证据，应考虑此诊断。确诊有赖于 EMB。患者着凉感冒病史，症见心悸气短、乏力、食欲不振，查体心率快，心律不齐，心音低钝，肝大；结合心电图及 X 线检查，且既往出现阿斯综合征，综合诊断为心肌炎。因此本题答案为 B 选项。

169. E　本题主要考查梗阻性肥厚型心肌病临床表现。许多患者有心悸、胸痛、劳力性呼吸困难，伴有流出道梗阻的患者由于左心室舒张期充盈不足，心排血量减低可在起立或运动时出现眩晕，甚至神志不清等，部分患者有晕厥。体格检查可有心脏轻度增大，能听到第四心音；流出道有梗阻的患者可在胸骨左缘第 3～4 肋间听到较粗糙的喷射性收缩期杂音；心尖部也常可听到收缩期杂音。应用洋地黄制剂、硝酸甘油、静点异丙肾上腺素及 Valsalva 动作后杂音增强，反之应用 β 受体拮抗剂、去甲肾上腺素、下蹲时杂音减弱。辅助检查中，心电图可见左心室或双室肥厚及 ST - T 改变，深而倒置的 T 波、有时有异常 Q 波。房室传导阻滞和束支传导阻滞。还可以发现其他心律失常如房颤、早搏等。因此答案 E 的描述是错误的。

170. D　结合患者头晕黑矇及阵发性心悸病史，心率 45 次/分，节律不齐等体征，以及 Holter 示：窦性心动过缓（38～60 次/分）、窦性停搏、频发房性期前收缩、阵发房颤等辅助检查结果，考虑诊断为病态窦房结综合征，对于有症状的病窦综合征患者，应接受起搏器治疗。因此本题答案为 D 选项。

171. B 普萘洛尔运动试验阳性可诊断心脏 β 受体高敏症，答案选 B。

172. E 本题患者 ECG 提示心电图诊断为阵发性室上性心动过速，治疗首选腺苷注射，结合患者风心病二尖瓣狭窄并关闭不全病史，心悸，气急不能平卧，BP 95/70mmHg，心率 170 次/分，两肺底有湿啰音等症状与体征，考虑患者为心力衰竭，治疗首选洋地黄类静脉注射，因此本题答案选 E 选项毛花苷丙。

173. E 本题考查阵发性室上性心动过速的诊断。本题患者 ECG 示 QRS 波形正常，P 波不能明确查见，排除 A、B 选项，心率 200 次/分，律齐，排除 C、D 选项，结合患者阵发性心悸 2 年的病史，及每次突然发生，持续 30 分钟至 1 小时不等的临床表现，符合阵发性室上性心动过速的诊断。因此本题选 E 选项。

174. E 本题患者心电图提示窦性停搏和Ⅲ度房室传导阻滞，结合患者急性下壁、正后壁心肌梗死病史及意识突然丧失，抽搐等临床表现，均提示患者出现血流动力学障碍，治疗应给予起搏治疗。因此本题选 E 选项。

175. B 本题考查房颤的临床表现。本例患者风心病二尖瓣狭窄病史，风心病二尖瓣狭窄最常见的心律失常合并症为房颤，结合患者心率 150 次/分，第一心音强弱不等，节律绝对不规则等体征，诊断为风心病合并房颤。房颤动脉搏动特征为脉搏短绌，因此本题答案为 B 选项。

176. B 本题主要考查二尖瓣关闭不全临床表现。收缩期粗糙的吹风性杂音，出现急性肺水肿时双肺可闻及干、湿性啰音。慢性二尖瓣关闭不全，风心病时瓣叶缩短，导致重度关闭不全时，第一心音减弱。二尖瓣脱垂和冠心病时第一心音多正常。因此，本题答案为 B 选项。

选项。

177. A 有典型主动脉瓣关闭不全的舒张期杂音伴周围血管征，可诊断为主动脉瓣关闭不全，超声心动图可明确诊断。慢性者合并主动脉瓣狭窄或二尖瓣病变，支持风湿性心脏病诊断。患者肱动脉可及枪击音，股动脉处可闻及 Duroziez 杂音，X 线检查示左房、左室大，结合心悸，气短症状，考虑诊断为主动脉瓣关闭不全。本题答案为 A 选项。

178. C 本题了考查主动脉瓣关闭不全治疗。患者心尖部双期杂音，主动脉瓣区双期杂音，有水冲脉，枪击音。超声：二尖瓣前后叶增厚，主动脉瓣右、左冠瓣增厚，考虑诊断为主动脉瓣关闭不全合并二尖瓣病变，手术治疗以瓣膜置换术为主，因此本题答案为 C 选项。

179. B 亚急性感染性心内膜炎，可听到原有心脏病的杂音或原来正常的心脏出现杂音。在病程中杂音性质的改变往往是由于贫血、心动过速或其它血流动力学上的改变所致。体征可有瘀点、线状出血、Roth 斑（视网膜出血斑）、Osler 结节（指/趾垫上的痛性结节）、杵状指，脾肿大伴脾区摩擦音。心电图偶可见急性心肌梗死或房室、室内传导阻滞，提示主动脉瓣环或室间隔脓肿。环形红斑多见于风湿热。因此本题答案为 B 选项。

180. E 本题主要考查感染性心内膜炎治疗。①抗微生物药物治疗：为最重要的治疗措施；②外科治疗：有严重心内并发症或抗生素治疗无效的患者应及时考虑手术治疗。题目中患者风心病合并感染性心内膜炎收入院。感染性心内膜炎有严重心内并发症或抗生素治疗无效的患者应及时考虑手术治疗。因此本题答案为 E 选项。

181. A 典型缩窄性心包炎根据临床表现及实验室检查诊断并不困难。临床上常需与肝硬化、充血性心力衰竭及结核性腹膜炎相鉴别。患者症见气急腹胀，查体见颈静脉怒张，心界不大，心率 100 次/分，腹膨隆，肝大，有压痛，肝颈回流征阳性。腹水征（+），心电图示低电压胸导 T 波低平。综合考虑为缩窄性心包炎，因此本题答案为 A 选项。

182. A　本题主要考查急性心包炎诊断。诊断根据急性起病、典型胸痛、心包摩擦音、特征性的心电图表现。超声心动图检查可以确诊并判断积液量。结合相关病史、全身表现及相应的辅助检查有助于对病因作出诊断。患者发热伴心前区隐痛数日，疼痛与呼吸运动有关，吸气时明显，结合心电图检查，考虑诊断急性心包炎。急性心肌梗死的胸痛不随呼吸改变；肺梗死可有呼吸困难、胸痛、咯血；肺炎可有咳嗽咳痰等症状；急性胸膜炎无心电图 ST 段表现。因此本题答案为 A 选项。

183. E　本题主要考查心包积液临床表现。心音遥远，心脏向两侧增大，肝肿大有压痛与奇脉均为心包积液体征，故本题答案为 E 选项。

184. E　本例患者 ECG 示：房率慢于室率，两者无固定关系，QRS 波增宽为 0.12 秒，可见室性融合波，考虑为室性心律失常，排除 A、B、C 选项，结合患者冠心病，急性心梗病史，突感头晕心悸胸闷，BP 90/60mmHg，心率 110 次/分，节律不是绝对匀齐，心尖部第一心音强弱不等等症状与体征，考虑诊断为室性心动过速，因此本题答案为 E 选项。

185. D　LA 代表左房内径 > 28 ~ 32mm；LV 代表左室内径 > 45 ~ 55mm，左房左室大。EF 30% < 50%，有心衰存在。同时左右心衰症状明显，应积极抗心衰治疗，争取时机做主动脉瓣人工瓣膜置换术。故选 D。

186. A　根据心脏杂音判断，该患者肺动

脉狭窄，导致右心室收缩时，后阻力增大，可增加右心室后负荷。长期右心室后负荷增加最终会导致右心衰竭、心功能下降，从而出现体循环淤血的症状和体征。故选 A。

187. B　胸骨左缘第二肋间收缩期杂音 Ⅱ级，呈吹风样，P₂ 亢进伴分裂，并可闻及收缩期喷射音为三尖瓣关闭不全，容量负荷是指心脏舒张时所承受的负荷。如三尖瓣关闭不全可引起右心室容量负荷加重，故选 B。

188. A　洋地黄中毒主要表现为各种不同类型的心律失常。中毒者可出现心律失常，引起心律失常类型及严重程度与心脏原有疾病有关。中毒量强心苷对健康心脏主要引起缓慢性心律失常，如窦性心动过缓、房室传导阻滞，较少发生期前收缩或快速心律失常。对严重器质性心脏病者，易引起快速性心律失常，最常见的是室性期前收缩，最严重的是室性心动过速、心室扑动及心室颤动。故选 A。

189. A　一旦房颤病人的心室率变得规则，应考虑以下的可能性：恢复窦性心律；转变为房性心动过速；转变为房扑（固定的房室传导比率）；发生房室交界性心动过速或室性心动过速。如心室率变为慢而规则（30 ~ 60 次/分），提示可能出现完全性房室传导阻滞，最常见的原因为洋地黄中毒。该患者慢性房颤，洋地黄治疗过程中，心室率变慢变规则，所以可能为洋地黄中毒，故选 A。

190. E　毛花苷丙为快速强心药，能加强心肌收缩，减慢心率与传导，但作用快而蓄积性小，治疗量与中毒量之间的差距较大于其他洋地黄类强心苷。故选 E。

191. D　二度 Ⅰ 型房室传导阻滞患者通常无明显症状，如果有症状，大多会感到心悸或心跳骤停。如果心室率不太慢，则无需特殊治疗。如果患者症状明显，应根据不同的原因进

行相应的治疗，避免各种诱发因素。同时密切观察心电图变化，预防心律失常。如有必要，可以考虑药物治疗。故选 D。

192. A 心室起搏适应证，主要见于如下急性心肌梗死期发生的窦性心动过缓、二或三度房室传导阻滞；心脏外科围手术期的房室传导阻滞、窦性心动过缓、房颤时的长 RR 间期等；药物所导致的心动过缓。故选 A。

193. A 葡萄糖酸钙作为钙补充剂，可以治疗低血钙，同时抵消钙拮抗剂作用，治疗钙拮抗剂中毒。急性高钾血症时，高血钾会抑制钙离子内流，使心肌兴奋收缩 – 耦联机制障碍，从而使心肌收缩性减弱，补充钙剂后还会使钙离子竞争性内流增强，心肌收缩力增强。用 10% 的葡萄糖酸钙溶液缓慢静脉注射治疗，可以促使钾离子转入细胞内，从而使血液中的钾离子可以迅速地下降。故选 A。

194. C 患者表现为室速，伴有血压下降或心力衰竭者首选同步直流电击复律，转复后再用利多卡因维持。故选 C。

195. B 室间隔缺损患者心脏检查的特征为第一心音正常，第二心音增强、分裂，胸骨左缘第 3 ~ 4 肋间闻及 4/6 级全收缩期杂音，答案选 B。

196. D 人工心脏起搏器的适应证主要是慢性严重心率过缓、心律失常、心动过速以及传导系统功能障碍等。故选 D。

197. B 缓慢性心律失常的患者，可以给予肾上腺素或者异丙肾上腺素等药物，以提高心率，还可以使用多巴胺或者多巴酚丁胺，也有提高心率的作用，但是提高心率的药物往往只能够在短期使用，长期应用效果不稳定，因此在未建立静脉通道时，若出现缓慢性心律失常，可以给予肾上腺素，故选 B。

198. C 心脏 B 超示室间隔与左室后壁之比达 1.4，提示为肥厚型心肌病。首选血管紧张素转换酶抑制剂（ACEI）依那普利，ACEI 可抑制血管紧张素 Ⅱ（Ang Ⅱ）的生成，减少 Ang Ⅱ 对心肌及血管平滑肌细胞的促增生作用；减轻醛固酮的促进心肌间质纤维化作用。长期应用 ACEI 能可抑制和逆转心血管重构，减轻左室重量，改善心肌硬度。不能耐受 ACEI 者可选用 ARB。故选 C。

199. C 高血压脑病是指在高血压病程中因血压急剧、持续升高导致的急性脑循环障碍综合征。任何类型高血压只要血压显著升高，均可引起高血压脑病先有严重的弥漫性头痛，清晨较明显。初呈兴奋、烦躁不安，继而精神萎靡、嗜睡。若病情继续进展，脑水肿加剧，则在数小时或 1 ~ 2 天内出现意识模糊，甚至昏迷。除神志改变外，还常伴有呕吐，有时呈喷射性。故选 C。

200. D 血管紧张素转换酶抑制剂具有预防和逆转心肌和血管重构，这类药物没有反射性心率加快，具有快而强的降压作用，可降低外周阻力，增加肾血流量。如卡托普利，依那普利。主要用于治疗高血压病，适用于伴有充血性心力衰竭，糖尿病及胰岛素抵抗，急性心肌梗死和左心室肥大的高血压患者。故选 D。

201. C 该病例血压高且伴下肢水肿，心率增快。卡托普利是一种血管紧张素转化酶抑制剂，被应用于治疗高血压和某些类型的充血性心力衰竭，因此选择卡托普利。故此题选 C。

202. D 该病例血压增高，血浆肾素增高。因为患者体内肾素原发性增多，激活了血管紧张素，导致醛固酮分泌增多，引起钠离子重吸收增加，需要合并应用利尿剂排钠。美托洛尔，用于治疗各型高血压（可与利尿药和血管扩张剂合用）及心绞痛。静脉注射对心律失常、特别是室上性心律失常也有效。故此题选 D。

203. E　主动脉缩窄典型的体检结果，包括上肢的强脉和高血压，股动脉搏动减弱或延迟，以及血压梯度，下肢动脉血压低或不能取得。故此题选 E。

204. C　硝普钠可快速缓解高血压急症的相关症状，如血压突然和显著升高时出现的剧烈头痛、恶心，用于高血压急症，如高血压危象、高血压脑病、恶性高血压、嗜铬细胞瘤手术前后阵发性高血压等的紧急降压，也可用于外科麻醉期间进行控制性降压；用于急性心力衰竭，包括急性肺水肿。亦用于急性心肌梗死或瓣膜（二尖瓣或主动脉瓣）关闭不全时的急性心力衰竭。故选 C。

205. B　高血压的病人血压治疗的目标，一般高血压病人血压降至 140/90mmHg 汞柱以下。如果老年人大于 65 岁的高血压病人，血压可以降至 150/100mmHg 以下。如果能够耐受，可以进一步降至 140/90mmHg 以下。一般糖尿病和慢性肾病患者的血压目标可以适当地降低到 160/80mmHg。降低血压可以最大限度地降低心脑血管疾病的发病和死亡等危害。故选 B。

206. C　CPK：肌酸磷酸激酶（CPK）又称为肌酸肌酶（CK），6h 开始升高，12~24h 达高峰，3~4 天降至正常，特异性差。LDH：乳酸脱氢酶，出现较晚，在急性心梗发作后 8~12h 出现在血液中，48~72h 达峰值，7~12d 恢复正常。GPT：即 ALT，丙氨酸氨基转移酶；GOT：即 AST，门冬氨酸氨基转移酶；γ-GT：γ-谷氨酰转移酶在起病 6~12 小时后升高，24~48 小时达高峰，3~6 天降至正常。故选 C。

207. A　在发生心肌梗死后（陈旧性心肌梗死），经过一个阶段无痛期后，在休息时反复出现心绞痛发作。心绞痛时伴有恶心、呕吐、大汗和心动过速，或伴有心功能不全、严重心律失常、血压大幅度波动等，同时心电图示 sT 段一时性明显抬高（变异型心绞痛）或压低，T 波倒置或增高"假性正常化"，应考虑再梗死。故此题选 A。

208. C　该病例"发作数秒钟，含硝酸甘油 1~2 秒疼痛即消失"，不符合心绞痛的典型表现。硝酸甘油一般舌下给药约 2~3 分钟起效，5 分钟达最大效应，血药浓度峰值为 2~3ng/ml，作用持续 10~30 分钟。因此不可能在服用后 1~2 秒即起效，提示疼痛的缓解与服用硝酸甘油无关。心脏神经官能症是神经官能症的一种特殊类型，临床以心血管系统功能失常为主要表现，可兼有神经官能症的其他症状。青壮年女性多见，出现心血管系统的症状多种多样，时轻时重但多不严重，一般无器质性心脏病证据，但可与器质性心脏病同时存在或在后者的基础上发生。故此题选 C。

209. E　患者考虑心梗。在再灌注时代之前的研究已证明，β 受体拮抗剂能降低 AMI 患者的心室颤动的发生率。在 AMI 最初几个小时，使用 β 受体拮抗剂可以限制梗死面积，并能缓解疼痛，减少镇静剂的应用。在无禁忌证的情况下要尽早常规应用。先静脉推注，后改口服。关于 CCB 类药物在心梗治疗中的作用，研究一直未能显示其能降低 MI 后的死亡率，并且显示它对某些心血管病有害。地尔硫草和维拉帕米可以缓解或控制 MI 后无心衰、左室功能不全或房室传导阻滞的进行性缺血或快速心房颤动且 β 受体拮抗剂无效的患者。故此题选 E。

210. A　急性心肌梗死后数小时内为早期超级性损伤期，可表现为尚无异常或异常高大且两肢不对称的 T 波，它是由于心肌严重缺血，细胞内钾外逸引起心肌局部高压所致，故选 A。

211. A 心肌梗死后肌酸激酶 CK、肌酸激酶同工酶 CK－MB、LDH、天门冬酸氨基转化酶 AST、肌红蛋白、肌钙蛋白等都有明显的升高。首先出现的是肌红蛋白，发病后 2 个小时内增加，12 个小时后出现峰值，24～48 小时后恢复正常。故选 A。

212. D 卧位型心绞痛是指平卧时发生的心绞痛，ST 段显著压低，多表现在左心导联，特别是前侧壁、心尖部的心肌缺血。故选 D。

213. E 后壁心肌梗死心电图可表现为①V$_1$、V$_2$ 导联出现高 R 波，ST 段呈弓背向下压低，T 波直立高耸对称，并排除引起右胸前导联 R 波增高的其他原因。②V$_7$～V$_9$ 导联出现病理性 Q 波，V$_7$ 导联 Q/R 大于 1/3，V$_8$ 导联 Q/R 大于 1/2，V$_9$ 导联 Q/R 大于 1，Q 波时限大于等于 0.04 秒，故选 E。

214. C 尼群地平有较轻的降压作用，主要扩张脑血管；硝苯吡啶主要作用于血管、降压、扩张冠状动脉；美托洛尔降压、减慢心率、扩张冠状动脉；巯甲丙脯酸即卡托普利，扩血管、抑制 RAAS；硝酸甘油扩张冠状动脉、扩张周围静脉。该患者高血压、心率快、心绞痛，应首选美托洛尔，可以降压、减慢心率、扩张冠状动脉。因患者高血压病 3 级，应考虑与其他药联合使用。故选 C。

215. C 变异型心绞痛一般是心肌缺血引发。变异型心绞痛发病无典型诱因，大多患者在休息状态下，如凌晨、夜间发作，疼痛程度比普通心绞痛要重，变异型心绞痛不发作时，心电图可以正常或者有轻度的 ST 段下移、T 波低平或者轻倒置，故选 C。

216. A 心肌疾病病毒感染的阳性指标是

发病后 3 周间两次血清的抗体滴定度有 4 倍增高。故选 A。

217. E 急性病毒性心肌炎临床症状较多样，可轻可重，较轻患者仅表现为心悸、心律不齐或者胸闷和气短，严重的暴发性急性病毒性心肌炎，起病后症状明显且严重，可出现喘憋、呼吸困难等心力衰竭表现。约 2/3 患者以室性期前收缩为主要表现，也可除期前收缩外无其他心电图改变，故选 E。

218. D 扩张型心肌病本身具有的特征就是左、右心室，或者两侧心室出现了明显的扩大，随着心室的扩大，会伴随有心脏的收缩功能的减退，就会出现心力衰竭。水肿和气短是常见表现，故选 D。

219. B 二尖瓣狭窄杂音的体征是为局限性心尖区隆隆样或者雷鸣样舒张期杂音。其次体征为第一心音亢进，二尖瓣开放时产生的拍击音和肺动脉区的第二心音亢进，超声心动图可显示二尖瓣前叶 EF 斜率和 CE 幅度降低，心动图 Q 波与二尖瓣前瓣 C 点间期延长，后叶与前叶呈同向运动的城垛样改变等。二维超声可见瓣叶增厚，回声增强，舒张期前后瓣的尖部不能分离，开放活动受限，瓣口面积明显缩小等。故选 B。

220. D 该患者"既往有关节痛史，劳累后心悸，气短 3 年，下肢水肿 3 个月，左右心室扩大，左房增大，食管局限压迹，血压 130/50mmHg，有枪击音"既往有关节痛史伴左右心室扩大、下肢水肿提示风湿性瓣膜病的可能；枪击音主要见于脉压增大的患者，如主动脉瓣关闭不全、动脉导管未闭、甲状腺功能亢进症、严重贫血等。因此考虑风心病二尖瓣狭窄，主动脉瓣关闭不全，故此题选 D。

221. E 服用洋地黄类药物过程中，心律突然转变，是诊断洋地黄中毒的重要依据。如心率突然显著减慢或加速，由不规则转为规则，或由规则转为有特殊规律的不规则，提示洋地黄类药物中毒，需要立即停药。故此题选 E。

222. E 胸骨右缘第二肋间可闻及 3 级收缩期喷射性杂音，该处可以触到收缩期震颤，提示主动脉瓣关闭不全。胸骨左缘第 3 肋间有舒张期哈气样杂音，提示肺动脉高压，间接提示主动脉瓣狭窄。故选 E。

223. C 如果出现发热、胸痛、呼吸困难、心动过速和原因不明的体静脉淤血或心影扩大，应该考虑急性心包炎伴有渗液的可能。心电图示低电压、ST - T 的改变而 QT 间期不延长等有利于心包炎的诊断。该患者发热、胸痛、气急、心界扩大，体静脉淤血，心电图提示心动过速、低电压，符合急性心包炎表现。急性心肌梗死、感染性心内膜炎、病毒性心肌炎都无心界明显扩大。扩张型心肌病心电图可有 Q 波改变。故选 C。

224. D 奇脉是当吸气时脉搏显著减弱或消失。由于心包腔内压力升高，使心室舒张充盈受限，吸气时身体静脉回流受限，右心室排入肺循环血量减少，而肺循环受呼吸负压影响，肺血管扩张，致使肺静脉回流入左心的血量减少，左心输出量减少，以致脉搏减弱甚至消失。常见于右心衰竭、心包积液和缩窄性心包炎。该患者高度怀疑心包积血，心包腔内压力升高，可有奇脉。短绌脉，在同一单位时间内脉率少于心率，见于房颤。交替脉，指脉律正常而脉搏强弱交替出现的一种病理现象，往往提示左心功能不全。水冲脉系脉压差增大所致，见于主动脉瓣关闭不全，甲亢，动脉导管未闭及严重贫血。细脉见于休克等。故选 D。

225. D 房间隔缺损心电图显示不完全右

束支阻滞，X 线显示肺门舞蹈，肺动脉瓣第二心音增强，超声心动图显示右心房、右心室增大。右心导管检查显示右房、右室血氧饱和度升高。

226. D 关于闭塞性周围动脉粥样硬化症的预后：与同时并存的冠心病、脑血管疾病密切有关。经血管造影证实约 50% 有肢体缺血症状的患者同时有冠心病。寿命表分析表明，间歇性跛行患者 5 年生存率为 70%，10 年生存率为 50%。死亡者大多死于心肌梗死或猝死，直接死于周围血管闭塞的比例甚小。伴有糖尿病及吸烟患者预后更差。约 5% 患者需行截肢术。

227. D 左心衰又发生右心衰后会出现呼吸困难等症状减轻。原因是左心衰主要是肺淤血，病人出现喘息、呼吸困难等症状。右心衰时右心功能障碍引起右心室到肺动脉血流减少，肺充血减少。主要是包括回心血量增加的心脏负荷不能耐受，患者出现全身液体的潴留，包括肺的淤血、重要脏器的瘀血和下肢水肿，颈静脉怒张等。故选 D。

228. E 该患者有地高辛服用史，出现完全性房室传导阻滞，心率 40 次/分，提示洋地黄中毒。对于缓慢性心律失常的患者，如果发生重度房室传导阻滞、窦性心动过缓等症状，可应用阿托品口服或者静脉注射。如果无效，可用异丙肾上腺素加入葡萄糖溶液中静脉点滴，药物治疗无效的患者，需要安装心内临时起搏器。呋塞米可以引起低钾血症和低镁血症，会增加洋地黄中毒的程度。故选 E。

229. E 肺淤血是指肺部局部血管出现血液淤积，通常由左心衰竭引起，左心腔内压力升高，阻碍肺静脉回流，造成肺淤血。肺淤血时肺体积增大，呈暗红色，切面流出泡沫状红色血性液体。肺淤血的患者临床表现为气促、缺氧、发绀，咳嗽时咳出大量浆液性粉红色泡沫痰液。故选 E。

230. A 患者青少年女性，活动后胸闷、气短，3 周前曾咳嗽持续发热 1 周，提示病毒感染史。查体：心率加快，频发早搏，心尖区可闻及 2/6 级收缩期杂音。实验室检查：血肌钙蛋白升高。患者临床表现及检查于病毒性心肌炎相符，故该患者最可能的诊断是病毒性心肌炎。急性心肌梗死虽有血肌钙蛋白升高、心率增快，但一般起病急骤，常伴特征性的心电图改变，多无前驱感染史。急性肺栓塞主要变现为突然发生的呼吸困难、剧烈胸痛、发热、咯血等。慢性心力衰竭多发生于老年患者，主要变现为劳力性呼吸困难、颈静脉怒张、水肿等。感染性心内膜炎多有发热、心脏瓣膜可变杂音等体征，不会出现血清肌钙蛋白升高。故选 A。

231. D 患者活动后心悸、气促症状，肺动脉瓣第一心音亢进并固定分裂，胸骨左缘第 2~3 肋间可闻及 2/6 级收缩期喷射样杂音体征，提示肺动脉瓣相对狭窄。房间隔缺损，左房压力高于右房，造成左向右分流，造成右心房血容量增多，患者 X 线检查、心电图和超声心动图等辅助检查结果符合房间隔缺损。肺动脉狭窄时，听到的心脏杂音应该是 4/6 级以上的杂音；直背综合征 X 线可见脊柱、胸廓异常；室间隔缺损超声心动图可见室间隔缺如；主动脉狭窄可在主动脉瓣区（胸骨右缘 2 肋间）闻及 3 级以上喷射性收缩期杂音。故本题答案为 D 选项。

三、A3/A4 型题

232. C 依据心力衰竭诊断要点，结合患者高血压、冠心病病史，气急、咳嗽、泡沫样痰症状及端坐呼吸，BP，心率及双肺底湿性啰音等体征，根据患者的疾病史和临床表现，

考虑患者为急性左心衰发作。选 C。

233. D 患者长期服用硝苯地平及 β 受体阻滞剂，突然病情加重考虑 β 受体阻滞剂的负性肌力作所致，选 D。

234. C 利尿剂为减轻心脏前负荷，不能增加心排血量，选 C。

235. C 嗜铬细胞瘤可导致血糖升高，血钾降低，发作时可伴有心悸、气短、胸部压抑、头痛、面色苍白、大量出汗、视力模糊等。发作缓解后患者极度疲劳、衰弱，可出现面部等皮肤潮红。发作可由体位突然改变，情绪激动、剧烈运动、咳嗽及大小便等活动引发。该患者阵发性血压升高，伴心悸、发作性头痛、出汗、面色苍白等症状，考虑诊断为嗜铬细胞瘤，因此本题答案为 C 选项。

236. D 嗜铬细胞瘤在发作期间可测定血或尿儿茶酚胺或其代谢产物 3 - 甲氧基 - 4 羟基苦杏仁酸（VMA），如有显著增高，提示嗜铬细胞瘤。超声、放射性核素、CT 或 MRI 可作定位诊断。因此本题答案为 D 选项。

237. A 嗜铬细胞瘤在发作期间可测定血或尿儿茶酚胺或其代谢产物 3 - 甲氧基 - 4 羟基苦杏仁酸（VMA），如有显著增高，提示嗜铬细胞瘤。因此本题答案为 A 选项。

238. C 患者前后测得血压分别为 155/85mmHg 和 BP 162/80mmHg，两次均仅有收缩压升高而舒张压正常，考虑诊断为单纯收缩期高血压。因此本题答案为 C 选项。

239. D 小动脉病变是高血压最重要的病理改变。早期以小动脉痉挛为主。长期以小动脉内膜玻璃样变为主，中层平滑肌细胞增殖、肥大和增厚，出现血管壁的重构，为阻力小动脉非肥厚重构或者是肥厚型重构。因此本题答案为 D 选项。

240. A 高血压全身小动脉病变则主要是壁/腔比值增加和管腔内径缩小，因此 A 选项错误。

241. E 患者活动时或饱餐后剑突下疼痛，疼痛剧烈持续 2 小时不能缓解，并向胸部及后背部放射，伴憋闷、大汗等症状，考虑诊断为急性心肌梗死。因此本题答案为 E 选项。

242. D 心肌酶谱检查用于心肌梗死的诊断，特别是非 ST 段抬高性 MI，血清肌钙蛋白测定的诊断价值更大。亦是心绞痛与心肌梗死的鉴别诊断。因此，本题答案为 D 选项。

243. B ST 段抬高型心肌梗死多为完全堵塞冠状动脉的红血栓所致，而红血栓的主要成分之一是纤维蛋白，溶栓药物能够促进血栓的裂解并达到开通冠状动脉血管、恢复心肌灌注的目的。无条件施行介入治疗或因患者就诊延误、转送患者到可施行介入治疗的单位将会错过再灌注时机，如无禁忌证应立即（接诊患者后 30 分钟内）行溶栓治疗。因此本题答案为 B 选项。

244. A 患者高血压病史，活动平板、Holter 及冠脉造影等检查均提示患者存在心肌缺血。睡眠过程疼痛而醒，发作时 ECG 显示 $V_5 \sim V_6$ 导联 ST 段抬高，提示患者存在静息型心绞痛，且为左冠脉前降支的范围。冠状动脉痉挛指各种原因引起的冠状动脉一过性收缩，引起血管不完全性或完全性闭塞，从而导致心肌缺血，产生心绞痛、心律失常、心肌梗死及猝死的临床综合征，一般具有自行缓解的特性，且多发生在夜间，心电图和常规冠状动脉造影难以捕捉。所以可推测患者为不稳定心绞痛合并冠脉痉挛。结合血心肌酶检查，排除心肌梗死。相关血管完全堵塞时，会造成心肌缺血，心肌酶也会相应升高。因此本题答案为 A 选项。

245. B 冠状动脉痉挛内科治疗首选钙通道阻滞剂，钙通道阻滞剂阻止 Ca^{2+} 进入细胞内，降低了细胞内 Ca^{2+} 的浓度，从而抑制了 Ca^{2+} 调节细胞的功能，造成心脏的负性肌力、负性频率、负性传导和对血管平滑肌的舒张，对血小板的释放和聚集也有抑制作用。忌用 β 受体拮抗剂，因为会造成冠脉收缩，加重心绞痛。因此本题答案为 B 选项。

246. C 经内科药物治疗病情仍反复不能缓解者，经检查存在急诊 PTCA 术（急诊经皮冠状动脉腔内成形术）加放支架的指征，可进一步 PCI 治疗，这是最安全有效的方法。非 ST 段心肌梗死禁用溶栓治疗。急性心梗伴有心源性休克时，可选择体外反搏治疗。心肌激光打孔，建立侧支循环适应证：①弥漫性冠状动脉病变，血管纤细，无法行冠状动脉气囊扩张或冠状动脉搭桥手术者。②顽固性心绞痛患者，由于合并其他脏器病变，冠状动脉搭桥手术危险性较大者。③多次冠状动脉气囊扩张和冠状动脉搭桥术后症状复发，用于血管桥的自身血管已耗尽，无法再次手术者。④冠状动脉搭桥手术时，部分血管由于病变广泛，内径纤细无法行血管重建。手术时可将该血管分布区域进行激光打孔，以达到心肌血管完全重建的目的。高压氧疗法只能缓解，不能达到治疗疾病的效果。因此本题答案为 C 选项。

247. D 患者症见活动后胸痛、呼吸困难，查体胸骨左缘下段粗糙喷射样收缩期杂音提示流出道梗阻，超声心动图示：室间隔与左室后壁之比为 1.3 : 1 以上，综合诊断为梗阻性肥厚型心肌病。因此本题答案为 D 选项。

248. C β 受体拮抗剂是梗阻型 HCM 的一线治疗用药。非二氢吡啶类钙通道阻滞剂也具有负性变时和减弱心肌收缩力作用，可改善心室舒张功能，对减轻左心室流出道梗阻也有一定治疗效果，可用于那些不能耐受 β 受体拮抗剂的病人。由于担心 β 受体拮抗剂与钙通道阻滞剂联合治疗出现心率过缓和低血压，一般不建议合用。因此本题答案为 C 选项。

249. A 超声心动图是诊断及评估 DCM 最常用的重要检查手段。因此本题答案为 A 选项。

250. A 扩张型心肌病的临床表现有充血性心力衰竭的症状和体征，栓塞或猝死，常合并各种类型的心律失常。因此本题答案为 A 选项。

251. D 考虑患者为扩张型心肌病，胺碘酮适用于器质性心脏病的心律失常，因此首选胺碘酮药物治疗。本题答案为 D 选项。

252. C 患者既往发热、咽痛病史，症见心悸、气短，查体心脏增大，心电图示心动过速等心律失常，综合诊断为病毒性心肌炎。因此本题答案为 C 选项。

253. A 心内膜心肌活检虽可以确诊本病，但因其有创，主要用于病情急重、治疗反应差、原因不明的病人，对于轻症患者，一般不常规检查。该患者首选心肌标记物检查，可有心肌肌酸激酶及肌钙蛋白增高。因此本题答案为 A 选项。

254. D 心房颤动会有心音强弱不等，一快一慢，长间隙、短间隙可能都会有，且患者伴有心悸。故选 D。

255. A 该病人有心脏病史，心率和脉率不一致，心律不齐，第一心音强弱不等，这些都是心房颤动的特点。听诊心尖部有舒张期隆隆样杂音，说明有二尖瓣狭窄，二尖瓣狭窄病人常见的心律失常是心房颤动，因此该病人听诊的发现最可能是心房颤动。而对心律失常的定性诊断，心电图是最简单而可靠、确定心房颤动的最好检查方法。所以选择 A。

256. A 本例患者心电图示心率 160 次/分，QRS 波群规则、形态正常，QRS 波群后可见 P' 波，PR 间期约 80ms。结合按压颈动脉窦可使心率减慢，以及突然发作，突然终止的特点，考虑诊断为阵发性室上性心动过速。因此本题答案为 A 选项。

257. A 食管心电生理检查将食管电极经鼻腔送入食管的心房水平，可记录心房和心室电活动（食管心电图），并能进行心房快速起搏或程序电刺激，常用于鉴别室上性心动过速的类型，鉴别室性心动过速与室上性心动过速伴室内差异性传导，可进一步明确诊断。因此本题答案为 A 选项。

258. B 阵发性室上性心动过速的治疗首选腺苷，腺苷无效时可改用维拉帕米，这两类药物有效率达 90% 以上。因此本题答案为 B 选项。

259. C 本例患者心电图示持续性室性心动过速，室性心动过速心电图特征为：3 个或以上的室性期前收缩连续出现；QRS 波群形态畸形，时限超过 0.12 秒；ST－T 波方向与 QRS 波群主波方向相反；心室率通常为 100～250 次/分；心房独立活动与 QRS 波群无固定关系，形成室房分离；偶尔个别或所有心室激动逆传夺获心房；通常发作突然开始；心室夺获与室性融合波的存在对确立室性心动过速诊断提供重要依据。临床表现可见颈静脉间歇出现巨大 a 波，因此，选项 A、D、E 正确，持续性室性心动过速即发作时间超过 30s，因此 B 选项正确，故本题室性心动过速的心电图特征，不符合的为 C 选项。

260. D 心室夺获与室性融合波的存在对确立室性心动过速诊断提供重要依据，房室分离亦为室性心动过速的特征性表现，因此本题答案为 D 选项。

261. A 室性心动过速的治疗原则为有器质性心脏病或有明确诱因应首先给以针对性治疗；无器质性心脏病患者发生非持续性短暂室速，如无症状或血流动力学影响，处理的原则与室性期前收缩相同（无明显症状，不必治疗。症状明显，治疗以消除症状为目的）；持续性室速发作，无论有无器质性心脏病，应给予治疗。因此，本题 B、C、D、E 选项正确，结合题意，不包括的为 A 选项。

262. A 病态窦房结综合征临床表现轻重不一，可呈间歇发作。多以心率缓慢所致的脑、心、肾等脏器供血不足引起的症状，尤其是脑血供不足引起的症状为主。轻者可出现乏力、头昏、眼花、失眠、记忆力差、反应迟钝或易激动等，常易被误诊为神经官能症，特别是老年人还易被误诊为脑卒中或衰老综合征。严重者可引起短暂黑蒙、先兆晕厥、晕厥或阿－斯综合征发作。部分患者合并短阵室上性快速性心律失常发作，又称慢－快综合征。严重心动过缓或心动过速除引起心悸外，还可加重原有心脏病症状，引起心力衰竭或心绞痛。慢－快综合征还可能导致血管栓塞症状。本例患者近 1 年频繁发作晕厥，每次发作均有短暂意识丧失，结合患者心电图窦性心动过缓（心室率48 次/分），可见房室交界区性逸搏与房性早搏，考虑诊断为病态窦房结综合征。癫痫发作多以抽搐为主，癫痫小发作则以短暂意识障碍为特征，多见于 2～3 岁以后的儿童，发作时意识突然丧失，静止、不语、双眼凝视、过后无记忆。室性心动过速、预激综合征心率增快。室颤基本不能自行缓解。因此本题选项为 A 选项。

263. B 多巴酚丁胺试验包括多巴酚丁胺负荷试验及多巴酚丁胺激发试验。多巴酚丁胺负荷试验适应证为：①可疑冠心病患者，尤其年老体弱或伴有下肢骨折关节疾患、神经与肌肉疾病，不能进行运动试验者；②择期进行心血管或非心血管大手术的中老年患者，评价冠状动脉储备能力及心脏事件危险；③评价冠心病患者的疗效；④筛选冠状动脉血管重建术或冠状动脉旁路移植手术后可能存在的再狭窄。多巴酚丁胺激发试验适应证为常用于不能进行运动负荷试验者。多巴酚丁胺试验可了解心肌缺血的程度和范围。固有心率测定、Holter 记录、阿托品试验及食管心房调搏术均可以用于病态窦房结综合征的检测。故选 B。

264. D 麻黄碱、阿托品、异丙肾上腺素都是提高心率的疗法，但常可诱发快速心律失常，如快速室性心律失常。PCI 针对于冠状动脉供血不足的患者，为对因治疗。而安置人工心脏起搏器为最好的方法，最为安全有效。因此本题答案为 D 选项。

265. C 患者颈静脉怒张，肝肿大，双下肢压陷性水肿是体循环淤血表现，提示右心功能不全，右心功能不全由肺动脉高压所致，常见者有肺心病及二尖瓣狭窄晚期，心尖部可听到舒张期杂音。故选 C。

266. A 二尖瓣狭窄时通过主动脉瓣的血流量减少，故心尖部第二心音不会增强。答案选 A。

267. B 患者双下肢水肿和湿性啰音最可能是心衰，判断心衰最有效的就是超声心动图，检查瓣膜状态及 EF 等指标，答案选 B。

268. B 心电图 $V_1 \sim V_3$ 导联的 ST 段抬高，可以考虑前间隔心肌梗死的可能。患者疑似心衰，心脏收缩能力减弱，引起的室间隔运动减弱。以急性心肌梗塞为多见。心室壁肥厚 ST 段压低，而非抬高。左房扩大表现为 P 波增宽或者双峰 P 波。弥漫性室壁运动减弱提示扩张性心肌病，一般有 Q 波异常。二尖瓣反流轻者心电图无异常，重者 ST 段压低。答案选 B。

269. B　二度Ⅱ型房室传导阻滞的心电图特点可以表现为 PR 间期正常或者 PR 间期延长，P 波下传，传导到心室，产生 QRS 波群，但是有可能突然 P 波未下传，可导致 QRS 波群脱落；之后重整周期，P 波再次下传到心室，重新出现 QRS 波群。该患者 PR 间期 0.22 秒＞0.12～0.20 秒，所以 PR 间期恒定且延长，并有 QRS 波群脱落，故考虑二度Ⅱ型房室阻滞。一度房室传导阻滞 QRS 波无脱落。二度Ⅰ型房室阻滞 PR 间期进行性延长，伴有 QRS 波脱落。三度房室传导阻滞是房室分离，P 波与 QRS 波各自独立。窦房阻滞表现为 P 波异常。符合答案选 B。

270. B　二度Ⅱ型以上的房室传导阻滞叫作高度房室传导阻滞，如果心跳过慢需要置入起搏器。答案选 B。

271. D　Holter 常用于常规检查不能明确病因的晕厥、近似晕厥、癫痫样发作、有血流动力学紊乱的发作性心悸、头晕、胸痛，预期发作间隔超过 1 个月，怀疑系心律失常所致的患者。答案选 D。

272. E　尖端扭转型室性心动过速的心电图特点 基础心律时 QT 延长、T 波宽大、U 波明显、侧融合。答案选 E。

273. B　鉴别属于生理性还是病理性，可以短时间快速蹲立运动，再测心率是否上升，正常人会心率增加，病态窦房结综合征患者无明显上升。答案选 B。

274. B　阿托品试验是心内科比较常用的一种检查方法，主要是用于检查心动过缓原因。在出现心跳速度比较缓慢的情况下，可以使用这种方法来做检查，主要是把一种阿托品注射到人体当中的，在注射之后需要使用心电图来做检查，及时了解心跳的情况。答案选 B。

275. B　室内双分支传导阻滞会出现 PR 间期延长，QRS 波增宽，V_1、V_2 呈 rS，V_5 呈 R 型，R 支粗钝。该患者 PR 间期 0.26s＞0.20s，属于 PR 间期延长；QRS 波群时限≥0.12s，属于 QRS 波增宽；V_1、V_2 呈 rS，V_5 呈 R 型，R 支粗钝，完全符合室内双分支传导阻滞的心电图特点。左束支阻滞：QRS 时限≥0.12s；V_5、V_6 导联 R 波宽大，顶部有切迹或粗钝，其前方无 q 波；V_1、V_2 导联呈宽阔的 QS 波或 rS 波形；T 波与 QRS 主波方向相反。左前分支阻滞：QRS 电轴左偏；Ⅰ、aVL 导联呈 qR 波，Ⅱ、Ⅲ、aVF 导联呈 rS 图形，QRS 时限＜0.12s。左后分支阻滞：QRS 电轴右偏；Ⅰ导联呈 rS 波，Ⅱ、Ⅲ、aVF 导联呈 qR 波，且 RⅢ＞RⅡ，QRS 时限小于 0.12s，答案选 B。

276. A　慢性束支传导阻滞的患者如无症状，无需接受治疗；由于双分支与不完全性三分支阻滞有可能进展为完全性房室阻滞，所以慢性双分支、三分支阻滞，伴有 Adams - Stokes 综合征发作者，应及早考虑心脏起搏器治疗。该患者有冠心病史，室内慢性双分支传导阻滞伴有阿 - 斯综合征发作，应及早安置植入性心脏起搏器。答案选 A。

277. B　高脂饮食不利于降低血胆固醇、三酰甘油，答案选 B。

278. C　心肌核素检查是一种通过放射性核素显影的方法，主要用于评价心肌的血流、代谢、活性以及心室功能，进而判断心肌缺血或坏死判断心脏疾病的检查项目。该患者只是高血压、高血脂，未确诊冠心病及心肌损伤，不必做心肌核素扫描。而且体检应做简单且有提示功能的检查，而非首选复杂的项目。答案选 C。

279. A　患者由于高血压，心室舒张末期压力升高，静脉回流受阻，引起静脉瘀血和静脉压的增高，心功能进入失代偿期，答案选 A。

280. B 肺心病患者进入心功能失代偿期时，心功能明显下降，气促症状会较前更加明显，最早出现劳力性气促，答案选 B。

281. A 对于高血压患者继发出现心功能不全，应先治疗原发病，使用动脉扩张剂降低外周阻力，答案选 A.

282. B 急性前间壁心肌梗死时，心电图表现为 $V_1 \sim V_4$ 导联 ST 段弓背向上的抬高，出现异常 Q 波，答案选 B。

283. C 急性心肌梗死后出现的心律失常必须及时消除，以免演变成严重的恶性心律失常甚至猝死。一旦发现室性期前收缩或室速，立即用利多卡因静脉注射，直至期前收缩消失或总量已达 30mg，继以 $1 \sim 3mg/min$ 的速度静脉滴注维持，如果室性心律失常反复，可用胺碘酮。答案选 C。

284. A Killlip 分级用于评估急性心肌梗死患者心功能分级。Ⅰ级、无心力衰竭，听诊双肺无湿性啰音。Ⅱ级、轻至中度的心力衰竭，听诊双肺啰音的范围小于肺部的 50%。Ⅲ级、重度心力衰竭，出现了肺水肿，听诊双肺啰音的范围大于两肺的 50%。Ⅳ级、心源性休克，患者出现血压下降，收缩压小于 90mmHg，尿少、皮肤湿冷、呼吸加速等休克的状态。该患者急性前壁心肌梗死，收缩压已低于 90mmHg，属于 KillipⅣ级。NYHA 分级用于非急性心肌梗死患者的心功能评估。答案选 A。

285. D 患者中年女性，活动后胸闷、夜间阵发性呼吸困难，提示肺淤血，则为左心衰症状。右心衰常见体循环淤血，下肢水肿、肝大等症状。患者可闻及心尖区舒张中晚期低调的隆隆样杂音，此为二尖瓣狭窄特征性的

杂音，考虑诊断为二尖瓣狭窄。主动脉瓣狭窄在胸骨右缘第 2 肋间闻及 3 级以上喷射性收缩期杂音。主动脉关闭不全在胸骨左缘第 3 肋间闻及叹气样舒张期杂音。答案选 D。

286. E 患者现突发心悸，伴胸闷、喘憋，查体：即 70/40mmHg（正常值 90 ~ 139/60 ~ 89mmHg），血压严重偏低，提示有休克症状，心率 160 次/分（正常值 60 ~ 100 次/分），心律绝对不齐（房颤典型体征），对于二尖瓣狭窄伴房颤且出现休克和血流动力学紊乱的患者，首选的治疗措施是同步直流电复律。置入临时起搏器多用于窦房结病变或重度传导阻滞导致心室率偏慢而引起明显临床症状的患者，如病态窦房结综合征和完全性房室传导阻滞等。毛花苷丙可降低房颤的心室率，但一般用于无休克症状和血流动力学紊乱的患者。胺碘酮在房颤患者的治疗中一般用于转复和维持窦性心律，并不能降低患者快速的心室率。非同步直流电复律临床上用于室颤，此时已无心动周期，也无 QRS 波，故不选择。答案选 E。

287. D 患者反复心悸、胸痛、劳力性呼吸困难，时有头晕或短暂神志丧失，胸骨左缘第 3 ~ 4 肋间可闻及较粗糙的喷射性收缩期杂音，提示流出道梗阻。心尖部有 2 级收缩期杂音为相对性二尖瓣关闭不全。梗阻性肥厚型心肌病为流出道梗阻伴二尖瓣关闭不全，杂音出现在胸骨左缘第 3 与第 4 肋间，并有收缩期杂音与呈喷射样杂音，有时可听到第四心音。主动脉狭窄可在胸骨右缘第 2 肋间闻及 3 级以上喷射性收缩期杂音。答案选 D。

288. C 普萘洛尔为 β 受体拮抗剂，可控制心室率，降低心肌收缩力，使心室充盈及舒张末容量最大化，改善心肌顺应性，对于肥厚型心肌病可减轻症状、预防猝死和改善预后。答案选 C。

289. C 扩张型心肌心脏听诊有杂音为心尖部的收缩期吹风样杂音，提示相对性的二尖瓣关闭不全。扩心病心脏向左下或全心扩大，以充血性心力衰竭表现为主，其中以气急和浮肿为最常见。该患者有心悸、气短、双下肢水肿，为心衰表现，同时心脏杂音、心界都符合扩张型心肌病表现。风湿性心脏病可有发热、游走性关节肿痛史。急性病毒性心肌炎有病毒感染史。冠心病主要症状一般不表现为心衰。答案选 C。

290. B 作为应用最早且最广泛的诊断方法，超声心动图因其无创、简便、实时及重复性较好等优点，成为目前心包积液、心肌病、先天性心脏病、各种心瓣膜病、急性心肌梗死的并发症等诊断及心功能评估的首选影像检查手段。心肌酶学检查一般用来鉴别心肌梗死，而非心肌病。心导管检查术和心血管造影是检查心脏和为心脏供血的血管的微创方法，通常适用于：无创检查提供的信息不足；无创检查提示存在心脏或血管问题；或患者出现极有可能由于心脏或冠状动脉问题所致的症状。心电图不能确诊心肌病，只有提示作用。胸部 X 线只能观察到心界大小，无法明确是什么疾病引起。答案选 B。

291. A 主动脉瓣关闭不全最常见的病因是风湿性心脏病，答案选 A。

292. D 心衰最常见的表现为呼吸困难，早期可表现为劳力性呼吸困难，发展到晚期可表现为夜间阵发性呼吸困难、端坐呼吸以及心源性哮喘等，答案选 D。其他都是检查，不属于临床表现。

293. A 奇脉指吸气时脉搏显著减弱或消失，系左心室搏血量减少所致。正常人脉搏强弱不受呼吸周期影响。当有心脏压塞或心包缩窄时，吸气时一方面由于右心舒张受限，回心血量减少而影响右心排血量，右心室排入肺循环的血量相应减少。主动脉瓣关闭不全的周围血管征不包括奇脉。答案选 A。

294. B 结合患者劳累后心悸、气短，间断咯血等症状，双颊紫红，口唇轻度发绀，心浊音界在胸骨左缘第三肋间向左扩大，心尖部局限性舒张期隆隆样杂音，第一心音亢进等体征考虑诊断为二尖瓣狭窄。本题答案为 B 选项。

295. B 房颤为二尖瓣狭窄最常见的心律失常，也是相对早期的常见并发症，因此本题答案为 B 选项。

296. A 急性左心衰所致急性肺水肿是二尖瓣狭窄致死的主要原因。因此本题答案为 A 选项。

297. C 结合患者 A：SM3/6 反流样向左腋下传导，心尖部可闻收缩期 Click 音，下蹲位站立后 Click 音明显等体征，考虑诊断为二尖瓣关闭不全。因此本题答案为 C 选项。

298. D 风湿性损害最为常见，占二尖瓣关闭不全的 1/3，因此本题答案为 D 选项。

299. A 此题主要考查二尖瓣关闭不全辅助检查。风湿三项、ESR、抗 DNA 酶为风湿热病因检查，心电图、超声心动图及 X 线检查是常用辅助检查。因此本题答案为 A 选项。

300. D 草绿色链球菌感染心内膜之后会出现持续性低热或者是高热。答案选 D。

301. D 草绿色链球菌是亚急性细菌性心内膜炎最常见的致病菌。答案选 D。

302. C 患者二尖瓣脱垂伴关闭不全病史，现出现发热，查体血压 120/80mmHg，心率 100 次/分，心脏杂音（＋），肝大（＋），实验室检查提示轻度贫血，尿常规示 RBC（＋），尿蛋白（＋），WBC（＋）。考虑诊断为亚急性感染性心内膜炎。因此本题答案为 C 选项。

303. D　血培养是诊断菌血症和感染性心内膜炎的最重要方法。经食管超声心动图可检出 <5mm 的赘生物，敏感性高达 95% 以上，可作为经胸超声心动图的补充检查。因此本题答案为 D 选项。

304. A　根据患者血象和超声心动图结果，首先考虑诊断亚急性感染性心内膜炎。按常见的致病菌链球菌的用药方案治疗，青霉素为主或加庆大霉素，青霉素 1200 万 ~1800 万 U/d，分次静脉点滴 每 4 小时 1 次：庆大霉素剂量同上。然而我国庆大霉素发生耐药率高，而且庆大霉素肾毒性大。阿米卡星的肾毒性较小，故多用阿米卡星替代庆大霉素 剂量为 0.4~0.6 分次静脉注射或肌注。

305. C　患者高血压病史，症见胸骨后及胸背部撕裂样疼痛，查体可见两上肢血压相差较大，主动脉瓣区可闻舒张期哈气样杂音 3/6 级等，综合考虑诊断为主动脉夹层分离，因此本题答案为 C 选项。

306. D　主动脉 DSA 尽管仍然是诊断主动脉夹层的"金标准"，但基本上已为主动脉 CTA 和 MRA 所取代，因此本题确诊主动脉夹层，最有意义的诊断为核磁共振，答案为 D 选项。

307. A　主动脉夹层急性期病人无论是否采取介入或手术治疗，均应首先给予强化的内科药物治疗。药物治疗首选静脉应用硝普钠降压，β 受体拮抗剂控制心室率，因此本题答案为 A 选项。

308. A　缩窄性心包炎心电图常见心动过速、QRS 低电压、T 波低平或倒置。部分病人可见 P 波增宽有切迹。在病程长和高龄病人中有时可见心房颤动，因此本题答案为 A 选项。

309. B　缩窄性心包炎 X 线显示多数心影轻度增大呈三角形或球形，左右心缘变直，主动脉弓小或难以辨认，上腔静脉常扩张。部分病人心影大小正常，可有心包钙化，因此本题答案为 B 选项。

310. C　心脏 CT 和 MRI 对慢性缩窄性心包炎的诊断价值优于超声心动图。CT 检测心包钙化的敏感性更高，MRI 可清楚显示缩窄性心包炎的特征性改变即心包增厚，能准确测量其厚度，判断其累及范围，并能显示心脏舒张功能受限所引起的心脏大血管形态及内径的异常改变，如右室流出道狭窄及肝静脉、下腔静脉扩张等。因此 MRI 为诊断缩窄性心包炎最有意义的检查，本题答案为 C 选项。

311. C　患者症见胸闷、憋气、乏力，少尿、下肢浮肿，查体可见颈静脉充盈，心浊音界向两侧扩大，心音低钝，肝大，肝颈静脉回流征（＋），结合心电图 ST 段弓背向下抬高，X 线提示心脏整体增大，考虑诊断为心包积液。因此本题答案为 C 选项。

312. C　超声心动图是诊断心包积液最简单易行的辅助检查，因此本题答案为 C 选项。

313. D　超声心电图提示"心包腔内液性暗区 1.0cm"且 X 线心影向两侧扩大。考虑心包积液的可能，故选 D。

314. D　心包穿刺抽液检查是当心包膜腔内有积液、积血或积脓时，心包穿刺术既可作为确诊的措施，又是解除心包压塞的紧急治疗措施。故选 D。

315. B　该患者"劳力性呼吸困难，心悸，气短，少尿，下肢浮肿 1 年余，一周前咽痛、咳嗽、咳黄痰后呼吸困难加重，夜间不能平卧"且超声心电图提示左右心室扩张，弥漫性运动不良，左心室射血分数低于正常值。符合慢性心力衰竭以呼吸困难及心排血量减少表现为主的特征，故此题选 B。

316. C 超声心电图显示，左右心室扩张，弥漫性运动不良。符合扩张型心肌病特点，故此题选 C。

317. B 该患者既往风湿性关节炎病史 10 年且劳累后心悸、气促，心尖部舒张期隆隆样杂音，两肺底湿啰音，双下肢浮肿。应考虑风湿性心脏病二尖瓣狭窄，故选 B。

318. C 左心衰常表现为肺循环淤血，右心衰表现为体循环淤血，该患者存在劳累后心悸、气促、夜间不能平卧、肺水肿等肺循环淤血表现（左心衰表现），也存在腹胀、双下肢水肿等体循环淤血表现（右心衰表现），所以考虑为全心衰竭。故选 C。

319. D 该患者"近 1 个月出现活动后心悸、气短，双肺底可闻及湿性啰音。腹部检查：肝脾肋下未触及，双下肢明显可凹性水肿"出现呼吸困难，双下肢水肿体征，且影像学表现为左室射血分数低于正常的 50%，左室舒张末期内径大于正常值。因此考虑患者双肺湿啰音是由于心脏收缩功能障碍。故选 D。

320. D 该患者心排血量下降时，提示目前处于慢性心力衰竭失代偿阶段，故选 D。

321. B 结合患者胸骨左缘第 3、4 肋间粗糙全收缩期杂音伴震颤，第二心音亢进分裂的体征，考虑诊断为室间隔缺损，因此本题答案为 B 选项。

322. B 结合患者胸骨左缘第 3、4 肋间粗糙全收缩期杂音伴震颤，第二心音亢进分裂的体征，考虑诊断为室间隔缺损。超声心动图特征为左、右心室肥大，因此本题答案为 B 选项。

323. B 目前临床上多主张患儿在 2 岁以

内治疗，部分的室间隔缺损的患儿可由介入手术来替代外科的开胸手术。多数室间隔缺损病人应尽快手术治疗，年龄以 1～7 岁为最佳，尽可能于 10 岁之前手术，以免出现严重的肺动脉高压而失去手术机会。因此本题答案为 B 选项。

324. C 结合患者胸骨左缘第二肋间连续性机器样杂音伴震颤的特征性体征，考虑诊断为动脉导管未闭。超声心动图检查可确诊。因此本题答案为 C 选项。

325. C 动脉导管未闭一经诊断就必须进行治疗，而且大多数能够通过介入方法治愈。因此本题答案为 C 选项。

326. C 胸骨左缘第二肋间连续性机器样杂音伴震颤的特征性体征诊断为动脉导管未闭，因此本题答案为 C 选项。

327. D 三度房室传导阻滞早期的症状，患者的症状与心室率的快慢和伴随疾病相关，患者可感到疲倦、乏力、头晕、晕厥、心绞痛等，晚期症状，并发心力衰竭时会有胸闷，气促及活动受限，因心室率突然减慢，脑缺血，患者可能出现意识的丧失、抽搐、严重者可致猝死。大炮音常见于完全性房室传导阻滞，故选 D。

328. D 三度房室传导阻滞的最佳治疗方法：安装起搏器，特别是在心率较慢时。因为阻滞后，心脏跳动是靠心室自搏引发，一旦自搏减慢，会有生命危险。部分药物可以提高心率，增高心室肌的兴奋性，但疗效不是很持久、稳定。故选 D。

四、案例分析题

329. E 患者症见心悸胸闷，查体可见第一心音强弱不等，心律不齐，心率 116 次/分，脉搏不齐，102 次/分，脉率小于心率，即脉搏短绌,诊断为心房颤动,考虑患者每年发作 4~5 次,持续约 30 分钟可自然终止,有时可持续 3~6 小时不等,诊断为阵发性心房颤动。本题答案为 E 选项。

330. C 扩张型心肌病超声特点:各心腔扩大,以左心系统为著,室壁运动普遍减弱。患者心脏彩超示左心扩大,各室壁运动普遍减弱,EF 0.34 提示心脏收缩功能降低,考虑诊断为扩张型心肌病,本题答案为 C 选项。

331. F 给予心律失常病人长期药物治疗之前,应先了解心律失常发生的原因、基础心脏病变及其严重程度和有无可纠正的诱因,如心肌缺血、电解质紊乱、甲状腺功能异常或抗心律失常药物所致心律失常作用。抗心律失常用药的目的是终止心律失常发作,或减少心动过速复发而减轻症状,或减少心律失常而改善病人预后。正确合理使用抗心律失常药物的原则包括:①首先注意基础心脏病的治疗以及病因和诱因的纠正。②注意掌握抗心律失常药物的适应证,并非所有的心律失常均需应用抗心律失常药物,只有直接导致明显的症状或血流动力学障碍或具有引起致命危险的恶性心律失常时才需要针对心律失常的治疗。因此本题答案为 F 选项。

332. ADFGH 患者症见胸闷心慌,查体可见肝脏增大,双下肢凹陷性水肿,考虑房颤合并心衰。快速房颤合并心衰首选洋地黄类药物控制心室率;心衰治疗尚需利尿减轻水肿,ACEI、β 阻剂逆转心室重构,房颤进一步发展形成血栓,因此尚需抗凝治疗。本题答案为 ADFGH。

333. C 本题主要考查高血压分类与定义。患者血压 180/120mmHg,根据血压水平分类和定义诊断为高血压病 3 级,结合患者女性,65 岁,以及尿蛋白(+)等危险因素,

综合诊断为高血压病Ⅲ期极高危。因此本题答案为 C 选项。

334. C 高血压分期标准要根据分级,结合有无并发症来确定,心、脑、肾脏的损害及功能代偿程度决定或影响高血压分期,因此本题答案为 C 选项。

335. E 本题主要考虑高血压三期极高危的诊断依据。首先根据患者血压,分为高血压三级,年龄、尿蛋白及心脏彩超检查等都位危险因素,综合诊断为高血压三期极高危,因此本题答案为 E 选项。

336. E 本题主要考查高血压的治疗原则。高危和极高危病人必须使用降压药物强化治疗,减轻靶器官损害,因此 E 选项错误。

337. D 本题主要考查降压药物的禁忌证,β 受体阻滞剂对心肌收缩力、窦房结及房室结功能均有抑制力,并可增加气道阻力,急性心力衰竭、病态窦房结综合征、房室传导阻滞、支气管哮喘病人禁用。本患者既往支气管哮喘病史,因此本题答案为 D 选项。

338. B 急性心肌梗死的诊断:确诊的心电图或症状典型或不典型或描述不确切,但伴有可能的心电图改变和血清心肌标志物的不正常(正常上限 2 倍以上的增高),或症状典型和心肌坏死的血清心肌标志物浓度不正常伴随缺血性心电图。根据题干,患者突发持续胸痛,首先考虑急性心肌梗死。本题答案为 B 选项。

339. CDF 心肌酶谱与心肌坏死范围及预后明显相关。如肌红蛋白在 AMI 后出现最早,也十分敏感,但特异性不很强;cTnT 和 cTnI 出现稍延迟,而特异性很高,在症状出现后 6 小时内测定为阴性则 6 小时后应再复查,其缺点是持续时间可长达 10~14 天,对在此期间判断是否有新的梗死不利。CK-MB 虽不如

cTnT、cTnI 敏感，但对早期（<4 小时）AMI 的诊断有较重要价值。急性心肌梗死心电图常有进行性的改变，对心肌梗死的诊断、定位、定范围、估计病情演变和预后都有帮助。心电向量图的优势在于可以更加明确的显示心肌梗死的部位和范围，特别是对多部位、局灶性的心肌梗死，以及心肌梗死伴有束支阻滞的诊断更具特色。因此本题答案为 CDF 选项。

340. DG 急性心肌梗死患者治疗原则：监护和一般治疗，如休息、监测、吸氧等；镇痛；抗血小板治疗；抗凝治疗；再灌注心肌治疗，如急诊冠脉介入治疗、溶栓治疗；ACEI 或 ARB；调脂治疗等。对急性心肌梗死没有合并易发生恶性室性心律失常的患者，不主张预防性应用 I 类抗心律失常药物，所以再未出现心律失常时不使用利多卡因静滴。CCB 对心脏收缩功能存在抑制，一般不推荐 AMI 病人常规使用钙通道阻滞剂。所以选择 DG。

341. AH 心肌梗死常见并发症有：①乳头肌功能失调或断裂总发生率高达 50%。二尖瓣乳头肌因缺血、坏死等使收缩功能发生障碍，造成不同程度的二尖瓣脱垂并关闭不全。心尖区出现收缩中晚期喀喇音和吹风样收缩期杂音，第一心音可不减弱，可引起心力衰竭。②心脏破裂，常在起病 1 周内出现，多为心室游离壁破裂，造成心包积血引起急性心脏压塞而猝死。偶为心室间隔破裂造成穿孔，在胸骨左缘第 3~4 肋间出现响亮的收缩期杂音，常伴有震颤，可引起心力衰竭和休克而在数日内死亡。③栓塞。④心室壁瘤。⑤心肌梗死后综合征发生率约 10%。于 MI 后数周至数月出现，可反复发生，表现为心包炎、胸膜炎或肺炎，有发热、胸痛等症状，可能为机体对坏死物质的过敏反应。因此本题答案为 AH 选项。

342. ABEF 急性心肌缺血时出现频发室早 >5 次/分、多源室早、成对室早、连续室早（短阵室速）、RonT 室早可能出现致命性心律失常，改善心肌缺血是治疗的根本，抗心律失常药物首选可降低病死率的 β 受体阻滞剂，如果效果不理想可选择胺碘酮，同时纠正其他可导致心律失常的情况如低血钾等。

343. BCDE 2007 年中国慢性稳定性心绞痛诊治指南提出可以改善冠心病预后的药物：①阿司匹林：通过抑制环氧化酶和血栓烷（TXA_2）的合成达到抗血小板聚集的作用，所有患者只要没有用药禁忌证都应该服用。不能耐受阿司匹林的患者，可改用氯吡格雷作为替代治疗。②氯吡格雷：通过选择性的不可逆的抑制血小板 ADP 受体而阻断 ADP 依赖激活的 GP II b/III a 复合物，有效地减少 ADP 介导的血小板激活和聚集。③β 受体拮抗剂：最近公布的多种 β 受体拮抗剂对死亡率影响的荟萃分析显示，心肌梗死后患者长期接受 β 受体拮抗剂二级预防治疗，可降低相对死亡率 24%。推荐使用无内在拟交感活性的 β 受体拮抗剂。β 受体拮抗剂的使用剂量应个体化，从较小剂量开始，逐级增加剂量，以能缓解症状，心率不低于 50 次/分为宜。④调脂治疗：多个随机双盲的一级或二级预防临床试验表明，他汀类药物能有效降低 TC 和 LDLC，并因此降低心血管事件。他汀类药物治疗还有延缓斑块进展，使斑块稳定和抗炎等有益作用。

344. BF 凡能影响心肌收缩力，改变左心室容量及射血速度的因素均可使肥厚型心肌病患者心脏杂音的响度有明显变化。如使用 β 受体拮抗剂、取下蹲位，使心肌收缩力下降或使左心室容量增加，均可使杂音减轻。心脏超声检查心室肌节段性变薄、运动减弱常提示为陈旧性心肌梗死，梗阻性肥厚型心肌病不存在此特点。

345. ACDF 肥厚心肌病的心电图主要表现为 QRS 波左心室高电压、倒置 T 波和异常 q 波。左心室高电压多在左胸导联。ST 压低和 T 波倒置多见于 Ⅰ、aVL、$V_4 \sim V_6$ 导联。少数病人可有深而不宽的病理性 Q 波，见于导联 Ⅰ、aVL 或 Ⅱ、Ⅲ、aVF 和某些胸导联。此外，病人同时可伴有室内传导阻滞和其他各类心律失常。所以 AC 正确。同时梗阻性肥厚型心肌病左室肥大，且心肌存在退行性变化，所以 DF 也正确。

346. AF 在梗阻性 HCM 病人，左心室收缩时快速血流通过狭窄的流出道产生负压，引起二尖瓣前叶前向运动，加重梗阻。此作用在收缩中、后期较明显。有些病人静息时左室流出道梗阻不明显，运动后变为明显。静息或运动负荷超声显示左心室流出道压力阶差 ≥ 30mmHg 者，属梗阻性 HCM，约占 70%。增加心肌收缩力、减轻心脏后负荷的药物和动作，如应用正性肌力药、作 Valsalva 动作、取站立位、含服硝酸甘油等均可使杂音增强；相反凡减弱心肌收缩力或增加心脏后负荷的因素，如使用 β 受体拮抗剂、取蹲位等均可使杂音减弱。周围循环阻力下降、屏气与心肌病流出道狭窄无关，本题答案为 AF 选项。

347. AD 对梗阻性肥厚型心肌病患者应避免激烈运动、持重或屏气，减少猝死的发生。避免应用增强心肌收缩力和减少心脏容量负荷的药物，如洋地黄、硝酸酯制剂，而应以弛缓心肌为主，防止心动过速及维持正常窦性心律。目前主张应用 β 受体拮抗剂及钙通道阻滞剂治疗。重症梗阻患者可做介入治疗。

348. DF 患者查体发现 BP 180/110mmHg，根据高血压分级，诊断为高血压病 3 级，结合糖尿病病史及年龄，诊断为高血压病 3 级，极

高危。患者因术后静脉营养补液开始出现气短，夜内憋醒，今日输液中突然出现呼吸困难、端坐呼吸。查体可见 HR 加快，神志淡漠，口唇发绀，双肺广布干湿啰音，心音强弱不等，心律不规整。双下肢轻度水肿，考虑诊断为急性左心衰竭，查心电图为快速房颤，心肌缺血，诊断为心房颤动，本题答案为 DF。

349. B 呼吸系统疾病、循环系统疾病、中毒、神经精神性疾病及血液病均可致呼吸困难，结合患者病史，考虑急性左心衰竭所致呼吸困难，呼吸困难特点为劳力性呼吸困难，夜间阵发性呼吸困难，端坐呼吸，因此本题答案为 B 选项。

350. ADGH 患者因快速静脉输液所致急性左心衰，病因治疗首先控制输液量及速度；急性左心衰治疗目标为改善症状，稳定血流动力学状态，维护重要脏器功能，避免复发，改善预后。药物治疗方案为镇静、快速利尿、茶碱解除支气管痉挛、洋地黄制剂强心控制心室率及血管活性药物。患者高血压、心衰、房颤病史，不宜使用地尔硫䓬降压，无发热等感染症状，无需更换高级抗生素，房颤合并心衰首选洋地黄制剂强心控制心室率，因此本题答案为 ADGH。

351. BCD 控制心室率的药物包括 β 受体拮抗剂、钙通道阻滞剂、洋地黄制剂和某些抗心律失常药物（如胺碘酮、决奈达隆），可单用或者联合应用，但应注意这些药物的禁忌证。对于无症状的房颤，且左心室收缩功能正常，控制静息心室率 < 110 次/分。对于症状性明显或出现心动过速心肌病时，应控制静息心室率 < 80 次/分且中等运动时心室率 < 110 次/分。达到严格心室率控制目标后，应行 24 小时动态心电图监测以评估心动过缓和心脏停搏情况。二氢吡啶钙通道拮抗剂有一定负性肌力作用，胺碘酮心脏异常可见心动过缓，充

血性心力衰竭，索他洛尔可加重呼吸困难，故不用；因此本题答案为 BCD。

352. ACDE 将房颤转复为窦性心律的方法包括药物复律、电复律及导管消融治疗。ⅠA（奎尼丁、普鲁卡因胺）、ⅠC（氟卡尼、普罗帕酮）或Ⅲ类（胺碘酮、伊布利特、多非利特）抗心律失常药物均可能转复房颤，成功率 60% 左右。奎尼丁可诱发致命性室性心动过速，增加死亡率，目前已很少应用。

ⅠC类亦可致室性心律失常，严重器质性心脏病病人不宜应用。胺碘酮致心律失常发生率最低，是目前常用的维持窦性心律药物，特别适用于合并器质性心脏病的病人。其他维持窦性心律的药物还有多非利特、普罗帕酮、索他洛尔、决奈达隆，但临床疗效均不及胺碘酮。临床上使用中成药制剂稳心颗粒或参松养心胶囊对维持窦性心律亦有一定效果。因此本题答案为 ACDE。

第二章　呼吸系统

一、A1 型题

1. E　单靠胸部 CT 无法区别病毒与细菌感染。选 E。

2. D　急性上呼吸道感染为鼻腔，咽或喉部急性炎症的总称，主要病原体是病毒，少数为细菌。发病不分年龄、性别、职业，地区，免疫功能低下者易感，通常病情较轻，病程短，有自限性，预后良好。发病率高，影响工作生活，并有一定的传染性。故本题选答案 D。

3. B　不是所用肺心病患者都有肺动脉高压。在慢性肺心病急性加重期，经过治疗，缺氧和高碳酸血症得到纠正后，肺动脉压可明显降低，部分病人甚至可恢复到正常范围。选项 B 说得太绝对，故错误。

4. A　小气道是指临床上内径小于 2mm 的小细支气管，答案 A。

5. C　慢性支气管炎发展到气道狭窄或阻塞时，就有阻塞性通气功能障碍的肺功能表现，如第 1 秒用力呼气量（FEV_1）/用力肺活量（FVC）减少（＜70%），最大通气量减少（＜预计值的 80%）；流速－容量曲线减低更为明显。可以理解为：流速改变是因为气道变窄，容量因为二氧化碳的潴留或肺组织的弹性减弱。答案选 C。

6. C　早期慢性支气管炎肺部 X 线表现，早期可无异常。反复发作引起支气管壁增厚，细支气管或肺泡间质炎症细胞浸润或纤维化，表现为肺纹理增粗、紊乱，呈网状或条索状、斑点状阴影，以双下肺野明显，答案 C。

7. D　慢性支气管炎临床症状：缓慢起病，病程长，反复急性发作而使病情加重。主要症状为咳嗽、咳痰或伴有喘息。急性加重系指咳嗽、咳痰、喘息等症状突然加重。急性加重的主要原因是呼吸道感染，病原体可以是病毒、细菌、支原体和衣原体等。因此本题答案为 D 选项。

8. E　此题目考查慢性肺源性心脏病肺、心功能代偿期临床表现。①症状：咳嗽、咳痰、气促，活动后可有心悸、呼吸困难、乏力和劳动耐力下降。少有胸痛或咯血。②体征：可有不同程度的发绀，原发肺脏疾病体征，如肺气肿体征，干、湿性啰音，$P_2 > A_2$，三尖瓣区可出现收缩期杂音或剑突下心脏搏动增强，提示有右心室肥厚。部分病人因肺气肿使胸内压升高，阻碍腔静脉回流，可有颈静脉充盈甚至怒张，或使横膈下降致肝界下移。而右心室奔马律为失代偿期的表现。因此本题答案为 E 选项。

9. C　此题目考查慢性肺源性心脏病 X 线检查：①右下肺动脉干扩张，其横径≥15mm；或右下肺动脉横径与气管横径比值≥1.07，或动态观察右下肺动脉干增宽＞2mm；②肺动脉段明显突出或其高度≥3mm；③中央肺动脉扩张和外周分支纤细，形成"残根"征；④圆锥部显著凸出（右前斜位 45°）或其高度≥7mm；⑤右心室增大征。具有上述任一条均可诊断。答案为 C 选项。

10. C　病毒、支原体、细菌等感染是慢性支气管炎发生发展的重要原因之一。病毒感染以流感病毒、鼻病毒、腺病毒和呼吸道合胞病毒为常见。细菌感染常继发于病毒感染，常见病原体为肺炎链球菌、流感嗜血杆菌、卡他莫拉菌和葡萄球菌等。这些感染因素同样造成气管、支气管黏膜的损伤和慢性炎症。答案为 C 选项。

11. A 慢性支气管炎病因：①吸烟：它是最重要的环境发病因素，也是慢性支气管炎最主要的病因。②职业粉尘和化学物质。③空气污染。④感染因素病毒、支原体、细菌等感染是慢性支气管炎发生发展的重要原因之一。⑤其他因素免疫功能紊乱、气道高反应性、自主神经功能失调、年龄增大等机体因素和气候等环境因素均与慢性支气管炎的发生和发展有关。答案为 A 选项。

12. A 睡眠呼吸暂停综合征主要临床表现为睡眠打鼾伴呼吸暂停及日间嗜睡，疲乏，肌力下降等。目前认为它是高血压、冠心病、心律失常、心力衰竭、卒中等心脑血管疾病的独立危险因素，与难治性高血压、胰岛素依赖密切相关。它的主要危险因素包括肥胖、年龄、性别、上气道解剖异常、遗传因素、长期饮酒，服用镇静、催眠、肌松类药物，吸烟等。由上可知 A 选项错误，故本题答案为 A。

13. C 此题目考查慢性支气管炎诊断：依据咳嗽、咳痰或伴有喘息，每年发病持续 3 个月，连续 2 年或 2 年以上，并排除其他可以引起类似症状的慢性疾病。答案为 C。

14. C 控制感染：是慢性支气管炎急性发作期的治疗，最主要的措施。答案 C。

15. A 慢阻肺的病理改变主要表现为慢性支气管炎及肺气肿的病理变化。按照累及肺小叶的部位，可将阻塞性肺气肿分为小叶中央型、全小叶型及介于两者之间的混合型三类，其中以小叶中央型为多见。答案为 A。

16. B 慢阻肺特征性的病理生理变化首

先表现为缺氧，当出现通气功能障碍时，才合并 CO_2 潴留。因此本题答案为 B 选项。

17. D 此题目考查慢性阻塞性肺气肿诊断的标准。肺功能残气量/肺总量 >40% 提示肺过度充气。MVV < 预计值 80%，FEV_1 < 正常 60% 对慢性阻塞性肺气肿的诊断有重要价值，因此本题答案为 D 选项。

18. E 此题目考查慢性肺源性心脏病病因。支气管、肺疾病以慢阻肺最为多见，约占 80%~90%，其次为支气管哮喘、支气管扩张、肺结核、间质性肺疾病等。慢性支气管炎是最为常见的病因。答案为 E。

19. B 依据咳嗽、咳痰或伴有喘息，每年发病持续 3 个月，连续 2 年或 2 年以上，并排除其他可以引起类似症状的慢性疾病。答案 B。

20. D 慢性支气管炎是气管支气管黏膜及其周围组织的慢性非特异性炎症。如果慢性支气管炎得不到有效治疗，气管弹性会下降，严重者会出现气管塌陷，进而出现肺气肿和慢性阻塞性肺疾病。答案选 D。

21. A 对于慢性支气管炎患者急性加重期的治疗，要积极的控制感染，选择合理的抗生素，答案 A。

22. D 全小叶型阻塞性肺气肿，是呼吸性细支气管所属终末肺组织，即肺泡管、肺泡囊及肺泡的扩张，其特点是气肿囊腔较小，遍布于肺小叶内，均匀影响全部肺泡，在肺下部明显。答案 D。

23. D 慢性阻塞性肺气肿的病理生理变化是持续气流受限，肺通气功能障碍，V/Q 比例失调，弥散功能障碍。通气和换气功能障碍引起缺氧和二氧化碳潴留，发生低氧血症和高碳酸血症，最终导致呼吸衰竭。其中，V/Q

比例失调为主要机制。故本题答案为 D。

24. E　慢阻肺特征性的病理生理变化是持续气流受限致肺通气功能障碍。随着病情的发展，肺组织弹性日益减退，肺泡持续扩大，回缩障碍，则残气量及残气量占肺总量的百分比增加。肺气肿加重导致大量肺泡周围的毛细血管受肺泡膨胀的挤压而退化，致使肺毛细血管大量减少，肺泡间的血流量减少，此时肺泡虽有通气，但肺泡壁无血液灌流，导致生理无效腔气量增大；也有部分肺区虽有血液灌流，但肺泡通气不良，不能参与气体交换，导致功能性分流增加，从而产生通气与血流比例失调。出现最大通气量降低，答案选 E。

25. A　气肿型（又称红喘型）阻塞性肺气肿的特点是：患者多较年老、消瘦，呈喘息外貌、无发绀，肺气肿的症状和体征明显，而气道感染和炎症较轻，咳嗽轻。由于常发生过度通气，血气分析 PaO_2 轻度降低，$PaCO_2$ 一般正常或降低。答案 A。

26. C　阻塞性肺气肿的治疗目的是改善呼吸功能，改善呼吸困难的症状，预防感染。答案选 C。

27. A　肺气肿病人通常可以根据病史、体检、X 射线检查和肺功能测定明确诊断。该题中，X 线表现为透亮度增加伴肺纹理增粗，提示肺气肿合并感染。答案 A。

28. C　肺心病形成肺动脉高压最重要的因素为功能性因素。肺血管阻力增加的功能性因素：缺氧、高碳酸血症和呼吸性酸中毒使肺血管收缩、痉挛，其中缺氧是肺动脉高压形成的最重要的功能性因素。答案选 C。

29. A　呼吸系统感染是引起慢性肺心病急性加重致肺、心功能失代偿的常见原因，需积极控制感染。答案选 A。

30. E　急性呼吸道感染所致缺氧、二氧化碳潴留引起肺小动脉痉挛，导致肺动脉高压，超过右心室的代偿能力，右心室失代偿，右心排出量下降，促使右心室扩大和右心衰竭。答案选 E。

31. A　慢性肺心病的超声心动图诊断标准如下：①右心室流出道内径≥30mm；②右心室内径≥20mm；③右心室前壁厚度≥5mm或前臂搏动幅度增强；④左、右心室内径比值<2；⑤右肺动脉内径≥18mm 或肺动脉干≥20mm；⑥右室流出道/左房内径>1.4；⑦肺动脉瓣曲线出现肺动脉高压征象者。由上可知，本题答案选 A。

32. A　慢性肺心病肺心功能代偿期可有不同程度的发绀，原发肺脏疾病体征，如肺气肿体征，干、湿性啰音，$P_2 > A_2$，三尖瓣区可出现收缩期杂音或剑突下心脏搏动增强，提示有右心室肥厚。答案选 A。

33. D　慢性肺心病呼吸性酸中毒主要是由于通气功能减退，引起的二氧化碳潴留。因此最有效的措施是改善呼吸通气功能，如加强气道管理，给氧，应用呼吸兴奋剂，机械通气等。答案选 D。

34. C　慢性肺心病多表现为房性期前收缩及阵发性室上性心动过速，其中以紊乱性房性心动过速最具有特征性。也可有心房扑动及心房颤动，少数病例由于急性严重心肌缺氧，可出现心室颤动以致心脏骤停。答案选 C。

35. D　肺性脑病由呼吸系统疾病引起，主要是肺部损害致二氧化碳潴留及缺氧，引起高碳酸血症及低氧血症，加之因肺部循环障碍及肺动脉高压更进一步诱发或加重脑组织的损害，而引起肺性脑病，主要是缺氧，出现发绀。高血压脑病主要是心血管疾病导致脑出血，无缺氧的表现。因此答案选 D。

36. A 此题目考查支气管扩张辅助检查：①胸部 X 线片表现为粗乱的肺纹理中有多个不规则的蜂窝状透亮阴影或卷发状阴影，感染时阴影内出现液平面。纵切面显示为"双轨征"，横切面显示"环形阴影"。推断 A 答案的解析是正确的。②支气管碘油造影术。③胸部高分辨 CT（HRCT）在横断面上清楚地显示扩张的支气管。④肺功能表现。⑤支气管镜检查。⑥痰液检查显示丰富的中性粒细胞以及定植或感染的多种微生物。因此本题答案为 A 选项。

37. A 此题目考查支气管扩张的病因。①感染细菌、真菌、分枝杆菌、病毒。②免疫缺陷原发性、继发性。③先天性疾病 α1 - 抗胰蛋白酶缺乏、纤毛缺陷、囊性纤维化。④先天性结构缺损淋巴管性、气管支气管性、血管性。⑤其他气道阻塞、毒性物质吸入、炎症性肠病、移植。支气管肺组织的感染和支气管阻塞是支气管扩张的主要发病因素。因此本题答案为 A 选项。

38. E 支气管扩张辅助检查：包括胸部 X 线片、支气管碘油造影术可确诊支气管扩张，目前该项检查已很少应用。胸部高分辨 CT（HRCT）是支气管扩张的主要诊断方法。支气管造影术可确诊支气管扩张，但因其为创伤性检查，现已被高分辨 CT 所取代。因此本题答案为 E 选项。

39. D 支气管扩张的治疗：①治疗基础疾病积极抗结核治疗。②控制感染急性感染征象时需应用抗生素。依据痰革兰染色和痰培养指导抗生素应用；开始时给予经验治疗，存在铜绿假单胞菌感染时，选择口服喹诺酮类药物、静脉氨基糖苷类药物或第三代头孢菌素。③改善气流受限。④清除气道分泌物化痰药物以及振动、拍背和体位引流等物理治疗有助于清除气道分泌物。⑤外科治疗。⑥预

防感染。其中支气管扩张治疗主要是保持呼吸道通畅和控制感染，因此本题答案为 D 选项。

40. A 大咯血者，经内科治疗无效，可考虑介入栓塞治疗或手术治疗，如大出血来自增生的支气管动脉，经休息和抗生素等保守治疗不能缓解仍反复大咯血时，病变局限者可考虑外科手术，否则采用支气管动脉栓塞术治疗，因此本题答案为 A 选项。

41. D 早期或干性支气管扩张可无异常肺部体征。病变重或继发感染时常可闻及下胸部、背部较粗的湿啰音。结核引起的支气管扩张多见于肩胛间区，咳嗽时可闻及干湿啰音。

42. D 支气管扩张胸部 X 线平片检查时，可见囊状支气管扩张的气道，表现为显著的囊腔，腔内可存在气液平面（D 错）。胸部 CT 多表现为支气管壁增厚，管腔呈囊、柱状扩张（E 对）。支气管扩张主要症状为持续或反复的咳嗽、咳痰或咳大量脓痰（B 对）。50% ~ 70% 的病例可发生咯血（A 对），大出血常为小动脉被侵蚀或增生的血管被破坏所致。部分患者以反复咯血为唯一的症状，称为干性支气管扩张。病变早期或干性支气管扩张可无异常肺部体征，病变重或继发感染时可闻及下胸部、背部固定而持久。故本题答案为 D。

43. B 呼吸暂停时胸腹运动同时消失为中枢型睡眠呼吸暂停综合征。故本题答案选 B。

44. B 腭垂软腭咽成形术治疗阻塞性睡眠呼吸暂停低通气综合征术后的复发率为 50% ~ 70%。故本题答案选 B。

45. B 外源性哮喘多见于有遗传、过敏体质的儿童和青少年，外源性支气管哮喘多属于第 I 型或速发型变态反应。答案选 B。

46. C 发作时典型的体征为双肺可闻及

广泛的哮鸣音，呼气音延长。答案选 C。

47. E　支气管哮喘病因：①哮喘是具有多基因遗传倾向的疾病，并受环境因素的影响较大。②环境因素包括变应原性因素，如室内变应原、室外变应原、职业性变应原、食物、药物（阿司匹林、抗生素）和非变应原性因素，如大气污染、吸烟、运动、肥胖等。支气管哮喘发病的主要因素为遗传因素与环境因素，因此本题答案为 E 选项。

48. C　此题目考查支气管哮喘气道炎症形成机制。气道炎症形成机制：气道慢性炎症反应是由多种炎症细胞、炎症介质和细胞因子共同参与、相互作用的结果。外源性变应原通过吸入、食入或接触等途径进入机体后，被抗原提呈细胞内吞并激活 T 细胞。释放生物活性物质的细胞是肥大细胞。答案为 C 选项。

49. C　支气管哮喘临床表现典型症状为发作性伴有哮鸣音的呼气性呼吸困难，可伴有气促，胸闷或咳嗽。症状可在数分钟内发作，并持续数小时至数天，可经平喘药物治疗后缓解或自行缓解。夜间及凌晨发作或加重是哮喘的重要临床特征。由上可知，本题答案为 C 选项。

50. C　支气管哮喘典型临床表现：①症状：典型症状为发作性伴有哮鸣音的呼气性呼吸困难，可伴有气促、胸闷或咳嗽。症状可在数分钟内发作，并持续数小时至数天，可经平喘药物治疗后缓解或自行缓解。夜间及凌晨发作或加重是哮喘的重要临床特征。②体征：发作时典型的体征为双肺可闻及广泛的哮鸣音，呼气音延长。由知识点得知因此本题答案为 C 选项。

51. A　（1）典型哮喘的临床症状和体征：①反复发作喘息、气急、胸闷或咳嗽，夜间及晨间多发，常与接触变应原、冷空气、理

化刺激以及病毒性上呼吸道感染、运动等有关；②发作时双肺可闻及散在或弥漫性哮鸣音，呼气相延长；③上述症状和体征可经治疗缓解或自行缓解。（2）可变气流受限的客观检查：①支气管舒张试验阳性；②支气管激发试验阳性；③平均每日 PEF 昼夜变异率 > 10% 或 PEF 周变异率 > 20%。符合上述症状和体征，同时具备气流受限客观检查中的任一条，并除外其他疾病所引起的喘息、气急、胸闷和咳嗽，可以诊断为哮喘。因此本题答案为 A 选项。

52. A　此题目考查支气管哮喘与喘息性慢性支气管炎鉴别诊断。①支气管哮喘部分哮喘病人以刺激性咳嗽为特征，灰尘、油烟、冷空气等容易诱发咳嗽，常有家庭或个人过敏性疾病史。对抗生素无效，支气管激发试验阳性。②慢性支气管炎诊断依据咳嗽、咳痰或伴有喘息，每年发病持续 3 个月，连续 2 年或 2 年以上，并排除其他可以引起类似症状的慢性疾病。长期咳嗽、咳痰、喘息病史为喘息性慢性支气管炎临床特征主要表现。因此本题答案为 A 选项。

53. D　此题目考查支气管哮喘与心源性哮喘鉴别诊断。左心衰竭引起的呼吸困难与重症哮喘症状相似，极易混淆。支气管哮喘双肺广泛哮鸣音，呼气音延长，两肺底湿啰音见于心源性哮喘，因此本题答案为 D 选项。

54. C　此题目考查支气管哮喘药物治疗。糖皮质激素：是目前控制哮喘最有效的药物。分吸入、口服和静脉用药。吸入用药可用于轻、中度哮喘急性发作的治疗；口服用药可用于吸入激素无效或需要短期加强治疗的病人；重度或严重哮喘发作时应及早静脉给予激素。答案选择 C。

55. A　急性发作的治疗目标是尽快缓解

气道痉挛，纠正低氧血症，恢复肺功能，预防进一步恶化或再次发作，防治并发症。重度支气管哮喘发作时，应改善通气，支气管解痉，控制感染，纠正水电解质及酸碱平衡失调，应用糖皮质激素，因此本题答案为 A 选项。

56. E 茶碱类药物通过抑制磷酸二酯酶，提高平滑肌细胞内的 cAMP 浓度，拮抗腺苷受体，增强呼吸肌的力量以及增强气道纤毛清除功能等，从而起到舒张支气管和气道抗炎作用，是目前治疗哮喘的有效药物之一。故本题答案为 E。

57. E 支气管哮喘分为内源性哮喘和外源性哮喘。外源性哮喘大多都是由于过敏导致，由于病人吸入了过敏物质，导致人体出现了过敏反应，使机体产生炎性介质，从而导致支气管哮喘的急性发作。过敏反应会出现发作期间血清 IgE 水平升高。答案选 E。

58. E 内源性哮喘大多都是由于感染导致，当病人出现了感染的时候，会导致全身的症状表现，例如发热、乏力等，这些症状会使呼吸调节异常，最后出现神经源性炎症，从而导致哮喘的发作。非过敏因素发作期间血清 IgE 水平通常不增高。答案选 E。

59. E 支气管哮喘典型症状为发作性伴有哮鸣音的呼气性呼吸困难，可伴有气促、胸闷或咳嗽。答案选 E。

60. E 变态反应性支气管肺曲菌病胸部 X 线呈游走性或固定性浸润病灶，哮喘发作时胸部 X 线可见两肺透亮度增加，呈过度通气状态，缓解期多无明显异常。答案选 E。

61. B 糖皮质激素简称激素，是目前控制哮喘最有效的药物。激素通过作用于气道炎症形成过程中的诸多环节，如抑制嗜酸性粒细胞等炎症细胞在气道的聚集、抑制炎症因子的生成和介质释放、减少组胺形成（A、

C 正确）、增强平滑肌细胞 β_2 受体的反应性（D 正确）等，有效抑制气道炎症、降低气道反应性（E 正确）。糖皮质激素作用机制不包括抑制 M 胆碱能受体。抑制 M 胆碱能受体属于抗胆碱药物的作用机制。故本题答案选 B。

62. B 茶碱类药物通过抑制磷酸二酯酶（B 对），提高平滑肌细胞内的环腺苷酸（cAMP）浓度，拮抗腺苷受体，增强呼吸肌的力量以及增强气道纤毛清除功能等，从而起到舒张支气管和气道抗炎作用，是目前治疗哮喘的有效药物之一。故本题答案为 B。

63. E 茶碱的主要不良反应包括恶心、呕吐、心律失常、血压下降及多尿，偶可兴奋呼吸中枢，严重者可引起抽搐乃至死亡。静脉注射速度过快可引起严重不良反应，甚至死亡。由于茶碱的"治疗窗"窄，以及茶碱代谢存在较大的个体差异，有条件的应在用药期间监测其血药浓度，安全有效浓度为 6 ~ 15mg/L。答案选 E。

64. E Ⅲ型变态反应，即免疫复合物型，又称血管炎型超敏反应。游离抗原与相应抗体结合形成免疫复合物（IC），在血小板、中性粒细胞参与下，引发连锁反应而致组织损伤。上述选项中突眼性甲状腺肿属于自身抗体直接引起的功能紊乱，不属于Ⅲ型变态反应。故本题答案选 E。

65. D 异丙托溴铵为抗胆碱药，通过阻断节后迷走神经通路，降低迷走神经张力而起到舒张支气管、减少黏液分泌的作用，可拮抗腺苷引起的支气管痉挛。故本题答案选 D。

66. E 沙丁胺醇为 β_2 受体激动剂，主要通过激动气道的 β_2 受体，舒张支气管、缓解哮喘症状。分为 SABA（维持 4 ~ 6 小时）和 LABA（维持 10 ~ 12 小时），LABA 又可分为快速起效（数分钟起效）和缓慢起效（30 分

钟起效）2 种。答案选 E。

67. D　特布他林是短效的 β_2 受体激动剂，是支气管哮喘发作时首选药物。故本题答案选 D。

68. A　在诊断未明时，为缓解症状应选用氨茶碱。氨茶碱的药理作用主要是：松弛支气管平滑肌，抑制过敏介质释放。增强心肌收缩力，增加心输出量，并有利尿作用。所以既可以治疗心源性哮喘也可以治疗支气管哮喘。答案选 A。

69. B　氨茶碱在体内迅速降解成茶碱，临床上茶碱的有效血药浓度大致是 $10 \sim 20\mu g/ml$，$> 20\mu g/ml$ 即可产生毒性反应。答案选 B。

70. B　呼吸暂停是指睡眠过程中口鼻呼吸气流完全停止 10s 以上。故本题答案选 B。

71. B　严重的支气管哮喘发作，呼吸急促使得患者大量水分从呼吸道中丢失，痰液黏稠，难咳出，因此补液是重要的祛痰方法。答案选 B。

72. D　哮喘发作时由于气道阻塞且通气分布不均，通气/血流比值失衡，可致肺泡—动脉血氧分压差增大；严重发作时可有缺氧，PaO_2 降低，由于过度通气可使 $PaCO_2$ 下降，pH 上升，表现呼吸性碱中毒。若重症哮喘，病情进一步发展，气道阻塞严重，可有缺氧及二氧化碳滞留，$PaCO_2$ 上升，表现呼吸性酸中毒。若缺氧明显，可合并代谢性酸中毒。答案选 D。

73. B　酮替芬一般用于小儿哮喘类疾病，在过敏性体质的孩童中用药较为常见，酮替芬可以帮助抑制神经中枢过度调节等功效，一般配合抗过敏药物类进行治疗，还会与抗组胺类药物同时使用，减轻过敏反应，因此常用于外源性哮喘。答案选 B。

74. B　支气管哮喘发作期胸部呈过度充气状态，胸廓膨隆，叩诊呈过清音，多数有广泛的呼气相为主的哮鸣音，呼气音延长。严重哮喘发作时常有进行性呼吸困难、大汗淋漓、发绀、胸腹反常运动、心率增快、奇脉等体征。缓解期可无异常体征。答案为 B。

75. D　呼吸系统慢性疾病或其他导致呼吸功能障碍的疾病；有缺氧和（或）二氧化碳潴留的临床表现。在海平面大气压下，于静息条件下呼吸室内空气，并排除心内解剖分流和原发于心排血量降低等情况后，动脉血气示：$PaO_2 < 60mmHg$（8.0kPa）伴或不伴 $PaCO_2 > 50mmHg$（6.65kPa），可诊断为呼吸衰竭。答案为 D 选项。

76. E　Ⅱ型呼吸衰竭发病机制：低氧血症和高碳酸血症的发生机制，即肺通气量不足，肺泡通气量和 $PaCO_2$ 成反比。肺泡通气量下降是引起Ⅱ型呼吸衰竭的主要机制、弥散障碍、通气/血流比例失调、肺内动－静脉解剖分流增加、氧耗量增加。肺通气量不足是引起Ⅱ型呼吸衰竭的主要机制。因此本题答案为 E 选项。

77. D　慢性呼吸衰竭最常见的病因。由支气管 - 肺疾病引起，又以慢阻肺最为常见，答案为 D 选项。

78. B　作为严重过敏反应急救的一线用药，肾上腺皮质激素能同时使 α_1 受体和 β 受体激动，增强心肌收缩力，加快心跳速度，使支气管平滑肌扩张，从而使痉挛迅速缓解，使致敏细胞内的 cAMP 水平得到提高，限制活性物质的释放，缓解炎症反应。答案选 B。

79. A　呼吸性碱中毒是指由于肺通气过度使血浆 H_2CO_3 浓度或 $PaCO_2$ 原发性减少，而导致 pH 值升高（> 7.45），$PaCO_2$ 降低，SB、BE、BB 可下降或正常。答案选 A。

80. E 休克时由于组织缺血缺氧，导致糖类无氧酵解增强，肝脏缺血缺氧又不能利用乳酸，乳酸生成增多。此外，肾组织缺血缺氧，泌尿功能障碍，排酸保碱功能降低，容易引起代谢性酸中毒。答案选 E。

81. B 慢性肺心病呼吸衰竭产生二氧化碳潴留的发生机制：①通气不足；②通气/血流比例失调产生缺 O_2，严重的通气/血流比例失调亦可导致 CO_2 潴留。比值 >0.8 形成生理无效腔增加，若 <0.8，则形成肺动静脉样分流。答案选 B。

82. A 标准碳酸氢根（SB）和实际碳酸氢根（AB）：SB 指在标准条件下（38℃，$PaCO_2$ 5.33kPa，完全氧合 Hb）所测的 HCO_3^- 浓度，AB 为实测的 HCO_3^-，正常情况 AB = SB。AB > SB 提示存在呼酸，AB < SB 提示存在呼碱，AB 与 SB 同步增加，提示代碱，同步减少提示代酸，两者正常值为 24mmol/L（22~27mmol/L）。答案选 A。

83. C 急性或失代偿性呼吸性酸中毒表现为：血 pH 值下降，PCO_2 升高，BE、SB、BB 正常或稍增加。血 K^+ 可升高。答案选 C。

84. A 慢性呼吸衰竭时多有支气管痉挛，病人痰多黏稠难以咳出，形成阻塞性通气功能障碍，造成呼吸衰竭。大剂量利尿剂应用亦可使痰液黏稠，气道阻力增加。答案选 A。

85. C 呼吸性酸中毒合并代谢性酸中毒，简称呼酸合并代酸，常见混合型酸碱平衡紊乱，CO_2 滞留，急性期肾补偿作用少，碳酸氢盐缓冲系统不起作用，血液中的 HCO_3^- 降低到正常或正常以下，呼吸性酸中毒和代谢性酸中毒同时存在。常见于呼吸衰竭合并循环衰竭等疾病，如：慢性呼吸衰竭合并休克。答案选 C。

86. E 肺通气量不足，肺泡通气量和 $PaCO_2$ 成反比。肺泡通气量下降是引起 Ⅱ 型呼吸衰竭的主要机制。答案选 E。

87. B 呼吸衰竭正压机械通气适应证：①清醒能够合作；②血流动力学稳定；③不需要气管插管保护（即病人无误吸、严重消化道出血、气道分泌物过多且排痰不利等情况）；④无影响使用鼻/面罩的面部创伤；⑤能够耐受鼻/面罩。答案选 B。

88. B 若 $PaCO_2$ 升高，pH 低于正常范围（<7.35），则呈现失代偿性呼吸性酸中毒。血气分析中 BE 是指碱剩余，是一种反映代谢性酸碱失衡的指标，可以代表体内碱储备的增加与减少，正常值为 -3~+3mmol/L。大于 +3mmol/L 时，说明机体碱过剩，存在代谢性碱中毒。小于 -3mmol/L 时，说明机体酸过剩，存在代谢性酸中毒。答案选 B。

89. D 血气分析中 BE 大于 +3mmol/L 时，说明机体碱过剩，存在代谢性碱中毒。小于 -3mmol/L 时，说明机体酸过剩，存在代谢性酸中毒。答案选 D。

90. A 慢阻肺是导致慢性呼吸衰竭的常见呼吸系统疾病，感染是慢性呼吸衰竭急性加重的常见诱因。答案选 A。

91. C 放射性肺炎的治疗主要为糖皮质激素，答案选 C。

92. A 在医院外罹患的感染性肺实质炎症，包括具有明确潜伏期的病原体感染而在入院后平均潜伏期内发病的肺炎。常见病原体为肺炎链球菌、支原体、衣原体、流感嗜血杆菌和呼吸道病毒等。肺炎链球菌所引起的肺炎，约占社区获得性肺炎的半数，答案为 A 选项。

93. E 此题目考查肺炎球菌性肺炎的实验室检查。病原菌检测见革兰染色阳性带荚膜的双球菌或链球菌为确诊本病的主要依据，答案为 E。

94. C 肺炎支原体感染起病缓慢，起初有数天至一周的无症状期，继而乏力、头痛、咽痛、肌肉酸痛，咳嗽明显，多为发作性干咳，夜间为重，也可产生脓痰，持久的阵发性剧咳为支原体肺炎较为典型的表现。持久的阵发性剧咳为支原体肺炎较为典型的表现，答案为 C 选项。

95. A 此题目考查的是肺炎球菌肺炎特殊的临床表现：病人呈急性热病容，面颊绯红，鼻翼扇动，皮肤灼热、干燥，口角及鼻周有单纯疱疹；铁锈色痰为肺炎球菌肺炎特征性症状，病变广泛时可出现发绀。答案为 A 选项。

96. D 肺炎球菌肺炎的药物治疗，抗生素治疗首选青霉素 G，用药途径及剂量视病情轻重及有无并发症而定。青霉素过敏者，或感染耐青霉素菌株者，用呼吸氟喹诺酮类、头孢噻肟或头孢曲松等药物，感染 MDR 菌株者可用万古霉素、替考拉宁或利奈唑胺。因此本题答案为 D 选项。

97. C 此题目考查的是肺炎支原体肺炎的药物治疗。大环内酯类抗生素为首选，如红霉素、罗红霉素和阿奇霉素。对大环内酯不敏感者则可选用呼吸氟喹诺酮类，如左氧氟沙星、莫西沙星等，四环素类也用于肺炎支原体肺炎的治疗。答案 C 选项。

98. D 克雷伯菌肺炎的药物治疗。头孢菌素类药物和氨基糖苷类（如阿米卡星）是目前治疗克雷伯菌肺炎的首选药物。治疗至少 14 天。本题答案为 D。

99. B 此题目考查的是肺炎链球菌肺炎辅助检查。X 线胸片早期仅肺纹理增粗或受累的肺段、肺叶稍模糊；实变期见大片实变阴影

及支气管充气征；消散期见假空洞征，起病 3～4 周后可完全消散。部分患者吸收缓慢或出现机化性肺炎。答案选 B。

100. E 肺炎球菌肺炎经过充血水肿期，红色肝样变期，灰色肝样变期，溶解消散期，病灶肺组织逐渐净化，肺泡重新充气，由于炎症未破坏肺泡壁结构，无组织坏死，故最终肺组织可完全恢复正常的结构和功能。答案选 E。

101. A 军团菌肺炎可呈爆发性流行，答案选 A。

102. D 肺炎球菌只引起纤维渗出性炎症，在溶解消散期可见少量脓样物质。

103. E 患者诊断已明确是球菌肺炎，而且青霉素是首选的对症药物，治疗效果不佳，应及时考虑并发症，如脓胸等问题。答案选 E。

104. E 感染性休克的常见致病菌为革兰氏阴性杆菌，如肠杆菌科细菌（大肠杆菌、克雷伯菌、肠杆菌等）；不发酵杆菌（假单胞菌属、不动杆菌属等）；脑膜炎球菌；类杆菌等。答案选 E。

105. C 目前红霉素仍然是治疗军团菌感染的首选药物，因其临床应用成功的经验最多。答案选 C。

106. B X 线阴影的易变性是金葡菌肺炎的一个重要特征。金葡菌肺炎患者的 X 线常表现为肺段或肺叶实变，或呈小叶样浸润，可有单个或多发的液气囊腔，形成阴影内伴有空洞和液平。答案选 B。

107. A 肺炎链球菌不产生毒素，不引起组织坏死或形成空洞，其致病力是由于高分子多糖体的荚膜对组织的侵袭作用，表现为肺泡水肿和细胞渗出（A 对）。金黄色葡萄球菌肺

炎（B 错）X 线表现为肺叶或小叶浸润，早期空洞，脓胸，可见液气囊腔；克雷伯菌肺炎（C 错）X 线表现为肺叶或肺段实变，蜂窝状脓肿，叶间隙下坠；大肠杆菌肺炎（D 错）表现为发热、脓痰、呼吸困难，可出现脓胸；梭形杆菌（E 错）为革兰阴性无芽孢厌氧杆菌，其导致的肺炎表现为咳嗽、咳臭脓痰，可出现肺脓肿和脓胸等。故本题答案为 A。

108. B 肺炎链球菌肺炎患者可有口角或鼻周单纯性疱疹（A 对），有脓毒症者可出现皮肤和黏膜出血点（C 对）。肺实变时可闻及支气管呼吸音（E 对），肺炎消散期可闻及湿啰音（D 对）。肋间带状疱疹（B 错）是由于感染水痘带状疱疹病毒引起的，不会出现在肺炎链球菌感染的患者中。故本题答案选 B。

109. B 对青霉素过敏者，或感染耐青霉素菌株者，用呼吸氟喹诺酮类、头孢噻肟或头孢曲松等药物。故本题答案选 B。

110. D 对于 MRSA，则应选用万古霉素（D 对）、替考拉宁和利奈唑胺等。青霉素 G（A 错）、苯唑西林（C 错）、一代头孢（头孢唑啉）（B 错）及二代头孢（头孢呋辛）（E 错）对耐药菌均无效。故本题答案选 D。

111. E 此题目考查肺结核 X 线的检查。（1）原发性肺结核：X 线检查原发综合征的 X 线典型表现："双极像"或称"哑铃像"；偶表现为空洞；或表现为肺门阴影增宽，突向肺野内带。（2）血行播散性肺结核：①急性血行播散性肺结核在胸片上显示病灶常需 2 ~ 3 周，表现为两肺野弥漫的分布、大小、密度相近，直径 1 ~ 3mm 的粟粒状阴影。②亚急性及慢性血行播散性肺结核粟粒大小不等，密度不均，新旧病灶不一。（3）继发性肺结核：X 线影像可呈多形态表现（可有渗出、增殖、纤维、干酪性病变），也可伴有钙化，易形成

空洞，可伴有支气管播散灶，结核球多在 3cm 以内，周围可有卫星病灶，可伴有胸腔积液、胸膜增厚与粘连。综上所述，肺结核 X 线表现是偶为空洞，同侧或对侧有小片状条索状阴影，本题答案为 E 选项。

112. E 反复发作性呼气性呼吸困难多见于支气管哮喘或慢性支气管炎合并支气管哮喘，而并非肺癌的可疑表现。肺癌可引起吸气性呼吸困难，或可引起局限性喘鸣。其余四项均为肺癌的可疑表现。答案选 E。

113. C 肺癌转移的部位有：中枢神经系统转移、骨骼转移、腹部转移、淋巴结转移。其中锁骨上淋巴结是肺癌转移到淋巴结的常见部位。答案为 C 选项。

114. A 此题目考查的是肺癌放射治疗。肺癌对放疗的敏感性，以小细胞癌为最高，其次为鳞癌和腺癌，故照射剂量以小细胞癌最小，腺癌最大。答案为 A 选项。

115. C 中央型肺癌以鳞状细胞癌和小细胞癌多见。C 的描述是错误的，答案为 C 选项。

116. D 此题目考查肺癌病因和发病机制。吸烟：是肺癌死亡率进行性增加的首要原因。吸纸烟者比吸雪茄、烟斗者肺癌患病率高，纸烟中含有各种致癌物质，其中苯并芘为致癌的主要物质。被动吸烟也容易引起肺癌。D 答案的描述是错误的。

117. E 肺癌作用于内分泌、神经 – 肌肉、结缔组织、血液系统和血管的异常改变，称伴癌综合征，包括肥大性骨关节病、神经 – 肌肉综合征如重症肌无力、小脑皮质变性、高钙血症、抗利尿激素分泌失调综合征、Cushing 综合征等，不包括高钠血症。答案为 E。

118. C 小细胞肺癌90%以上在就诊时已

有胸内或远处转移，此外尚有潜在性血道、淋巴道微转移灶。国内主张以化疗为主，辅以手术和（或）放疗。答案为 C。

119. E 此题目考查的是肺癌获得病理学诊断的检查。包括①痰脱落细胞学检查；②胸腔积液细胞学检查；③呼吸内镜检查；④针吸活检；⑤开胸肺活检。肺癌的确诊必须有病理学依据。痰脱落细胞、纤维支气管镜、胸腔镜和开胸肺活检均可提供病理学诊断。胸部 CT 无法提供病理学诊断。本题答案为 E 选项。

120. A 某一部位持续存在的局限性哮鸣音常见于气道狭窄，如气道内肿物、支气管肿瘤等。支气管肺癌可见局限性吸气性哮鸣音。答案选 A。

121. B 中枢型睡眠呼吸暂停综合征的临床表现特点包括：正常体型；失眠，嗜睡少见；睡眠时经常觉醒；轻度、间歇性打鼾；抑郁；轻微性功能障碍。故本题答案选 B。

122. C 轻度睡眠呼吸暂停综合征呼吸暂停指数范围是 5 ~ 20 次/小时。故本题答案选 C。

123. A 胸膜腔为脏层和壁层胸膜之间的一个潜在间隙，正常人胸膜腔内有 5 ~ 15ml 液体，在呼吸运动时起润滑作用，正常人每天胸膜腔内有 500 ~ 1000ml 的液体形成与吸收。答案选 A。

124. E 首次抽液不要超过 700ml，以后每次抽液量不应超过 1000ml，过快、过多抽液可使胸腔压力骤降，发生复张后肺水肿或循环衰竭。答案选 E。

125. D 此题目考查胸腔积液临床表现与积液量：积液量少于 0.3 ~ 0.5L 时症状不明显，大量积液时心悸及呼吸困难明显，甚至可致呼吸衰竭。呼吸困难是最常见的症状，多伴

有胸痛和咳嗽。呼吸困难与胸廓顺应性下降，患侧膈肌受压，纵隔移位，肺容量下降刺激神经反射有关。病因不同其症状有所差别。本题答案为 D 选项。

126. E 结核性胸膜炎的确诊需要胸腔积液或胸膜活检标本中找到结核杆菌，或胸膜活检有典型结核性肉芽肿改变。答案选 E。

127. B 此题目考查的是胸腔积液的性质。蛋白质渗出液的蛋白含量较高（≥30g/L），胸腔积液/血清比值 >0.5，李凡他试验阳性。本题答案为 B 选项。

128. A 结核性胸膜炎是我国渗出液最常见的病因，多见于青壮年，胸痛、气短，常伴有干咳、潮热、盗汗、消瘦等结核中毒症状。青少年原发性肺结核是结核性胸膜炎最常发生的原因。答案为 A 选项。

129. E 此题目考查的是结核性渗出性胸膜炎最重要的治疗。①一般治疗；②抽液治疗；③抗结核治疗；④糖皮质激素。其中结核性渗出性胸膜炎治疗首选抗结核药物全身治疗，因此本题答案为 E 选项。

130. B 早期肺脓肿与细菌性肺炎在症状及 X 线表现上很相似。答案选 B。

131. C 肺脓肿 X 线检查可见大片浓密模糊的浸润阴影，边缘不清，或为团片状浓密阴影，分布在一个或数个肺段，肺脓肿形成。血源性肺脓肿，病灶分布在一侧或两侧，呈散在局限炎症，或边缘整齐的球形病灶，中央有小脓腔和气液平面。答案选 C。

132. E 血源性肺脓肿常为两肺外野的多发性脓肿，致病菌以金黄色葡萄球菌、表皮葡萄球菌及链球菌为常见，好发部位最多见两肺外周部。本题答案为 E 选项。

133. D 引起肺脓肿的途径包括吸入、血

源性播散、邻近器官转移等。上呼吸道分泌物吸入是肺脓肿最主要的病因，致病菌多为厌氧菌。答案为 D 选项。

134. E 此题目考查的是急性肺脓肿临床表现。咳出大量脓臭痰为急性肺脓肿的特征性临床表现，因此本题答案为 E 选项。

135. C 咳大量脓臭痰为急性肺脓肿的特征性临床表现。本题答案为 C 选项。

136. B 此题目考查的是肺脓肿药物治疗：抗生素治疗吸入性肺脓肿多合并厌氧菌感染，一般对青霉素敏感；脆弱拟杆菌对林可霉素、克林霉素和甲硝唑敏感。根据病情严重程度决定青霉素剂量。血源性肺脓肿多为葡萄球菌和链球菌感染，选用耐 β - 内酰胺酶青霉素或头孢菌素。MRSA 感染用万古霉素或替考拉宁或利奈唑胺。本题答案为 B 选项。

137. D 脆弱拟杆菌对青霉素不敏感，治疗脆弱拟杆菌感染所致吸入性肺脓肿首选的抗菌药物是林可霉素、克林霉素（D 对）、甲硝唑。红霉素（A 错）主要用于治疗支原体、衣原体、军团菌等的感染。青霉素（B 错）主要用于治疗除脆弱拟杆菌感染之外的吸入性肺脓肿。MRSA 感染应选用万古霉素（C 错）。庆大霉素（E 错）属于氨基糖苷类抗生素，主要治疗革兰氏阴性菌的感染。故本题答案选 D。

138. A 呼吸困难及气促是肺血栓栓塞症最多见的症状，由于栓塞部位血流量减少，通气/血流比例失调，肺不张形成，导致呼吸功能不全，出现低氧血症引起。答案选 A。

139. E 呼吸急促是肺血栓栓塞症最常见的体征，呼吸频率常大于 20 次/分，可出现于 70% 的病人。答案选 E。

140. A 根据睡眠过程中呼吸暂停时胸腹

运动的情况，临床上将睡眠呼吸暂停综合征分为中枢型、阻塞型和混合型。故本题答案选 A。

141. E 此题目考查的是静脉血栓栓塞症病因。深静脉血栓形成（DVT）和肺血栓栓塞症（PTE）有共同的危险因素，包括任何可以导致静脉血液淤滞、静脉系统内皮损伤和血液高凝状态的因素，即 Virchow 三要素。危险因素有多种，包括重大创伤、下肢骨折、外科手术、关节置换、脊髓损伤、恶性肿瘤、肾病综合征、抗心磷脂抗体综合征、妊娠或口服避孕药、易栓症；慢性心房颤动可发生右心房附壁血栓，脱落后可发生肺栓塞。答案为 E 选项。

142. D 此题目考查的是肺血栓栓塞症疑诊病例的确诊。在临床表现和初步检查提示 PTE 的情况下，应安排 PTE 的确诊检查，包括以下 4 项，其中 1 项阳性即可明确诊断。①CT肺动脉造影（CTPA）：是 PTE 的一线确诊手段。②放射性核素肺通气/血流灌注（V/Q）显像是 PTE 的重要诊断方法，可以明确诊断肺血栓栓塞症。③磁共振成像和磁共振肺动脉造影（MRI/MRPA）。④肺动脉造影是 PTE 诊断的"金标准"。因此本题答案为 D 选项。

143. A 此题目考查的是肺血栓栓塞症溶栓的治疗。主要适用于高危（大面积）PTE病例。对于部分中危（次大面积）PTE，若无禁忌证可考虑溶栓。溶栓疗法用于动脉血压低于正常的大面积肺血栓栓塞症病人，其他较轻病人不主张使用。对于血压和右心室运动功能均正常的低危病例，不宜溶栓。溶栓的时间窗一般定为 14 天以内，若近期有新发 PTE 征象可适当延长。因此本题答案为 A 选项。

144. E 静脉造影：是诊断深静脉血栓形成的"金标准"，可显示静脉堵塞的部位、范围、程度及侧支循环和静脉功能状态，其诊断敏感性和特异性接近 100%。答案为 E 选项。

145. E　此题目考查的是肺血栓栓塞症溶栓禁忌证。①溶栓治疗的绝对禁忌证包括：活动性内出血和近期自发性颅内出血。②相对禁忌证包括：2 周内的大手术、分娩、有创检查如器官活检或不能压迫止血部位的血管穿刺；10 天内的胃肠道出血；15 天内的严重创伤；1 个月内的神经外科或眼科手术；难以控制的重度高血压（收缩压 > 180mmHg，舒张压 > 110mmHg）；3 个月内的缺血性脑卒中；创伤性心肺复苏；血小板计数 $< 100 \times 10^9/L$；抗凝过程中（如正在应用华法林）；心包炎或心包积液；妊娠；细菌性心内膜炎；严重肝、肾功能不全；糖尿病出血性视网膜病变；高龄（年龄 > 75 岁）等。对于致命性大面积 PTE，上述绝对禁忌证亦应被视为相对禁忌证。答案为 E 选项。

146. E　头晕乏力是睡眠呼吸暂停综合征白天常见的临床表现。睡眠呼吸暂停综合征夜间临床表现为打鼾、呼吸暂停、夜间憋醒、睡眠时多动不安、多汗、夜尿增多及睡眠行为异常。故本题答案选 E。

147. E　血浆 D - 二聚体含量在急性期升高，含量低于 500μg/L，可以排除急性肺血栓栓塞症。答案选 E。

148. D　肺血栓栓塞症主要来源于静脉，可用静脉超声法确定病人是否有肺血栓栓塞症。答案选 D。

149. C　呼吸困难、胸痛及咯血为肺血栓栓塞症的三联症状，大约 30% 的肺血栓栓塞症病人可出现。答案选 C。

150. A　大面积高危急性肺血栓栓塞症临床以休克和低血压为主要表现，即体循环动脉收缩压 < 90mmHg，或较基础值下降幅度 ≥

40mmHg，持续 15min 以上。故本题答案选 A。

151. A　链激酶为链球菌产物，较其他溶栓药更容易出现过敏反应。答案选 A。

152. B　溶栓治疗的绝对禁忌证包括：活动性内出血和近期自发性颅内出血。相对禁忌证包括：2 周内的大手术、分娩、有创检查如器官活检或不能压迫止血部位的血管穿刺；10 天内的胃肠道出血；15 天内的严重创伤；1 个月内的神经外科或眼科手术；难以控制的重度高血压；3 个月内的缺血性脑卒中；创伤性心肺复苏；血小板计数 $< 100 \times 10^9/L$；抗凝过程中；心包炎或心包积液；妊娠；细菌性心内膜炎；严重肝、肾功能不全；糖尿病出血性视网膜病变；高龄等。由上可知，2 个月内有缺血性脑卒中为溶栓治疗的禁忌证，以避免出现溶栓后脑出血。故本题答案选 B。

153. E　尽管肝素可以引起血小板减少，但低分子肝素引起血小板减少的概率较低，在高度疑似肺血栓栓塞症病人仍可以小心应用。答案选 E。

154. E　螺旋 CT 是常用的肺血栓栓塞症确诊手段之一，其余选项检查结果均无特异性，不能直接确诊。答案选 E。

155. B　血压持续 < 90mmHg 存在休克表现，说明是大面积肺血栓栓塞症，应尽早溶栓治疗。答案选 B。

156. D　在大面积肺血栓栓塞症用溶栓治疗结束后，凝血酶原时间恢复到正常值的 2 倍，应进行肝素治疗。答案选 D。

157. B　肺癌转移至淋巴结的典型部位为前斜角肌区，淋巴结的大小不一定反映病程的早晚。由于癌肿组织的血管丰富，局部组织坏死常引起咯血，以中央型肺癌多见。肿瘤转移到心包可发生心包积液引起气促。肿瘤组织坏死可引起发热，但多数发热的原因是由于肿瘤引起的继发性肺炎所致。答案选 B。

158. B 弥漫性肺间质疾病是发生于肺泡壁及肺泡周围组织的疾病，主要表现为进行性加重的呼吸困难、限制性通气功能障碍伴弥散功能降低、低氧血症以及影像学上的双肺弥漫性病变。答案选 B。

159. C 特发性肺纤维化主要表现为活动性呼吸困难，渐进性加重，常伴干咳。全身症状不明显，可以有不适、乏力和体重减轻等，但很少发热。答案选 C。

160. A 经纤维支气管镜肺活检可明确诊断。对于 HRCT 呈不典型 UIP 改变，诊断不清楚，没有手术禁忌证的病人应该考虑外科肺活检。答案选 A。

161. D 特发性肺纤维化治疗首选小剂量糖皮质激素联用硫唑嘌呤等治疗。答案选 D。

162. D 特发性肺纤维化（IPF）是临床上最常见的一种特发性间质性肺炎，是一种慢性肺疾其特点是进展的、不可逆的肺实质纤维化，导致肺功能进行性下降，主要表现为限制性通气功能障碍，弥散量降低伴低氧血症或 I 型呼吸衰竭。故本题答案选 D。

163. E 病情严重有肺心病、呼吸衰竭时，有不同程度的通气功能障碍。但肺功能检查不能明确上呼吸道狭窄的原因。故本题答案选 E。

164. E 睡眠呼吸暂停综合征与原发性鼾症、发作性睡病、上气道阻力综合征相鉴别时，最重要的是看有无呼吸暂停、低通气、低氧血症。故本题答案选 E。

二、A2 型题

165. E 急性上呼吸道感染，如有细菌感染，主要是溶血性链球菌，流感嗜血杆菌，肺炎链球菌，葡萄球菌。答案选 E。

166. B 此题目考查急性上呼吸道感染病因。病因包括：①急性上呼吸道感染 70% ~ 80% 由病毒引起，包括鼻病毒、冠状病毒、腺病毒、流感和副流感病毒以及呼吸道合胞病毒、埃可病毒和柯萨奇病毒等。可能出现的症状鼻塞、流鼻涕、咽痛，经休息，多饮水可好转。②20% ~30% 的上呼吸道感染为细菌引起以口腔定植菌溶血性链球菌为多见。由知识点的得知答案选择 B。

167. E 急性疱疹性咽峡炎多发于夏季，多见于儿童，偶见于成人。由柯萨奇病毒 A 引起，表现为明显咽痛、发热，病程约一周。查体可见咽部充血，软腭、悬雍垂、咽及扁桃体表面有灰白色疱疹及浅表溃疡，周围伴红晕。题目中患者咽痛，发热 3 天. 诊断为疱疹性咽峡炎。该病常见的病原体柯萨奇病毒，因此本题答案为 E 选项。

168. E 上感是人类最常见的传染病之一，好发于冬春季节，多为散发，且可在气候突变时小规模流行。机体对其感染后产生的免疫力较弱、短暂，病毒间也无交叉免疫，故可反复发病。本题答案为 E 选项。

169. D 普通感冒为病毒感染引起，俗称"伤风"，又称急性鼻炎或上呼吸道卡他。起病较急，主要表现为鼻部症状，如喷嚏、鼻塞、流清水样鼻涕，也可表现为咳嗽、咽干、咽痒或烧灼感甚至鼻后滴漏感。普通感冒不常有高热，全身症状不明显。因此本题答案为 D 选项。

170. B 急性病毒性咽炎和喉炎由鼻病毒、腺病毒、流感病毒、副流感病毒以及肠病毒、呼吸道合胞病毒等引起。临床表现为咽痒和灼热感，咽痛不明显。咳嗽少见。患者咽部发痒，声嘶，咳嗽，查体可见喉部水肿，充血，可闻及喘鸣音。病毒性咽喉炎可能性大。因此本题答案为 B 选项。

171. A 咽痛、发热。查体：咽充血，软腭、腭垂、咽及扁桃体表面有灰白色疱疹及浅表溃疡，周围有红晕。最可能的诊断为疱疹性咽峡炎。答案选 A。

172. A 患者有病毒感染前驱症状，随后出现心悸，考虑急性上呼吸道感染并发心肌炎。故本题答案选 A。

173. C 患者咽干、咽痒，继而打喷嚏，鼻塞，流清水样鼻涕。查体可见鼻腔黏膜充血、水肿，咽部轻度充血。无肺部症状，故排除 ABDE，普通感冒可能性最大。故本题答案选 C。

174. C 患者消瘦恶病质，考虑癌症；咳嗽咳血且胸部 X 线示右上肺阴影，骨扫描有多发病灶，提示肺癌伴骨转移，为Ⅳ期，治疗以姑息治疗为主。故本题答案选 C。

175. A 急性气管 - 支气管炎表现为咳嗽，咳痰，血白细胞计数可升高，鼻部症状较轻，X 线胸片常见肺纹理增强。患者无鼻部症状，故排除普通感冒和流感；亦无咽部症状，排除咽喉炎和咽结膜炎。患者症状和体征最符合的诊断为急性气管 - 支气管炎。故本题答案选 A。

176. C 急性支气管炎药物的治疗：可首选新大环内酯类或青霉素类药物，亦可选用头孢菌素类或喹诺酮类药物如阿奇霉素、克拉霉素、红霉素。而妥布霉素主要针对革兰阴性菌。故本题答案为 C 选项。

177. E 此题目考查慢性支气管炎诊断。依据咳嗽、咳痰或伴有喘息，每年发病持续 3 个月，连续 2 年或 2 年以上，并排除其他可以引起类似症状的慢性疾病。题目中患者症见

咳嗽，活动后气促，查体可见双肺广泛哮鸣音，双肺下野可闻湿性啰音，胸片示肺纹理增强，综合考虑诊断为慢性喘息型支气管炎，本题答案为 E 选项。

178. A 阻塞性通气功能障碍表现为肺活量正常或减低，FEV_1/FVC 减低，残气量增高，肺总量正常或增高，残总比明显增高；限制性通气功能障碍表现为肺活量减低，FEV_1/FVC 正常或增高。答案选 A。

179. D FEV_1/FVC 是 COPD 的一项敏感指标，可检出轻度气流受限；FEV_1 占预计值的百分比是中、重度气流受限的良好指标，这均为 COPD 肺功能检查的基本项目。吸入支气管舒张剂后 $FEV_1 < 80\%$ 预计值且 $FEV_1/FVC < 70\%$ 者，可确定为不能完全可逆的气流受限。FEV_1/FVC 降低，高度提示阻塞性通气功能障碍，是判断阻塞性通气功能障碍的重要指标。答案选 D。

180. D 患者咳嗽、咳痰病史多年，伴喘息，考虑为慢性气管炎喘息型；查体可见桶状胸，叩诊过清音。肺功能：FEV_1/FVC 为 56% < 70%，MVV60%，VC 降低，RV/TLC 为 43%，考虑为阻塞性肺气肿。答案选 D。

181. A 肺气肿病人通常可以根据病史、体检、X 射线检查和肺功能测定明确诊断。该题中，患者有慢性咳嗽、咳痰病史，X 线表现为透亮度增加伴两下肺纹理增粗紊乱，提示肺气肿、慢支。答案选 A。

182. C 该病人 3 年来咳嗽，咳痰，冬重夏轻，3 天来咳嗽加重，咳黄痰。查体：双肺干、湿性啰音，考虑慢性支气管炎。由于长期咳嗽、咳痰等刺激，慢性支气管炎患者会导致气管弹性下降。严重时会导致气管塌陷，影响呼吸，导致支气管和肺组织咳嗽性下降，长期进展会导致呼吸困难和肺气肿。所以早期肺气

肿主要是慢性支气管炎的症状，无其他 X 线体征。答案选 C。

183. E 该病人因肺心病急性加重住院。查体：双瞳孔不等大，对光反射迟钝，病人呈昏迷状态。考虑肺心病并发肺性脑病的可能，甘露醇是临床抢救特别是脑部疾患抢救常用的一种药，具有降低颅内压药物所要求的降压快疗效准确的特点。答案选 E。

184. E 患者慢性肺心病病史，血气分析 pH 7.5，$PaCO_2$ 24mmHg，提示呼吸性碱中毒，BE −8mmol/L 提示代谢性酸中毒，综合诊断为呼吸性碱中毒合并代谢性酸中毒。慢性肺心病失代偿期常合并各种类型的酸碱失衡及电解质紊乱。考虑为通气过度所致，应减少潮气量。答案选 E。

185. D 慢性肺心病的超声心动图诊断标准如下：①右心室流出道内径 ≥30mm；②右心室内径 ≥20mm；③右心室前壁厚度 ≥5mm 或前臂搏动幅度增强；④左、右心室内径比值 <2；⑤右肺动脉内径 ≥18mm 或肺动脉干 ≥20mm；⑥右室流出道/左房内径 >1.4；⑦肺动脉瓣曲线出现肺动脉高压征象者。题目中患者有长期咳嗽病史，心电图 QRS 额面平均电轴 ≥90°，重度顺钟向转位，$RV_1 + SV_5$ ≥1.05mV，综合考虑诊断为慢性肺源性心脏病。因此本题答案为 D 选项。

186. A 患者血气分析 pH 7.31，PaO_2 50mmHg，$PaCO_2$ 60mmHg，诊断为肺气肿合并呼吸衰竭，首选低浓度吸氧，避免吸氧浓度过高引起二氧化碳潴留。答案选 A。

187. E 慢性肺心病病人正性肌力药应用指征有：①感染已控制，呼吸功能已改善，利尿治疗后右心功能无改善者；②以右心衰竭为主要表现而无明显感染的病人；③合并室上性快速心律失常，如室上性心动过速、心房

颤动（心室率 >100 次/分）者；④合并急性左心衰竭的病人。原则上选用作用快、排泄快的洋地黄类药物，小剂量（常规剂量的 1/2 或 2/3）静脉给药，常用毒毛花苷 K0.125 ~ 0.25mg，或毛花苷丙 0.2 ~ 0.4mg 加入 10% 葡萄糖液内缓慢静脉注射。答案选 E。

188. C 该患者原有肺心病，入院前 4 小时神志模糊，嗜睡。肺心病的并发症主要是肺性脑病，也是最危险的并发症，早期有头痛、烦躁、视力下降、神志恍惚、昏睡以至昏迷，严重时可引起脑出血、脑疝，当呼吸循环中枢受压后，病人可突然死亡。答案选 C。

189. B 此题目考查肺源性心脏病并发症。题目中患者症见咳嗽，呼吸困难，昏迷，综合考虑诊断为肺性脑病。因此本题答案为 B 选项。

190. D 患者咳嗽、咳痰 10 年，考虑诊断为慢性支气管炎；查体可见桶状胸，结合慢性支气管炎病史，考虑诊断为肺气肿；双肺湿啰音，剑突下收缩期搏动，三尖瓣区收缩期杂音，结合肺气肿体征，考虑诊断为肺心病，肝、脾不大，下肢无浮肿，综合诊断为肺心病（代偿期）。答案选 D。

191. D 患者肺心病病史，症见咳嗽，咳黄痰，呼吸困难，头痛，嗜睡，谵语，查体可见神志不清，颜面浮肿，球结膜水肿，口唇发绀，颈静脉充盈，双肺广泛干湿啰音，肝大，腹水，下肢水肿，膝反射减弱，巴宾斯基征（+），考虑为肺心病合并肺性脑病。血气分析结果示 PH <7.35，$PaCO_2$ 升高，考虑为呼吸性酸中毒，HCO_3^- <22mmol/L，考虑为呼吸性酸中毒合并代谢性酸中毒。答案选 D。

192. E 患者肺心病病史，吸氧后 PaO_2 及 $PaCO_2$ 均升高，患者由神志清楚陷入昏迷，考虑为 CO_2 潴留，诱发肺性脑病。肺性脑病主要

表现为神志淡漠、肌肉震颤或扑翼样震颤、间歇抽搐、昏睡甚至昏迷等，亦可出现腱反射减弱或消失、锥体束征阳性等。答案选 E。

193. C　患者肺心病病史，受凉后咳喘加重，咳脓痰，伴发热烦躁，发绀加重，次日神志模糊，嗜睡，考虑合并感染诱发肺性脑病，主要表现为神志淡漠、肌肉震颤或扑翼样震颤、间歇抽搐、昏睡甚至昏迷等，亦可出现腱反射减弱或消失、锥体束征阳性等。答案选 C。

194. D　本例患者为 20 岁青年，自幼咳嗽，感冒后加重，有诱发支气管扩张的呼吸道感染病史，咳大量脓痰（为支气管扩张的典型表现），无咯血，符合支气管扩张症（D 对）的诊断。慢性肺脓肿（B 错）、肺脓肿继发感染（E 错）一般有反复发热和咯血，持续数周到数月，且炎症累及壁层胸膜可引起与呼吸有关的胸痛，与本例患者临床症状不符。慢性支气管炎（A 错）起病缓慢，病程长，反复急性发作而病情加重，主要症状是咳嗽咳痰伴有喘息，无大量脓痰，故不考虑诊断为慢性支气管炎。先天性支气管囊肿（C 错）多数无症状，由常规胸部 X 线检查发现，囊肿较大，压迫肺组织和纵隔时，可有呼吸困难、咳嗽和发绀等；继发感染则出现发热、胸痛、咳嗽咯痰、咯血等症状。

195. C　根据反复咳脓痰、咯血病史和既往有诱发支气管扩张的呼吸道感染病史，HRCT 显示支气管扩张的异常影像学改变，即可明确诊断为支气管扩张。患者反复咳嗽、咳黄痰，咯血，查体心肺无明显阳性体征，胸片可见双肺下野纹理略增强，考虑诊断为支气管扩张。故本题答案选 C。

196. B　本例患者为女性，25 岁，既往健

康，突然咯血约 500mL，查体：心肺未见异常，胸部 X 线片双肺下野纹理增粗。咯血 500mL 容易导致患者误吸，出现呼吸道阻塞造成窒息的危险，故目前治疗的关键是保持呼吸道通畅（B 对）。抗生素的使用需要根据细菌培养和药敏试验的结果，或者在药敏试验结果出来前可以根据经验使用，轻易使用高效广谱抗生素容易造成细菌耐药（C 错）。胸 CT 有助于发现细小的出血病灶，但目前关键是防止患者窒息（D 错）。咯血量的分类：小量咯血是指每天咯血量在 100mL 以内。中量咯血是指每天咯血量 100 ~ 500mL 之间。而大咯血是指 24 小时，咯血量大于 500mL 或一次咯血量在 100mL 以上；对反复咯血的病人，如果咯血量少，可以对症治疗或口服卡巴克洛（安络血）、云南白药。若出血量中等，可静脉给予垂体后叶素或酚妥拉明。若出血量大，经内科治疗无效，可考虑介入栓塞治疗、纤维支气管镜直视下止血或手术治疗（E 错）。该病人属于大咯血量患者，但还并未说明是否进行了积极的内科治疗，故不用（A 错）。目前关键是防止患者窒息，保持呼吸道通畅（B 对）。

197. A　患者症见气短，喘息，每逢气候改变或精神激动，闻油烟也有诱发，抗生素治疗无效，查体可见肺气肿征象，两肺散在高调干啰音，考虑诊断为支气管哮喘。答案选 A。

198. C　题目中患者有气喘半日，每年春、秋季有类似发作疾病史，体温 36.5℃，端坐呼吸，两肺广泛哮鸣音的临床表现。实验室检查：白细胞 7.6×10^9/L，中性粒细胞 0.76，最可能的诊断是支气管哮喘。答案选 C。

199. C　此题目考查心源性哮喘诊断。题目中的中老年男性平素健康，症见夜间阵发性哮喘发作，被迫坐位，气急，查体可见肥胖，

高血压 3 级，呼吸频率加快，心率增快，两肺底湿啰音，无哮鸣音，综合考虑诊断为心源性哮喘，因此本题答案为 C 选项。

200. E 患者血气分析示 $PaCO_2$ 升高，pH 7.34，考虑为呼吸性酸中毒，主要由二氧化碳潴留所致。答案选 E。

201. A 患者近一周咳嗽，咳痰，2 天来呼吸困难带哮鸣，大汗，面色苍白，肢凉，脉搏 120 次/分，血压 90/60mmHg，双肺哮鸣音，心脏无杂音，口唇发绀，考虑为支气管哮喘重症发作。答案选 A。

202. A 患者症见刺激性干咳，偶有咳少量黏稠痰，受寒冷刺激加重，伴气促，晚间、清晨剧咳而影响睡眠，用过多种抗生素和多种祛痰止咳剂症状未能缓解。查体可见双肺散在干性啰音，血象示 WBC 升高，考虑诊断为支气管哮喘。答案选 A。

203. B 患者咳喘、气急多年，查体可见两肺呼气性哮鸣音为主，伴两肺少量湿啰音。胸部 X 线检查及喉镜检查（－）。根据症状、体征，考虑诊断为支气管哮喘。答案选 B。

204. A 心源性哮喘与重症哮喘症状相似，极易混淆。鉴别要点：病人多有高血压、冠状动脉粥样硬化性心脏病、风湿性心脏病等病史和体征，突发气急，端坐呼吸，阵发性咳嗽，常咳出粉红色泡沫痰，两肺可闻及广泛的湿啰音和哮鸣音，左心界扩大，心率增快，心尖部可闻及奔马律。胸部 X 线检查可见心脏增大、肺淤血征。若一时难以鉴别，可雾化吸入 β_2 受体激动剂或静脉注射氨茶碱缓解症状后进一步检查。忌用肾上腺素或吗啡，因二者可强心、镇静，从而掩盖症状。患者突然呼吸困难，喘息，咳嗽，肺有哮鸣音及湿啰音，结合心电图结果，考虑诊断为心源性哮喘。答

案选 A。

205. C 患者每年春秋季反复出现喘息发作、咳嗽，五天前闻油烟后又发生喘息，查体可见大汗淋漓，发绀，脉搏细速，心率加快，BP 升高，低热，双肺闻及散在哮鸣音。血气分析示 PaO_2 下降，考虑诊断为支气管哮喘发作期。答案选 C。

206. A 此题目考查慢性呼吸衰竭治疗。患者血气分析可见 pH 7.3，$PaCO_2$ 60mmHg，PaO_2 50mmHg，考虑患者呼吸性酸中毒合并代谢性碱中毒，改善通气是关键，无需应用碱性药。答案为 A 选项。

207. A 患者血气分析示 pH 升高，$PaCO_2$ 降低，考虑诊断为呼吸性碱中毒。答案选 A。

208. A 患者慢性咳嗽病史多年，查体可见肺气肿体征，现症见黄痰不易咯出，气促加重，发绀，血气分析示 pH 7.31，$PaCO_2$ 66mmHg，$PaO_2$52mmHg，考虑肺气肿合并呼吸性酸中毒，首选低浓度给氧，避免吸入氧浓度过高引起二氧化碳潴留。答案选 A。

209. E 患者血气分析示 BE −10mmol/L 提示为代谢性酸中毒；pH 7.15，$PaCO_2$ 80mmHg，PaO_2 45mmHg，HCO_3^- 20mmol/L 均提示呼吸性酸中毒。本患者为呼吸性酸中毒合并代谢性酸中毒。答案选 E。

210. B 患者血气分析示 pH 正常，BE 升高提示代谢性碱中毒，$PaCO_2$ 升高，HCO_3^- 升高，提示呼吸性酸中毒。答案选 B。

211. C 患者在放疗后出现干咳、气促，胸部 X 线示放疗范围呈毛玻璃样改变，提示放射性肺炎的可能性大。故本题答案选 C。

212. A 题目中患者淋雨后出现症状，查体可见左肺下部叩诊浊音，可闻水泡音，胸片

左肺下叶大片状致密阴影，痰结核菌集菌阴性，排除肺结核，综合考虑为肺炎球菌肺炎，故本题答案为 A 选项。

213. A 患者一周前足部有过疖肿，先症见全身毒血症状，咯血，白细胞计数升高，胸片两肺散在密度较淡的圆形病变，其中部分病灶有空洞伴液平，综合考虑诊断为金黄色葡萄球菌肺炎诊断。因此本题答案为 A 选项。

214. C 根据黏稠血性胶冻样痰、体征以及典型的叶间裂膨胀下垂的 X 线表现，应怀疑肺炎克雷伯菌肺炎，确诊依赖于病原学诊断。患者症见突然发冷发热、咳嗽，咳脓性痰，黏稠，血白细胞升高，胸片可见右上肺大叶实变影，叶间隙下坠，考虑诊断为克雷伯菌肺炎。本题答案为 C 选项。

215. A 肺炎球菌肺炎治疗：①抗菌药物治疗：首选青霉素；对青霉素过敏者或感染青霉素菌株者，用呼吸氟喹诺酮、头孢噻肟类或头孢曲松等药物；感染 MDR 菌株者可用万古霉素，替考拉宁或利奈唑胺。②支持疗法：病人卧床休息，补充足够蛋白质，热量及维生素。③处理并发症。用药后复查胸片，阴影消散并不是肺炎球菌肺炎停用抗生素指标。因此本题答案为 A 选项。

216. B 题目中患者症见低热、咳嗽、咽部不适，胸部 X 线检查示两肺下部网状及按小叶分布的斑片状浸润阴影，提示间质性肺炎。血白细胞总数正常，综合考虑诊断为支原体肺炎。因此本题答案为 B 选项。

217. E 金黄色葡萄球菌肺炎起病多急骤、寒战、高热，体温高达 39~40℃，胸痛，脓性痰，可有血丝痰，发绀等。病变较大或融合时可有肺实变体征。胸部 X 线显示肺段或肺叶实变，可形成空洞，或呈小叶状浸润，其

中有单个或多发的液气囊腔。该病例症状与其相符，为金黄色葡萄球菌肺炎。答案选 E。

218. A 患者诊断肺炎球菌肺炎，出现呼吸困难、发绀、心悸，心率 150 次/分，第一心音低钝，肝右肋下 3cm，软，压痛（＋），表明该患者肝区疼痛，呼吸困难，肝脏充血，肝肿大与压痛及心脏体征，提示患者是肺炎合并右心衰竭。其他几个选项一般无肝区疼痛，呼吸困难，肝脏充血，肝肿大与压痛及心脏体征等体征。答案选 A。

219. E 患者血气分析示 pH 7.31，PaO_2 50mmHg，$PaCO_2$ 32mmHg 提示呼吸性碱中毒，BE－10mmol/L 提示代谢性酸中毒。答案选 E。

220. C 患者血气分析 PaO_2 38mmHg，$PaCO_2$ 30mmHg，考虑诊断为 Ⅰ 型呼吸衰竭，Ⅰ 型呼吸衰竭的主要问题为氧合功能障碍而通气功能基本正常，较高浓度（＞35%）给氧可以迅速缓解低氧血症而不会引起 CO_2 潴留。对于伴有高碳酸血症的急性呼吸衰竭，往往需要将给氧浓度设定为达到上述氧合目标的最低值。答案选 C。

221. E 患者食管癌术后留置胃管，术后发热咳嗽，气急，痰略呈黄色，右下肺湿啰音。胸片右肺下野大片状炎性病变，考虑为肠道细菌所致肺部感染。答案选 E。

222. C 患者查体可见高热、右肺下背部呼吸音弱，可闻及啰音，考虑诊断为肺炎；四肢末梢凉，BP 80/50mmHg，考虑为休克，综合考虑诊断为感染性休克。答案选 C。

223. D 患者肺气肿病史，症见发热咳嗽，痰量多而黏稠，胸片示右上肺大片状阴影内有多个空腔，水平裂呈向下弧形，考虑诊断为肺结核。痰结核分枝杆菌检查是确诊肺结核病的主要方法。答案选 D。

224. C 患者患肺血栓栓塞症 2 日，BP 14.7/11.5kPa（110/86mmHg）。对于血压和右心功能正常的肺血栓栓塞症病人，不推荐溶栓治疗，可用低分子肝素抗凝，抗血小板药达不到抗凝血的要求。因此本题答案为 C 选项。

225. A 该病例有呼吸困难、咳痰带鲜血，伴强烈胸痛，右下肢肿胀，提示有静脉血栓，加上对抗生素不敏感，故可能患上肺血栓栓塞症。因此答案为 A。

226. A 此题目考查的是肺血栓栓塞症治疗。题目中患者妊娠前 3 个月和最后 6 周禁用华法林，可用肝素或低分子肝素治疗。育龄妇女服用华法林者要避孕。本题答案为 A 选项。

227. E 静脉造影：是诊断深静脉血栓形成的"金标准"，可显示静脉堵塞的部位、范围、程度及侧支循环和静脉功能状态，其诊断敏感性和特异性接近 100%。答案选 E。

228. A 胸部 X 线检查是发现肺部阴影的最重要的方法之一，可以显示病变的范围和性状、是否有空洞、是否有肺不张、阻塞性肺炎、局限性肺气肿等癌肿全部或部分阻塞支气管引起的间接征象、是否有肺门淋巴结肿大、是否有胸腔积液或心包积液、是否有侵犯肋骨等。胸部 X 线检查对鉴别其他胸部疾病有重要帮助。答案选 A。

229. C 纤维支气管镜检查可获取组织供组织学诊断，是确诊肺癌的必要手段之一。答案选 C。

230. E 患者为老年男性，有吸烟史，结合症状、体征和胸部 X 线检查，支持左上叶肺癌并阻塞性肺炎的诊断，另外，患者有声音嘶哑，纤维喉镜检查示左侧声带活动欠佳，未见新生物，应考虑肺癌或转移的纵隔淋巴结压迫左侧喉返神经的可能。患者声带活动受累不支持肺炎。患者声带未见新生物不支持

声带息肉、声带癌伴肺转移和肺癌伴声带转移。答案选 E。

231. B 患者有进行性、对称性四肢近端肌无力，血清肌酶增高，肌电图示肌源性损害，诊断很可能为多发性肌炎。另外还有咳嗽、气促的症状。胸部 X 线检查提示肺癌的间接征象和癌性空洞，应考虑多发性肌炎合并肺癌。约 8% 多发性肌炎/皮肌炎伴发恶性肿瘤，可先于、同时或晚于肿瘤发生。肺癌是常见肿瘤之一。答案选 B。

232. E 该病例符合癌性空洞继发感染。胸部 CT 可显示早期肺门和纵隔淋巴结肿大，识别肿瘤有无侵犯邻近器官，有利于肿瘤的 TMN 分期。纤维支气管镜检查和痰脱落细胞检查可明确病理学诊断，痰细菌培养可提供病原学诊断。胸部 B 超仅可作胸腔积液及肺外周肿物的定位，不适用于本例患者，因此暂不考虑该检查。答案选 E。

233. C 患者为老年男性，有吸烟史，有咳嗽、咯血，应高度怀疑肺癌，又伴有关节痛，应考虑肥大性骨关节病，是肺癌的伴癌综合征之一。答案选 C。

234. A 本例为老年男性，有吸烟史，有咳嗽、咯血症状和颜面、上肢浮肿，应高度怀疑肺癌侵犯纵隔的可能，行胸部 X 线检查是发现肺癌的最重要方法之一。肺功能、超声心动图、肾功能和肝功能检查均不能发现肺部病灶，可在胸部 X 线检查基础上或对仍不能确诊者考虑这些检查，以进一步排除或寻找其他病因。答案选 A。

235. B 患者胸部 CT 示右下肺外带类圆形阴影，呈分叶状，有毛刺，伴偏心厚壁空洞，诊断为周围型肺癌，经胸壁细针穿刺活检对可疑的肺部周边病灶作细胞和组织活检。故本题答案选 B。

236. E 本例为老年男性，有吸烟史，先有咳嗽、咯痰，后有发热，杵状指（＋），胸部 X 线检查示右肺门阴影，应高度怀疑肺癌的可能。中央型肺癌经纤支镜检查获得病理学和细胞学依据是诊断肺癌的必要手段。答案选 E。

237. D 肿瘤的 TMN 分期包括原发肿瘤、局部区域性淋巴结的侵犯和远处转移，对肺癌治疗计划的制定有重要意义。胸部 CT 可显示病灶的范围，早期肺门和纵隔淋巴结肿大，识别肿瘤有无侵犯邻近器官，有利于肿瘤的 TMN 分期。答案选 D。

238. D 本例存在右肺门、纵隔和隆突下淋巴结肿大，为肺部阴影查因，应进一步选择纤维支气管镜以明确病理诊断。答案选 D。

239. C 患者为肺鳞癌，Ⅲa 期，但由于患者肺功能用力肺活量 2.0L，且第一秒用力呼气容积占用力肺活量低于 50%，提示不能耐受手术，所以应选择化疗和放疗。单独放疗由于不可能控制全身播散和大块原发和转移淋巴结中大部分能复发的克隆细胞，其价值有限。答案选 C。

240. E 本例符合中分化鳞状细胞肺癌，Ⅲa 期，同侧纵隔淋巴结受累，应行原发病灶及受累淋巴结手术切除治疗，辅以化疗和（或）放疗。答案选 E。

241. D 本例为老年男性，有吸烟史，咳嗽呈高调金属音，有局限性喘鸣，符合肺癌伴支气管部分阻塞或狭窄，此后出现发热和黏液脓性痰，且抗生素治疗效果不佳，符合肺癌继发阻塞性肺炎。答案选 D。

242. E Pancoast 癌（肺上沟癌）压迫颈交感干可引起患侧眼睑下垂、瞳孔缩小、眼球内陷、额部汗少。其余选项不引起该表现。答案选 E。

243. D 本例有吸烟史，有刺激性咳嗽、间断性痰中带血、喘鸣症状。查体：右上肺可闻及局限性哮鸣音，应高度怀疑肺癌的可能，由于伴浮肿、高血压、高血糖和低钾血症，应考虑肺癌伴肺外表现 Cushing 综合征。答案选 D。

244. C 肺内结核瘢痕处易发生肺癌。患者胸部 X 线检查原有右上肺纤维增殖灶，现示右上肺阴影，呈分叶状有切迹和毛刺，此乃提示肺癌的直接征象，结合患者的病史和临床症状，应考虑肺瘢痕癌的可能。其余选项肺结核、支气管扩张、细菌性肺炎、肺脓肿常有发热，另外均无该特征性胸部 X 线检查表现。答案选 C。

245. B 患者老年男性，咯血，应高度怀疑肺癌伴类癌综合征，胸部 X 线检查对发现肺癌有重要的意义，可显示肺癌的直接征象和间接征象，以及肺癌侵犯邻近器官的征象。痰涂片找抗酸杆菌不是针对肺癌的检查，其余选项均针对类癌综合征，但均无法发现肺部的病灶。答案选 B。

246. B 此题目考查的是肺癌获得病理学诊断的检查。题目中患者为老年男性，有吸烟史，有咳嗽、咯血丝痰史，胸片示右肺门阴影伴右肺上叶不张，应高度怀疑右侧中央型肺癌。细胞学或病理学诊断是确诊肺癌的必要手段。通过纤维支气管镜检查可获得病理学诊断。因此本题答案为 B 选项。

247. E 此题目考查的是肺癌的诊断。本病例有咳嗽、咳大量黏液痰 3 个月，伴进行性呼吸困难。胸片示双肺大小不等的结节状播散病灶和网状阴影，符合细支气管 - 肺泡细胞癌。发热、咯脓痰 3 天，说明继发感染。答案为 E 选项。

248. C 此题目考查的是肺癌的治疗。患者符合早期高分化鳞状细胞癌，治疗以治愈目标的手术治疗为主。本题答案为 C 选项。

249. A 患者老年男性，慢性咳嗽咳痰病史，出现反复咯血，首先排除气胸。咳嗽为早期症状，常为无痰或少痰的刺激性干咳，当肿瘤引起支气管狭窄后可加重咳嗽。痰血或咯血多见于中央型肺癌。气短或喘鸣、胸痛与发热均为原发肿瘤引起的症状和体征。答案选 A。

250. E 老年患者咳嗽但无发热，应高度怀疑癌性胸腔积液。除了胸水结核菌培养，其余检查都可提供癌性胸腔积液的直接诊断依据。并且结核性胸膜炎胸水沉淀后做结核菌培养，需时 6~8 周，阳性率仅为 20%。答案选 E。

251. A 厌氧菌感染胸腔积液常有恶臭味，答案选 A。

252. B 漏出液外观清澈透明，无色或浅黄色，不凝固；而渗出液外观颜色深，呈透明或浑浊的草黄或棕黄色，或血性，可自行凝固。两者划分标准多根据比重（以 1.018 为界）、蛋白质含量（以 30g/L 为界）、白细胞数（以 100×10^6/L 为界），小于以上界限为漏出液，但其诊断的敏感性和特异性较差。胸水比重 1.017，蛋白定量 25g/L，李凡他试验阴性，LDH200IU/L，细胞数 100×10^6/L，细菌（-），首先考虑为漏出液。答案选 B。

253. A 若抽液时发生头晕、冷汗、心悸、面色苍白、脉细等表现应考虑"胸膜反应"，应立即停止抽液，使病人平卧，必要时皮下注射 0.1% 肾上腺素 0.5ml，密切观察病情，注意血压变化，防止休克。一般情况下，抽胸腔积液后，没必要胸腔内注入抗结核药物，但可注入链激酶等防止胸膜粘连。答案选 A。

254. D 渗出液多呈草黄色稍浑浊，易有凝块，比重 > 1.018。渗出液的白细胞常超过 500×10^6/L。渗出液的蛋白含量较高（> 30g/L），胸腔积液/血清比值 > 0.5。患者胸水比重 1.018，蛋白 27g/L，李凡他试验阳性，RBC 2×10^9/L，WBC 610×10^6/L，细菌阴性，积液的性质应首先考虑渗出性胸腔积液。答案选 D。

255. D 结核性胸膜炎的确诊需要胸腔积液或胸膜活检标本中找到结核杆菌，或胸膜活检有典型结核性肉芽肿改变；然而根据病史和临床表现，以及胸腔积液中 ADA 或干扰素 - γ 水平增高，临床上也可以诊断结核性胸膜炎。患者胸水比重 1.020，蛋白 31g/L，李凡他试验（+），RBC 6×10^9/L，WBC 530×10^6/L 提示胸水性质为渗出性胸腔积液。结合发热，胸痛，查体可见右胸第三肋间以下叩诊浊音，考虑诊断为结核性胸膜炎。答案选 D。

256. C 此题目考查癌性胸腔积液的诊断。若 40 岁以上患者出现无发热的血性胸腔积液，或原发癌已明确的患者；并有血性渗出液，或增长速度快的胸腔积液时，应高度疑诊为恶性胸腔积液。只有在胸腔积液或胸膜组织活检中发现恶性肿瘤细胞，才能明确诊断。答案为 C 选项。

257. A 考点：为明确患者胸腔积液的病因，应行胸水细胞学检查和胸膜活检，获得病理学依据可确诊。其余选项均不能提供病理学诊断。本题答案为 A 选项。

258. D 胸水 pH 7.40，WBC 1700×10^6/L（渗出液的白细胞常超过 500×10^6/L），多核细胞 30%，单核细胞 70%，葡萄糖 2.0mmol/L（SLE、结核和恶性胸腔积液中含量可 < 3.3mmol/L），ADA 102U/L，腺苷脱氨酶（ADA）在淋巴细胞中含量较高。结核性胸膜

炎时，淋巴细胞明显增多，故胸水中 ADA 多高于 45U/L，其为结核性胸膜炎敏感性的指标，故为结核性胸膜炎的可能性最高（D 对）。因此本题答案为 D 选项。

259. B 女性患者，45 岁（癌性胸腔积液常见于 45 岁以上中老年人），呼吸困难、胸痛（胸腔积液常见临床表现），胸水检查呈血性胸水（癌性胸腔积液典型胸水特征），比重 1.020、蛋白定量 35g/L、WBC 680 × 10⁶/L（符合渗出液特征：比重 > 1.018，白细胞数 > 500 × 10⁶/L，总蛋白 > 30g/L），ADA25U/L（癌性胸腔积液 ADA < 45U/L，结核性胸腔积液 ADA（P116）> 45U/L，所以该患者最可能的诊断为肿瘤性胸腔积液（B 对）。因此本题答案为 B 选项。

260. A 恶性胸腔积液中约有 40% ~ 90% 可查到恶性肿瘤细胞，反复多次检查可提高检出率。胸腔积液标本有凝块应固定及切片行组织学检查。胸腔积液中恶性肿瘤细胞常有核增大且大小不一、核畸变、核深染、核浆比例失常及异常有丝核分裂等特点，应注意鉴别。答案选 A。

261. A 干性胸膜炎胸膜发生结核性炎症时，由于机体对结核菌变态反应低，局部渗出很少，造成局限性的纤维素性胸膜炎，常很快形成局部胸膜粘连。患者感冒后发热 38℃ 未退，左侧胸部刺痛，查体可见左腋下、下胸部可听到胸膜摩擦音，考虑诊断为干性胸膜炎。答案选 A。

262. C 肺脓肿依据口腔手术、昏迷呕吐、异物吸入，急性发作的畏寒、高热、咳嗽和咳大量脓臭痰等病史，结合白细胞总数和中性粒细胞显著增高，肺野大片浓密炎性阴影中有脓腔及液平面的 X 线征象，可作出诊断。患者半月前拔牙，次晨畏寒发热，咳嗽，

痰量逐渐增多，呈脓性有臭味。胸片示左下大片阴影，有空洞。首先考虑诊断为左下肺脓肿。答案选 C。

263. D 此题目考查的是肺脓肿的治疗。患者抗生素治疗 4 个月，仍有发热，咳脓痰，结合胸片结果，进一步治疗应选用手术治疗，本题答案为 D 选项。

264. D 此题目考查的是肺脓肿抗生素的治疗。患者咳大量脓臭痰，痰培养为脆弱拟杆菌，胸片示右上肺大片致密影及大空洞，脆弱拟杆菌对青霉素不敏感，而对林可霉素、克林霉素和甲硝唑敏感，故常与甲硝唑联合应用。因此本题答案为 D 选项。

265. B 大面积肺血栓栓塞症病人是溶栓适应证，由于病人曾用过链激酶，为避免发生过敏，可用尿激酶溶栓。答案选 B。

266. B 慢性血栓性肺动脉高压为慢性过程，最后出现右心衰竭，影像学检查可发现肺动脉阻塞，心导管示肺动脉平均压上升。答案选 B。

267. B 髌骨上缘 10cm，髌骨下缘 15cm 为肺血栓栓塞症病人下肢周径的测量点。如果双侧相差超过 1cm，即可以考虑有临床意义。答案选 B。

268. A 此题目考查的是特发性肺纤维化的诊断。特发性肺纤维化临床表现：隐匿起病，表现为活动性呼吸困难，渐进性加重，干咳，全身症状不明显。体征：杵状指（趾），双肺基底部闻及吸气末细小的 Velcro 啰音，发绀，肺动脉高压和右心功能不全征象。特发性肺纤维化辅助检查：胸部 X 线示双肺弥漫分布的网结状阴影，以双下肺和近胸膜处为著。HRCT 示胸膜下、基底部网格改变、蜂窝改变伴或不伴有牵拉支气管扩张。肺功能为限制性通气功能障碍、弥散量降低伴低氧血症或 I 型

呼吸衰竭。血液化验 LDH、ESR、ANA 和 RF 轻度增高。BALF 检查见中性粒细胞和（或）嗜酸性粒细胞增加。题目中患者症见进行性呼吸困难，查体可见双肺中下肺野可闻及响亮中小水泡音，结合胸片及肺功能结果，考虑诊断为特发性纤维化，本题答案为 A 选项。

269. C 根据病人睡眠时打鼾伴呼吸暂停、白天嗜睡、肥胖、颈围粗、上气道狭窄及其他临床症状可初步考虑 OSAHS 诊断，进一步需行多导睡眠监测，若多导睡眠监测显示每夜至少 7 小时的睡眠过程中呼吸暂停和（或）低通气反复发作 30 次以上，或者 AHI≥5 次/小时，且以 OSA 为主，可以确诊 OSAHS。每晚 7h 睡眠中，呼吸暂停反复发作 30 次以上可诊断睡眠呼吸暂停综合征。答案选 C。

270. E 睡眠呼吸暂停综合征的诊断标准是：每晚 7 小时睡眠中，呼吸暂停反复发作 30 次以上或呼吸暂停低通气指数（AHI）≥5 次/小时以上。答案选 E。

三、A3/A4 型题

271. A 患者既往吸烟史 45 年，健康体检 FEV_1/FVC 65%，除外其他疾病，可诊断为慢性阻塞性肺疾病，因此本题答案为 A 选项。

272. B 胸部 X 线检查显示肺纹理增粗无肺气肿表现，考虑诊断为慢性支气管炎，结合肺功能结果，考虑诊断慢性阻塞性肺疾病。因此本题答案为 B 选项。

273. D COPD 病人严重程度分级是依据病人肺功能 FEV_1 占预计值的百分比。此患者肺功能 FEV_1 占正常预计值的百分比为 68%，介于 50% 到 79% 之间，符合 GOLD 2 级：中度的标准。因此本题答案为 D 选项。

病人气流受限严重程度的肺功能分级表

肺功能分级	病人肺功能 FEV_1 占预计值的百分比（FEV_1% pred）
GOLD 1 级：轻度	FEV_1% pred≥80%
GOLD 2 级：中度	50%≤FEV_1% pred＜79%
GOLD 3 级：重度	30%≤FEV_1% pred＜49%
GOLD 4 级：极重度	FEV_1% pred＜30%

274. D 患者症见咳嗽、咳痰，怀疑有肺部疾病，查体见口唇和甲床发绀，颈静脉充盈，双下肺可闻及细湿啰音，肝右肋下 3 指，双下肢浮肿，考虑诊断为慢性肺源性心脏病，伴右心衰竭，因此本题答案为 D 选项。

275. E 肺心病合并心衰利尿治疗原则上宜选用作用温和的利尿药，联合保钾利尿药，小剂量、短疗程使用。如氢氯噻嗪联用螺内酯，大剂量、长期的不可用。因此本题答案为 E 选项。

276. C 题目中患者既往阻塞性肺气肿病史 12 年，近日着凉后，咳嗽、咳黄痰、气喘加剧，伴发热，上腹胀痛，纳差，肝大伴压痛，下肢轻度水肿，考虑为阻塞性肺气肿急性加重，急性加重最多见的原因是细菌或病毒感染，应积极选用抗生素治疗，因此本题答案为 D 选项。

277. C 吸入的胆碱能受体拮抗剂是稳定期 COPD 的首选治疗药物。沙丁胺醇、特布他林是速效的 β_2 受体激动剂，可临时使用，迅速缓解症状。布地奈德、二丙酸倍氯米松为吸入激素，不是 COPD 的一线治疗药物。

278. D 符合典型哮喘的临床症状和体征，同时具备气流受限客观检查中的任一条，并除外其他疾病所引起的喘息、气急、胸闷和咳嗽，可以诊断为哮喘。答案选 D。

279. B 严重哮喘发作时可出现缺氧。由于过度通气可使 $PaCO_2$ 下降，pH 上升，表现为呼吸性碱中毒。若病情进一步恶化，可同时出现缺氧和 CO_2 滞留，表现为呼吸性酸中毒。当 $PaCO_2$ 较前增高，即使在正常范围内也要警惕严重气道阻塞的发生。答案选 B。

280. D　支气管扩张的临床表现为持续反复的咳嗽，咳痰，咳脓痰。50% ~ 70% 的病例可发生咯血，体检可闻及干湿啰音；病变严重，尤其伴有慢性缺氧，肺源性心脏病和右心衰竭的病人，可出现杵状指及右心衰竭体征。因此刺激性干咳不是支气管扩张的临床表现，故本题答案为 D 选项。

281. D　一次咯血量大于 100ml 为大量咯血，因此本题答案为 D 选项。

282. D　患者症见痰中带血间或大咯血，轻咳，少量黏液痰，无发热，胸片可见双下肺纹理增粗、紊乱，考虑诊断为支气管扩张，因此本题答案为 D 选项。

283. C　胸部高分辨 CT（HRCT）在横断面上清楚地显示扩张的支气管，是支气管扩张的主要诊断方法。为进一步明确诊断，首选 HRCT，因此本题答案为 C 选项。

284. A　支气管扩张症病人出现痰量增多及其脓性成分增加等急性感染征象时，需应用抗感染药物，无须长期规则抗生素。因此本题答案为 A 选项。

285. C　患者既往支气管哮喘反复发作史和肺结核病史。突发呼吸困难及右侧胸痛。查体可见明显呼吸困难，发绀、端坐呼吸、大汗、烦躁、颈静脉充盈，气管轻度左偏。桶状胸，左肺叩诊过清音，右胸鼓音，右肺呼吸音低，左肺可闻及哮鸣音，考虑诊断为自发性气胸合并支气管哮喘。答案选 C。

286. A。X 线胸片检查是诊断气胸的重要方法，可显示肺受压程度，肺内病变情况以及有无胸膜粘连、胸腔积液及纵隔移位等。答案选 A。

287. C　治疗目的是促进患侧肺复张、消除病因及减少复发。具体措施有保守治疗、胸腔减压、经胸腔镜手术或开胸手术等。胸腔穿刺抽气与胸腔闭式引流是常见的排气方法，前者适用于小量气胸（20% 以下），呼吸困难较轻，心肺功能尚好的闭合性气胸病人。胸腔闭式引流适用于不稳定型气胸，呼吸困难明显、肺压缩程度较重，交通性或张力性气胸，反复发生气胸的病人。答案选 C。

288. D　患者反复发作阵发性干咳 2 年，寒冷天气发作频繁，查体可见呼气时可闻及干啰音，肺功能 FEV1/FVC% 为预计值的 60%，IgE 水平正常，考虑诊断为支气管哮喘，本题答案为 D 选项。

289. D　肺功能检查是诊断支气管哮喘的最重要手段，支气管舒张试验用于测定气道的可逆性改变，可逆性气流受限为支气管哮喘的重要特征，因此本题答案为 D 选项。

290. B　糖皮质激素是目前控制哮喘最有效的药物，ICS 吸入糖皮质激素是目前哮喘长期治疗的首选药物；β_2 受体激动剂 SABA 吸入用药为治疗哮喘急性发作的首选药物，因此本题答案为 B 选项。

291. B　患者既往慢支、阻塞性肺气肿病史，症见咳嗽、脓痰伴气促加重，查体可见嗜睡，口唇青紫，两肺可闻及湿性啰音，心率增快，血压升高，神经系统检查未发现异常。考虑诊断为呼吸衰竭，本题答案为 B 选项。

292. C　呼吸衰竭的诊断主要依靠血气分析，因此本题答案为 C 选项。

293. A　呼吸衰竭的总体治疗原则是：呼吸支持，包括保持呼吸道通畅、纠正缺氧和改善通气等；呼吸衰竭病因和诱因的治疗；一般支持治疗以及对其他重要脏器功能的监测与支持。结合患者症状、体征考虑患者为急性呼吸衰竭，首选氧疗结合呼吸兴奋剂等呼吸支持治疗。本题答案为 A 选项。

294. B 患者慢性支气管炎病史多年，现症见气促加剧，嗜睡，血常规见白细胞及中性粒细胞升高，动脉血气分析见 $PaCO_2$ 80mmHg，PaO_2 47mmHg，考虑诊断为 II 型呼吸衰竭，本题答案为 B 选项。

295. B 患者动脉血气分析可见 pH 7.29，$PaCO_2$ 80mmHg，BE -3.5mmol/L，诊断为呼吸性酸中毒，本题答案为 B 选项。

296. A 患者 PaO_2 47mmHg，治疗首选呼吸兴奋剂（如尼可刹米）增加通气量，本题答案为 A 选项。

297. B 患者体格检查发现右上肺球形阴影，边缘光滑，内有钙化灶，病灶周边可见小斑片影，考虑诊断为结核球。答案选 B。

298. A 结核球诊断首选 PPD 皮试，结核菌素试验广泛应用于检出结核分枝杆菌的感染，而非检出结核病。答案选 A。

299. A 药物敏感性测定适用于主要是初治失败、复发以及其他复治病人应进行药物敏感性测定，为临床耐药病例的诊断、制订合理的化疗方案以及流行病学监测提供依据。患者肺结核病史，以 HR 间断抗结核治疗 1 年，1 天前出现咯血，量约 100ml，复查胸片病灶较前有明显增多，考虑为肺结核复阳。需进一步结核菌培养 + 药敏明确诊断和制定合理的化疗方案。答案选 A。

300. C 复治涂阳肺结核病人强烈推荐进行药物敏感性试验，敏感病人按下列方案治疗，耐药者纳入耐药方案治疗。复治涂阳敏感

用药方案：①强化期：异烟肼、利福平、吡嗪酰胺、链霉素和乙胺丁醇，每日一次，2 个月。②巩固期：异烟肼、利福平和乙胺丁醇，每日一次，6 ~ 10 个月。巩固期治疗 4 个月时，痰菌未转阴，可继续延长治疗期 6 ~ 10 个月。简写为：2HRZSE/6 ~ 10HRE。答案选 C。

301. D 双侧肺门淋巴结肿大（BHL）（伴或不伴右侧气管旁淋巴结肿大）是结节病最常见的征象，患者症见咳嗽，低热，乏力，胸片见双肺门增大，双肺网格状影。PPD 皮试阴性。考虑诊断为结节病，可以通过支气管黏膜活检、TBLB、经支气管淋巴结针吸和支气管内超声引导活检得到诊断，这些检查的诊断率较高，风险低，成为目前肺结节病的重要确诊手段。一般不需要纵隔镜或外科肺活检。答案选 D。

302. A 80% 以上的 I 期结节病病人的肺功能正常。II 期或 III 期结节病的肺功能异常者占 40% ~ 70%，特征性变化是限制性通气功能障碍和弥散量降低及氧合障碍。1/3 以上的病人同时有气流受限。结节病患者肺功能首先出现弥散功能障碍，即 DLCO 改变。答案选 A。

303. B 结节病支气管镜下可以见到因隆突下淋巴结肿大所致的气管隆突增宽，气管和支气管黏膜受累所致的黏膜结节。BALF 检查主要显示淋巴细胞增加，CD4/CD8 的比值增加（>3.5）。患者支气管肺泡灌洗液 $CD4^+/CD8^+ > 3.5$，血沉增快，血钙增高，最有可能的诊断为结节病。答案选 B。

304. B 患者症见慢性咳嗽，活动后气短，痰量较多，为脓性痰。查体可见口唇轻度发绀，双下肺可闻及 Velcro 音，有杵状指。考虑诊断为特发性肺纤维化。答案选 B。

305. D 胸部 HRCT 可以显示普通型间质

性肺炎的特征性改变,诊断普通型间质性肺炎的准确性大于 90%,因此 HRCT 已成为诊断特发性肺纤维化的重要方法,可以替代外科肺活检。答案选 D。

306. D 大叶性肺炎发病前常有受凉、淋雨、疲劳、醉酒、病毒感染史,多有上呼吸道感染的前驱症状。起病急骤,高热、寒战,全身肌肉酸痛,体温在数小时内升至 39 ~ 40℃。患者症见发热、右侧胸痛、咳嗽,高热,右锁骨下可闻及支气管呼吸音,考虑诊断为大叶性肺炎。答案选 D。

307. B 早期肺部体征无明显异常,仅有胸廓呼吸运动幅度减小,叩诊稍浊,听诊可有呼吸音减低及胸膜摩擦音。肺实变时叩诊浊音,触觉语颤增强并可闻及支气管呼吸音。消散期可闻及湿啰音。答案选 B。

308. D 患者既往慢性支气管炎病史,症见高热,咳嗽、咯痰加重,痰液黏稠呈砖红色胶冻状,考虑诊断为肺炎克雷伯菌肺炎,本题答案为 D 选项。

309. C 肺炎克雷伯菌肺炎确诊依赖于病原学诊断,因此本题答案为 C 选项。

310. A 头孢菌素类药物和氨基糖苷类是目前治疗克雷伯菌肺炎的首选药物,本题答案为 A 选项。

311. E 患者间断咳嗽、咳痰 10 年,胸闷、活动后气短 6 年,首先考虑诊断为慢性阻塞性肺气肿。答案选 E。

312. C 肺功能检查确定持续气流受限是慢阻肺诊断的必备条件,吸入支气管扩张剂后,$FEV_1/FVC < 70\%$ 可确定为持续气流受限。肺总量(TLC)、功能残气量(FRC)和残气量(RV)增高,肺活量(VC)减低,表明肺过度充气。答案选 C。

313. D 患者肺心病病史,血气分析示 pH 7.20,PaO_2 7.7kPa(57.8mmHg),$PaCO_2$ 11.2kPa(84mmHg),提示呼吸性酸中毒,SB 40mmol/L 提示代谢性碱中毒,本病例为呼吸性酸中毒合并代谢性碱中毒,苯酚氢钠适用于代谢性酸中毒。答案选 D。

314. B 患者经利尿后水肿减轻,但出现烦躁,手足搐搦,考虑为利尿诱发代谢性碱中毒。答案选 B。

315. A 镇静剂可以抑制呼吸中枢,进一步加重二氧化碳潴留,加重呼吸性酸中毒。答案选 A。

316. B 患者症见低热、咳嗽、咯痰、消瘦,X 线检查示上肺有炎症浸润及空洞性病变,考虑诊断为肺结核。答案选 B。

317. B 痰结核分枝杆菌检查是确诊肺结核病的主要方法,也是制订化疗方案和考核治疗效果的主要依据。答案选 B。

318. B 化学治疗是结核病最主要的治疗方法。化疗原则为早期、规律、全程、适量、联合五项原则。答案选 B。

319. B 患者既往纺织厂当车工,年龄 45 岁,症见咳嗽,咳大量白色泡沫样痰,并逐渐出现胸闷,气短,胸片可见散在结节状密度增高影,以中下为主。PPD 皮试(++)阳性,考虑诊断为肺泡细胞癌,本题答案为 B 选项。

320. E 胸部 CT、血 ADA 抗结核抗体、血 CEA 肿瘤标记物及痰中找癌细胞等检查均有助于诊断,因此本题答案为 E 选项。

321. A 患者既往慢性支气管炎病史,醉酒后突起畏寒高热不愈,咳嗽、咯痰加重,症见大量脓痰并带鲜血,胸片右上肺有大片密度增高的阴影,其中并有透光区,综合考虑为吸入性肺脓肿。答案选 A。

322. D 吸入性肺脓肿致病菌多为厌氧菌。答案选 D。

323. A 青霉素为吸入性肺脓肿最常用的抗生素。答案选 A。

324. E 患者症见呼吸困难，进行性加重，结合血气分析 pH 7.46，PaO_2 56mmHg，$PaCO_2$ 28mmHg，考虑为肺栓塞合并呼吸衰竭，CPK、LDH、D - 二聚体均可出现异常，因此本题答案为 E 选项。

325. D 肺动脉造影是诊断肺栓塞的金标准。直接征象有肺动脉内造影剂充盈缺损，伴或不伴轨道征的血流阻断；间接征象有肺动脉造影剂流动缓慢，局部低灌注，静脉回流延迟或消失等。因此本题答案为 D 选项。

326. A 患者查体可见气管向右侧移位，左侧胸廓较右侧稍饱满，左侧呼吸运动减弱，左侧触觉语颤减弱，听诊左侧呼吸音消失，双肺未闻及干、湿性啰音，提示左侧胸腔积液，因此本题答案为 A 选项。

327. A 患者症见咳嗽，伴有午后低热、盗汗、左胸痛，气促，夜间喜左侧卧位，考虑诊断为结核性胸腔积液，本题答案为 A 选项。

328. A 结核性胸腔积液治疗以抗结核治疗和抽液治疗为主，因此本题答案为 A 选项。

329. C 患者抽液过程中出现头晕、心悸、胸闷、出冷汗、面色苍白，考虑为抽液过快、过多所致胸膜反应，因此本题答案为 C 选项。

330. D 出现"胸膜反应"，应立即停止抽液，使病人平卧，必要时皮下注射 0.1% 肾上腺素 5ml，密切观察病情，注意血压变化，防止休克。因此本题答案为 D 选项。

331. C 患者症见突发左胸尖锐刀割样疼痛，伴进行性气促、呼吸困难、大汗淋漓，查

体可见发绀、呼吸急促，左胸廓饱满，左肺叩诊鼓音，呼吸音消失，心率加快，考虑诊断为气胸，为进一步明确诊断，应进一步行 X 线或 CT 检查。本题答案为 C 选项。

332. D 患者起病急，病情重，出现严重血流动力学紊乱和呼吸衰竭，考虑诊断张力性气胸，本题答案为 D 选项。

333. D 张力性气胸治疗可采用卧床休息、吸氧、止痛及胸腔穿刺或闭式引流排气等处理，不宜使用氨茶碱、毛花苷丙和呋塞米等药物，因此本题答案为 D 选项。

334. A 患者无明显诱因反复出现咳嗽、痰少、活动后气促，肺功能：FEV_1 1.90L，FVC 2.00L，DLCO 下降，支气管激发试验、心电图及心脏彩超未见异常，综合考虑诊断为特发性间质性肺炎，因此本题答案为 A 选项。

335. A 肺活检是特发性间质性肺炎确诊的依据，本题答案为 A 选项。

336. A 特发性间质性肺炎治疗首选糖皮质激素治疗，本题答案为 A 选项。

四、案例分析题

337. AC 急性上呼吸道感染是鼻腔、咽或喉部急性炎症的概称。主要包括普通感冒、病毒性咽炎和喉炎、疱疹性咽峡炎、咽结膜热、细菌性咽 - 扁桃体炎。该患者符合急性上呼吸道感染中的普通感冒，因此该题的正确答案为 A、C。

338. ABCDEF 急性上呼吸道感染常见的病原体为病毒，B、C、D、E、F 几种病毒均可引起普通感冒。

339. CD 急性上呼吸道感染常见的病原体为病毒，少数为细菌感染，该患者血象不高，考虑病毒感染，不需要使用抗菌药物，因此 A、E、F 均不正确，至于抗病毒药物，由

于患者病程已超过 2 天且无发热，也无需使用，给予对症治疗即可。

340. BCEF 患者慢性阻塞性肺疾病 20 余年，目前血气分析 PO_2 50mmHg，有长期氧疗指征，因此 B 正确。患者为慢性阻塞性肺疾病稳定期，可给予支气管舒张药物治疗（C 正确）。肺功能见 30% ≤ FEV_1 < 50% 预计值，提示肺功能严重程度为Ⅲ级；血气分析 PO_2 50mmHg，PCO_2 60mmHg，提示合并Ⅱ型呼吸衰竭（E、F 正确）。故本题答案为 BCEF。

341. AEF A、E、F 为慢性阻塞性肺疾病常见并发症，根据患者病史，患者有慢性呼吸衰竭，因此 E 为确定的并发症。患者近一周出现气促加重并双下肢水肿，应考虑为肺心病失代偿期表现，由于暂未有胸片结果，也不能排除气胸可能，故 A、F 也为可能的并发症。

342. ABCD 根据病史及实验室检查，患者目前为慢性阻塞性肺疾病急性发作期并Ⅱ型呼吸衰竭、肺源性心脏病失代偿期，A、B、C 为慢性阻塞性肺疾病急性发作期的治疗。慢性肺源性心脏病失代偿期是右心功能不全为主，因此，治疗上应首先选用利尿剂，控制右心功能不全。

343. BDEF 慢性肺心病患者由于慢性缺氧及感染，对洋地黄类药物的耐受性很低，因此宜使用小剂量、作用快、排泄快的洋地黄类药物。另缺氧及感染等均可使心率增快，故不能根据患者心率衡量洋地黄类药物的应用和疗效。D、E、F 为慢性肺心病洋地黄类药物的使用指征。

344. ADEF 患者反复咳嗽、咳痰 15 年，气促 3 年，加重 1 周。患者 15 年来，每年咳嗽、咳痰达 3 个月以上，每于冬春季节转换时多发。嗜烟，每日 25 支（50 余年）。病史符合慢性支气管炎急性发作的诊断，至于是否有气流受限，有赖于肺功能检查，因此 A、D 为可能诊断。另根据患者体检有烦躁不安，唇甲发绀，球结膜充血、水肿，颈静脉怒张，肝颈征阳性等呼吸衰竭及肺心病失代偿的表现，因此 E、F 也为可能的诊断。

345. DEF 慢性支气管炎是慢性阻塞性肺疾病的主要原因，但并不是所有的慢性支气管炎都会发展到慢性阻塞性肺疾病，当肺功能检查有气流受限时，就为慢性阻塞性肺疾病，根据 FEV_1/FVC < 70% 可确定该患者有气流受限，因此 D 诊断成立。另根据患者胸片双肺纹理增粗、右下肺动脉干增粗提示可能有肺源性心脏病，血气分析检查 PO_2 50mmHg，PCO_2 70mmHg，提示Ⅱ型呼吸衰竭（E、F 正确）。故本题答案为 DEF。

346. ABCEF 该患者的诊断为慢性阻塞性肺疾病急性发作期并Ⅱ型呼吸衰竭、肺心病，血常规高，因此根据急性发作期的治疗原则，除高浓度吸氧会引起二氧化碳潴留，加重患者Ⅱ型呼吸衰竭外，其余均应给予。（C、E 为同一概念）。

347. ABCE 糖皮质激素主要用在慢性阻塞性肺疾病急性发作期，减轻气道的炎症、水肿，一般使用 5 ~ 7 天，好转后不能够长期使用，因此 F 不正确。该患者为Ⅱ型呼吸衰竭患者，高浓度吸氧会引起二氧化碳潴留，导致呼吸衰竭加重，因此 D 也不应该给予。戒烟、长期家庭氧疗、康复治疗、祛痰药及支气管扩张剂等为稳定期的治疗；而流感疫苗、肺炎链球菌疫苗、细菌溶解物等对防止慢阻肺病人反复感染可能有益。A、B、C、E 医生都应给予建议。故本题答案为 ABCE。

348. ABCD 本题是典型的支气管哮喘急性发作。根据支气管哮喘急性发作期的处理原则，首先应进行哮喘严重程度的评估，根据该患者的临床表现，应考虑为重度发作，因此应给予 A、B、C、D 处理。而支气管哮喘的急性发作期，不推荐吸入黏液溶解剂。因为黏液溶解剂不仅无明显效果，而且由于痰液的膨胀，还可加重咳嗽和气道阻塞。对于镇静剂，支气管哮喘急性发作期也不主张使用，尤其气管哮喘的重度和危重度发作，病情本身可使患者嗜睡或意识模糊，而镇静剂的使用可加重患者神志和意识改变，使病情加重。除非在机械通气情况下，可考虑使用。

349. ACDF 由本题所给信息可以看出，患者渐出现意识模糊，血气分析提示 Ⅱ 型呼吸衰竭，该患者为危重度的发作。因此，应考虑密切监护，转 ICU，行机械通气治疗，同时注意补液，通气过度或不足均不利于哮喘的控制。另外患者本身存在 CO_2 潴留，有呼吸性酸中毒可能，机械通气改善通气过度时，又易造成医源性呼吸性碱中毒及代谢性碱中毒，因此应注意酸碱平衡。该患者为危重度的发作期，而吸入长效 β_2 受体激动剂由于起效慢，不宜在短时间内重复使用，因此，不应选 B。机械通气患者的吸氧浓度选择，应根据血氧情况，可以从 21% ~ 100% 不等，因此 F 正确。

350. ABCDE 该题显然是哮喘急性发作控制后于非急性发作期的处理。根据哮喘非急性发作期的处理，应对该患者的病情进行评估，根据评估级别进行治疗，当哮喘控制至少 3 个月以上时可逐步降级治疗，确定最佳治疗方案，以较少用药量维持长期的缓解；如果达不到有效控制应分析原因，考虑升级治疗。油漆为患者过敏源、上呼吸道感染为哮喘常见的诱因，均应尽量避免。另外对于哮喘的治疗要有长期的打算，与医生建立伙伴关系，学习评价和监测哮喘严重度是患者健康教育的重要内容。哮喘患者肺功能的改变为可逆性，非发作期氧合功能正常，不需要长期氧疗。因此本题选 A、B、C、D、E。

351. D 患者幼年时有麻疹病史；临床表现为反复咳嗽、咳黄痰，此次受凉后症状加重，伴咯血及发热，肺部查体闻及粗湿啰音，综合患者病史及临床表现，考虑支气管扩张症。

352. BCDEF 支气管扩张伴感染的常见病原体主要有铜绿假单胞菌、金黄色葡萄球菌、流感嗜血杆菌、肺炎链球菌及卡他莫拉菌。其他鲍曼不动杆菌及真菌为非常见病原体。

353. ABC 患者此次支气管扩张伴感染，出现咳脓痰及发热，间断咯血，血常规白细胞明显升高，有使用抗生素指征，可使用化痰药物及止血药。如病变局限，反复咯血，内科治疗无效可考虑支气管动脉造影 + 栓塞术。

354. ABCDEF 大咯血时紧急处理措施为患侧卧位，并予以保持呼吸道通畅，止血治疗，可给予垂体后叶素静脉滴注，同时配血、补液治疗。

355. D 患者咯血过程中突然出现咯血减少，但随之出现气促、胸闷及烦躁，口唇苍白表现，考虑咯血堵塞气道引起窒息。

356. C 大咯血窒息危及生命，此时最有效的措施为气管插管，建立通畅气道，改善通气及促进引流。

357. F 肺炎克雷伯菌肺炎多见于老年、营养不良、慢性乙醇中毒、慢性支气管肺疾病及全身衰竭患者。临床特点：起病急，高热、咳嗽、胸痛，痰量较多，呈黏稠脓性，可带血，典型的是砖红色胶冻样。可有呼吸困难。

358. ABF 胸部 X 线表现多样，可为大叶实变，多见于右肺上叶，可有多发性蜂窝状脓肿，叶间裂可下坠。确诊依靠痰细菌学检查。支气管肺泡灌洗获得阳性培养可使结果更可靠。

359. DEG 开始经验用药，明确病原菌后给予特异性抗生素治疗。肺炎克雷伯菌肺炎头孢菌素类药物和氨基糖苷类药物为首选用药，两者可联合用药。青霉素、大环内酯类药物、单用磺胺类药物对本病无效。疗程不少于2周。如无肺脓肿、脓胸、呼吸道阻塞等并发症，不需要手术治疗。

360. AF 患者有发热、咳嗽、胸痛、咳少量黄白色黏痰。查体：T 37.8℃，右中下肺叩诊呈浊音，右中下肺呼吸音明显减弱，右下肺可闻及少许细湿性啰音。此时首先确定患者是否有肺部感染存在，应行血常规及胸片检查。

361. ABCDE 首先考虑患者为肺炎，但还应与肺结核、肺癌、肺梗死、脓胸等相鉴别。

362. ACF 患者经治疗后病情稳定、好转，发热、咳嗽、咳痰、胸痛消失，复查血常规未见异常，胸片示右中下肺病灶大部分吸收，符合肺炎诊断及转归。患者是在社区获得的肺炎，且病灶呈大片状高密度边缘尚清阴影，符合大叶性肺炎表现，经抗生素治疗有效提示为细菌性肺炎。

363. ACD 合格痰标本：漱口后留痰、深部痰液、2小时内送检、延迟送检标本应置于4℃保存、保存标本应在24小时内处理。

364. B 社区获得性肺炎为院外所患感染性肺实质炎症，主要致病菌为肺炎球菌，其次为流感嗜血杆菌，非典型病原菌，肺炎克雷伯菌等。

365. ABEF 为明确致病菌需要进一步完善病原学方面的检查，包括血细菌培养、痰细菌培养、痰细菌涂片等。诊断肺炎必须有影像学证据。

366. D 肺炎球菌肺炎的主要特点：起病急骤，病前多有受凉、疲劳、酗酒、病毒感染史。高热、寒战、患侧胸痛，痰量较少，可呈铁锈色。早期可无异常体征。白细胞增加，以中性粒细胞为主。

367. AF 病理改变分期包括充血期、红色肝变期、灰色肝变期及消散期。

368. ADG 肺部早期可无异常体征，实变期可有典型体征（叩诊浊音、触觉语颤增强、支气管呼吸音），消散期可闻及湿啰音。

369. AF 一经诊断即应给予抗菌药物治疗，不必等待细菌培养结果。治疗首选青霉素G。青霉素过敏的可选用红霉素、林可霉素、头孢菌素或呼吸氟喹诺酮类。患者应卧床休息，加强支持治疗。疗程5~7天，或退热改为口服给药。

370. DE 使用抗菌药物后体温恢复正常，其他的症状与体征亦随之逐渐减轻，消失，可判定为抗菌药物治疗有效。影像学变化滞后于临床症状，多数病例在起病3~4周后才完全消散。

371. ABD 骨折术后，长期卧床，活动后突发胸闷、气促、胸痛，考虑肺栓塞可能性大，予以查D-二聚体，予以下肢静脉彩超了解有无下肢静脉血栓形成，心脏彩超了解有无心房附壁血栓。

372. B 患者骨折术后，长期卧床，活动后突发胸闷、气促及胸痛，血气分析提示Ⅰ型呼吸衰竭，因此考虑最可能诊断是急性肺栓塞。

373. ACFG 肺动脉造影是目前诊断肺栓塞的金标准，但胸部 CT 增强扫描作为无创性检查，诊断肺栓塞准确性与肺动脉造影相当。肺通气/灌注扫描对亚段以下肺栓塞具有较好的诊断价值。磁共振显像对段以上的肺动脉栓子的特异性和敏感性均较高。

374. DEFG 约 20% 患者表现为"三联征"，心电图表现为非特异性，血浆 D - 二聚体敏感性高，但特异性低，A、B、C 为错误选项。肺栓塞主要表现为不明原因的呼吸困难，晕厥可为唯一或首发的表现，肺部可闻及哮鸣音或细湿啰音，肺野偶可闻及血管杂音。肺栓塞患者常为小量咯血，大咯血较为少见。

375. ABE 该患者考虑急性肺栓塞的诊断，出现休克表现，属于大面积肺栓塞，有溶栓指征，无活动性出血和颅内出血可给予溶栓治疗，抗凝和吸氧治疗为基本治疗方法。另外患者无长期下肢水肿，彩超未见下肢深静脉血栓，不需要安放腔静脉滤器。

第三章　消化系统

一、A1 型题

1. A 首先，慢性胃炎病程较长，考虑肾上腺糖皮质激素不适用于任何长期治疗，故选 A；其次 PPI 类抑酸药可以抑制胃酸的分泌，考来烯胺可以络合胆汁，抗生素可以抗 HP，均可用于治疗慢性胃炎。

2. D 炎症的活动性是指中性粒细胞出现，它存在于固有膜、小凹上皮和腺管上皮之间，严重者可形成小凹脓肿。本题答案为 D 选项。

3. B 此题目考查的是慢性胃炎的临床表现：大多数病人无明显症状。即便有症状也多为非特异性。可表现为中上腹不适、饱胀、钝痛、烧灼痛等，也可呈食欲缺乏、嗳气、泛酸、恶心等消化不良症状。本题答案为 B 选项。

4. B 此题目考查的是慢性胃炎经检查 HP 阳性需选用的治疗药物。Hp 相关胃炎单独应用抗生素、PPI、铋剂均不能有效根除 Hp。这些抗生素在酸性环境下不能正常发挥其抗菌作用，需要联合 PPI 抑制胃酸后，才能使其发挥作用。目前倡导的联合方案为含有铋、剂的四联方案，即 1 种 PPI＋2 种抗生素和 1 种铋剂，疗程 10～14 天。由于各地抗生素耐药情况不同，抗生素及疗程的选择应视当地耐药情况而定。由知识点得知，答案选 B。

5. C 针对 HP 相关胃炎，目前倡导的联合方案为含有铋剂的四联方案，即 1 种 PPI＋2 种抗生素和 1 种铋剂，疗程 10～14 天。答案选 C。

6. C 溃疡的发病时胃和十二指肠局部黏膜被胃酸和胃蛋白酶消化的结果。十二指肠溃疡病人壁细胞总数平均为 19 亿，每小时泌酸约 42mmol，比正常人高 1 倍左右。故十二指肠溃疡时可见分泌胃酸的壁细胞总数明显增多，造成胃酸分泌增加。答案选 C。

7. D 消化性溃疡病因和发病机制是多因素的，包括胃酸和胃蛋白酶、幽门螺杆菌、非甾体类抗炎药等，其中胃酸是导致消化性溃疡最重要的因素，故答案选 D。

8. C 此题目考查的是治疗消化性溃疡疗效最好的抑酸药物。PPI 是治疗消化性溃疡的首选药物，也是抑酸疗效最好的药物，答案为 C。

9. D 消化性溃疡治疗的手术适应证：①并发消化道大出血经药物、胃镜及血管介入治疗无效时；②急性穿孔、慢性穿透溃疡；③瘢痕性幽门梗阻，内镜治疗无效；④GU 疑有癌变。外科手术不只是单纯切除溃疡病灶，而是通过手术永久地减少胃酸和胃蛋白酶分泌的能力。胃溃疡疑癌变为消化性溃疡外科治疗的手术适应证，因此本题答案为 D 选项。

10. B 消化性溃疡并发症有出血、穿孔、幽门梗阻、癌变。其中出血是消化性溃疡最常见的并发症，也是上消化道大出血最常见的病因。答案为 B 选项。

11. B 病理示，肉眼观，胃溃疡多位于胃小弯侧，愈近幽门愈多见，尤多见于胃窦部。少见于胃底及大弯侧。胃角是胃小弯在最低端角处形成一切迹。答案选 B。

12. C 十二指肠球部溃疡多见饥饿痛，即空腹痛；胃溃疡多见餐后痛；胰腺炎为中上腹或全腹疼痛，常向背部放射。胆囊炎常为右上腹或上腹部疼痛；溃疡性结肠炎为左下腹疼痛。答案选 C。

13. B 阿托品是 M 受体拮抗剂；奥美拉唑是质子泵抑制剂，故抑酸效果最强；硫糖铝是中和胃酸和保护胃黏膜；前列腺素 E 是胃黏膜保护剂；铋剂是胃黏膜保护剂。答案选 B。

14. A 消化性溃疡，指胃肠黏膜发生的炎性缺损，通常与胃液的胃酸和消化作用有关，病变穿透黏膜到达肌层或达更深层次。胃液的主要成分包括胃酸和胃蛋白酶。故选 A。

15. C 幽门梗阻多由 DU 或幽门管溃疡反复发作所致，炎性水肿或平滑肌痉挛所致暂时梗阻可因药物治疗、溃疡愈合而缓解；严重的瘢痕或与周围组织粘连、恶变引起流出道狭窄或变形为持续性梗阻。答案选 C。

16. B 萎缩性胃体胃炎又称 A 型萎缩性胃炎，其发病原因为自身免疫，常表现为壁细胞抗体升高，由于壁细胞抗体攻击壁细胞导致壁细胞数量减少，胃酸分泌则明显减少。故选 B。

17. E 前列腺素 E_2 可促进黏液分泌及胃黏膜细胞更新；多潘立酮是促胃动力药；西咪替丁是 H_2 受体拮抗剂；奥美拉唑是质子泵抑制剂；硫糖铝是胃黏膜保护剂。答案选 E。

18. C 十二指肠球后溃疡指发生在十二指肠降段、水平段的溃疡。多位于十二指肠降段的初始部及乳头附近，溃疡多在后内侧壁。疼痛可向右上腹及背部放射。严重的炎症反应可导致胆总管引流障碍，出现梗阻性黄疸等。球后溃疡易发生出血。答案选 C。

19. B HBV 感染后主要通过机体对病毒的免疫应答而导致肝细胞的损害。甲型和戊型肝炎病毒感染不会演变为慢性病毒性肝炎。HBV 有乙肝疫苗及高效价乙肝免疫球蛋白。治疗自身免疫性肝炎的首选药物为糖皮质激素。自身免疫性肝炎的肝功能检查主要表现为血清胆红素、ALT、AST 升高，球蛋白升高。答案选 B。

20. A 亚临床肝性脑病属于肝性脑病的 0 期，无性格、行为的异常，无神经系统病理征，脑电图正常，只有在心理测试或智力测试时轻微异常。答案选 A。

21. B 前驱期为 1 期，可有轻度的性格改变和精神异常，临床表现多不明显，易被忽略。可有扑翼样震颤，脑电图表现多正常。故选 B。定向力障碍、计算力下降、脑电图特征异常为 2 期，昏睡期为 3 期。答案选 B。

22. A 肝性脑病的治疗包括乳果糖清除积血排便，生理盐水或弱醋酸清洁灌肠，口服抗生素，支持营养治疗，鸟氨酸、天冬氨酸促进尿素循环，支链氨基酸，慎用镇静药，避免高蛋白饮食等。碱性的肠道环境可促进氨的吸收，故不宜肥皂水灌肠，本题答案为 A 选项。

23. E 此题目考查的是肝性脑病的临床表现。主要表现为高级神经中枢的功能紊乱（如性格改变、智力下降、行为失常、意识障碍等）以及运动和反肘异常（如扑翼样震颤、肌阵挛、反射亢进和病理反射等），其临床过程现分为 5 期：2 期（昏迷前期）嗜睡、行为异常（如衣冠不整或随地大小便）、言语不清、书写障碍及定向力障碍。有腱反射亢进、肌张力增高、踝阵挛及 Babinski 征阳性等神经体征，有扑翼样震颤，脑电图有特征性异常。扑翼样震颤为肝昏迷前期的突出表现，本题答案为 E 选项。

24. D　引起肝性脑病的诱因可归纳为三方面：①增加氨等含氮物质及其他毒物的来源，如进食过量的蛋白质、消化道大出血、氮质血症、口服铵盐、尿素、蛋氨酸等，便秘也是一种常见诱因。②低钾碱中毒时，NH_4^+ 容易变成 NH_3，导致氨中毒。③加重对肝细胞的损害，使肝功能进一步减退。例如手术、麻醉、镇静剂、某些抗结核药物、感染和缺氧等。

25. E　肝性脑病是以代谢紊乱为基础、中枢神经系统功能失调的综合征。肝性脑病的发病机制包括氨中毒、假性神经递质学说，色氨酸，氨硫醇和短链脂肪酸的协同毒性作用及锰离子均为肝性脑病发病机制，故答案为 E 选项。

26. E　门脉高压的临床表现有腹水、门 – 腔侧支循环开放（食管或胃底静脉曲张）、脾功能亢进及脾大（外周血血小板、白细胞及红细胞减少）。蜘蛛痣，肝掌为肝功能减退内分泌失调临床表现。答案为 E 选项。

27. A　腹水是肝功能减退和门静脉高压的共同结果，是肝硬化失代偿期最突出的临床表现。答案为 A 选项。

28. A　肝硬化腹水的治疗包括限制水钠摄入，利尿，高蛋白饮食，静脉输注高蛋白，营养支持，但强烈利尿会诱发肝性脑病、肝肾综合征。故答案为 A 选项。

29. D　pH 7 为中性溶液，pH 小于 7 时为酸性溶液，氨分子为碱性分子，易被酸性溶液所中和，故 pH 小于 7 时不易转变为氨分子，易转变为铵根离子。故选 D，其余选项均正确。

30. D　我国是乙型肝炎大国，肝硬化最常见的原因是病毒性肝炎所致的肝硬化。故选 D。

31. E　重症肝炎时，大量肝细胞坏死，血中 ALT 逐渐下降，AST 升高程度超过 ALT。故选 E。

32. A　汇管区和肝包膜的纤维束向肝小叶中央静脉延伸扩展，这些纤维间隔包绕再生结节或将残留肝小叶重新分割，改建成为假小叶，形成典型的肝硬化组织病理特点。"假小叶形成"是肝硬化最具特征性的病理改变。故选 A。

33. D　肝硬化失代偿期，由于肝脏合成的清蛋白和凝血因子减少，导致出血和贫血，以及低蛋白血症的表现，属于肝实质损害较为严重的证据。血清胆红素增加可能是梗阻性黄疸、肝细胞性黄疸及溶血性黄疸，不足以成为重要依据；透明质酸增加与肝硬化无关；血氨升高时肝性脑病的重要表现，胆固醇降低与肝硬化无直接关联。答案选 D。

34. D　小结节性肝硬化又称为门脉性肝硬化或酒精性肝硬化、多为轻型肝炎或慢性酒精中毒引起的。而血吸虫性肝硬化多为干线型肝硬化。答案选 D。

35. B　乳果糖是一种双糖，口服后在小肠不易被分解，达到结肠后可被乳酸杆菌、粪肠球菌等分解为乳酸、乙酸而降低肠道的 pH 值，使肠道产氨减少。答案选 B。

36. B　精氨酸是一种酸性氨基酸，出现代谢性碱中毒时可予以中和。而其余选项没有明确的酸碱性。故选 B。

37. D　胰腺假性囊肿即胰性胸、腹腔积液，含有胰内瘘的渗出液积聚，常难以吸收，病程 1 个月左右，纤维组织增生形成囊壁，包裹而成胰腺假性囊肿、形态多样、大小不一。开始形成时间为急性胰腺炎后的 3~4 天。答案选 D。

38. D 上述酶均在急性胰腺炎的发病机制中具有作用。其中激肽酶具有致血管扩张和血管壁通透性增加的作用。答案选 D。

39. C 急性胰腺炎可分为急性水肿及急性出血坏死型胰腺炎。急性出血坏死型相对较少，胰腺内有灰白色或黄色斑块的脂肪组织坏死，出血严重者，则胰腺呈棕黑色并伴有新鲜出血，坏死灶外周有炎症细胞浸润，可见脐周及侧腹呈青紫色，常见静脉炎和血栓。答案为 C 选项。

40. B 急性胰腺炎的病因包括胆道疾病、酒精、胰管损伤、十二指肠降段疾病、手术与创伤、代谢障碍、药物等，其中胆道疾病如胆石症及胆道感染等是我国急性胰腺炎的主要病因。故答案为 B 选项。

41. E 急性出血坏死型胰腺炎出现肠麻痹时，多数病人在静脉滴注生长抑素或奥曲肽后，腹痛可得到明显缓解。由于吗啡可增加 Oddi 括约肌压力、抗胆碱能药物如阿托品可诱发或加重肠麻痹，故均不宜使用。肾上腺糖皮质激素能拮抗急性出血坏死型胰腺炎的炎症反应、抑制全身炎症反应综合征的发生发展，从而可以改善重症急性胰腺炎的预后。H_2 受体拮抗剂和质子泵抑制剂可预防应激性溃疡的发生，多主张在急性出血坏死型胰腺炎时使用。

42. C 在急性胰腺炎的发病机制中，弹性蛋白酶可溶解血管弹性纤维引起出血和血栓形成。故选 C。

43. C 记忆类题目，慢性胰腺炎并发消化性溃疡者占 10%~20%。答案选 C。

44. B 饮酒一直都被认为是 CP 的首要病因。然而根据 CP 的病理及影像学特征，只有不到 10% 的酗酒者最终发展为 CP。5 年以上的酗酒时间常发展为慢性胰腺炎。答案选 B。

45. C 记忆题目。CO_2 呼气试验不是小肠吸收功能试验，其余都是。答案选 C。

46. D UC 缓解期如有血清 α_2 球蛋白增加，r 球蛋白降低常是病情复发的先兆。故选 D。

47. C 约 5% 的重症 UC 病人可出现中毒性巨结肠。此时结肠病变广泛而严重，肠壁张力减退，结肠蠕动消失，肠内容物与气体大量积聚，致急性结肠扩张，一般以横结肠最为严重。常因低钾、钡剂灌肠、使用抗胆碱能药物或阿片类制剂而诱发。答案选 C。

48. B 克罗恩病是一种慢性炎性肉芽肿性疾病，多见于末段回肠和邻近结肠，但从口腔至肛门各段消化道均可受累，呈节段性分布。答案选 B。

49. D Crohn 病的组织学特点为：非干酪性肉芽肿，由类上皮细胞和多核巨细胞构成，可发生在肠壁各层和局部淋巴结；裂隙溃疡；肠壁各层炎症，非干酪样肉芽肿为克罗恩病特征性病理改变，本题答案为 D 选项。

50. C 此题目考查的是克罗恩病治疗的首选药物。控制炎症反应，活动期：可以选用的药物是①5-ASA：柳氮磺胺吡啶美沙拉嗪；②糖皮质激素；③免疫抑制剂：硫唑嘌呤或巯嘌呤；④抗菌药物硝基咪唑类、喹诺酮类药物；⑤生物制剂：英夫利昔单抗。缓解期用 5-ASA 和糖皮质激素。克罗恩病首选 5-ASA 治疗，本题答案为 C 选项。

51. B 重型溃疡性结肠炎首选糖皮质激素治疗，本题答案为 B 选项。

52. A 溃疡性结肠炎的紧急手术指征为：并发大出血、肠穿孔及合并中毒性巨结肠经积极内科治疗无效且伴严重毒血症状者。择期手术指征：①并发结肠癌变；②内科治疗效果不理想而严重影响生活质量，或虽然用糖皮质激素可控制病情但糖皮质激素不良反应太大不能耐受者。一般采用全结肠切除加回肠肛门小袋吻合术。暴发型溃疡性结肠炎不是溃疡性结肠炎手术适应证。答案为 A 选项。

53. C　溃疡性结肠炎。病变主要限于大肠黏膜与黏膜下层，呈连续性弥漫性分布。由于结肠病变一般限于黏膜与黏膜下层，很少深入肌层，所以并发结肠穿孔、瘘管或周围脓肿少见。答案为 C 选项。

54. C　溃疡性结肠炎消化系统的临床表现：①腹泻和黏液脓血便；②腹痛多有轻至中度腹痛，为左下腹或下腹阵痛，亦可累及全腹。常有里急后重，便后腹痛缓解；③其他症状可有腹胀、食欲不振、恶心、呕吐等。里急后重常见于溃疡性结肠炎，本题答案为 C 选项。

55. B　溃疡性结肠炎。X 线钡剂灌肠肠管缩短，结肠袋消失，肠壁变硬，可呈铅管状。答案为 B 选项。

56. C　腹膜充血、水肿及被覆有纤维蛋白渗出物，其特征性表现为腹膜有许多黄白色或灰白色粟粒大小的结节，亦可融合成较大的结节或斑块。腹腔积液呈草黄色，有时呈淡血性，偶见于乳糜性腹腔积液。故为渗出性。答案选 C。

57. B　溃疡型肠结核常伴腹泻，大便呈糊样，多无脓血，不伴里急后重。有时腹泻与便秘交替。增生型肠结核以便秘为主。因溃疡基底多有闭塞性动脉内膜炎，故较少发生大出血。UC 易并发中毒性巨结肠。钡灌肠透视呈铅管征是 UC 的特征性表现。答案选 B。

58. C　结肠镜下活检，发现肉芽肿、干酪坏死对肠结核具有诊断意义（C 对）。肠腔狭窄（A 错）可见于克罗恩病、结肠癌等多

种肠道疾病，不具特异性。回盲部炎症（B 错）对诊断肠结核无意义。结核菌素试验强阳性（D 错）仅说明患者有结核分枝杆菌感染。大便中查到结核杆菌（E 错）仅表明肠道内含有结核杆菌，可能由肺结核患者吞咽下结核杆菌引起。故答案选 C。

59. C　主要感染途径以腹腔内的结核病灶直接蔓延为主，少数可由淋巴血行播散引起粟粒性结核性腹膜炎。故选 C。

60. D　干酪型往往是变质渗出 + 坏死性炎，为结核病最严重的类型。答案选 D。

61. D　90% 以上的肠结核主要由人型结核分枝杆菌引起，多因患开放性肺结核或喉结核而吞下含菌痰液，或常与开放性肺结核病人共餐而忽视餐具消毒等而被感染，因此肠结核最常见的感染途径为经口感染，答案为 D 选项。

62. C　本题主要考查肠结核病理。肠结核的好发部位主要位于回盲部，答案为 C 选项。

63. A　此题目考查的是肠结核最常见的临床表现。本病一般见于中青年，女性稍多于男性。表现包括：①腹痛；②大便习惯改变溃疡型肠结核常伴腹泻，粪便呈糊样，多无脓血，不伴里急后重。增生型肠结核以便秘为主；③腹部肿块；④全身症状和肠外结核表现并发症见于晚期患者，以肠梗阻及合并结核性腹膜炎多见，瘘管、腹腔脓肿、肠出血少见。经分析得知溃疡型肠结核常伴腹泻，粪便呈糊样，多无脓血，不伴里急后重。本题答案为 A 选项。

64. A　此题目考查的是肠结核腹痛的部位。肠结核腹痛多位于右下腹或脐周，间歇发作，餐后加重，常伴腹鸣，排便或肛门排气后缓解。腹部可有压痛，多位于右下腹。答案为

A 选项。

65. C 增生型肠结核以便秘为主，答案为 C 选项。

66. D 结核性腹膜炎多继发于肺结核或体内其他部位结核病；主要感染途径以腹腔内的结核病灶直接蔓延为主，少数可由淋巴血行播散引起粟粒性结核性腹膜炎。答案为 D 选项。

67. C 结核性腹膜炎类型包括：渗出型、粘连型、干酪型。最主要的病理类型为粘连型，本题答案为 C 选项。

68. E 此题目考查的是结核性腹膜炎最有价值的诊断。长期发热原因不明，伴有腹痛、腹胀、腹腔积液、腹壁柔韧感或腹部包块对本病的诊断具有重要价值。本题答案为 E 选项。

69. A 此题目考查的是结核性腹膜炎手术指征。包括：①并发完全性或不全性肠梗阻，内科治疗无好转者；②急性肠穿孔，或腹腔脓肿经抗生素治疗未见好转者；③肠瘘经抗结核化疗与加强营养而未能闭合者；④本病诊断有困难，与急腹症不能鉴别时，可开腹探查。本题答案为 A 选项。

70. D 此题目考查的是上消化道出血出血程度的评估。成人每日消化道出血 >5ml，粪便潜血试验即出现阳性；每日出血量超过 50ml 可出现黑粪；胃内积血量 >250ml 可引起呕血。一次出血量 <400ml 时，因轻度血容量减少可由组织液及脾脏贮血所补充，多不引起全身症状。出血量 >400ml，可出现头昏、心悸、乏力等症状。短时间内出血量 >1000ml，可出现休克表现。上消化道大出血是指短时间内出血量 >1000ml 或超过体循环量的 20%。D 选项正确。

71. B 消化性溃疡、食管胃底静脉曲张破裂、急性糜烂出血性胃炎和胃癌是上消化道出血的病因。其中消化性溃疡最为常见。本题答案为 B 选项。

72. A 此题目考查的是食管癌主要症状。进行性咽下困难是绝大多数患者就诊时的主要症状，但却是本病的较晚期表现。答案为 A 选项。

73. E 此题目考查的是食管癌的鉴别诊断。食管癌需与食管贲门失弛缓症、胃食管反流病、食管良性狭窄鉴别，同时尚需与食管平滑肌瘤、食管裂孔疝、食管静脉曲张、纵隔肿瘤、食管周围淋巴结肿大、左心房明显增大、主动脉瘤外压食管造成狭窄而产生的吞咽困难相鉴别。癔球症患者无器质性食管病变。本题答案为 E 选项。

74. C 此题目考查的是胃癌最常见的病理类型。WHO 近年将胃癌分为：腺癌（乳头状腺癌、管状腺癌、黏液腺癌、混合型腺癌、肝样腺癌）、腺鳞癌、髓样癌、印戒细胞癌、鳞状细胞癌和未分化癌等。腺癌是最常见的病理类型，答案为 C。

75. C 此题目考查的是早期胃癌的定义。早期胃癌是指病灶局限且深度不超过黏膜下层的胃癌，不论有无局部淋巴结转移，答案为 C 选项。

76. A 此题目考查的是胃癌病因。流行病学研究提示，多吃新鲜的水果和蔬菜，使用冰箱及正确储藏食物，可以降低胃癌的发生。答案为 A 选项。

77. E 胃癌的伴癌综合征包括 Trousseau 征、黑棘皮病、皮肌炎、膜性肾病等病变。胃癌通过淋巴结转移到锁骨上淋巴结，该处的淋巴结为 Virchow 淋巴结。答案选 E。

78. A　一般认为大部分大肠腺癌起源于腺瘤，故将腺瘤样息肉看作是癌前病变。答案选 A。

79. A　据我国有关资料分析，我国大肠癌发生部位约半数以上位于直肠，1/5 位于乙状结肠，其余依次为盲肠，升结肠，降结肠，横结肠。答案选 A。

80. D　早期大肠癌指癌瘤局限于大肠黏膜层及黏膜下层，这型预后较好。答案选 D。

81. C　肝癌的标志物检查：甲胎蛋白（AFP）是诊断肝细胞癌特异性的标志物，在排除妊娠和生殖腺胚胎瘤的基础上，AFP > 400ng/ml 为诊断肝癌的条件之一。对 AFP 逐渐升高不降或 > 200μg/L，持续 8 周，应结合影像学及肝功能变化作综合分析或动态观察。答案为 C 选项。

82. C　病毒性肝炎在我国肝癌患者中约 90% 有乙型肝炎病毒（HBV）感染的背景。HBV 感染－慢性肝炎－肝硬化－肝癌是最主要的发病机制，西方国家以 HCV 感染常见。答案为 C 选项。

83. A　此题目考查的是原发性肝癌大体病理分型：①块状型占肝癌的 70% 以上，呈单个、多个或融合成块，直径 5 ~ 10cm，> 10cm 者称巨块型。质硬，膨胀性生长，可见包膜。此型肿瘤中心易坏死、液化及出血；位于肝包膜附近者，肿瘤易破裂，导致腹腔内出血及直接播散。②结节型呈大小和数目不等的癌结节，<5cm，与周围肝组织的分界不如块状型清楚，常伴有肝硬化。单个癌结节 < 3cm 或相邻两个癌结节直径之和小于 3cm 者称为小肝癌。③弥漫型少见，呈米粒至黄豆大的癌结节弥漫地分布于整个肝脏，不易与肝硬化区分，病人常因肝衰竭而死亡。块状型易发生癌结节破裂出血，A 选项的描述是错误的。

84. E　此题目考查的是胰腺癌的病因。病因与发病机制至今未明。长期大量吸烟、饮酒、饮咖啡者，糖尿病患者，慢性胰腺炎患者发病率较高。胰腺癌的发生也可能与内分泌有关。遗传因素与胰腺癌的发病也似有一定关系。急性胰腺炎不是胰腺癌的常见病因，答案为 E 选项。

二、A2 型题

85. C　BAO 一般指基础酸分泌量，正常值为 2 ~ 5mmol/h，MAO 一般指最大酸分泌量，正常值一般为 15 ~ 20mmol/h；该病例 BAO 和 MAO 均降低，提示壁细胞分泌水平降低，考虑自身免疫因素导致壁细胞损伤，故为慢性萎缩性胃炎。答案选 C。

86. E　慢性萎缩性胃炎肉眼观察（胃镜检查）：胃黏膜由正常的橘红色变为灰色或灰绿色，黏膜层变薄，皱襞变浅甚至消失，黏膜下血管清晰可见，偶有出血及糜烂。答案选 E。

87. A　板状腹考虑腹肌紧张，提示腹膜炎可能，结合胃溃疡病史，考虑为溃疡穿孔所致。答案选 A。

88. D　全腹压痛，反跳痛，肌紧张考虑为腹膜炎，结合溃疡病史考虑为胃溃疡穿孔所致的腹膜炎，胃溃疡穿孔平片可见胃泡鼓音区消失，首选急诊平片。答案选 D。

89. B　进行性疼痛，消瘦，贫血是消耗性疾病及恶病质的表现，考虑癌变。答案选 B。

90. D　胃泌素瘤亦称 Zollinger Ellison 综合征，是胰腺非 B 细胞瘤分泌大量促胃液素所致，通常症状不典型，典型的抗酸药治疗效果不佳，其特征表现是胃泌素大量分泌。答案选 D。

91. E 胃溃疡病史 10 年，近日溃疡反复发生，失去节律性，考虑溃疡恶变。反复发作、病程持续时间长的 GU 癌变风险高。DU 一般不发生癌变。胃镜结合活检有助于明确良恶性溃疡及是否发生癌变。首选胃镜 + 活检检查。答案选 E。

92. C 患者胃溃疡病史多年，反复发作，每于抑酸对症治疗好转，现症见疼痛发作，经内科治疗 8 周不见好转，且逐渐消瘦，考虑为消化性溃疡癌变。答案为 C 选项。

93. A 患者症见间断性上腹痛，疼痛多在餐前，进食后缓解，查体：腹平软，剑下偏右压痛，考虑诊断为十二指肠溃疡，结合钡透十二指肠球部变形，综合诊断为十二指肠球部溃疡。因此本题答案为 A 选项。

94. B HP（+）消化性溃疡治疗首选根除 Hp，目前倡导的联合方案为含有铋剂的四联方案，即 1 种 PPI + 2 种抗生素和 1 种铋剂，疗程 10－14 天本题答案为 B 选项。

95. D 胃溃疡病史较长，近日复发且内科治疗无效，便潜血阳性提示有持续出血，考虑癌变的可能性较大。反复发作、病程持续时间长的 GU 癌变风险高。DU 一般不发生癌变。答案选 D。

96. A 餐后痛说明疼痛有节律，考虑消化性溃疡，制酸治疗无效考虑为不典型溃疡可能，呕吐为酸酵性宿食考虑为幽门梗阻所致，幽门管溃疡表现为餐后很快发生疼痛，易出现幽门梗阻、出血和穿孔等并发症。结合上述表现最有可能的是幽门管溃疡合并幽门梗阻。答案选 A。

97. D 部分病人有与进餐相关的节律性上腹痛，餐后痛多见于 GU，饥饿痛或夜间痛、进餐缓解多见于 DU。饥饿痛是十二指肠溃疡的特征表现，剑突下偏右侧压痛考虑为十二

指肠的位置。答案选 D。

98. A 患者胃溃疡病史 5 年，出现无规律疼痛，胃黏膜增粗、紊乱，考虑胃溃疡出现恶变，答案选 A。

99. B 患者有胃溃疡病史故首先考虑胃溃疡。呕血的原因可能是胃溃疡基底部血管破裂出血。溃疡底部毛细血管破裂可使溃疡面有少量出血，此时患者大便潜血试验常阳性。若溃疡底部大血管破裂，患者则会出现呕血及柏油样大便，严重者出现失血性休克。故选 B。

100. A 患者为年轻男性，起病缓慢，症状较轻，有黄染，余体征无异常。考虑为慢性肝炎。应先行肝功能及肝炎标记物检查，了解转氨酶及胆红素情况，了解有无病毒性肝炎感染。答案选 A。

101. B 患者近期有大量饮酒史，因此要详细询问饮酒的种类、量、时间与方式。患者有黄染、肝肿大，因此要询问有无肝炎、肝损害史。肺结核、吸烟史与此无关，意义不大。答案选 B。

102. C 患者有肝功能减退及门脉高压的临床表现，有嗜酒史，无病毒性肝炎史，因此诊断考虑为乙醇性肝硬化。答案选 C。

103. B 考虑患者双侧肌张力对称性增高，考虑系统性疾病的可能排除单纯脑血管意外；由于尿糖阴性排除糖尿病昏迷，安眠药中毒表现为肌张力下降，尿蛋白定性阴性排除尿毒症。故为肝昏迷。答案选 B。

104. D 出现意识错乱和脑电图异常是 2 期的改变，暂无精神异常，故达不到 3 期。答案选 D。

105. A 由于血压符合休克的诊断，故提示出血量较大，由于平素健康无胃溃疡病史，故排除消化性溃疡出血，最有可能的是肝硬化

食管胃底静脉曲张破裂出血，呕血后肝脏缩小故未触及，以及由于门脉高压致脾脏增大。答案选 A。

106. E 血钾正常值是 $3.5 \sim 5.5$ mmol/L，血钾偏低，而尿钾增高，考虑为利尿治疗所致。答案选 E。

107. A 蜘蛛痣为雌激素过多血管扩张所致，常见于肝硬化、肝癌，患者存在不规则发热，右肋下胀痛，考虑为肝脏疾病，又由于白细胞正常，AKP 增高排除炎症可能，故考虑肝癌。答案选 A。

108. E 结合腹水、呕血黑便病史，嗜睡、神志不清，考虑为肝硬化所致的肝性脑病，诱发电位、扑翼样震颤、血氨、脑电图均为肝性脑病相关检查。故选 E。

109. E 考虑为肝硬化腹水过多，利尿剂治疗过度引起的肝性脑病，不能用复方氨基酸静脉滴注，为碱性溶液，会增加血氨浓度，加重肝性脑病的病情。故选 E。

110. C 患者白细胞正常，排除阿米巴肝脓肿和胆囊炎及结核，由于右上腹疼痛，消瘦，血糖较低，考虑为肝癌可能较大。答案选 C。

111. E 持续性黄疸，且肝脏增大，表面凹凸不平，甲胎蛋白阴性，考虑肝硬化可能，故首选 B 超。

112. C 患者症见发热，腹痛，腹水量增加，考虑为肝硬化并发感染，又结合腹水常规：利凡他试验（+），比重 1.019，蛋白 25g/L，细胞数 600×10^6/L，多形核细胞 80%，综合诊断为肝硬化并发自发性腹膜炎。答案为 C 选项。

113. C 结节型：最常见，通常合并有肝硬化。癌结节可为单个或多个，散在，圆形或椭圆形，大小不等。答案选 C。

114. C 病史 7 年余，考虑为慢性病程，由于胰腺炎时可导致脂肪代谢异常，进高脂餐疼痛为慢性胰腺炎的表现，故选 C。

115. D 上腹部剧烈疼痛，急性病程，病前有饮酒为诱因，且上腹部压痛，轻微腹肌紧张，考虑为饮酒所致的急性胰腺炎。答案按 D。

116. E 患者症见上腹疼痛，平卧时加重，弯腰可减轻，查体可见上腹轻度压痛，X 线腹部摄片有胰区钙化，考虑诊断为慢性胰腺炎。本题答案为 E 选项。

117. A 患者症见腹痛，腹胀，呕吐，查体上腹压痛轻微，血淀粉酶升高，考虑诊断为急性胰腺炎，糖皮质激素可促发胰腺炎，因此不宜过早使用，答案为 A。

118. C 本题主要考查急性胰腺炎诊断。患者症见酒后上腹痛，腹胀，查体可见上腹明显压痛，肌紧张反跳痛，血淀粉酶 > 500U（Somogyi），考虑诊断为急性胰腺炎。本题答案为 C 选项。

119. E AP 时，血清淀粉酶于起病后 2 ~ 12 小时开始升高，48 小时开始下降，持续 3 ~ 5 天。由于唾液腺也可产生淀粉酶，当病人急腹症而有血淀粉酶升高时，应考虑其来源于唾液腺。循环中淀粉酶可通过肾脏排泄，AP 时尿淀粉酶因此升高；但轻度的肾功能改变将影响尿淀粉酶检测的准确性和特异性，故对临床诊断价值不大。尿淀粉酶在急性胰腺炎发病后 24 小时才升高，故 E 无意义。答案选 E。

120. C 患者症见腹痛、腹泻，低热，结肠镜检查可见回肠末端黏膜呈铺路石样表现。取活检病理报告为非干酪性肉芽肿，综合考虑诊断为克罗恩病，答案为 C 选项。

121. E 此题目考查的是克罗恩病治疗、诊断。患者症见右下腹痛、发热，结肠镜检查可见盲肠及回肠末端铺路石样改变，及纵行溃疡，考虑诊断为克罗恩病。患者体检可见肛瘘和肛裂，右下腹包块试穿有脓液吸出，提示患者合并感染，治疗首选抗生素治疗。糖皮质激素适用于各型中、重度患者以及对 5 - ASA 无效的中度患者。此题中患者也可使用，但不是最宜应用，E 选项描述不当，故本题答案为 E。

122. E 依题干描述考虑可能是炎症性肠病、肠结核或消化道肿物，如腺瘤、息肉、肿瘤等等，为进一步明确诊断行结肠镜检查并取活检，意义比较大。

123. D 此题目考查的是溃疡性结肠炎诊断和临床分型。患者症见腹泻，便血伴低热，血常规 Hb < 100g/L，血沉 > 30mm/h，结肠镜检查见乙状结肠多发性散在分布溃疡，边缘不规则，考虑诊断为溃疡性结肠炎。结合临床严重程度，诊断为溃疡性结肠炎重度。本题答案为 D 选项。

124. C 患者症见黏液脓血便，里急后重，查体可见左下腹轻度压痛，考虑诊断溃疡性结肠炎。病变多自直肠开始，可累及全结肠甚至末段回肠，主要限于大肠黏膜与黏膜下层，呈连续性弥漫性分布。活动期时结肠黏膜炎细胞浸润，可见黏膜糜烂、溃疡及隐窝脓肿等。慢性期时腺体萎缩变形排列紊乱及数目减少，杯状细胞减少，出现潘氏细胞化生及炎性息肉。故答案为 C。

125. B 患者症见低热，腹泻，大便为糊样，无脓血，阵发性脐周痛。符合肠结核的临床表现。查体可见右下腹触及 4cm × 5cm 包块，质中等，轻触痛，肠鸣音亢进，符合肠结核的体征，血沉 67mm/h，PPD 皮试强阳性，

综上所述：考虑诊断为肠结核。答案为 B。

126. C 患者症见腹胀，便秘，乏力，食欲不振，消瘦，查体可见右下腹触及 4cm × 6cm 肿块，质中等，边界不清，轻触痛，考虑诊断为肠结核，因患者症见便秘，综合考虑为增生型肠结核。本题答案为 C 选项。

127. B 患者症见腹胀，腹痛，发热，盗汗，查体可见移动性浊音（+），腹水常规：比重 1.018，蛋白定量 37g/L，白细胞 580 × 10^6/L，淋巴细胞 0.80，HBsAg（+），诊断为结核性腹膜炎。若是肝硬化并发自发性腹膜炎，其腹水在渗漏液之间，且以中性粒细胞为主。本题答案为 B 选项。

128. A 患者症见腹胀，腹增大，查体可见移动性浊音阳性，冲击触诊于脐右下触及边界不清的肿块。血沉 40mm/h，腹水常规：Rivalta（+），细胞数 600 × 10^6/L，淋巴细胞 0.60，癌细胞未查到，考虑诊断为结核性腹膜炎。查体可见脐右下触及边界不清的肿块，结合患者有腹水，考虑为干酪型（混合型），本题答案为 A 选项。

129. E 患者以腹泻为主要症状，纤维结肠镜检查可排除结肠、直肠病变。大便常规、隐血及大便培养基本可初步了解有无肠道感染、肿瘤、血管性疾病等，肝、肾、甲状腺功能及血糖基本可排除常见的全身性疾病，腹部 B 超可初步了解肝、胆、胰腺的形态。脑电图及心电图对于本病人诊断价值最小，故答案选 E。

130. D 腹胀、食欲不振、低热，考虑存在慢性炎症或癌变，腹腔镜 + 活检为金标准。答案选 D。

131. A 腹水比重较高（大于等于 1.018），考虑为渗出性腹水，由于淋巴细胞比例高，考虑为结核所致的腹水。结核性腹膜

炎腹腔积液多为草黄色渗出液，静置后可自然凝固，少数为浑浊或淡血性，偶见乳糜性，比重一般超过 1. 018，蛋白质定性试验阳性，定量在 30g/L 以上，白细胞计数超过 500 × 10⁶/L，以淋巴细胞或单核细胞为主。答案选 A。

132. C 乙状结肠袋消失，管壁平滑变硬，肠管缩短，肠腔狭窄。为 UC 的特征性 X 线钡剂灌肠表现。UC 的主要 X 线征有：①黏膜粗乱和（或）颗粒样改变；②多发性浅溃疡，表现为管壁边缘毛糙呈刺状或锯齿状以及见小盒影，亦可有炎症性息肉而表现为多个小的圆形或卵圆形充盈缺损；③肠管缩短，结肠袋消失，肠壁变硬，可呈铅管状。答案选 C。

133. C 呕血、剑突下轻压痛提示十二指肠溃疡，且破裂出血，故选 C 消化性溃疡。

134. D 此题目考查的是功能性消化不良的诊断。①有上腹痛、上腹灼热感、餐后饱胀和早饱症状之一种或多种，呈持续或反复发作的慢性过程（罗马Ⅲ标准规定病程超过半年，近 3 个月来症状持续）；②上述症状排便后不能缓解（排除症状由肠易激综合征所致）；③排除可解释症状的器质性疾病。④钡透和胃镜检查无阳性。题目中患者近 3 年来反复上腹部不适，疼痛，频繁嗳气。钡透和胃镜检查无阳性发现，最可能的是功能性消化不良。本题答案为 D 选项。

135. D 由鲜红色血便变成黑便可以考虑上消化道出血停止，本题答案为 D 选项。

136. B 解析：患者症见呕血不止，烦躁，面色苍白，出冷汗，考虑上消化道大量出血伴休克，积极补充血容量，立即查血型和配血，尽快建立有效的静脉输液通道补充血容量。本题答案为 B 选项。

137. D 患者症见突然头昏、出冷汗，继呕血约 100ml，2 小时后排黑便 1 次，约 300ml，考虑诊断为上消化道出血，发病于晚上睡前，考虑为消化性溃疡所致，答案为 D。

138. C 患者胃溃疡病史 6 年，半年来加重，尤以进食后明显。近 2 天来呕血 2 次，排黑便 4 次，可考虑为消化性溃疡出血。三腔双囊管压迫止血适用于食管 – 胃底静脉曲张破裂大出血。答案为 C 选项。

139. C 患者症见进食时胸骨后烧灼感，食毕缓解，咽下时有胸骨后阻挡感，伴进食后呕吐，有时出现黑便，体重下降，查体可见左颈部有核桃大小的结节。考虑诊断为食管癌。因此本题答案为 C 选项。

140. C 老年患者出现进行性吞咽困难 2 个月以及呕吐的症状，且呕吐物为含有黏液的混杂宿食，首先考虑食管癌的诊断（C 正确）。贲门失弛缓症表现为间歇性咽下困难、食物反流和胸骨后不适或疼痛，食管剂造影可见贲门梗阻呈漏斗或鸟嘴状（A 错误）。食管裂孔疝有胃食管反流和疝囊压迫的症状（B 错误）。胃食管反流病表现为烧心、胸痛或吞咽困难，胃镜检查可见黏膜炎症、糜烂或溃疡（D 错误）。食管良性狭窄有腐蚀性或反流性食管炎、长期留置胃管或食管相关手术病史。食管剂造影见食管狭窄、黏膜消失、管壁僵硬，无影残缺征（E 错误）。故本题答案为 C。

141. D 消瘦及贫血考虑恶病质，首先考虑癌变。反复发作、病程持续时间长的 GU 癌变风险高。DU 一般不发生癌变。答案选 D。

142. C 患者症见上腹部疼痛、纳差，体重明显下降，上消化道造影提示胃腔轮廓外可见一直径 2cm 的龛影，周围皱襞中断，应高度警惕胃的恶性病变即胃癌。因此本题答案为 C 选项。

143. A 甲胎蛋白（AFP）是诊断肝细胞癌特异性的标志物，广泛用于肝癌的普查、诊断、判断治疗效果及预测复发。甲胎蛋白阳性可早于肝癌出现临床症状 8～11 个月，答案选 A。

144. D 原发性肝细胞癌的 AFP 阳性率为 70%～90%，纯记忆题目。答案选 D。

145. E 甲胎蛋白（AFP）是诊断肝细胞癌特异性的标志物，在排除妊娠和生殖腺胚胎瘤的基础上，AFP >400ng/ml 为诊断肝癌的条件之一。肝癌常常肝功能为正常的，而良性活动性肝病即急慢性肝炎时常有肝功能的异常，虽然急慢性肝炎也可引起 AFP 的升高，故比较 ALT 和 AFP 的动态曲线是最有价值的鉴别点。答案选 E。

146. B 我国胰腺癌年发病率约为 4.29/10 万，远不足消化道肿瘤的 20%；我国胰腺癌的发病率城市高于农村；经济发达地区发病率较高；并且近几十年有上升的趋势。答案选 B。

147. A 患者症见右肋痛，微热，巩膜轻度黄染，肝大，B 超肝内大小不等的结节样回声，边缘不整齐，HBsAg（+），甲胎蛋白为 100μg/L，综合考虑诊断为原发性肝癌。本题答案为 A 选项。

148. C 患者症见睡眠障碍，扑翼样震颤，脑电图异常，可诊断为肝性脑病 II 期。答案为 C 选项。

149. A 据题干肝硬化患者出现神智迟钝，即合并肝性脑病，肝功能损伤较大，此时放腹水，大量利尿，低钾都会加重肝性脑病，因此首选保钾利尿剂即螺内酯进行温和保钾利尿，故本题答案为 A。

150. D 首先患者体重下降，出现恶病质，考虑癌症，排除 A、B、C；其次患者有长期吸烟史，上腹疼痛，向背部放射，平卧和餐后加重，均符合胰腺癌的诊断。故本题答案为 D。

三、A3/A4 型题

151. B 患者间歇性发作咽下困难，症见反酸烧心，可因情绪波动诱发。食管造影未见异常，可排除食管癌、食管贲门失弛缓症、食管裂孔疝、硬皮病，考虑诊断为胃食管反流，本题答案为 B 选项。

152. A 胃食管反流病分为反流性食管炎和非糜烂性反流病，后者内镜检查阴性，因此食管 pH 监测对本病诊断帮助最大，本题答案为 A 选项。

153. A PPI 抑酸作用强，疗效确切，是胃食管反流的首选药物。因此本题答案为 A 选项。

154. D 反流和烧心是反流性食管炎最常见和典型的症状。答案选 D。

155. E PPI 等抗酸剂对于反流性食管炎具有治疗意义，属于治疗性诊断。答案选 E。

156. B 以上各选项均为溃疡穿孔的体征，其中肝浊音上界消失最具有代表性。答案选 B。

157. D 消化性溃疡穿孔 X 线平片可见膈下新月状游离气体影，具有确诊价值，为首选检查。故答案选 D。

158. C 患者症见腹痛、反酸，出现夜间痛，进食能部分缓解，考虑诊断为十二指肠溃疡，本题答案为 C 选项。

159. C 慢性病程、周期性发作的节律性上腹疼痛，且上腹痛可为进食或抗酸药所缓解的临床表现是诊断消化性溃疡的重要临床线索。确诊有赖胃镜检查。本题答案为 C 选项。

160. D　根除 Hp 目前倡导的联合方案为含有铋剂的四联方案，即 1 种 PPI + 2 种抗生素和 1 种铋剂，本题答案为 D 选项。

161. A　上腹部隐痛 5 年病程较长，近期加重，病变部位质硬，考虑癌变可能，表现为无规律的上腹痛。故答案选 A。

162. D　胃镜检查是诊断的首选方法和金标准，可以：①确定有无病变、部位及分期；②鉴别良恶性溃疡；③治疗效果的评价；④对合并出血者给予止血治疗；⑤对合并狭窄梗阻病人给予扩张或支架治疗；⑥超声内镜检查，评估胃或十二指肠壁、溃疡深度、病变与周围器官的关系、淋巴结数目和大小等。答案选 D。

163. A　呕吐宿食考虑幽门梗阻。体检可见胃蠕动波及闻及振水声等。幽门梗阻的特有体征——腹部有胃型及蠕动波。答案选 A。

164. C　胃镜是食管、胃、十二指肠疾病最常用和最准确的检查方法。答案选 C。

165. A　患者慢性上腹痛，周期性发作（冬季发作频繁），剑突下压痛，考虑诊断为消化道溃疡；患者出现餐后呕吐，吐隔夜宿食且呕吐后减轻，则考虑消化道溃疡合并幽门梗阻。消化性溃疡的辅助检查常用胃镜、X 线钡剂、腹部 CT、B 超；上消化道造影对消化性溃疡诊断意义不大。答案选 A。

166. C　胃镜是确诊消化性溃疡的金标准。答案选 C。

167. B　发作性胸痛，考虑危险性首先排除急性冠脉综合征，故先查心电图以排除心绞痛及心梗。答案选 B。

168. A　反酸、烧心、呃逆考虑消化道症状，最有可能是反流性食管炎，故为排除首选

内镜检查。答案选 A。

169. C　患者存在黄疸、肝脏增大等体征，未进一步明确肿块的性质，首选 B 超。答案选 C。

170. D　胆道出现梗阻性疾病首选 B 超，梗阻时超声显示为肝内外胆管均扩张，此情况为梗阻性黄疸最有价值的治疗。尿胆原阴性提示血液中结合性胆红素处于正常值；HBsAg 阴性即乙肝表面抗原阴性；AFP 对肝癌的诊断具有提示意义。答案选 D。

171. B　影像学所见肝硬化的征象有助于诊断，肝硬化首选 B 超。答案选 B。

172. D　AFP 升高对于诊断肝癌具有提示意义，故不可遗漏。AFP 是诊断肝细胞癌特异性的标志物，广泛用于肝癌的普查、诊断、判断治疗效果及预测复发。答案选 D。

173. C　结合 12 年饮酒史，且有肝硬化所致的上腹隐痛，腹胀乏力；大便不成形，双下肢水肿；脾大、少量腹水等体征，考虑酒精性肝硬化。答案选 C。

174. C　临床诊断肝硬化通常依据肝功能减退和门静脉高压两大同时存在的证据群。影像学所见肝硬化的征象有助于诊断。当肝功能减退和门静脉高压证据不充分、肝硬化的影像学征象不明确时，肝活检若查见假小叶形成，可建立诊断。答案选 C。

175. D　患者乙型病毒肝炎史多年，症见乏力、腹胀、少尿，查体可见巩膜黄染，肝掌，胸前区可见数个蜘蛛痣，腹膨隆，脾肿大，移动性浊音（+），考虑诊断为肝硬化腹水。肝硬化失代偿期有肝功能减退和门静脉高压两种表现，肝掌、黄疸、蜘蛛痣、出血和贫血、低白蛋白血症等均为肝功能减退表现（A、B、C、E 错误）。而脾肿大为门静脉高压

临床表现（D 正确），门静脉高压还包括门腔侧支循环形成、脾亢及腹腔积液。故本题答案为 D 选项。

176. C 肝硬化腹水首选利尿治疗，利尿速度不宜过快，以免诱发肝性脑病、肝肾综合征等，因此本题答案为 C 选项。

177. A 患者饮酒后出现中上腹部持续性疼痛，呕吐，查体可见上腹部偏左压痛，考虑诊断急性胰腺炎。血清淀粉酶于起病后 2～12 小时开始升高，48 小时开始下降，持续 3～5 天。本题答案为 A 选项。

178. C 患者轻症胰腺炎，未见明显感染症状，不适宜应用广谱抗生素。本题答案为 C 选项。

179. D 患者症见间歇性上腹痛，进食后明显，伴纳差、腹胀、腹泻，查体可见血压、心肺未见异常，尿淀粉酶正常，大便苏丹Ⅲ染色阳性，超声检查可见胆囊多发结石，胰腺回声不均匀，胰腺实质内见 4mm×3mm 强回声光团伴声影，考虑诊断慢性胰腺炎。本题答案为 D 选项。

180. E 饮酒史，急性胰腺炎为慢性胰腺炎常见病因，黄疸与糖尿病为慢性胰腺炎常见症状，本题答案为 E 选项。

181. A 急性腹痛是 AP 绝大多数病人的首发症状，常较剧烈，多位于中左上腹甚至全腹，部分病人腹痛向背部放射。病人病初可伴有恶心、呕吐，轻度发热。常见体征：中上腹压痛，肠鸣音减少，轻度脱水貌。饮酒诱发的持续性上腹痛，向腰背部放射，考虑急性胰腺炎的体征。答案选 A。

182. A AP 时，血清淀粉酶于起病后 2～12 小时开始升高，48 小时开始下降，持续 3～5 天。由于唾液腺也可产生淀粉酶，当病人急

腹症而有血淀粉酶升高时，应考虑其来源于唾液腺。循环中淀粉酶可通过肾脏排泄，AP 时尿淀粉酶因此升高；但轻度的肾功能改变将影响尿淀粉酶检测的准确性和特异性，故对临床诊断价值不大。答案选 A。

183. B AP 时，血清淀粉酶于起病后 2～12 小时开始升高，48 小时开始下降，持续 3～5 天。结合患者体征，血清淀粉酶 1000 单位，故应当首先考虑急性 AP。

184. D 噻嗪类利尿剂、硫唑嘌呤、糖皮质激素、磺胺类等药物可促发 AP，多发生在服药最初 2 个月，与剂量无明确相关。患者存在长期服用糖皮质激素病史，考虑为药物诱发的胰腺炎。答案选 D。

185. D 急性腹痛是 AP 绝大多数病人的首发症状，常较剧烈，多位于中左上腹甚至全腹，部分病人腹痛向背部放射。病人胆囊结石 20 年，结合病史和腰背部放射的体征，考虑胆源性胰腺炎。答案选 D。

186. D 胃镜排除消化性溃疡，CT、B 超有助于胰腺炎的诊断，结肠镜与该病无关。答案选 D。

187. A AP 患者出现意识障碍，精神失常，结合病史考虑最有可能的时胰性脑病。答案选 A。

188. A 存在乙肝病史、黄疸、肝硬化体征，腹腔积液，最有可能的是自发性腹膜炎。自发性腹膜炎是有腹水症的肝硬化患者的常见并发症，肠道的细菌在机体抵抗力低下的情况下，繁殖并引起腹膜的感染和炎症，表现为发热、腹痛、出现腹水或者原有的腹水近期大量增加。最常见的细菌是大肠埃希菌。答案选 A。

189. B 自发性腹膜炎最常见的致病菌是

大肠埃希菌，故以抗革兰阴性杆菌为主的抗生素治疗。答案选 B。

190. B　伴有发热、腹腔积液，中性粒细胞增多。自发性腹膜炎是有腹水症的肝硬化患者的常见并发症，肠道的细菌在机体抵抗力低下的情况下，繁殖并引起腹膜的感染和炎症，表现为发热、腹痛、出现腹水或者原有的腹水近期大量增加。答案选 B。

191. C　腹部压痛反跳痛提示腹膜刺激征，对于腹膜炎的早期诊断最有价值。答案选 C。

192. A　A 项为病程特点与疾病性质无关。便内有脓细胞可见于肠道慢性炎症、体重下降可提示消耗性疾病、便潜血阳性可提示消化道出血、轻度贫血可提示消化道潜在出血；以上均可提示存在器质性病变。答案选 A。

193. C　内镜检查是炎症性肠病确诊的金标准。答案选 C。

194. C　患者症见腹泻、血便、高热、全腹触痛伴反跳痛，结肠镜检查可见直肠黏膜弥漫性充血、质脆、易出血，伴有小的出血性溃疡，考虑诊断为溃疡性结肠炎，腹部平片显示横结肠段扩张，考虑诊断溃疡性结肠炎合并中毒性巨结肠，答案为 C。

195. D　患者并发中毒性巨结肠，且症见血便，结肠镜检查见直肠黏膜弥漫性充血、质脆、易出血，伴有小的出血性溃疡，结合临床严重程度分级，考虑诊断溃疡性结肠炎重度，首选糖皮质激素，答案为 D。

196. A　患者症见反复右下腹痛、腹泻，无黏液脓血便，结肠镜检查发现右半结肠呈节段性炎症改变，考虑诊断克罗恩病，现结肠镜未明确诊断，可进一步组织活检明确诊断，

本题答案为 A 选项。

197. A　患者反复右下腹痛、腹泻症状（慢性病史），结肠镜检查见右半结肠节段性炎性改变（克罗恩病病理特点），加之患者肛周瘘管形成（为克罗恩病较为常见且较为特异的临床表现），根据患者病史、临床表现、实验室检查可诊断为克罗恩病，本题答案为 A 选项。

198. D　患者症见低热，便秘腹泻，查体可见右下腹 5cm×5cm 肿块，质中等，较固定，轻压痛，考虑诊断肠结核，确诊首选 X 线钡剂灌肠。答案为 D 选项。

199. B　青年女性患者，出现低热（结核毒血症状），右下腹痛，质中等，较固定，轻压痛（肠结核典型腹痛表现），便秘与腹泻交替（溃疡性肠结核症状）。综合该患者临床表现、体格检查，考虑诊断为肠结核（B 对）。故本题答案为 B 选项。

200. D　患者症见腹胀，低热、乏力、夜间盗汗，查体可见腹部轻度膨隆，腹壁柔韧感，肝脾未触及，腹部移动性浊音（＋），根据临床表现和实验室检查，考虑诊断为结核性腹膜炎，本题答案为 D 选项。

201. C　腹水检查测定腺苷脱氨酶 ADA 同工酶 ADA_2 升高对结核性腹膜炎诊断有一定特异性，首选腹水检查，本题答案为 C 选项。

202. B　几乎所有 IBS 病人都有不同程度的腹痛，部位不定，以下腹和左下腹多见，排便或排气后缓解。腹泻型 IBS 常排便较急，粪便呈糊状或稀水样，一般每日 3～5 次左右，少数严重发作期可达 10 余次，可带有黏液，但无脓血。答案选 B。

203. C　IBS 对确诊帮助最大的是肠镜，以排除其他器质性疾病。答案选 C。

204. C 患者吸烟史多年，症见上腹痛，早饱、嗳气、恶心、失眠、抑郁，经有关检查未发现上消化道溃疡、糜烂和肿瘤，并排除了肝、胆、胰疾病，Hp（+），除慢性胃炎外，肾脏病、糖尿病、结缔组织病、精神病等均需进一步排除，答案为 C 选项。

205. A 溴丙胺太林为抗胃肠痉挛药物，功能性消化不良不宜使用，答案为 A。

206. A 患者症见间断腹痛、腹泻 3 年，排便 4～5 次/天，便质不成形，无脓血、黏液，近半月症状加重，大便 7～8 次/天，大便常规正常，根据疾病病史和临床表现，考虑诊断为肠易激综合征，本题答案为 A 选项。

207. B 肠易激综合征治疗可对症止泻，本题答案为 B 选项。

208. E 患者症见突然呕血 300ml，暗红色，并解黑便二次。查体可见蜘蛛痣，肝大、质硬，脾大，少量腹水。急诊胃镜检查示食管静脉重度曲张伴活动出血。考虑为肝硬化食管胃底静脉曲张所致上消化道出血，尽早给予血管活性药物如生长抑素、奥曲肽、特利加压素及垂体加压素，减少门静脉血流量，降低门静脉压，从而止血。本题答案为 E 选项。

209. D 消化道大出血不宜水合氯醛灌肠镇静治疗，以免抑制延髓呼吸及血管运动中枢，本题答案为 D 选项。

210. D 患者症见反酸、嗳气，上腹灼痛，柏油样便，疑诊上消化道出血，为确诊，首选胃镜检查，内镜检查多主张在出血后 24～48 小时内进行检查，称急诊胃镜检查。本题答案为 D 选项。

211. D 血小板聚集及血浆凝血功能所诱导的止血作用需在 $pH > 6.0$ 时才能有效发挥，而且新形成的凝血块在 $pH < 5.0$ 的胃液中会迅速被消化。因此，为有效止血，须给予抑制胃酸分泌药使胃液 $pH > 6.0$，本题答案为 D 选项。

项。

212. A 患者症见突然大量呕血，血压 10/6kPa，心率 120 次/分，考虑为上消化道出血，患者无溃疡病史，有口服水杨酸制剂病史，考虑急性胃黏膜病变。答案为 A 选项。

213. A 患者突发晕厥提示短时间内出血量大于 1000ml，本题答案为 A。

214. A 反复上腹痛三年，常夜间痛，表现为消化性溃疡的腹痛特点，首选胃镜。答案选 A。

215. C 消化性溃疡典型症状为上腹痛，性质可有钝痛、灼痛、胀痛、剧痛、饥饿样不适。饥饿痛或夜间痛、进餐缓解多见于 DU。答案选 C。

216. D 患者症见上腹部隐痛，粪隐血（+）～（++），胃镜检查可见胃小弯 2cm×2cm 溃疡，中央凹陷有污秽苔，周围隆起且不规则，质硬触之易出血，蠕动少，考虑诊断为胃癌，本题答案为 D 选项。

217. C 胃镜检查结合黏膜活检是胃癌目前最可靠的诊断手段，本题答案为 C 选项。

四、案例分析题

218. AC 患者为老年男性，有进食过烫食物史五十余年，近一年来数次胸骨不适，进食有滞留感，首先考虑为早期食管癌；食管贲门失弛缓症也可能出现下端胸骨后不适，无进行性消瘦，尚不能排除；胃食管反流病常有胃灼热，吞咽性疼痛或吞咽困难；食管良性狭窄一般由腐蚀性或反流性食管炎所致，也可因长期留置胃管、食管手术所引起；癔球症患者多为女性，时有咽部球样异物感，进食时消失；食管裂孔疝一般无明显症状。

219. BC 食管 X 线检查可看到早期食管癌黏膜皱襞增粗、小龛盈缺损与小龛影等，并可见食管贲门失弛缓症的贲门梗阻呈漏斗鸟嘴状、边缘光滑，内镜检查与活检是发现与诊断食管癌的首选方法。食管黏膜脱落细胞检查主要用于食管癌高发区普查；食管 CT 及 MRI 检查可清晰显示食管与邻近纵隔器官的关系，但难以发现早期病变；食管超声内镜可准确判断食管癌的壁内浸润深度等，但难以诊断早期食管癌。胸部 X 线主要检查胸腔疾病。

220. A 本题为年轻女性的慢性腹痛查因，突出特点是反酸、夜间痛和黑便史，提示十二指肠球部溃疡可能性最大，慢性胃炎和功能性胃肠病一般无夜间痛和黑便，慢性胰腺炎和胆石症的支持点不多，由于问题是最可能的诊断是什么，故优先考虑十二指肠溃疡的诊断。

221. A 首选的检查，显然胃镜是第一选择，能直观了解胃和十二指肠的情况，钡餐能诊断上消化道疾病，但是并非首选，C 和 D 对于诊断胃泌素瘤有帮助，大便 OB 可了解有无合并消化道出血，但不能直接明确诊断消化性溃疡。

222. ACE 幽门螺杆菌阳性和血清胃泌素水平显著升高属于实验室检查，并非临床表现。

223. B 患者为中年男性，有胃溃疡病史 10 年，近 3 个月上腹痛加剧，无节律性，伴嗳气，无反酸及呕吐，口服法莫替丁和奥美拉唑无效，上腹部轻压痛，可触及包块，故首先考虑癌变。

224. ABH X 线检查对胃癌的诊断依然有较大的价值。近年应用气钡双重对比法、压迫法和低张造影技术，并用高密度钡粉，能清楚显示黏膜的精细结构，有利于检查到微小病变。胃 X 线钡餐检查有利于胃癌和胃淋巴瘤的鉴别。胃镜及活检是目前诊断胃癌最可靠的方法。内镜超声检查具有胃镜和实时超声检查两者的优点，对胃壁各层肿瘤的浸润状况、邻近器官及淋巴结转移的诊断有独到之处。

225. ABCF 胃癌的并发症包括：①出血：轻者表现为大便隐血阳性、黑便，重者出现大出血，表现为呕血或暗红色血便；出血过多则造成贫血。②穿孔。③梗阻：幽门梗阻、贲门梗阻等。

226. ABDFG 患者中年男性，有 20 年饮酒史，巩膜黄染，肝大，腹水，入院常规检查包括肝功能和血常规。因患者有肝大腹水，故腹部 B 超和诊断性腹腔穿刺可明确有无肝脏占位和腹水性质。渗出性提示合并腹腔感染、漏出性提示低蛋白、门脉高压导致，而如果是血性腹水，则提示肝癌可能性大，故这两项也是优先检查。AFP 对于肝脏疾病患者也是常规检查项目。而胃镜和肝穿属于有创检查，只有在评估了患者的病情，生命体征稳定的情况下再根据需要选择，不是优先考虑的，除非患者合并有急性上消化道出血，才进行紧急胃镜检查。

227. AB 患者转氨酶升高，轻度黄疸，低蛋白血症，血常规提示脾亢三少，考虑肝硬化可能性大，乙肝是我国肝硬化的首因，在完善病毒性检查前不能排除，而患者有长期饮酒史，乙醇肝诊断也不能排除。其他选项为干扰选项，目前无相应结果提示。

228. D 患者 AFP 升高，腹穿为血性腹水，高度提示肝癌可能。

229. BC 患者有乙肝病史，近半年感觉恶心、食欲缺乏、乏力伴肝区疼痛，消瘦约 5kg，肝脾大，A/G 倒置，考虑为原发性肝癌可能性大，但尚不能排除慢性活动性肝炎。各种类型的肝硬化一般在失代偿期很少有肝脾大；肝脓肿一般出现发热，右季肋区痛，白细胞增高等。

230. AD 超声可显示直径为 2cm 以上的肿瘤，对早期诊断有较大的价值。结合 AFP 检查，已广泛用于普查肝癌，有利于早期诊断。

231. D 患者可诊断为原发性肝癌，但肿瘤较大，已难以手术切除；肝有一定损伤，但胆红素仅稍升高，可首选非手术治疗的肝动脉栓塞化疗。经数次治疗后，肝癌明显缩小，可进行手术切除。全身化疗效果欠佳，中医治疗、生物和免疫治疗仅作为辅助疗法。

232. B 肝肾综合征是指发生在严重肝病基础上的肾衰竭，但肾脏本身并无器质性损害，故又称功能性肾衰竭。临床表现为自发性少尿或无尿，氮质血症和血肌酐升高，稀释性低钠血症，低尿钠。

233. ACFGI 肝肾综合征的发病机制是全身血流动力学的改变，表现为内脏血管床扩张，心输出量相对不足，有效血容量不足，肾素 - 血管紧张素 - 醛固酮系统激活，交感神经系统激活，肾皮质血管强烈收缩，肾小球滤过率下降。

234. ACEF 肝肾综合征的临床表现为自发性少尿或无尿，低尿钠，稀释性低钠血症，氮质血症，血肌酐高。

235. BCEFH 美国肝病学会于 2007 年推荐使用的发生在肝硬化基础上肝肾综合征的诊断标准：①肝硬化合并腹水；②血肌酐升高大于 133μmol/L；③在应用白蛋白扩容并停用利尿剂至少 2 天后血肌酐不能降到 133 μmol/L，白蛋白推荐剂量为 1g/（kg·d），最大可达 100g/d；④无休克；⑤近期未使用肾毒性药物；⑥排除肾实质性疾病：如蛋白尿 >500mg/d，镜下血尿（红细胞 >50/高倍视野）和（或）超声检查发现肾脏异常。

236. ADGI 对于肝肾综合征的患者可采取下列方案：①特利加压素加输注白蛋白；②奥曲肽与米多君加输注白蛋白；③TIPS；④肝移植。

237. ABCFH 该病例特点：起病急，突发上腹痛 14 小时，阵发性加剧，向右肩放射，伴有发热，呕吐胃内容物，腹胀；除血电解质、血常规检查外，还应行血尿淀粉酶、胸腹联合透视等对消化系统急症进行诊断和鉴别诊断，如胆石症、急性胆道感染、急性胰腺炎、急性胃肠炎、肠梗阻、肠穿孔等，由于血压偏低，还要行心电图检查排除心肌梗死等。

238. DGH 结合患者突发上腹痛，向右肩放射且血尿淀粉酶显著升高，则考虑有胆石症，胆囊炎诱发急性胰腺炎的可能。

239. CFGH 胆石症、胆道感染、急性胰腺炎治疗主要是积极补充液体及电解质，维持有效血容量，抗感染，禁食，胃肠减压等。

240. A 青年男性，腹痛便血，合并肛瘘，首先考虑克罗恩病，首选结肠镜检查并多点取病理活检，结肠镜应进入回肠末段进行观察，如果活检病理提示非干酪样肉芽肿即可确诊，故首选结肠镜。B、C、D、E 检查也是可选，但不是最直观的。

241. B 肛瘘是炎症性肠病中克罗恩病的一个典型并发症，而溃疡性结肠炎发生肛周病变的几率低，结肠癌虽然有年轻化趋势，但是不属于首先考虑的，C 和 D 也是常见的腹痛便血的原因，需要排除。基于提问为最可能，首先 B。

242. BC A 为感染性肠炎可选，D 为抗结核药，E 为结肠癌的化疗药物，SASP 适用于病变局限在结肠的轻度患者；美沙拉嗪能在回肠末段，结肠定位释放，适用于轻度回结肠型及轻度结肠型患者。

第四章 血液系统

1. A 胚胎成形后胎肝是主要的造血器官，人出生后 4 周骨髓成为主要的造血器官。答案选 A。

2. E 血浆中能与铁结合的转铁蛋白称为总铁结合力。答案选择 E。

3. E 服用铁剂达到正常值后，不能立即停药，至少还要继续服药一个月，6 个月时还可复治 3～4 周，避免贫血复发。答案选择 E。

4. E 环孢素用于与免疫有关的疾病的治疗，MDSRAEB 是干细胞异常克隆性疾病，不用环孢素治疗。答案选择 E。

5. C 国内诊断贫血的标准定为：成年男性 HGB＜120g/L，成年女性（非妊娠）HGB＜110g/L，孕妇 HGB＜100g/L。答案选择 C。

6. D 根据病因及发病机制，贫血可分为红细胞生成减少性贫血，红细胞破坏过多性贫血及失血性贫血三类，答选择案 D。

7. A 血清铁降低（＜500μg/L 或＜8.95μmol/L），转铁蛋白饱和度降低（＜15%），可作为缺铁诊断指标之一，答案选择 A。

8. D 治疗缺铁性贫血的原则是：根除病因，补足贮铁。答案选择 D。

9. E 口服铁剂后先是外周血网织红细胞增多，5～10 天达高峰，2 周后血红蛋白浓度开始升高，所以口服铁剂后网织红细胞最快上升，答案选择 E。

10. A 再生障碍性贫血可见骨髓活检显示全切片增生减低，造血组织减少，脂肪组织和（或）非造血细胞增多，无异常细胞。本题答案为 A 选项。

11. C 缺铁性贫血可见：红细胞体积较小，并大小不等，中心淡染区扩大，MCV、MCH、MCHC 值均降低，本题答案为 C 选项。

12. D 骨髓象示骨髓增生减低，造血细胞减少为再生障碍性贫血最主要的诊断依据。答案选择 D。

13. B 全血细胞减少，少数呈两系细胞或血小板减少是再障血象、骨髓象的特点。答案选择 B。

14. D 再生障碍性贫血的治疗：对症治疗：输血（Hb＜60g/L）、控制感染、止血；免疫抑制剂治疗：主要用于重型再障治疗，如环孢素，环磷酰胺；雄激素适用于全部再障，常用药物为司坦唑醇（康力龙）；其他还包括造血生长因子；造血干细胞移植等。答案选择 D。

15. C 造血干细胞主要为 CD34$^+$ 的细胞群体，目前研究发现 CD34$^+$ 的细胞占骨髓有核细胞的 1%，在外周血中约占 0.05%。外周血中有刺激祖细胞增殖的正调控因子，如 EPO，CSF，白细胞介素作用，动员后外周血的造血干细胞数目进一步增多。答案选择 C。

16. A PNH 不发作型（再障型）表现酷似再障，极难鉴别，答案选 A。

17. D 血清铁减低，总铁结合力增高及转运铁蛋白饱和度减低是缺铁性贫血（IDA）的铁代谢检查的标准表现。答案选 D。

18. C 四肢麻木、共济失调、行走不稳的临床表现常见于维生素 B_{12} 缺乏的巨幼细胞性贫血。答案选 C。

19. D 叶酸缺乏的巨幼细胞贫血的治疗可嘱患者多食绿叶蔬菜、水果、肉类、肝肾等含叶酸丰富的食品；若无原发病，叶酸用至血红蛋白、红细胞完全正常即可停药，不需终生治疗。答案选 D。

20. E 临床表现为严重的腰背及四肢酸痛，伴头痛、呕吐、寒战随后出现高热、面色苍白、和血红蛋白尿、黄疸等。严重者可发生周围循环障碍、急性肾衰竭。答案选 E。

21. E 无论有无血管内溶血或血管外溶血，血清结合珠蛋白（Hp）含量都明显减低，甚至测不出。Hp 不符合溶血性贫血的标准，答案选 E。

22. E 血红蛋白电泳适用于血红蛋白异常的溶血性贫血检查，如珠蛋白生成障碍性贫血。蚕豆病即遗传性葡萄糖 – 6 – 磷酸脱氢酶缺乏症，属于红细胞酶陷性贫血，多用高铁血红蛋白还原实验检查。答案选择 E。

23. E 溶血性贫血是某种因素使红细胞生存时间缩短、破坏增多，超过了骨髓红系造血代偿能力而引起的一类贫血。答案选择 E。

24. B 急性溶血起初表现是起病急骤，严重腰背四肢酸痛、头痛、呕吐、寒战，随后出现高热、面色苍白和黄疸。答案选择 B。

25. E 红细胞寿命缩短是诊断溶血性贫血最可靠的指标。答案选择 E。

26. D 酸化血清溶血试验为特异性血清学试验，对阵发性睡眠性血红蛋白尿症具有确诊意义。答案选择 D。

27. E 抗人球蛋白试验（Coombs 试验）阳性见于新生儿溶血、自身免疫性溶血性贫血、SLE、类风湿性关节炎等。答案选 E。

28. B M_1 型可见骨髓增生活跃，原始粒细胞占骨髓非红系有核细胞的 90% 以上，至少 3% 细胞 MPO（ + ）。答案选择 B。

29. E 年轻、男性、巨细胞病毒阴性和红细胞血型相合者的供体造血干细胞移植成活率高、巨细胞病毒病发生率低。可用于多个 HLA 相合者。答案选择 E。

30. A 1986 年我国首先应用诱导分化剂全反式维 A 酸治疗急性早幼粒细胞白血病，缓解率很高。答案选择 A。

31. C 90% 以上的慢粒白血病患者的血细胞中出现 Ph 染色体，t（9；22）（q34；q11）。答案选择 C。

32. D M_3 型白血病有类似于肝素的作用，具有抗凝血酶活性，由于放化疗，这些细胞死亡会释放大量的类似于肝素的抗凝血物质，可以导致出凝血障碍造成 DIC。急粒部分分化 M_2 型最易伴发绿色瘤；特异性皮肤损害多见于单核或急粒 – 单；急淋白血病多伴有中枢神经系统白血病。答案选择 D。

33. E 慢粒白血病急性变期为慢粒的终末期，多数为急粒变，少数为急淋变或急单变，偶有巨核细胞和红细胞等类型的急性变，所以慢粒急性变可做血象检查，外周血或骨髓原始细胞 > 20%，或出现髓外原始细胞浸润。答案选择 E。

34. B 类白血病反应是指病人在某些情况下出现外周血白细胞显著增高，是正常骨髓对某些刺激的一种反应，外周血中多为成熟白细胞，因此 NAP 阳性率显著增高。答案选择 B。

35. B 急性粒细胞白血病是粒系明显增生，巨核系和红系增生受抑制，多有 Auer 小体阳性和 MPO 阳性；急淋巴糖原染色阳性，呈块状或粗颗粒状。答案选择 B。

36. B 急性白血病是造血干细胞的恶性克隆性疾病，发病时骨髓中异常的原始细胞及幼稚细胞（白血病细胞）大量增殖并抑制正常造血，表现出贫血等。答案选择 B。

37. C 大量白血病细胞在血管中淤滞及浸润、血小板减少、凝血异常以及感染是出血的主要原因。答案选择 C。

38. A 出血可发生于全身各部，M_3 易并发 DIC。颅内出血是常见死亡原因。答案选择 A。

39. E 白血病细胞增殖浸润的表现：淋巴结肿大和肝脾大、骨骼和关节压痛、眼部如粒细胞肉瘤、牙龈增生肿胀、皮肤紫蓝色结节、中枢神经系统浸润、睾丸多为单侧无痛性肿大，其中以淋巴结肿大和肝脾大最为常见。答案选择 E。

40. B 粒细胞显著增高，脾大为慢性粒细胞白血病特征性临床表现。答案选择 B。

41. B 慢粒病人有乏力、低热、多汗或盗汗、体重减轻等代谢亢进的症状，由于脾大而自觉有左上腹坠胀感，常以脾大为最显著体征，答案为 B 选项。

42. B 急性淋巴细胞白血病化疗首选 VP 方案。本题答案为 B 选项。

43. E 慢性粒细胞白血病化疗首选羟基脲，可周期特异性抑制 DNA 合成，起效快，本题答案为 E 选项。

44. C DA 为急性非淋巴细胞白血病标准诱导缓解方案，本题答案为 C 选项。

45. C 本题主要考查急性白血病血象和骨髓象特征。白血病性原始细胞常有形态异常，Auer 小体见于 AML 中的 $M_1 \sim M_7$，在 M_3 急性早幼粒细胞白血病中多成堆存在，M_0 无 Auer 小体。答案选择 C。

46. D 急淋白血病（ALL）可见糖原反应（PAS）阳性。NAP 增高见于再生障碍性贫血、类白血病反应、严重化脓性感染，急性淋巴细胞白血病、急性单核细胞白血病、慢性髓系白血病急性变、真性红细胞增多症、骨髓纤维化等，故选项 A 错误；t（9；22）（q34；q11）为 Ph 染色体，多见于慢粒，故选项 B 错误；过氧化物酶阳性多见于急性粒细胞白血病，故选项 C 错误；非特异酯酶阳性，且能被 NaF 抑制为急性单核细胞白血病，故选项 E 错误。答案选择 D。

47. C 慢粒 90% 以上病人白血病细胞中有 Ph 染色体，显带分析为 t（9；22）（q34；q11），因此本题答案为 C 选项。

48. D 中性粒细胞绝对计数低于 $0.5 \times 10^9/L$ 时，称为粒细胞缺乏症。因此本题答案为 D 选项。

49. B 白细胞减少指外周血白细胞总数持续低于 $4.0 \times 10^9/L$。本题答案为 B 选项。

50. D 免疫球蛋白多克隆性升高常见于：各种慢性感染、肉芽肿病、慢性肝病、肝癌、淋巴瘤、系统性红斑狼疮、类风湿关节炎等。故此题选 D。

51. D 弥散性血管内凝血（DIC）分为 3 期：高凝期：各种病因导致凝血系统被激活，凝血酶生成增多，微血栓大量形成，血液处于高凝状态；消耗性低凝期：凝血酶和微血栓的形成使凝血因子和血小板因大量消耗而减少，同时因继发性纤溶系统功能增强，血液处于低凝状态，有出血表现；继发性纤溶亢进期：凝血酶及Ⅻa 等激活了纤溶系统，使大量的纤溶酶原变成纤溶酶，加上 FDP 形成，使纤溶和抗凝作用大大增强，故此期出血十分明显。答案选择 D。

52. E DIC 是指在毛细血管、小动脉、小静脉内广泛纤维蛋白沉积和血小板聚集，形成广泛的微血栓，导致循环功能和其他内脏功能障碍，消耗性凝血病，继发性纤维蛋白溶解，产生休克、出血、栓塞、溶血等临床表现，其中最常见为出血。答案选择 E。

53. A 过敏性紫癜是血管壁异常导致的出血性疾病，可有毛细血管脆性试验阳性。故此题选 A。

54. E 过敏性紫癜发病前 1 ~ 3 周可有上呼吸道感染史，可出现四肢皮肤紫癜，可有肾功能损害，可有 BT 时间延长，但血小板计数正常。

55. E 单纯性紫癜多见于青年女性，紫癜局限于四肢，有反复发生及自愈倾向，病情多于月经期加重，90% 的患者毛细血管脆性试验阳性，预后良好，无需治疗。

56. A 在多种生理及病理状态下，人体凝血活性可显著增强，表现为某些凝血因子水平升高或活性增加，血液凝固性增高即高凝状态，这是血栓性疾病的发病基础。故此题选 A。

57. B 血小板减少不会引起血液流变学异常。故此题选 B。

58. B 过敏性紫癜一般分为单纯型、关节型、腹型、肾型及混合型。皮肤型是最常见的单纯型的过敏性紫癜，故此题选 B。

59. D 过敏性紫癜，是一种免疫性的血管炎，即因免疫功能紊乱导致免疫复合物沉积在血管壁，引起的Ⅲ型变态反应。故此题选 D。

60. C 3P 阳性是弥散性血管内凝血的主要诊断指标。答案选择 C。

61. C PT 延长，表明有Ⅱ、Ⅴ、Ⅶ、Ⅹ因子减少或缺乏。可通过纠正试验鉴别，正常血清含有Ⅶ、Ⅸ、Ⅹ、Ⅺ、Ⅻ因子，用正常血清可纠正，说明本例为Ⅶ、Ⅹ因子缺乏，根据其提供的备选答案，本例为Ⅶ因子缺乏症。答案选择 C。

62. C 该病的基本病变是血管变薄，缺乏弹性纤维及平滑肌。故应行甲皱毛细血管镜检查以了解是否存在该病的血管病理改变。答案选择 C。

63. E 患者，男性，自幼有出血倾向，提示先天性出血性疾病可能，PT 正常，PCT 缩短，应进一步做凝血活酶生成试验及纠正试验排除血友病。答案选择 E。

64. B 慢性肝病患者，因肝功能损害，肝脏合成多种凝血因子减少，凝血酶原复合物富含 FⅡ、FⅦ、FⅪ、FⅩ等凝血因子，可作为替代治疗。贮存全血的凝血因子含量少，不宜应用。答案选择 B。

65. C 华法林能与维生素 K 竞争性地与肝脏有关的酶蛋白结合，阻碍维生素 K 的应用，引起维生素 K 依赖性的凝血因子抗原合成减少，从而导致 PT 延长。答案选择 C。

66. B APTT 延长表明第一阶段内源性凝血途径凝血因子缺乏，包括Ⅷ、Ⅸ、Ⅹ、Ⅺ、Ⅻ因子。Ⅻ因子缺乏，临床常无出血表现。给 $BaSO_4$ 吸附血浆不能纠正，能被正常血清纠正，表明为Ⅸ因子缺乏，即血友病 B。答案选择 B。

二、A2 型题

67. A 患者慢性胃炎病史，症见头晕、乏力，舌痛，口腔溃疡。实验室检查：Hb 70g/L，红细胞 1.5×10^{12}/L，白细胞 4.8×10^9/L，血小板 120×10^9/L，MCV 134fl，MCH 38pg，MCV 增大，MCH 升高，诊断为巨幼细胞贫血。巨幼细胞贫血如果叶酸缺乏同时有维生素 B_{12} 缺乏，不宜单用叶酸治疗，否则会加用神经系统症状的发生。根据该患者血红蛋白下降，MCV、MCH 升高，属于大细胞性贫血，用叶酸治疗头晕症状改善，神经系统症状发生，要考虑叶酸、维生素 B_{12} 同时缺乏的巨幼细胞贫血，故要加用维生素 B_{12} 治疗。本题答案为 A 选项。

68. B 吸收障碍是巨幼细胞贫血最常见的原因。答案选择 B。

69. D 患者 MCV130fl 提示为大红细胞性贫血，中性粒细胞核分叶过多，疑为巨幼细胞贫血，确诊主要靠骨髓象和血清叶酸、维生素 B_{12} 含量测定。巨幼细胞贫血的骨髓象表现为红系增生显著、巨幼变；粒系也有巨幼变，成熟粒细胞多分叶；巨核细胞体积增大，分叶过多。本题答案为 D 选项。

70. A 叶酸和维生素 B_{12} 是 DNA 合成过程中重要的辅酶，当缺乏时 DNA 合成缓慢，但胞质内 RNA 合成不受影响，Hb 合成正常，结果形成体积增大的巨幼细胞，因此红细胞数减低比血红蛋白减少更明显。本题答案为 A 选项。

71. B 巨幼细胞性贫血骨髓象可见巨核细胞数正常或增多，胞体巨大，核分叶过多，核丝断裂，胞浆颗粒稀少由于叶酸和维生素 B_{12} 是 DNA 合成过程中重要辅酶，当缺乏时 DNA 合成缓慢，但胞质内 RNA 合成不受影响，Hb 合成正常，结果形成体积增大的巨幼细胞，胞质已开始有 Hb 合成，表现为细胞核发育落后于细胞质。本题答案为 B 选项。

72. C 患者症见头晕乏力，皮肤散在出血点，血象示贫血，白细胞 $<2 \times 10^9$/L，白细胞分类可见淋巴细胞比例明显增高，骨髓增生低下，考虑诊断为再生障碍性贫血，结合患者病程，综合诊断为慢性再生障碍性贫血。本题答案为 C 选项。

73. A 患者血象示贫血，红细胞平均体积 76fl 提示小细胞贫血，MCHC（红细胞平均血红蛋白浓度）0.24 提示低色素性贫血，缺铁性贫血即为小细胞低色素性贫血，本题答案为 A 选项。

74. E 该患者血红蛋白下降，MCV、MCH 升高，属于大细胞性贫血，最常见的疾病是巨幼细胞贫血。恶性贫血是内因子缺乏引起的一种巨幼细胞贫血。故为恶性贫血的可能性大。答案选择 E。

75. D 巨幼细胞贫血血象可单纯红细胞系减少、严重者全血细胞减少，骨髓象呈红系增生，有巨幼变。神经系统症状多见于维生素 B_{12} 缺乏，故神经系统症状多见于叶酸缺乏是不正确的。故此题选 D。

76. B 该患者有贫血、消化道症状、牛肉舌、大细胞性贫血伴白细胞、血小板减少，骨髓呈巨幼变需考虑巨幼细胞性贫血的可能。若无条件检测叶酸、维生素 B_{12} 浓度，有全血细胞减少的巨幼细胞贫血常易误诊为骨髓增生异常综合征 – 难治性贫血，两者相鉴别的方法可试验性叶酸、维生素 B_{12} 治疗 3 周，若有效则可排除骨髓增生异常综合征。答案选择 B。

77. E 摄入的维生素 B_{12} 不是在直肠吸收，故直肠息肉一般不会引起维生素 B_{12} 缺乏。答案选择 E。

78. B 患者食欲下降、乏力、面色苍白，舌面呈"牛肉样舌"，全血细胞减少，MCV、

MCH 升高。要考虑巨幼细胞贫血的可能。答案选择 B。

79. B 患者有贫血的症状、神经系统症状，大细胞性贫血伴白细胞、血小板减少，骨髓巨幼变，血清维生素 B_{12} 降低，可诊断为维生素 B_{12} 缺乏的巨幼细胞贫血。故此题选 B。

80. C 该病例月经增多史，发热，血红蛋白、白细胞、血小板均降低，骨髓有核细胞增生降低，符合急性再障诊断指标。故此题选 C。

81. C 该患者服用铁剂 7 天后，网织红细胞较之前升高，血红蛋白不变。缺铁性贫血患者服用铁剂后，短时期网织红细胞计数会明显升高，常于 5~10 天达到高峰，平均达 $0.06~0.08$，以后又下降，2 周后血红蛋白开始上升，一般 2 个月可恢复正常。故此题选 C。

82. D 该患者红细胞降低，但白细胞、血小板均正常；血涂片可见红细胞大小不均、以小细胞为主且染色较浅。血涂片中出现较多染色过浅的小红细胞，提示血红蛋白合成障碍，可能由于缺铁引起，或者球蛋白异常引起的血红蛋白病。结合该患者情况，考虑缺铁性贫血，因此应该选择铁剂治疗，故此题选 D。

83. D 该患者血红蛋白降低、白细胞偏低、血小板正常，血片可见红细胞中心淡染区扩大，网织红细胞计数 0.005，提示缺铁性贫血的可能。缺铁性贫血中，对铁剂治疗反应最早的指标是网织红细胞，会在短期内计数会明显升高。故此题选 D。

84. A 该患者巩膜黄染，肝肋下 1.0cm，脾肋下 4cm，血清胆红素增高，尿胆原阳性，血红蛋白降低、白细胞正常，血常规可见晚幼红细胞，骨髓增生明显活跃，中晚幼细胞增多，粒红比 0.8∶1。自身免疫性溶血性贫血血

常规中常见幼红细胞增生，血清胆红素升高，以间接胆红素为主；新鲜尿检查可见尿胆原增高。因此考虑自身免疫性溶血，故此题选 A。

85. B 该患者服用甲巯咪唑，该药的副作用之一是引起粒细胞减少。患者服药后中性粒细胞为 $0.36 \times 10^9/L$，少于 $0.5 \times 10^9/L$，属于药物性中性粒细胞缺乏。故此题选 B。

86. D 该患者白细胞明显降低，中性粒细胞降低，淋巴细胞增高，血小板正常。骨髓中各阶段的粒细胞几乎消失常见于粒细胞减少、再障及急性造血停滞，与患者临床表现与血项结果不符，因此骨髓中各阶段的粒细胞几乎消失为错误说法。故此题选 D。

87. D 本题主要考查遗传性球形细胞增多症的治疗：脾切除疗效显著，是最好的治疗方案。术后数天黄疸和贫血即可改善，但球形细胞依然存在。溶血或贫血严重时应加用叶酸，必要时输血。本题答案为 D 选项。

88. D 患者症见发热寒战，轻度黄疸，脾大，血象示网织红细胞增多，Coombs 试验阳性，诊断为自身免疫性溶血性贫血。本题答案为 D 选项。

89. A 患者既往肝炎病史，症见发冷、发热、寒战、头晕，黄疸，肝大，尿隐血阳性提示血红蛋白尿，考虑诊断为溶血性贫血。本题答案为 A 选项。

90. E 患者半年来逐渐贫血，不发热，无出血症状，尿呈浓茶色提示血红蛋白尿，巩膜可轻度黄疸，肝、脾不肿大，网织红细胞增多，考虑诊断为阵发性睡眠性血红蛋白尿。首选酸化血清溶血试验进一步确诊。本题答案为 E 选项。

91. A 患者可见胸骨压痛，肝脏轻度肿大，白细胞明显升高，可见幼稚细胞，均为白

细胞增殖浸润的表现，考虑诊断为急性白血病。答案选择 A。

92. A 患者牙龈增生，胸骨压痛明显，白细胞显著升高，血小板减少，考虑为急性白血病。骨髓象示 PAS 阳性呈粗颗粒状为急性淋巴细胞白血病的特异表现。急性早幼粒细胞白血病可见成堆 Auer 小体，过氧化物酶强阳性；急性单核细胞白血病为非特异酯酶阳性，NaF 抑制阳性；急性粒细胞白血病可见 Auer 小体，过氧化物酶阳性。答案选择 A。

93. D 过氧化物酶（＋），非特异性酯酶（＋＋＋），考虑诊断为 M_5 型；急淋 PAS 阳性呈粗颗粒状；M_3 可见成堆 Auer 小体，过氧化物酶强阳性；M_6 幼稚红细胞 ≥50%。答案选择 D。

94. A NAP 增高见于再生障碍性贫血、类白血病反应、严重化脓性感染，急性淋巴细胞白血病、急性单核细胞白血病、慢性髓系白血病急性变、真性红细胞增多症、骨髓纤维化等；NAP 降低见于单纯性病毒性感染、PNH、系统性红斑狼疮、急性粒细胞白血病、慢性粒系白血病。答案选择 A。

95. D 患者骨髓象示增生极度活跃，原始细胞80%，可见 Auer 小体，POX 染色弱阳性，PAS 染色胞浆淡红色，醋酸萘酚酯酶染色阳性，能被 NaF 抑制，考虑为急性单核细胞白血病；急性早幼粒细胞白血病可见成堆Auer 小体，过氧化物酶强阳性，不能被 NaF 抑制；急性淋巴细胞白血病 PAS 阳性呈粗颗粒状，无 Auer 小体，不能被 NaF 抑制。答案选择 D。

96. B 患者肝脾肿大，全血细胞减少，骨髓原始细胞占 90%，POX（－），非特异性酯酶（－），考虑诊断为急性淋巴细胞白血病。因此本题答案为 B 选项。

97. B 中性粒细胞绝对计数低于 0.5 ×

$10^9/L$ 时，称为粒细胞缺乏症。患者确诊为粒细胞缺乏，中性粒细胞 <0.5 × $10^9/L$ 可明确诊断。本题答案为 B 选项。

98. C 粒细胞缺乏症指中性粒细胞绝对计数低于 0.5 × $10^9/L$，患者外周血中性粒细胞为 0.38 × $10^9/L$ <0.5 × $10^9/L$，符合粒细胞缺乏症的表现。粒细胞减少症指中性粒细胞 < 1.5 × $10^9/L$。答案选择 C。

99. E 甲巯咪唑、氯霉素、磺胺类、氨基比林、均易引起白细胞减少，苯酚锂有刺激骨髓生成粒细胞的作用，不会引起白细胞减少。本题答案为 E 选项。

100. D 题目中患者中性粒细胞为 0.36 × $10^9/L$，属于粒细胞缺乏症，重组人粒细胞集落刺激因子的疗效最为确切，可迅速升高中性粒细胞。本题答案为 D 选项。

101. E 严重粒细胞缺乏合并感染的特点有高热、局部症状较少，不易有明确的感染部位、严重者可出现败血症、感染性休克。故此题选 E。

102. A 该患者有急性早幼粒细胞白血病病史 3 年，近一周又出现咽痛、高热、全血细胞减少、骨髓早幼粒细胞达 85%、红系、巨核系受抑制，符合急性早幼粒细胞白血病复发。故此题选 A。

103. A 该患者胸骨压痛明显、肝脾肿大、血红蛋白降低、白细胞升高、血小板降低；骨髓象表现为骨髓增生异常综合征，PAS 阳性呈粗颗粒状，提示淋巴细胞白血病的可能。故此题选 A。

104. C 该患者骨髓原始细胞 >80%，过氧化物酶阳性、Auer 小体通常指白血病细胞中的棒状小体，一般存在于急性非淋巴细胞白血病患者的血液中，尤其是急性早幼粒细胞白

血病患者，是最常见的形态特征之一。故此题
选 C。

105. B 该患者血红蛋白减少，白细胞明
显增高，血小板明显降低，骨髓增生极度活
跃，确诊为急性非淋巴细胞白血病。由于
POX 强度阳性，NAP 阴性，非特异性酯酶部
分呈阳性反应，不被 NaF 抑制，提示急粒白
血病。又因为原始细胞 0.5，早幼粒细胞
0.21，考虑 M_2 型，故此题选 B。

106. A 患者化疗后白细胞 $0.2 \times 10^9/L <$
$0.5 \times 10^9/L$ 诊断为粒细胞缺乏；细菌培养出
现阴沟肠杆菌以及发热的表现，说明合并败
血症，选用体外药物敏感的抗生素治疗 2 周仍
发热，需考虑合并有真菌感染。答案选择 A。

107. C 该患者化疗时突发 DIC，并迅速
发展到消耗性低凝期。凝血酶原时间是指在
缺乏血小板的血浆中加入过量的组织凝血活
酶和钙离子，凝血酶原转化为凝血酶，导致血
浆凝固所需的时间。患者处于 DIC 消耗性低
凝期，血浆凝固时间延长，因此凝血酶原时间
缩短为错误选项。故此题选 C。

108. E 多发性骨髓瘤是浆细胞恶性增殖
性疾病，临床表现以骨骼损害、贫血、高血
钙、肾功能损害为特点。骨骼损害：骨痛为主
要症状，以腰骶部最为多见；肾功能损害表现
为蛋白尿、血尿、管型尿、急慢性肾衰。患者
腰椎 X 线显示骨质疏松和圆形穿凿样骨损害，
血红蛋白降低、血小板降低、尿蛋白阳性，可
考虑多发性骨髓瘤。答案选择 E。

109. E 感染引起的白细胞减少的机制与
造血干细胞异常克隆无关，造血干细胞异常
克隆常引起白血病。答案选择 E。

110. B 更昔洛韦的作用是抑制骨髓易引
起白细胞减少。故此题选 B。

111. A 患者关节痛、皮疹、发热、面部
蝶形红斑、尿蛋白（＋＋）、抗 dsDNA（＋）、
抗 ANA（＋）符合系统性红斑狼疮，该患者
白细胞减少为免疫性。故此题选 A。

112. C 该患者化疗后出现 WBC $0.16 \times$
$10^9/L < 0.5 \times 10^9/L$ 处于粒细胞缺乏状态，已
有寒战、高热，可能合并败血症，若不及时使
用抗生素治疗，可能错过治疗机会，不能等致
病菌明确后选用抗生素。答案选择 C。

113. D PLT 计数正常，可排除 ITP；PT、
PLT 计数正常可排除 DIC；过敏性紫癜不会出
现 APTT 延长；ASO、ESR 正常，不支持风湿
性关节炎。APTT 延长表明第一阶段内源性凝
血途径凝血因子Ⅷ、Ⅸ、Ⅹ、Ⅺ、Ⅻ因子缺
乏。结合其关节肿痛病史，应考虑为血友病。
故此题选 D。

114. D 据病史及疼痛性质、化验结果，
类风湿性关节炎、系统性红斑狼疮及痛风可能
性小。诊断主要是关节型过敏性紫癜与风湿性
关节炎相鉴别，但该例关节疼痛为非游走性，
ASO 正常，故应选择关节型过敏性紫癜。故
此题选 D。

115. C 本例病前有"上感"史，下肢皮
疹 10 天后出现蛋白尿、血尿、浮肿。查体皮
疹为较典型的过敏性紫癜的皮损，符合肾型过
敏性紫癜的特点。慢性肾小球肾炎难以解释该
病人皮疹改变；血小板正常可排除 ITP；系统
性红斑狼疮诊断条件尚未充分；单纯性紫癜一
般发生于女性。除皮肤紫癜外，不伴任何症
状，本例不符合。故此题选 C。

116. E PLT、BT、APTT、PT、血小板功
能均正常，可排除 ITP、血友病及 DIC；血象
不支持白血病；束臂试验阳性，提示血管壁功
能受损，所以本例应诊断为过敏性紫癜。故此
题选 E。

117. A　本例患者自幼反复鼻出血，皮肤及鼻腔黏膜见多个毛细血管扩张，化验血小板计数、功能及凝血相关检查均正常，诊断符合遗传性出血性毛细血管扩张症。对反复出血的且出血量较大的病灶，可考虑手术或激光切除局部病灶。故此题选 A。

118. B　本例患者除皮肤紫癜外伴腹痛，应诊断为腹型过敏性紫癜。过敏性紫癜是变态反应性疾病，糖皮质激素能抑制抗原 – 抗体反应、减轻炎症渗出、改善血管通透性，故应首选糖皮质激素治疗。故此题选 B。

119. E　患者在接触花粉后出现对称性紫癜，考虑为过敏性紫癜，检查发现血尿、蛋白尿，应考虑合并肾炎，诊断为过敏性紫癜性肾炎，因此查体可见肾区叩痛。答案选择 E。

120. A　患者，男性，不易止血，血小板计数正常，APTT 延长，应考虑血友病可能。血管性血友病以自幼发生的出血倾向，出血时间延长，血小板粘附性降低，血小板聚集缺陷及血浆 vWF 抗原缺乏或结构异常为特点，与血友病相比，其出血以皮肤黏膜为主，自发性关节，肌肉出血相对少见，排除 B。血小板黏附率正常，可排除血小板无力症；PT 正常，可排除维生素 K 缺乏症；血小板计数正常、PT 正常、3P 阴性，可排除 DIC。故此题选 A。

121. E　维生素 K_1 为脂溶性，其吸收有赖于适量脂质。长期低脂饮食史，可使维生素 K_1 吸收不足而使致因子 Ⅱ、Ⅹ、Ⅶ、Ⅸ缺乏，导致出血倾向，结合病史，本病例应行 FⅦ、FⅨ、FⅩ 及凝血酶原抗原及活性检查。故此题选 E。

122. A　该患者反复肌肉血肿，APTT 时间延长，考虑为血友病；凝血因子Ⅷ不足，称为血友病甲；凝血因子Ⅸ不足，称为血友病乙。血友病甲合并关节损伤的患者少见，由反复自发性出血引起的。血友病乙的特点是负重关节、皮肤黏膜和软组织受伤后出血过多或自发出血，考虑Ⅸ因子缺陷。答案选择 A。

123. D　维生素 K 缺乏症主要表现为出血：皮肤、黏膜瘀点瘀斑；内脏出血如呕血、月经过多等；外伤或手术后伤口出血；新生儿出血症多见于出生后 2～3 天，常表现为脐带出血、消化道出血等。本病出血一般较轻，罕有肌肉、关节及其他深部组织出血的发生。无出血的家族史可排除血友病和血管性血友病，二者均为遗传性疾病；血块退缩试验正常可排除血小板无力症；过敏性紫癜出血点多为对称性分布。答案选择 D。

124. B　该患者牙龈出血伴月经过多 1 年，双下肢可见散在出血点及紫癜，血红蛋白降低、白细胞正常、血小板明显降低，考虑骨髓造血疾病，为明确诊断需做骨髓检查。故此题选 B。

125. A　消耗性低凝期：凝血酶和微血栓的形成使凝血因子和血小板因大量消耗而减少，同时因继发性纤溶系统功能增强，血液处于低凝状态，有出血表现。该患者全身散在出血点及瘀斑，血压低、表情淡漠为休克表现，血小板明显降低，凝血酶原时间延长，骨髓穿刺示增生活跃，巨核细胞增多。此患者可能处于 DIC 消耗期，答案选择 A。

126. D　该患者慢性粒细胞白血病患者，异基因外周血造血干细胞移植 3 周。继而出现皮肤红斑和斑丘疹，考虑是移植物组织中的免疫活性细胞与组织抗原不相容的受者组织之间的反应，为急性移植物抗宿主病。故此题选 D。

127. B　患者高热、衰竭，肝脾肿大，全血细胞减少；骨髓检查红系、粒系和巨核细胞无明显异常，而见到异常组织细胞及多核巨组织细胞，NAP 减低，较符合恶性组织细胞病。

故此题选 B。

128. C 患者症见乏力、纳差、左上腹饱胀感，查体可见消瘦，脾大，血象示贫血，白细胞计数增高，血小板计数减少，结合外周血象及骨髓穿刺结果，考虑诊断为原发性骨髓纤维化，本题答案为 C 选项。

129. D 题目中患者症见纳差、乏力、消瘦，查体可见面部暗红色，肝大，脾大，质硬无压痛。血象示 Hb 195g/L，WBC 升高，血小板升高，红细胞比容 60%。骨髓涂片增生明显活跃。粒、红、巨三系均增生，细胞形态无异常，考虑诊断为真性红细胞增多症诊断，本题答案为 D 选项。

130. A 患者脾大，全血细胞减少，白细胞增多，骨髓代偿增生，骨髓象有核细胞明显增生，粒系及红系增生均活跃。故最可能的诊断是慢性粒细胞白血病。故本题答案选择 A。

131. B 根据患者有肝硬化、脾大、外周血白细胞减少、骨髓增生活跃，有成熟障碍，可诊断为脾功能亢进。本题答案为 B 选项。

三、A3/A4 型题

132. D 再生障碍性贫血可见三系造血细胞明显减少，尤其是巨核细胞和幼红细胞，网织红细胞绝对计数降低，骨髓增生减低或重度减低，CFU-GM 降低。故此题选 D。

133. A 再生障碍性贫血的治疗主要包括支持治疗和针对发病机制的治疗。在免疫抑制治疗过程中，因为需要使用生物制剂，在用药过程中需要用糖皮质激素防治过敏反应。故此题选 A。

134. B 患者血常规示贫血，骨髓象示幼红细胞增生活跃，中、晚幼红细胞为主，幼红细胞体积小、胞浆少、边缘不整，说明为小细胞性贫血；因为患者有胃肠道病史，考虑

为缺铁性贫血。答案选择 B。

135. C 缺铁性贫血的治疗原则是根除病因、补足贮铁，由于胃肠道病所致的贫血，需进一步胃肠镜检查排除肿瘤，明确病因。答案选择 C。

136. B 患者反复双下肢出血点，查体可见轻度贫血貌，双下肢有散在瘀点，浅表淋巴结未触及肿大，胸骨无压痛，腹平软，肝脾肋下未触及。血象示贫血，白细胞降低，血小板 $16 \times 10^9/L$，网织红细胞绝对数 $19 \times 10^9/L$。骨髓增生尚活跃，粒系、红系减少、未见巨核细胞，浆细胞、淋巴细胞比例升高，未见病态造血，考虑诊断非重型再生障碍性贫血。本题答案为 B 选项。

137. D 非重型再生障碍性贫血以雄激素联合免疫抑制剂治疗为主，本题答案为 D 选项。

138. A 如治疗得当，NSAA 病人多数可缓解甚至治愈，仅少数进展为 SAA-Ⅱ型。本题答案为 A 选项。

139. A 该患者抗疟治疗后出现巩膜轻度黄疸，肝功能正常，G-6-PD 活性下降，提示可能为药物诱发的溶血，故此题选 A。

140. A 该患者尿色如酱油样，考虑为药物诱发的溶血性贫血。阿司匹林对血小板聚集有抑制作用，因此不宜使用阿司匹林。故此题选 A。

141. B 题目中患者：患者症见乏力、面色苍白、尿色黄、重度贫血貌，黄疸，尿潜血（+++），MCV 70fl，血小板 $72 \times 10^9/L$。结合骨髓象：中幼+晚幼红细胞、网织红细胞增多，考虑诊断为溶血性贫血。本题答案为 B 选项。

142. A 患者进一步检查结果 CD55、

CD59 红细胞表达下降，诊断为阵发性睡眠性血红蛋白尿（本病患者经流式细胞仪检测，提示粒细胞、单核细胞、红细胞膜上的 CD55 和 CD59 表达下降）。本题答案为 A 选项。

143. D 患者存在溶血，不宜补充铁剂，而应以控制溶血发作为主。本题答案为 D 选项。

144. B 患者云南籍，贫血，网织红细胞升高，红细胞形态正常，考虑溶血性贫血；同时有服药史诱因，综合考虑诊断 G - 6 - PD 缺乏症。答案选择 B。

145. B 高铁血红蛋白还原试验异常确诊 G - 6 - PD 缺乏症。患者服用药物后出现溶血，应立即停用药物，本题答案为 B 选项。

146. C 患者查体可见贫血貌，胸骨压痛，肝大，巨脾。骨髓象示有核细胞增生极度活跃，原始粒细胞 35%，红系、巨核细胞系受抑制，考虑诊断为慢性粒细胞白血病，急变期外周血或骨髓原始细胞 >20%，患者此时外周血原始粒细胞 33%，骨髓原始细胞 35%，诊断为慢粒急变期。答案选择 C。

147. A 慢粒急变期首选 DA 方案化疗，本题答案为 A 选项。

148. A 慢粒急变期为 CML 的终末期，临床与 AL 类似，预后极差，往往在数个月内死亡，因此本题答案为 A 选项。

149. E 患者症见颈部、腋下及腹股沟淋巴结肿大，肝大，脾大，血象示白细胞升高，考虑诊断为慢性淋巴细胞白血病，首选白细胞分类检查明确淋巴细胞计数，本题答案为 E 选项。

150. C 结合患者症状、体征及实验室检查，综合考虑诊断为慢性淋巴细胞白血病。因此本题答案为 C 选项。

151. A 患者症见鼻及牙龈出血，皮肤瘀

斑。血象示贫血，血小板减少。骨髓象示增生活跃，幼稚细胞占 80%，胞浆有大小不等颗粒及成堆棒状小体，过氧化酶染色强阳性，考虑诊断为急性粒细胞白血病（AML），结合骨髓象幼稚细胞占 80%，根据 FAB 分期为 M₃（急性早幼粒细胞白血病），本题答案为 A 选项。

152. B M₃（APL）使用全反式维 A 酸和（或）砷剂治疗，因此本题答案为 B 选项。

153. A 该患者血红蛋白降低，白细胞正常，血小板降低且血涂片可见原始细胞占 20%。提示急性白血病的可能，故此题选 A。

154. B 因患者男，75 岁，属于老年 AML 的治疗范畴，诱导缓解治疗主要以常规剂量诱导缓解治疗为首选。故此题选 B。

155. E 该患者血红蛋白降低，白细胞增高，血涂片分类可见原始细胞，提示白血病的可能。骨髓细胞化学染色检查可以用于血液系统疾病的诊断、鉴别诊断及疗效判断，用于白血病细胞类型的判断。故此题选 E。

156. C 该患者考虑白血病可能，阿糖胞苷和柔红霉素是在成人中用于治疗新诊断的急性髓细胞性白血病的联合药物。三尖杉酯碱与泼尼松合用可以用来治疗急性粒细胞白血病。故此题选 C。

157. B 该患者乏力、腹胀半年，肝大，血红蛋白降低、白细胞显著增高、血小板增高，血涂片可见中、晚幼粒为主；NAP 积分下降，结合患者临床症状体征和血涂片，提示慢性粒细胞白血病慢性期，故此题选 B。

158. C 服用羟基脲可能会导致尿酸潴留，因此服用时应适当增加液体的摄入量，以增加尿量及尿酸的排泄。此患者治疗半月后出现跖趾关节疼痛，考虑继发性通风，故此题选 C。

159. E 该患者诊断为慢粒 1 年后加重，原淋细胞占 90% 且 POX 染色阴性，考虑慢粒急淋变。故此题选 E。

160. A DA 方案是急性粒细胞白血病的化疗的方案，此患者为慢粒急淋变，选项 B 错误；急性淋巴细胞白血病患者开始应以化疗为主，这时进行骨髓移植 5 年生存率和化疗没有显著性差异，选项 C 错误；继发转变的急性白血病比一开始就确诊为急性白血病的患者化疗效果会显著降低，选项 D 错误；ph 阴性的慢性粒细胞性白血病患者对治疗反应差，预后不佳，选项 E 错误；慢粒急淋变疾病进展加快，治疗缓解后行异基因骨髓移植为目前较好治疗方案。

161. D 该患者间断发热 38℃ 以上 3 个月，无痛性颈部淋巴结肿大 2 个月，脾大，提示淋巴瘤可能，因为"颈部淋巴结活检为淋巴细胞、浆细胞、中性粒细胞、嗜酸粒细胞及较多的 R - S 细胞混同存在"，考虑混合细胞型霍奇金病，故此题选 D。

162. D 淋巴瘤分组：全身症状分为 A、B 两组，有以下症状之一者为 B 组：不明原因发热 >38℃；盗汗；半年内体重下降 10% 以上。分期：Ⅰ期：单个淋巴结区域或局灶性单个结外器官受侵犯。Ⅱ期：在膈肌同侧的两组或多组淋巴结受侵犯，或局灶性单个结外器官及其区域淋巴结受侵犯，伴或不伴横膈同侧其他淋巴结区域受侵犯。Ⅲ期：横膈上下淋巴结同时受累，可伴有局灶性相关结外器官、脾受侵犯或两者均有。Ⅳ期：弥漫性单个或多个结外器官受侵犯，伴或不伴相关淋巴结肿大或孤立性结外器官受侵犯伴远处淋巴结肿大，肝或骨髓受累。该患者双颈部肿大淋巴结且脾受累，为Ⅲ期；发热 >38℃，为 B 组。答案选择 D。

163. E 特发性血小板减少性紫癜，临床以皮肤黏膜或内脏出血为主要表现，严重者可有其它部位出血如鼻出血、牙龈渗血、妇女月经量过多或严重吐血、咯血、便血、尿血等症状。脾脏一般不大，故此题选 E。

164. E ITP 骨髓巨核细胞数大多增加（尤以慢性型为甚）也可正常，幼稚、颗粒型增多，但胞质中颗粒减少，嗜酸性较强，产生血小板的巨核细胞明显减少或缺乏，胞质中出现空泡、变性。慢性型颗粒型巨核细胞增多，胞体大小基本正常。故此题选 E。

165. A 肾上腺糖皮质激素是治疗 ITP 首选药物，故此题选 A。

166. B 骨髓增生异常综合征血细胞病态造血的表现：Hb < 100g/L，白细胞 < 1.8 × 10^9/L，血小板 <100 × 10^9/L。RAEB 外周血原始细胞 < 5%，骨髓原始细胞 5% ~ 20%；RAEB - t 外周血原始细胞 ≥5%，骨髓原始细胞 >20% 而 <30% 或出现 Auer 小体。考虑诊断为骨髓增生异常综合征（RAEB）。答案选择 B。

167. A 患者男性，60 岁，对年老、体弱病人常采用小剂量阿糖胞苷，本题答案为 A 选项。

168. A RA 及 RAS 多在短期内转变为急性白血病（分别占 40% 和 60%），CMML30% 转变为急性白血病，本题答案为 A 选项。

169. C 真性红细胞增多症是一种由于异常的多能干细胞克隆增殖所造成的骨髓增生性疾病，常见的症状有头痛眩晕、视力障碍、面色发红、血压增高、肝脾肿大和血管栓塞等症状。骨髓增生明显活跃，红细胞计数大多在 6 ~ 10 × 10^{12}/L 以上，血红蛋白 160 ~ 250g/L，白细胞中度增高，血小板增多可达 400 ~ 1100 × 10^9/L。答案选择 C。

170. D 红细胞比容大于55%和每千克体重红细胞容量绝对值超过35ml，排除因急性脱水或烧伤等所致的血液浓缩而发生的相对性红细胞增多，即可诊断。答案选择D。

171. E 该患者白细胞正常、血小板显著降低。骨髓增生活跃，巨核细胞数增多，幼巨核细胞比例增多，提示ITP可能。因该患者反复呕血、黑便、皮肤瘀斑1周，血红蛋白低，考虑特发性血小板减少性紫癜伴失血性贫血。故此题选E。

172. B 特发性血小板减少性紫癜，血小板显著低于正常值，有发生颅内出血的风险。患者发生头痛、呕吐，继而意识模糊，提示颅内出血可能。故此题选B。

173. B 糖皮质激素治疗3～6个月无效可行脾切除，该患者已经糖皮质激素治疗一年，血小板仍显著低于正常值，应考虑脾切除。脾切除可减少血小板抗体的产生，消除血小板破坏的主要场所，是ITP的有效治疗方法。故此题选B。

174. C Ham试验阳性，常见于红细胞破坏，因此选项A错误；血块回缩依赖于血小板的数量和质量以及血浆中纤维蛋白原的浓度，由于该患者血小板低于50×10^9/L，导致血块收缩能力降低。故此题选C。

四、案例分析题

175. ABCDEF 本题主要考点是能引起全血细胞减少的疾病有哪些。选项中除了淋巴瘤外均可能引起全血细胞减少。答案选择ABCDEF。

176. G SAA血象呈重度血细胞减少：重度正细胞正色素性贫血，网织红细胞百分数多在0.005以下，且绝对值$< 15 \times 10^9$/L，白细胞计数多$< 2 \times 10^9$/L，中性粒细胞$< 0.5 \times$ 10^9/L，淋巴细胞比例明显增高；血小板计数$< 15 \times 10^9$/L；骨髓象可见多部位骨髓增生重度减低，粒、红系及巨核细胞明显减少等。题干中患者WBC 1.9×10^9/L，N 0.13 $\times 10^9$/L，L 70%，RBC 1.8×10^{12}/L，网织红细胞0.1%。骨髓提示多部位增生减低。活检显示造血组织均匀减少，脂肪组织增加，符合重型再生障碍性贫血诊断标准，答案选择G。

177. A 再障患者行骨髓检查时，多部位骨髓增生减低，粒、红系及巨核细胞明显减少且形态大致正常，淋巴细胞、网状细胞及浆细胞等非造血细胞比例明显增高。骨髓小粒无造血细胞，呈空虚状，可见较多脂肪滴。骨髓活检显示造血组织均匀减少，脂肪组织增加，因此最佳选项为A。

178. ABF 该例患者因经量增多致重度贫血，伴头晕及乏力，应立即住院行紧急配血及输血治疗。答案选择ABF。

179. DEF 缺铁性贫血的病因主要有摄入不足、吸收障碍、丢失过多。本例患者由于月经量过多引起铁丢失过多及铁需要增加，又因以素食为主导致铁摄入不足。答案选择DEF。

180. BCDG 缺铁性贫血的治疗包括病因治疗及补铁治疗，所以手术治疗子宫肌瘤，补充铁剂；治疗期间定期复查血常规及血清铁蛋白了解治疗效果。答案选择BCDG。

181. ABCDEFGH 患者贫血貌，皮肤黄染，浓茶色尿，应考虑溶血性贫血，因此需完善相关检查明确是否溶血及病因。选项ABCDEFGH所列检查项目均需做。答案选择ABCDEFGH。

182. CEG 患者有贫血表现，巩膜黄染，浓茶色尿，脾大，考虑为溶血性贫血；同时患者伴有伴脱发、关节酸痛，进一步诊断为结缔组织病所致的自身免疫性溶血性贫血可能，类风湿关节炎和系统性红斑狼疮均可导致。答案选择 CEG。

183. E 自身免疫性溶血性贫血首选治疗为糖皮质激素，对糖皮质激素治疗无效或依赖的患者可考虑行脾切除、免疫抑制剂治疗等。答案选择 E。

184. EFG 患者青年女性，白细胞低伴高热，考虑感染，需完善相关检查明确。答案选择 EFG。

185. EH 在急性白血病的分型中，急性早幼粒细胞白血病（M_3 型）为骨髓中以颗粒增多的早幼粒细胞为主，此类细胞占骨髓非红系有核（NEC）（大于）30%，并且可见 Auer 小体。另外，该患者在病程中合并发热及双下肺弥漫性渗出灶。答案选择 EH。

186. AB 急性早幼粒细胞白血病，其特异的染色体和基因改变为 t（15；17）（q22；q21）及形成 PML - RARA 融合基因，这是急性早幼粒细胞白血病发病及用全反式维 A 酸治疗有效的分子基础。答案选择 AB。

187. F 急性早幼粒细胞白血病易并发凝血异常而出现全身广泛性出血、DIC。答案选择 F。

188. BCD 患者血小板低、凝血功能障碍、出血合并感染，因此先予抗感染、止血、抗 DIC 等治疗，临床上 DIC 时凝血和纤溶两个病理过程往往交错在一起，但治疗以抗凝为主，应用最广的抗凝血药物是肝素，待感染及出血基本控制后再行化疗治疗。答案选择 BCD。

189. ABCDEF 引起脾肿大的病因是血液系统疾病（如慢粒常有巨脾表现、慢性淋巴细胞白血病）、原发性脾大、感染性疾病（如血吸虫、疟疾）、免疫性疾病、脾的疾病等。骨髓纤维化典型的临床表现为幼粒、幼红细胞性贫血，并有较多的泪滴状红细胞，脾常明显肿大，并具有不同程度的骨质硬化。答案选择 ABCDEF。

190. ABCDEF 由于患者左上腹饱胀感可做消化系 B 超检查；由于患者脾大，可能为血液系统疾病需做血常规；感染性疾病需要传染病的流行病学史、肝功能检查、询问患者的饮酒史、病毒性肝炎相关标志物检测；免疫性疾病；原发性脾亢等。答案选择 ABCDEF

191. ACDF 根据患者病历资料，考虑慢淋或慢粒可能大，因此需完善骨髓细胞形态学、骨髓细胞免疫组化、白血病细胞免疫分型及染色体等检查以明确诊断及分期。答案选择 ACDF。

192. F 格列卫（甲磺酸伊马替尼）能特异阻断 ATP 在 ABL 激酶上的结合位置，使酪氨酸残基不能磷酸化，从而抑制 BCR - ABL 阳性细胞的增殖，是目前治疗慢粒首选、最有效的药物。羟基脲适用于高龄、具有并发症、分子靶向治疗和干扰素均不能耐受的病人、高白细胞瘀滞时的降白细胞处理。答案选择 F。

193. ADEF 该患者初步诊断为急性白血病，需进一步完善骨髓象，了解骨髓象原始细胞比例。并完善白血病免疫分型、融合基因以及培养细胞染色体分析检查。答案选 ADEF。

194. ACDEG 急淋的治疗分为一般治疗、诱导缓解治疗和缓解后治疗。①一般治疗：处理高白细胞血症用地塞米松；输注浓缩红细胞纠正贫血；粒细胞缺乏时可使用粒细胞集落刺激因子；血小板减少时可输注血小板悬液；预防高尿酸血症肾病：多饮水，碱化尿液，使用别嘌醇以抑制尿酸合成，少尿、无尿时按急性肾衰处理；给予高蛋白、高热量、易消化食物，必要时经静脉补充营养。要注意预防肿瘤溶解综合征。②诱导缓解治疗：VP 方案、

DVP 方案、DVLP 方案。③缓解后治疗：鞘内注射甲氨蝶呤；口服 6 – MP 和 MTX；异基因造血干细胞移植；化疗联合靶向治疗。答案选择 ACDEG。

195. ABE 左旋门冬酰胺酶的副作用较常见的有过敏反应、肝损害、胰腺炎等，罕见的有低纤维蛋白原血症、凝血因子Ⅴ、Ⅷ等减少、颅内出血或血栓形成、下肢静脉血栓及骨髓抑制等，尚有血氨过高、脱发等。因此选项中凝血五项、肝功能、血清淀粉酶需进行检测。答案选择 ABE。

196. ABE 据患者临床表现晨起咽分泌物带血，刷牙加重，伴有周身瘀斑，考虑血小板问题，此时需要完善血常规、凝血功能以及骨髓象，检查血小板数量及功能情况，因此答案选 ABE。

197. BCFH ITP 的骨髓象示：①急性型骨髓巨核细胞数量轻度增加或正常，慢性型骨髓象中巨核细胞显著增加；②巨核细胞发育成熟障碍；③有血小板形成的巨核细胞显著减少（＜30%）；④红系及粒、单核系正常。答案选择 BCFH。

198. ABDEG ITP 治疗：一般治疗：出血严重者应注意休息。血小板低于 $20 \times 10^9/L$ 者，应严格卧床，避免外伤；糖皮质激素：一般情况下为首选治疗，近期有效率约为 80%；脾切除；免疫抑制剂治疗：不宜作为首选。当患者伴有消化系统、泌尿生殖系统、中枢神经系统、其他部位的活动性出血或需要紧急手术的重症（ITP ＜ $10 \times 10^9/L$），可给予血小板输注，由于患者持续鼻出血，应输注血小板治疗。答案选择 ABDEG。

199. CFGH ITP 急症的处理适用于治疗包括：①血小板输注；②静脉注射免疫球蛋白；③大剂量甲泼尼龙；④血浆置换。答案选择 CFGH。

第五章 泌尿系统

1. D 急性肾小球肾炎的检查：尿液检查：血尿和红细胞管型具有诊断意义；肾功能检查：BUN 和 Scr 一过性升高；免疫系统检查：血清 C3 下降并于发病 8 周内恢复正常，具有诊断意义；抗 "O" 抗体阳性提示近期有链球菌感染。最有诊断价值的是尿沉渣可见红细胞管型。答案选择 D。

2. C 本病治疗以休息及对症治疗为主。本病为自限性疾病，不宜应用糖皮质激素及细胞毒药物。本题答案为 C 选项。

3. B 急进性肾小球肾炎的临床主要特征是早期出现少尿性急性肾功能衰竭为特征。

4. D 肾炎性水肿主要是由于肾小球滤过率下降，而肾小管重吸收功能基本正常造成 "球－管失衡" 和肾小球滤过分数（肾小球滤过率/肾血浆流量）下降，导致水、钠潴留。本题答案为 D 选项。

5. A 慢性肾炎临床表现呈多样性，蛋白尿、血尿、高血压、水肿为其基本临床表现，可有不同程度的肾功能减退，渐进性发展为慢性肾衰竭。因此本题答案为 A 选项。

6. E 慢性肾炎的治疗以防止或延缓肾功能进行性恶化、改善或缓解临床症状及防治严重并发症为主要目的。本题答案为 E 选项。

7. A 糖皮质激素（以下简称激素）使用原则为：①起始足量；②缓慢减药；③长期维持。答案选择 A。

8. D 90% 微小病变型肾病综合征病例对糖皮质激素治疗敏感，是最主要的治疗方式。本题答案为 D 选项。

9. D 肾病综合征按病因分原发性和继发性两大类。原发性：儿童多为微小病变型肾病；青少年可为系膜增生性肾小球肾炎、微小病变性肾病、系膜毛细血管性肾小球肾炎、局灶节段性肾小球硬化；中老年多为膜性肾病。继发性：儿童和青少年多为过敏性紫癜肾炎、乙型肝炎病毒相关性肾炎、狼疮肾炎；中老年多为糖尿病肾病、肾淀粉样变性、骨髓瘤性肾病、淋巴瘤或实体肿瘤性肾病。答案选择 D。

10. E 尿三杯试验的意义：如第一杯尿中有红细胞，说明病变部位在前尿道；第三杯尿中有红细胞，说明病变部位在后尿道、前列腺、膀胱底部；三杯全部血尿说明病变部位在膀胱或膀胱以上部位。答案选择 E。

11. B 健康成人尿液中偶见透明管型，一般无细胞管型，在激烈运动后、脱水和发热时尿液可偶见细颗粒管型，无蜡样管型。故此题选 B。

12. E 急性肾小球肾炎早期尿中可见白细胞和上皮细胞增多，并可有颗粒管型和红细胞管型等。故此题选 E。

13. D 急性肾炎临床表现中消失或恢复正常最慢的是血尿及微量蛋白尿，蛋白尿较其它症状消失慢，水肿消失后，蛋白尿仍可持续 1～2 个月，甚至更久才逐渐消退。故此题选 D。

14. D 一般认为，免疫机制是肾小球病的始发机制，在此基础上炎症介质（如补体、细胞因子、活性氧等）参与下，最后导致肾小球损伤和产生临床症状。故此题选 D。

15. C　大多数原发性肾小球疾病为特发性，病因一般不明确，少数是因为细菌感染或药物诱发。肾小球疾病是我国引起慢性肾衰竭的最主要原因。故此题选 C。

16. E　当代肾脏病学临床诊断治疗及判断预后的重要依据是肾活检病理检查。故此题选 E。

17. D　急性肾小球肾炎由 β－溶血性链球菌所致，所以选项 A 错误。绝大多数慢性肾炎由不同病因的原发性肾小球疾病发展而来，仅有少数慢性肾炎由急性肾炎发展所致，所以选项 B 错误。不同的病例肾小球病变是不同的，如急性肾炎病理类型为毛细血管内增生性肾小球肾炎，急进性肾炎病理类型为新月体肾炎，所以选项 C 错误。慢性肾炎可发生于任何年龄，但以青中年为主，男性多见，所以选项 E 错误。答案选择 D。

18. D　尿少时使用易出现高钾。螺内酯会抑制醛固酮促进 $Na^+ - K^+$ 交换的作用，使 Na^+ 和 Cl^- 排出增多，起到利尿作用，而 K^+ 则被保留，因此尿量甚少是应慎用或不用螺内酯。故此题选 D。

19. A　急性肾炎则几乎 100% 有血尿，其中 70% 有肉眼血尿，红细胞管型也常存在，血尿和红细胞管型具有诊断意义。答案选择 A。

20. A　原发性急进性肾小球肾炎在原发性肾小球病（如系膜毛细血管性肾小球肾炎）的基础上形成广泛新月体，即病理类型转化而来的新月体性肾小球肾炎，故此题选 A。

21. A　肺出血肾炎综合征可能系病毒感染和/或吸入某些化学性物质引起肺损

害。由于肺泡壁毛细血管基膜和肾小球基底膜存在交叉反应抗原，故可以引起继发性肾损伤。答案选择 A。

22. A　尿毒症一般指肌酐 $> 707\mu mol/L$，内生肌酐清除率 $< 10ml/min$。当慢性肾炎合并有尿毒症时，噻嗪类利尿剂无效，应用祥利尿剂，如呋塞米。答案选择 A。

23. B　临床上肾病综合征的四大特点主要表现为三高一低，即大量蛋白尿、高度水肿、高脂血症和低蛋白血症，主要的特点为：①大量蛋白尿：指每天尿蛋白排出量 $> 3.5g$。②低蛋白血症：指血浆白蛋白低于 $30g/L$ 以下，以大量蛋白尿为最主要特点。故此题选 B。

24. A　肾病综合征是由于肾小球毛细血管滤过膜屏障损伤，血浆中的蛋白质丢失造成低蛋白血症。

25. E　肾病综合征的治疗：一般治疗：注意休息，低盐饮食、限制水的摄入（B 正确），正常量优质蛋白饮食（D 正确），预防感染，适当活动，防止静脉血栓形成：抗凝的同时辅以抗血小板药物（A 正确）；利尿消肿（E 错误）；减少尿蛋白、延缓肾功能恶化；免疫抑制治疗：糖皮质激素为主要治疗措施，通过抑制免疫炎症反应，抑制醛固酮和抗利尿激素分泌，影响肾小球基底膜通透性，而发挥利尿、消除尿蛋白的作用；免疫抑制剂一般不能首选或单独应用，多与糖皮质激素合用（C 正确）。故本题答案选择 E。

26. A　糖皮质激素应用于微小病变型肾病治疗，绝大多数病人有效且反应快，但随着病人年龄增加，糖皮质激素的有效性有下降趋势。故此题选 A。

27. C　急性肾炎常见于毛细血管内增生性肾炎，指以肾小球毛细血管内皮细胞和系膜细胞弥漫性增生性变化、并伴有中性粒细胞浸润为主要特征的肾小球疾病。故此题选 C。

28. C 用药治疗 4 周尿蛋白减少见于肾病综合征对激素敏感。故此题选 C。

29. D 恶性小动脉性肾硬化症肾活检病理可见入球小动脉、小叶间动脉及弓状动脉纤维素样坏死。故此题选 D。

30. C 恶性小动脉性肾硬化症可见入球小动脉、小叶间动脉及弓状动脉纤维素样坏死，及小叶间动脉和弓状动脉高度肌内膜增厚。答案选择 C。

31. E 慢性肾盂肾炎的致病菌常较复杂，治疗时需尿细菌培养确定菌型，在药物敏感试验指导下进行抗生素治疗；在治疗缓解后为防止复发，要提高免疫力，寻找并去除不利因素，定期复查尿常规和细菌培养。答案选择 E。

32. B 慢性肾盂肾炎的治疗关键是寻找并去除病因、易感因素。最有效的治疗是针对致病菌选择合适的抗菌素联合应用；同时要针对引起慢性肾盂肾炎的易感因素进行治疗。答案选择 B。

33. D 非甾体抗炎药除了能引起急性间质性肾炎，还能同时导致肾小球微小病变型肾病。故此题选 D。

34. A 慢性间质性肾炎是一组以小管萎缩、间质纤维化和不同程度细胞浸润为主要表现的疾病。临床上以肾小管功能损害为主要表现，疾病后期则表现为慢性肾功能衰竭。答案选择 A。

35. A 急性药物过敏性间质性肾炎的特点：嗜酸性粒细胞浸润。答案为 A 选项。

36. E 慢性间质性肾炎的病理特点是肾间质多灶或大片状纤维化。本题答案为 E

选项。

37. E 慢性间质性肾炎的原发性病因包括：①中药（如含马兜铃酸药物关木通）；②西药（如镇痛药、环孢素等）；③重金属（如铅、镉、砷等）；④放射线。本题答案为 E 选项。

38. C 慢性间质性肾炎肾小管功能改变不包含高渗透压尿。本题答案为 C 选项。

39. B 引起肾盂肾炎最常见的致病菌是革兰阴性杆菌，主要为大肠埃希菌，占尿路感染的 85%。本题答案为 B 选项。

40. E 慢性肾盂肾炎的有效治疗方法是联合轮换应用抗生素，因此本题答案为 E 选项。

41. A 妊娠 5 个月以上的妇女引起肾盂肾炎最常见的原因是妊娠子宫压迫输尿管。本题答案为 A 选项。

42. D 对不完全性远端肾小管性酸中毒患者，可进行氯化铵负荷试验，若尿 pH 不能降至 5.5 以下则阳性，不完全性远端肾小管性酸中毒成立。答案选择 D。

43. C 由肾小管酸化尿液功能失常产生的一种表现，主要是由于肾小管上皮细胞管腔侧 $Na^+ - H^+$ 交换障碍或肾小管上皮细胞基底侧 $Na^+ - HCO_3^-$ 协同转运障碍所致，伴发于数种严重的遗传性疾病（如 Fanconi 综合征、Wilson 病），多发性骨髓瘤，维生素 D 缺乏症，慢性低钙血症合并继发性甲状旁腺功能亢进，也可发生于肾移植后，重金属中毒后以及某些药物治疗后。答案选择 C。

44. E 急性药物过敏性间质性肾炎是一组以肾间质淋巴、单核细胞和嗜酸性粒细胞浸润及小管（退行性变）急性病变为主要病理表现的疾病。答案选择 E。

45. A 低血钾型远端肾小管性酸中毒由于钙磷代谢障碍，常引起骨病（骨痛、骨质疏松及骨畸形）、肾结石及肾钙化。故此题选 A。

46. D 高血磷和低血钙刺激甲状旁腺增生，长期并形成腺瘤，引起继发甲状旁腺功能亢进。故此题选 D。

47. E 胃肠道症状是尿毒症最早的表现，心血管病变是 CKD 患者的主要并发症之一和最常见的死因。本题答案为 E 选项。

48. C 促红细胞生成素减少是尿毒症病人贫血的主要原因。本题答案为 C 选项。

49. C 高磷血症、高钾血症、贫血、充血性心衰均为慢性肾功能不全临床表现，末梢神经炎不是慢性肾功能不全临床表现，本题答案为 C 选项。

二、A2 型题

50. C 急进性肾炎肾功能快速进展，病理类型为新月体肾炎，患者突发起病，水肿，血尿，蛋白尿，BUN 升高，肾活检大量新月体形成，考虑诊断为急进性肾炎。答案选择 C。

51. D 慢性肾炎的诊断：尿检异常（血尿、蛋白尿）、伴或不伴水肿及高血压，病史长达 3 个月以上。患者蛋白尿持续 2 年，镜下血尿，考虑诊断为慢性肾炎。答案选择 D。

52. A 肾病综合征的诊断标准：尿蛋白 > 3.5g/d；血清白蛋白 <30g/L；水肿；高血脂，以前两项为诊断必备条件。患者全身水肿，蛋白尿且 24 小时尿蛋白 >3.5g，血红蛋白 12g/L，考虑诊断为肾病综合征。答案选择 A。

53. D 糖皮质激素治疗：主要抑制免疫炎症反应，抑制醛固酮和 ADH 分泌，影响基底膜通透性，发挥利尿、消除尿蛋白的作用。

90% 的微小病变型肾病对糖皮质激素有效，为首选治疗。答案选择 D。

54. C IgA 肾病诊断：镜下血尿和（或）蛋白尿，肾小球系膜区有以 IgA 为主的颗粒沉积。答案选择 C。

55. E 糖皮质激素减量的标准为尿蛋白减少或消除，本题答案为 E 选项。

56. D IgA 肾病的治疗：若单纯镜下血尿，预后较好，无需特殊治疗，应避免劳累，预防感冒，避免使用肾毒性药物；若感染后反复发作肉眼血尿，要积极控制感染，选用无肾毒性的抗生素。答案选择 D。

57. D 该患者颜面水肿、尿量减少、尿蛋白阳性伴有血尿，有颗粒管型。隐匿性肾炎多无明显临床症状或体征，而表现为单纯性血尿和（或）蛋白尿，与患者颜面水肿等症状不符，故选项 A 错误；急进性肾炎病情发展急骤，蛋白尿，血尿迅速发展，常可见氮质血症，常以虚弱、疲劳和发热为最显著的症状，与患者症状不符，故选项 B 错误；慢性肾小球肾炎简称为慢性肾炎，系指蛋白尿、血尿、高血压、水肿为基本临床表现，该患者血压正常且水肿 3 天，故选项 C 错误；肾盂肾炎可见发热、尿频、尿急、尿痛及菌尿等症状，该患者并未出现以上症状，故选项 E 错误。急性肾炎主要表现为少尿、血尿和（或）蛋白尿，与患者现状相符，故此题选 D。

58. B 急性肾小球肾炎治疗以对症支持治疗为主，包括：一般治疗（卧床休息）；感染灶治疗；对症治疗（利尿消肿、降压）；禁用激素和细胞毒类药物。患者现在高血压，应积极降压。答案选择 B。

59. E 急进性肾炎：血尿、蛋白尿、水肿、高血压，肾功能快速坏转。该患者进行性少尿、高血压、蛋白尿、血尿、病情持续恶化、尿素氮增高考虑急进性肾炎。答案选择 E。

60. A 慢性肾炎的诊断：血尿、蛋白尿、伴或不伴水肿及高血压，病史长达 3 个月以上。该患者近年来夜尿增多，高血压，血红蛋白低，尿蛋白阳性，可见颗粒管型，与慢性肾炎相符。答案选择 A。

61. C 肾病综合征以大量蛋白尿（24 小时尿蛋白超过 3.5 克）、血清白蛋白 <30g/L、高脂血症、水肿为特点的临床综合征，前两项最为典型。该患者尿蛋白（+++），血浆清蛋白 <30g/L，符合肾病综合征的诊断。

62. A 诊断肾病综合征依据主要为大量蛋白尿，即 24 小时尿蛋白定量在 3.5g 以上。故此题选 A。

63. C 糖皮质激素治疗原则：起始足量、缓慢减药、长期维持。长期维持：最后以最小有效剂量再维持数月至半年。激素可采取全日量顿服或在维持用药期间两日量隔日一次顿服，以减轻激素的副作用。当水肿严重、有肝功能损害或泼尼松疗效不佳时，可更换为泼尼松龙口服或静脉滴注，冲击治疗。答案选择 C。

64. D IgA 肾病：年轻患者出现反复发作镜下和（或）蛋白尿，有感染的前驱症状。患者为反复发作肉眼血尿，在劳累或感染后诱发，应考虑 IgA 肾病的可能。答案选择 D。

65. C 该患者有慢性肾炎病史，少尿、嗜睡、血压升高；尿素氮升高、血钾升高且心电图 T 波高尖。突然抽搐，心脏骤停死亡。血清钾浓度升高，大于 5.5mmol/L，心电图 T 波高尖且发生心脏骤停考虑高钾血症。故此题选 C。

66. C 本例有高血压、尿改变轻微、一

侧肾脏萎缩，以肾动脉狭窄的可能性大。故此题选 C。

67. B 该患者突然发热，发热一天后出现肉眼血尿，无尿频、尿痛，化验尿常规蛋白（+）且白细胞高。考虑细菌感染的可能，首选尿细菌培养。故此题选 B。

68. A 患者呈感染表现，有尿液异常，考虑为泌尿系感染，脊肋角及输尿管压痛阳性，提示为上尿路感染。故此题选 A。

69. E 临床症状表现怀疑泌尿系感染，应结合尿液化验或尿液细菌培养进行诊断，若出现阳性结果，尿常规中白细胞指标超标，则通常提示泌尿系统感染。故此题选 E。

70. B 本例有服用可引起慢性间质性肾炎的药物，有肾小管功能受损、贫血、肾功能减退的表现，无蛋白尿、血尿等肾炎综合征的表现，故诊断以慢性间质性肾炎的可能性大。故此题选 B。

71. C 本例有近端肾小管性酸中毒、肾性糖尿、全氨基酸尿、磷酸盐尿，最可能的诊断是 Fanconi 综合征。故此题选 C。

72. D 该患者出现症状持续一年，提示为慢性肾炎；高血压，尿素氮升高，提示肾功能不全；呼吸深大，二氧化碳结合力降低，提示代谢性酸中毒。答案选择 D。

73. D 该患者慢性肾炎肾功能不全数年，再次尿毒症入院，呼吸困难、湿啰音且心率增快，提示合并心衰可能，因此应给予强心、扩血管药物进行治疗。故此题选 D。

74. B 患者既往慢性肾炎病史，静注速尿 60mg 是诊断性治疗，患者近 2 周来持续性少尿，浮肿恶心，伴呼吸困难，考虑出现严重的肾功能不全，所以需要透析治疗。答案选择 B。

75. E　二氧化碳结合力正常值在 23 ~ 31mmol/L，二氧化碳结合力降低见于代谢性酸中毒和呼吸性碱中毒；二氧化碳结合力升高见于呼吸性酸中毒和代谢性碱中毒。该患者呼吸深大，二氧化碳结合力降低，提示酸中毒的可能。答案选择 E。

76. A　高血钾型肾小管性酸中毒以阴离子间隙正常的高血氯性代谢性酸中毒及高钾血症为主要特征。表现为高氯性酸中毒、持续性高血钾，但心电图多无高钾表现，且高血钾、酸中毒的严重程度与肾功能不全的程度不相称，尿 pH 常仍在 5.5 以下，但尿总酸排泄仍明显减少，还可出现不同程度的失盐以及相关的症状。答案选择 A。

77. A　低血钾型远端肾小管酸中毒：由远端肾小管酸化功能障碍引起，主要表现为管腔与管周液间无法形成高 H^+ 梯度，诊断：高血氯性代谢性酸中毒、低钾血症、化验尿中可滴定酸或（和）NH_4^+ 减少，尿 pH > 5.5，诊断即成立；如出现低血钙、低血磷、骨病、肾结石或肾钙化，则更支持诊断。本例有高血氯性代谢性酸中毒、低钾血症、低血钙、骨病、肾钙化，尿 pH >6.0，可诊断为低血钾型远端肾小管性酸中毒。近端肾小管性酸中毒：多见于儿童，近端肾小管回吸收重碳酸盐能力明显减退，重碳酸盐随尿排出，血重碳酸盐减少，引起酸中毒，常伴低血磷、低尿酸、氨基酸尿及肾性糖尿。所以选项 B 错误。Ⅲ型肾小管酸中毒：近端及远端肾小管均有障碍，尿重碳酸盐丢失较多。Ⅳ型肾小管酸中毒，为远端肾小管酸中毒的一型，常伴有高钾血症，血磷正常或略高，血钙、血钠均下降，尿 pH >5.5，尿铵排泄减少，所以选项 C 错误。答案选择 A。

78. B　患者为服药后出现全身皮疹、瘙痒伴低热等过敏症状，查尿常规提示蛋白尿，

血肌酐处于失代偿期，提示肾脏损害，故以急性药物过敏性间质性肾炎的可能性最大。答案选择 B。

79. A　慢性间质性肾炎临床上以肾小管功能损害为主要表现，病因为慢性感染（慢性肾盂肾炎、肾结核）、药物或化学毒物（止痛剂、非类固醇类抗炎药、顺铂、马兜铃类中药等）长期应用、重金属盐长期接触、代谢紊乱等。常在体检或因其他疾病就诊时发现贫血、高血压及轻度尿常规化验改变，重者可发现肾功能减退、肾性骨病。尿液检查常表现为轻度蛋白尿（以低分子蛋白尿为主），尿沉渣中有少量白细胞，偶有红细胞和管型。该患者有长时间服用含马兜铃酸药物史，有贫血、肾小管和肾小球功能损害，尿改变轻微，故以慢性间质性肾炎的可能性大。答案选择 A。

80. E　患者症见尿频、尿急、尿痛提示尿路感染，根据实验室检查：尿中有白细胞管型 2 ~ 3 个/高倍视野，红细胞 3 ~ 5 个/高倍视野，白细胞 10 ~ 15 个/高倍视野，尿中发现白细胞管型提示肾盂肾炎。本题答案为 E 选项。

81. C　上行感染指病原菌经由尿道上行至膀胱，甚至输尿管肾盂引起，多为大肠埃希菌感染；血行感染指通过血运到达肾脏和尿路其他部位，多为金葡菌感染；直接感染指泌尿系统周围器官组织发生感染时，病原菌直接侵入到泌尿系统导致感染；淋巴道感染是盆腔和下腹部的器官感染时经由淋巴道从淋巴道感染到泌尿系统。患者突然起病，未有其他部位感染，考虑上行感染，答案选择 C。

82. D　膀胱炎：尿路刺激征为突出表现，全身症状少见，呋喃妥因、磷霉素为一线药物；肾盂肾炎：全身症状明显，如发热，肾区叩击痛，尿频、尿急、尿痛。患者口服呋喃妥因后，症状好转，考虑诊断为膀胱炎。答案选择 D。

三、A3/A4 型题

83. C 肾病综合征的诊断标准：大量蛋白尿，低蛋白血症，水肿，高血脂，以前两项为主。患者症见颜面和双下肢浮肿，血压 140/95mmHg 提示高血压，尿蛋白（+++）提示大量蛋白尿，胆固醇 10.2mmol/L 提示高脂血症，白蛋白 21g/L 提示低白蛋白血症，考虑诊断为肾病综合征。答案选择 C。

84. A 根据肾活检，可作出病理诊断，为肾脏损害的主要病理手段。本题答案为 A 选项。

85. B 糖皮质激素为主要治疗措施，通过抑制免疫炎症反应，抑制醛固酮和抗利尿激素分泌，影响肾小球基底膜通透性，而发挥利尿、消除尿蛋白的作用。答案选择 B。

86. C 慢性肾炎以蛋白尿、血尿、高血压、水肿为基本临床表现，病情迁延超过三个月，可伴有不同程度肾功能损害。患者病程长达 2 年，眼睑浮肿，高血压，蛋白尿，血尿，考虑诊断为慢性肾小球肾炎。答案选择 C。

87. B 高血压史，尿常规、B 超检查均有助于慢性肾小球肾炎诊断。ASO（即抗 O 抗体）测定，滴度升高提示近期有链球菌感染，对急性肾炎诊断意义大，对慢性肾炎诊断意义小。答案选择 B。

88. D 链霉素等氨基糖苷类抗生素可能损伤肾脏，导致肾功能恶化，应予以避免，本题答案为 D 选项。

89. D 患者起病急骤，水肿、尿少、血尿、尿蛋白较多、高血压、肾功能损害明显，病情进行性发展，故临床应首先考虑急进性肾小球肾炎。急性肾小球肾炎和慢性肾小球肾炎急性发作虽也表现为急起水肿，尿少，血尿和肾功能损害，但血压多为中等程度增高

及中等度蛋白尿，一般病情不呈进行性发展，经治疗后可迅速好转。隐匿性肾小球肾炎无高血压、水肿和肾功能损害。恶性高血压起病时仅表现为血压显著增高，舒张压多持续在 130mmHg 以上，常有血尿、蛋白尿和肾功能减退等肾损害症状，并易迅速发展至尿毒症，该患者血压增高与肾损害几乎同时出现，舒张压增高未达到恶性高血压标准。

90. C 急进性肾小球肾炎肾活检可见新月体肾炎病理表现，本题答案为 C 选项。

91. A 该患者数周内出现进行性加重的肾功能损害，可诊断为急进性肾小球肾炎。治疗方法有血浆置换、甲泼尼龙冲击治疗，配合糖皮质激素及细胞毒药物（环磷酰胺）。而卧床与对症治疗为急性肾炎的主要治疗原则，A 选项错误，故本题答案选择 A。

92. A 患者做尿红细胞位相以变形红细胞为主，提示肾小球源性血尿。患者感冒后 1 天内发病，以血尿为主，考虑诊断 IgA 肾病。急性肾小球肾炎多为前驱感染后 1~3 周（平均 10 天左右）起病，选项 B 错误。慢性肾小球肾炎病程超过 3 个月，选项 C 错误。肾结石为非肾小球源性血尿，变形红细胞少，选项 D 错误。肾病综合征有大量蛋白尿、低蛋白血症、水肿、高血脂，选项 E 错误。答案选择 A。

93. A IgA 肾病确诊有赖于肾活检免疫病理检查，本题答案为 A 选项。

94. B IgA 肾病需与其他继发性系膜 IgA 沉积如紫癜性肾炎等相鉴别，相应的病史及实验室检查可资鉴别。本题答案为 B 选项。

95. E 该患者间歇性浮肿 10 年，恶心呕吐一周。血红蛋白低、血压高、尿蛋白阳性且尿中可见颗粒管型。原发性高血压一般不会造成尿蛋白阳性及颗粒管型的出现，结合患者症

状，考虑肾病综合征的可能。故此题选 E。

96. E 静脉肾盂造影系指经静脉注射显影剂，通过肾排泄到尿路，藉以观察肾实质、肾盂、肾盏、输尿管及膀胱的一种全尿路病变检查方法；肾动态显像（ECT）是移植肾监护中检查肾血供、肾功能、尿路通畅情况，有无排异反应，有无出血及肾梗死等的方法；放射性核素肾图是将含有放射性核素的示踪剂或显像剂经静脉引入泌尿生殖系统脏器，通过体表探测发出的 γ 射线来测定脏器的功能或显示脏器形态的检查方法。综上，应在 CT 和 B 超中选择，CT 具有辐射性，而相较于 CT，B 超是简单、无辐射，能够准确判断肾脏大小。故本题答案为 E。

97. C 该患者尿液呈洗肉水样且血压升高，尿液呈洗肉水样常常是肉眼血尿的临床表现，尿沉渣镜检是使用显微镜对尿沉淀物进行检查，识别尿液中的细胞、管型、结晶、细菌、寄生虫等各种病理成分，该患者血尿原因尚不能诊断。故此题选 C。

98. D 尿红细胞位相检查是利用位相显微镜检查尿中红细胞形态的一种方法，其临床意义在于根据尿红细胞形态鉴别血尿的来源。推测血尿是肾小球性或非肾小球性。故此题选 D。

99. D 该患者间断浮肿 2 年，加重半月，血压升高，尿蛋白阳性，血白蛋白小于 < 25g/L，甘油三酯增高，双肾静脉主干有血栓。提示肾病综合征的可能，故此题选 D。

100. E 肾病综合征的主要病因之一是膜性肾病，可占 50%，其特征性的病理学改变是肾小球毛细血管袢上皮侧可见大量免疫复合物沉积。故此题选 E。

101. B 该患者一年来乏力、易疲倦、腰部不适，有时下肢浮肿，加重 2 个月伴纳差，

血压升高，尿蛋白阳性，尿中红细胞增多，偶见颗粒管型。血红蛋白减少，血肌酐升高。血清肌酐的浓度变化主要由肾小球的滤过能力（肾小球滤过率）来决定。滤过能力下降，则肌酐浓度升高。血肌酐高出正常值多数情况下意味肾脏受损。慢性肾小球肾炎多数起病缓慢、隐袭。临床表现呈多样性，蛋白尿、血尿、高血压、水肿为其基本临床表现，实验室检查多为轻度尿异常，尿蛋白常在 1 ~ 3g/d，尿沉渣镜检红细胞可增多，可见管型。血压可正常或轻度升高，与患者症状相符。故此题选 B。

102. A 该患者有肾功能受损表现，贝那普利会加重肾脏负担，造成血肌酐水平上升。因此不宜使用贝那普利，故此题选 A。

103. D 急性肾炎综合征多为上呼吸道感染后 1 ~ 3 周内出现血尿、蛋白尿、水肿、高血压。该患者上呼吸道感染 2 周后出现肉眼血尿、颜面浮肿，血压偏高，蛋白尿。答案选择 D。

104. A 急性肾炎综合征病理类型为毛细血管内增生性肾炎，主要是以肾小球炎性病变、基底膜及足细胞结构紊乱为特点的一组疾病。答案选择 A。

105. C 急性肾炎综合征多为上呼吸道感染后 1 ~ 3 周内出现血尿、蛋白尿、水肿、高血压。该患者咽痛 2 周出现肉眼血尿，高血压，尿蛋白阳性，血肌酐增高。提示急性肾炎综合征的可能。肾病综合征大量蛋白尿、低蛋白血症、水肿、高血脂，选项 A 错误。慢性肾炎病程超过 3 个月，选项 B 错误。急进性肾炎综合征早期出现少尿无尿，肾功能急剧恶化，常伴有中度贫血，血肌酐 > 200μmol/L，选项 D 错误。答案选择 C。

106. A 急性肾小球肾炎具有自愈倾向，因此治疗上以对症治疗为主：注意休息，出现

肉眼血尿的患者建议卧床休息，等到肉眼血尿消失以后再起来活动；对症治疗，如果患者出现水肿明显，可以使用利尿剂，高血压可以使用降压药物治疗，如果出现心衰的情况，在利尿、降压的同时必要时还可以使用硝普钠扩管，如果反复出现感染，可以用抗生素治疗。故此题选 A。

107. B 该患者咽痛、发热 1 天后出现肉眼血尿，尿常规示蛋白阴性、尿红细胞增多。IgA 肾病多在上呼吸道感染 1～3 天后出现易反复发作的肉眼血尿，持续数小时至数天后可转为镜下血尿，可伴有腹痛，腰痛，肌肉痛或低热，部分患者在体检时发现尿异常，为无症状性蛋白尿和（或）镜下血尿，少数患者有持续性肉眼血尿和不同程度蛋白尿，可伴有水肿和高血压。以上与患者症状相符，考虑 IgA 肾病的可能，故此题选 B。

108. C 该患者尿中满视野红细胞，尚不能判断来源，应行尿红细胞形态相查显微镜检查。尿红细胞位相检查是利用位相显微镜检查尿中红细胞形态的一种方法，可以根据尿红细胞形态鉴别血尿的来源。故此题选 C。

109. E 肾病综合征：大量蛋白尿、低蛋白血症、水肿、高血脂。该患者双下肢水肿，24 小时尿蛋白定量 > 3.5g，血浆白蛋白 < 30g/L，血肌酐升高，提示肾病综合征。肾病综合征易并发血栓栓塞并发症，表现为突发腰痛、血尿、尿蛋白增加，肾功能减退。答案选择 E。

110. E 肾病综合征通常是由肾小球损伤引起的。肾活检可以明确诊断。故此题选 E。

111. C 该患者 10 天前曾应用庆大霉素抗感染治疗，庆大霉素可以引起直接肾毒性作用，导致肾小管坏死。故此题选 C。

112. B 庆大霉素在体内大多呈游离态，不经代谢以原形从肾小球滤过，在肾小管中 10%～30% 被重吸收，后经肾小管分泌和排泄。近端肾小管是可分为直部和曲部，主要功能是重吸收，故损伤部位为近端肾小管。故此题选 B。

113. C 患者血 HBsAg 及 HbeAg 均阳性提示慢性乙型病毒性肝炎病史，双下肢水肿，24 小时尿蛋白定量 4.0g > 3.5g，血浆白蛋白 28.5g/L < 30g/L，提示肾病综合征。考虑诊断为乙型肝炎病毒相关性肾小球肾炎，继发性肾病综合征。答案选择 C。

114. C 肾组织切片上找到 HBV 抗原为乙型肝炎病毒相关性肾小球肾炎诊断最基本条件，本题答案为 C 选项。

115. D 患者关节痛，ASO1：400，ANA（+），提示系统性红斑狼疮。狼疮性肾炎累及的症状几乎包括肾小球、肾小管间质和肾血管损害的一系列症状，水肿很常见，狼疮性肾炎急性肾炎综合征型：临床表现如链球菌感染后急性肾炎，血尿、蛋白尿、水肿、高血压。IgA 肾病多为感染后 1～3 天起病，选项 B 错误。答案选择 D。

116. B 肾活检可明确病理改变及狼疮活跃程度对狼疮肾炎的诊断、治疗和判断预后有较大价值，为首选检查。本题答案为 B 选项。

117. C 患者反复发作皮疹，对称性分布，伴关节肿痛，提示为过敏性紫癜；浮肿、尿少、肉眼血尿，提示为肾功能损害。最终考虑诊断为过敏性紫癜性肾炎，答案选择 C。

118. D 过敏性紫癜性肾炎确诊有赖于肾活检，可见 IgA 沉积为主的系膜增生性肾小球肾炎，本题答案为 D 选项。

119. B 慢性间质性肾炎表现：贫血、高血压及轻度尿常规化验改变，尿液比重低，尿沉渣检查变化较少，常仅有少量细胞，一般无细胞管型。蛋白尿一般较轻，尿蛋白定量 < 1.5g/24h，常常 < 0.5g/24h。患者夜尿增多 3 年，24 小时尿蛋白 0.5g/24h。考虑诊断为慢性间质性肾炎，答案选择 B。

120. A　慢性间质性肾炎肾小管功能损害突出，常见肾性糖尿、小分子蛋白尿等排出增多等，尿比重及渗透压降低。所以要行尿浓缩稀释试验，检查肾小管功能损害情况。

121. B　患者一周来尿频，排尿后尿道口疼痛，考虑为尿路感染；腰痛，低热，检查可见偶见白细胞管型提示为急性肾盂肾炎。急性膀胱炎无发热、腰痛。答案选择 B。

122. D　尿培养为克雷伯菌，首选头孢菌素类药物和氨基糖苷类抗生素治疗，氨基糖苷类抗生素肾毒性大，应慎用，本例患者首选头孢菌素，答案为 D 选项。

123. A　患者突然尿频、尿急、尿痛，清洁中段尿培养有大肠埃希菌生长，考虑为尿路感染；无发热、腰痛，排除急性肾盂肾炎；尿道综合征无菌尿，可以排除；未见间质性肾炎的明显症状和体征。因此综合考虑诊断为急性膀胱炎。答案选择 A。

124. B　患者老年男性患者不宜使用单剂量及短程疗法，应采用较长疗程，即 2 周抗生素治疗。轻症患者采用口服治疗，重症采用静滴治疗。答案选择 B。

125. A　患者突发尿频、尿急、尿痛 2 天，考虑尿路感染；查体可见体温 38.6℃，左肾区叩击痛，考虑为肾盂肾炎；为明确主要致病菌，首选中段尿培养，由于绝大多数的尿路感染为大肠埃希菌，立即给予抗革兰阴性杆菌药物。答案选择 A。

126. A　中段尿细菌定量培养 ≥ 105/ml，称为真性菌尿，可确诊尿路感染，本题答案为 A 选项。

127. B　患者突发尿频、尿急、尿痛 2 天，查体可见体温 38.6℃，左肾区叩击痛，结合尿常规，综合诊断为急性肾盂肾炎。本题答案为 B 选项。

128. E　该患者尿毒症 7 个月，血肌酐升高、血钙降低、血磷升高。尿毒症应对症治疗，应用磷结合剂、补充钙盐及维生素 D、限制磷摄入等。故此题选 E。

129. D　苯酚钙弱酸，可以中和血磷，降低血液中游离磷。故此题选 D。

130. D　该患者尿毒症行维持性腹膜透析 5 年，近 2 天病人诉腹痛伴恶心，且放出腹透液混浊。腹透液浑浊，提示腹膜感染的存在。故此题选 D。

131. E　该患者腹透液浑浊，尚不能确定感染原因导致，因此应留取放出腹透液做白细胞计数及细菌培养，明确诊断。故此题选 E。

132. C　患者病程长达 1 年，查体有高血压，皮肤黏膜苍白，Hb 65g/L 即贫血，蛋白尿，考虑为慢性肾功能不全。结合 BUN ↑，Scr 887μmol/L > 707μmol/L，Ccr 10ml/min，考虑为慢性肾功能衰竭尿毒症期，答案选择 C。

133. D　低镁血症不是慢性肾功能衰竭的常见电解质和酸碱平衡失调，本题答案为 D 选项。

134. E　慢性肾功能衰竭尿毒症期首选血液透析治疗。本题答案为 E 选项。

四、案例分析题

135. D　患者于链球菌感染后 1 ~ 3 周发

生血尿、蛋白尿、水肿和高血压，甚至出现少尿及氮质血症、血肌酐明显升高等急进性肾炎综合征表现，即可临床诊断为急进性肾小球肾炎。答案选择 D。

136. C 肾小球源性血尿对急性肾炎有较大的诊断价值。选答案 C。

137. ABDEFH 急性肾小球治疗以休息及对症治疗为主。包括卧床、低盐饮食、利尿消肿、降压等，若有透析指征时及时予以透析治疗，注意防治并发症。本病为自限性疾病，不宜使用糖皮质激素、细胞毒药物和抗生素，青霉素只用于合并扁桃体炎、咽峡炎、中耳炎等感染时。答案选择 ABDEFH。

138. C 若肾小球滤过性进行性下降或病情于两个月尚未全面好转，应及时行肾活检，以明确诊断。选答案 C。

139. D 肾病综合征的诊断标准：①尿蛋白大于 3.5g/L；②血浆白蛋白低于 30g/L；③水肿；④血脂升高。其中前两项为诊断所必需的。答案选择 D

140. ABDE 该患者诊断为肾病综合征，依据肾病综合征诊断标准，需完善肾功能检查，了解肾功能情况，检查血脂情况和血浆蛋白，并进一步查尿蛋白定量。因此答案选 ABDE。

141. EF 肾病综合征的主要治疗为使用糖皮质激素等药物抑制炎症和免疫反应。另外还包括对症治疗，如利尿消肿、减少蛋白尿等；对并发症的治疗，如抗感染、预防性抗凝、降脂等。所以选择 E、F。细胞毒药物可用于"激素依赖型"和"激素抵抗型"患者，本例患者并无此类提示，所以不选择 B。

142. AB 患者激素治疗使用原则一般是起始足量，口服时间 8 周，必要时可延长至

12 周。本例患者治疗后，水肿消退，尿蛋白减少，宜继续使用激素治疗，5 周后减量。余抗凝等治疗继续。选 A、B。

143. ABDEG 患者是妊娠女性，有尿路刺激症状、腰痛，以及寒战、高热，考虑尿路感染可能性大。应先行血常规、尿常规、尿液细菌学检查，并查肌酐、尿素氮以排除肾功能损害。泌尿系 B 超应择期进行。选择 A、B、D、E、G。感染急性期不宜行 IVP，故不选 F。

144. CDE 患者妊娠女性，除尿路刺激症状外，出现发热、腰痛。查体：上输尿管点轻度压痛，双肾区明显叩击痛，考虑为急性肾盂肾炎，属于上尿路感染。检查：血白细胞升高，中段尿培养见大肠埃希菌生长，且菌落计数大于 105/ml。其尿路感染诊断明确。选择 C、D、E。

145. ABCDE 根据不同部位的尿路感染确定治疗方案，选用对致病菌敏感的抗生素，如无药敏结果，宜选用对革兰阴性杆菌有效的抗生素，抗菌药物在尿中及肾内的浓度要高，选用对肾损害小的抗生素。半衰期长的对肾功能有损害，不选。选用致病菌敏感的抗生素，而不选用广谱抗生素，因此选项 FG 错误。

146. D 患者为妊娠女性，抗生素选用除考虑针对上尿路感染外，亦需考虑妊娠因素，不宜使用磺胺类（复方新诺明）、氨基糖苷类（庆大霉素）、氟喹诺酮类（氧氟沙星）等药物。苯酚酸钠为盐类有机物，不能治疗尿路感染（C 错误）。万古霉素多用于革兰阳性菌严重感染，亦可通过胎盘并可能造成胎儿第 8 对脑神经损害。故本题答案选择 D。

147. D 狼疮肾炎是系统性红斑狼疮继发肾炎，症状不应同时出现，选项 A 排除。急性肾小球肾炎多为上呼吸道感染后 1～3 周出现血尿、蛋白尿、水肿、高血压，选项 B 排

除。慢性肾小球肾炎病程超过 3 个月，选项 C 排除。急性肾盂肾炎和急性膀胱炎均有明显膀胱刺激征，选项 EF 排除。题干中患者存在静滴新型青霉素病史，有关节痛、皮疹、尿量减少、尿蛋白（＋＋）等表现，符合急性间质性肾炎的诊断标准。答案选择 D。

148. ABCDE　患者因肺炎静滴新型青霉素 I（A 对）（急性间质性肾炎的常见病因），1 天后出现关节痛、皮疹（D 对）、尿量减少（B 对）（符合急性间质性肾炎的症状）。尿常规：蛋白（＋＋）（C 对）（正常为阴性，尿蛋白阳性提示蛋白尿），白细胞 3 个/HP ～ 6 个/HP（正常范围 1 ～ 2/HP，＞ 5/HP 提示镜下脓尿），红细胞 5 个/HP ～ 8 个/HP（正常为 0/HP，＞ 3/HP 提示镜下血尿，符合急性间质性肾炎的表现）。血常规：血红蛋白 108g/L（成年男性为 120 ～ 160g/L，成年女性为 110 ～ 150g/L，降低提示贫血），白细胞 4.7 × 10/L（4 ～ 10 × 10⁹/L）；白细胞分类：中性粒细胞 0.62（正常范围 0.5 ～ 0.7），淋巴细胞 0.28（正常范围 0.2 ～ 0.4），嗜酸性粒细胞 0.10（E 对）（正常范围 0.005 ～ 0.05，升高，符合药物相关性急性间质性肾炎）；血小板 120 × 10⁹/L（正常范围 100 ～ 300 × 10⁶/L）。综合该患者的病史、症状、体查、实验室检查，该患者诊断考虑为急性间质性肾炎。所以确立初步诊断的条件包括用药史，尿量减少，蛋白（＋＋），关节痛、皮疹，血嗜酸性粒细胞 0.10。

149. CFGI　急性间质性肾炎诊断"金标准"为肾活检（C 正确），尤其是非典型病例。急性间质性肾炎可见嗜酸性粒细胞尿，故应行尿嗜酸细胞计数（F 正确）。肾脏 B 超可供鉴别慢性病变（G 正确）。急性间质性肾炎可伴肾小球滤过功能障碍，应行血尿素氮、血肌酐测定（I 正确）。故本题答案选择 CFGI。

150. ACD　急性药敏性肾炎病理改变有：①肾间质水肿；②肾间质炎症细胞浸润；③小管上皮细胞损伤或坏死。新月体形成是急进性肾小球肾炎的病理变化，肾血管纤维素性坏死是血管炎的病变，故本题正确答案为 A、C、D。

151. A　对过敏性疾病的关键治疗是迅速脱离过敏原，去除病因。故正确答案应选择 A。

152. B　患者未有提示既往肾病病史，查体无血压异常升高、贫血等，暂不考虑慢性肾衰竭（D 错误）、恶性高血压（C 错误）。患者无链球菌感染病史，排除急进性肾小球肾炎和链球菌感染后肾小球肾炎（A、E 错误）。急性肾盂肾炎临床表现为发热、寒战等全身症状，尿频、尿急、尿痛等泌尿系统症状及腰痛，与题干中患者表现不相符（F 错误）。急性间质性肾炎肾小管功能损害突出，尿比重及渗透压降低，与题干中患者表现不相符（G 错误）。冠状动脉造影检查后出现恶心、少尿、氮质废物（尿素氮、肌酐）升高，考虑诊为急性肾衰竭，少尿期。故本题答案选择 B。

153. E　本例患者无肾缺血、心输出量减少、有效血容量减少等因素存在，且近期有明确使用造影剂史，造影剂为一种临床上较常见的外源性肾脏毒性物质，所以考虑为造影剂所致肾中毒导致肾小管坏死的可能性大。答案选择 E。

154. ACEFG　患者为急性肾衰竭少尿期，因此可以出现水电解质酸碱失衡，少尿，导致血肌酐和尿素氮排出减少，出现血肌酐和尿素氮升高，因此可以并发全身各系统并发症。少尿期持续 1 ～ 2 周，少尿期后会出现多尿，尿量可以达到每日 3000 ～ 5000ml，此时需注意低钾等问题。因为是急性肾衰竭，尚未出现慢性的病变。严重贫血和肾性骨营养不良，属于慢性肾衰竭表现，因此答案选 ACEFG。

155. ABCDEFGHI 肾病的透析指征分为急性肾衰竭和慢性肾衰竭透析的指征。急性肾衰竭透析的指征是严重的心力衰竭、严重的代谢性酸中毒（动脉血 pH < 7.2 或 HCO_3^- < 12mmol/L）（E、H 正确）、大量的心包积液、肺水肿、血钾 > 6.5mmol/L（C 正确）、血肌酐 > 440μmol/L（F 正确）、尿素氮 > 28.56mmol/L 或每日上升 9mmol/L（A 正确）、无尿/少尿超过 48 小时（I 正确）、有明显左心衰、肺水肿、脑水肿及尿毒症症状（D、G 正确）等，则需要行急诊透析。慢性肾衰竭尿毒症患者肌酐没有达到 707μmol/L 时，若出现少尿、心力衰竭、呼吸困难、肺水肿、酸中毒、恶心、呕吐（B 正确）等症状，经过对症支持治疗仍不能缓解，则需行血液透析治疗。当肾小球滤过率 < 15ml/min 时，患者即需要进行血液净化治疗。此题考查血液透析适应证，ABCDEFGHI 均为透析指标。

第六章　内分泌系统

一、A1 型题

1. C　糖尿病视网膜病变一般大类分两期，非增殖期期（Ⅰ、Ⅱ、Ⅲ）和增殖期（Ⅳ、Ⅴ、Ⅵ）。Ⅰ期：病变主要是出现小微血管瘤、出血点；Ⅱ期：病变出现硬性渗出或合并有出血斑；Ⅲ期：病变出现棉絮状软性渗出；Ⅳ期：病变出现视网膜新生血管形成或玻璃体积血；Ⅴ期：视网膜新生血管出血以后，形成纤维增殖；Ⅵ期：增殖膜牵拉视网膜脱离。A 属于Ⅰ期，B 属于Ⅱ期，D 属于Ⅲ期，C 属于Ⅴ期。其中，新生血管破裂最易引起失明。故选 C。

2. C　根据空腹血糖尿和随机血糖即可诊断糖尿病，口服糖耐量试验不是必需的。空腹胰岛素测定用于Ⅰ型和Ⅱ型糖尿病的鉴别。糖化血红蛋白用于评估过于几周内患者的平均血糖水平。尿糖具有参考价值。故选择 C 选项。

3. E　糖尿病饮食治疗：合理控制总热量、营养物质分配、合理分配餐次、定期随访。对于糖尿病患者，无论病情轻重都需要饮食治疗。所以选择 E。

4. E　糖尿病酮症酸中毒的临床表现：①早期三多一少症状加重；酸中毒失代偿后，疲乏、食欲减退、恶心呕吐、多尿、口干、头痛、嗜睡，呼气中有烂苹果味（丙酮）；②后期严重失水，尿量减少、眼眶下陷、皮肤黏膜干燥；③晚期不同程度意识障碍，昏迷；④少数病人表现为腹痛，酷似急腹症，易误诊。由糖尿病酮症酸中毒的临床表现可以判断 A、B、C、D 的表现都符合，所以选择 E.

5. A　成人糖尿病酮症酸中毒，一般采用小剂量（短效）胰岛素治疗方案，即 0.1 U/kg·h（成人体重 4~6 U/h），使血清胰岛素浓度恒定达到 100~200 μU/ml。当血糖降至 13.9mmol/L，改用 0.05~0.1U/kg/h，给予 5% 葡萄糖液静脉滴注。答案选择 A。

6. A　糖尿病典型临床表现为三多一少：多饮、多尿、血糖升高、体重下降。但尿崩症、高钙血症、精神性多尿者也有此症状，因此需要用禁水 – 加压素试验鉴别。精神性多尿者禁水后体重，血压，血渗透压变化不大，尿量逐渐减少，尿比重升高，可排除 C。肾性尿崩症，注射加压素后，尿量不减少，尿比重不增加，可排除 D。中枢性尿崩症，注射加压素后，尿量减少，尿比重增加，可排除 B。E 选项可见于肾小管性酸中毒。故答案选择 A。

7. A　1 型糖尿病以胰岛 β 细胞破坏为主，2 型糖尿病以胰岛素抵抗为主，所以 1 型糖尿病与 2 型糖尿病最主要的区别在于胰岛素的基础水平与释放曲线不同。1 型糖尿病：胰岛素、C 肽释放水平低下，葡萄糖刺激后曲线低平；2 型糖尿病：胰岛素、C 肽释放水平相对不足，葡萄糖刺激后曲线变化多样。其余 BC-DE 也是 1 型、2 型糖尿病之间的区别，但不是最主要的。答案选择 A。

8. A　1 型糖尿病以胰岛 β 细胞破坏为主，是一种依赖于胰岛素的糖尿病，实验室检查：血糖升高，尿糖阳性，尿酮阳性，空腹血浆胰岛素水平明显降低。答案选择 A。

9. C 胰岛 β 细胞的分泌活动受代谢性、神经内分泌性调节以及药物等影响，其中最及时和最主要的是血糖水平的变化。答案选择 C。

10. A 食后糖尿是指糖类在胃肠道吸收过速，所以饮食后出现一过性高血糖和糖尿。患者饭后尿糖（＋＋），空腹尿糖阴性，可以诊断为食后血糖。如果空腹血糖正常，餐后血糖在 7.8~11.1mmol/L，则被称之为"糖耐量减低"，其诊断标准为血糖，而无尿糖，排除 B。CD 选项均为糖尿病，空腹也应有尿糖，可排除。非葡萄糖性糖尿，可见于哺乳期女性产生过多乳糖，形成乳糖尿，可排除 E。答案选择 A。

11. D 糖尿病控制程度较好的指标是糖化血红蛋白。糖化血红蛋白能够反映出患者 2~3 个月内平均血糖水平，是目前衡量长期血糖控制的金标准。空腹胰岛素测定用于 Ⅰ 型和 Ⅱ 型糖尿病的鉴别。空腹血糖和 OGTT 试验可用于诊断糖尿病。答案选择 D。

12. C 1 型糖尿病：绝大多数是自身免疫性疾病，遗传因素和环境因素共同参与其发病。单卵双生中一人在 40 岁以前出现糖尿病，另一人也发生糖尿病，可能是遗传和环境饮食共同作用引起的，可能 1 型糖尿病。答案选择 C。

13. D 1 型糖尿病死亡的主要原因是肾小球硬化症。2 型糖尿病患者死亡的主要原因是心血管疾病。答案选择 D。

14. A 与外分泌腺相比，内分泌腺特征为无导管腺体。BCDE 是内分泌腺、外分泌腺共同特征。答案选择 A。

15. C 内分泌腺主要有：甲状腺、肾上腺、垂体、胰岛、松果体等。前列腺不属于经典内分泌腺。答案选择 C。

16. D 神经内分泌细胞是神经细胞的一种，有机体体内分泌神经激素的特化细胞。能分泌生物活性——神经激素，分为胞体和突起。由轴突释放神经递质是描述突触前末释放神经递质的方式，与神经内分泌细胞无关。所以答案选择 D。

17. A 原发性者 ACTH 不能激发血皮质醇增多。继发性肾上腺皮质功能不全，主要是因为垂体分泌的 ACTH 减少，从而引起肾上腺分泌的皮质醇减少，所以 ACTH 试验可以激发血皮质醇增多。原发性和继发性肾上腺皮质功能不全 BCDE 都可发生相同改变。答案选择 A。

18. C 对功能减退性内分泌疾病的疾病一般都是选择替代治疗。答案选择 C。

19. D 下丘脑分泌的激素：促甲状腺激素释放激素、促肾上腺皮质激素释放激素、精氨酸加压素、催乳素抑制因子等。答案选择 D。

20. A 肢端肥大症是由于成人生长激素过多导致的疾病。病人的心血管系统主要表现为：①心肌增厚、心房心室扩大、主动脉等大血管内径增宽、心脏瓣膜病、动脉粥样硬化、高血压、冠心病等心血管结构变化；②舒张功能障碍、心律失常、收缩功能障碍等心脏功能变化。患者最终由于心血管病变发展，可导致心功能不全甚至心衰。A 描述是错误的，答案选择 A。

21. B 肾上腺皮质功能低下者通常补充糖皮质激素即可，盐皮质激素不作为常规替代。答案选择 B。

22. E 生长激素释放激素（GHRH）兴奋试验：兴奋后血清 GH 峰值超过 5μg/L 者为下丘脑性，低于 5μg/L 者为垂体性。答案选择 E。

23. D　生长激素缺乏性侏儒症，骨骼生长迟缓，身高小于同年龄、同性别正常人平均值 −2SD（标准差）以下，身高年均生长率 < 4cm；骨化中心发育迟缓，骨龄常较实际年龄落后 2 年以上，身高大都不超过 130cm。性器官不发育及第二性征缺乏。智力与年龄相称智力发育一般正常。答案选择 D。

24. A　中枢性尿崩症是由于下丘脑 − 神经垂体病变引起精氨酸加压素（又称抗利尿激素）不同程度的缺乏，导致肾小管重吸收水的功能障碍的一组临床综合征，肾脏无病变。所以双肾 B 超对诊断中枢性尿崩症无帮助。答案选择 A。

25. D　醛固酮有保钠保水、排钾排氢的作用；会引起高血钠，大量失钾、失氢后引起低血钾、碱中毒。所以答案选择 D。

26. D　血清素拮抗药赛庚啶可刺激醛固酮分泌，特醛症的一个可能机制为血清素能神经元活性高，所以特醛症患者服药后醛固酮降低，而醛固酮瘤的病人对此药无反应。其余选项对于醛固酮增多症的患者变化相同。答案选择 D。

27. D　血 17 − 羟孕酮降低见于 17 − 羟化酶缺陷患者。原发性醛固酮增多症，血尿醛固酮升高；肾素、血管紧张素受到抑制，基础值降低；给予螺内酯后，可使肾小管排钾减少，排钠增加，血钾升高，血钠降低，即为螺内酯试验阳性；电解质检查高血钠、低血钾、碱中毒。答案选择 D。

28. A　原醛症的病人醛固酮升高，肾素、血管紧张素活性多受抑制，而水平降低。答案选择 A。

29. D　原醛症的临床表现：①高血压；②神经肌肉功能障碍：肌无力及周期性瘫痪，肢端麻木，手足搐搦；③肾脏表现：多尿，尿路感染，尿蛋白增多；④心脏表现：低血钾图形，阵发性室上性心动过速。阵发性头痛、心悸、血压升高一般见于嗜铬细胞瘤。答案选择 D。

30. C　原发性慢性肾上腺皮质功能减退症又称 Addison 病，24 小时尿 17 − 酮类固醇及 17 − 羟皮质醇降低提示糖皮质激素分泌减少。其余选项都不具特异性。答案选择 C。

31. B　原发性者 ACTH 不能激发血皮质醇增多。继发性肾上腺皮质功能不全主要是因为垂体分泌的 ACTH 减少，从而引起肾上腺分泌的皮质醇减少，所以 ACTH 试验可以激发血皮质醇增多。DE 选项与甲状腺疾病有关，AC 选项无法鉴别是继发性还是原发性肾上腺皮质功能不全。答案选择 B。

32. D　Addison 病基础治疗：①糖皮质激素替代治疗，于一般成人，每日剂量开始氢化可的松 20 ~ 30mg，以后可逐渐减量，氢化可的松 15 ~ 20mg。②食盐及盐皮质激素：食盐摄入量应充分，每日至少 8 ~ 10g。③病因治疗。肾上腺危象治疗：①补充体液。②立即静注氢化可的松 100mg，以后每 6 小时加入补液中静滴 100mg，第 2、3 天可减至每日 300mg，分次静滴。③积极治疗感染及其他诱因。在发生严重应激时，应每天给予氢化可的松总量约 300mg 或更多。答案选择 D。

33. C　Addison 病临床表现：①神经、精神系统：乏力，淡漠，易疲劳，重者嗜睡、意识模糊，可出现精神失常。②胃肠道：食欲减退，嗜咸食，胃酸过少，消化不良；有恶心、呕吐、腹泻者，提示病情加重。③心血管系统：血压降低，心脏缩小，心音低钝；可有头晕、眼花、直立性晕厥。④代谢障碍：糖异生作用减弱，肝糖原损耗，可发生低血糖症状。⑤肾：排泄水负荷能力减弱，在大量饮水后可出现稀释性低钠血症。⑥生殖系统：性功能减退失调。⑦对感染、外伤等各种应激的抵抗力减弱。所以答案选择 C。

34. C 螺内酯结构与醛固酮相似，可特异性与醛固酮受体结合，抑制醛固酮的生理活性。所以利用的是对抗激素对组织器官的作用。答案选择 C。

35. A 糖皮质激素：抑制 ACTH 分泌和纠正水、电解质紊乱。后可根据生长速率、骨成熟度、睾丸 ATCH 指标调整。即利用靶腺激素对促激素的负反馈作用起到治疗作用。答案选择 A。

36. B 库欣综合征治疗可采用：米托坦，美替拉酮，氨鲁米特，酮康唑等。其中最宜采用酮康唑，答案选择 B。

37. A 库欣综合征，主要为糖皮质激素分泌过多，特有的表现为向心性肥胖、满月脸。其他症状不特异。答案选择 A。

38. C 皮质醇增多症最常见的病因是双侧肾上腺皮质增生。约占 Cushing 综合征的 70%。所以答案选择 C。

39. B Addison 病的病因：①感染：肾上腺结核是最常见的病因。②自身免疫性肾上腺炎。③其他：恶性肿瘤转移、淋巴瘤等。答案选择 B。

40. D 醛固酮瘤，又称 Conn 综合征，是原醛症的病因中最常见的。约占原醛症的 60% ~ 85%。答案选择 D。

41. C β 受体拮抗剂治疗嗜铬细胞瘤，不能单独使用。使用之前需要先用 α 受体拮抗剂降低血压，再用心得安，适用于心动过速者。α 受体拮抗剂可单独使用。答案选择 C。

42. A 氯磺丙脲可以刺激垂体释放抗利尿激素并且增强抗利尿激素的水重吸收作用。

使用不当的时候，会出现水中毒、低钠、低氯的症状。答案选择 A。

43. E 抗利尿激素又称为血管升压素。由下丘脑前部视上核和室旁核合成，沿视上垂体束和视旁垂体束运输，贮存在垂体后叶。参与血压、血容量和血浆渗透压的调节。损伤下丘脑的视上核、室旁核时，AVP 缺乏，会发生完全性尿崩。答案选择 E。

44. D 在功能性垂体瘤中，最常见的是泌乳素瘤。答案选择 D。

45. B 肾性尿崩症由于肾脏对 AVP 不敏感，注射加压素后尿量不减少，尿比重不增加，血浆 AVP 浓度正常或升高，易与中枢性尿崩症鉴别。答案选 B。

46. C 甲状腺激素是甲状腺腺泡细胞分泌的。甲状旁腺细胞分泌甲状旁腺激素。甲状腺腺泡旁细胞分泌降钙素。答案选 C。

47. D T_3、T_4 分泌增多会直接导致：心悸、多汗、畏热、消瘦、手抖、暴饮暴食、便次增加、单纯性突眼。浸润性突眼与眶后炎症反应有关。胫前黏液性水肿是由于成纤维细胞合成增多。甲状腺血管杂音是因为甲状腺血流丰富，血流速度加快。所以 BCE 都不是直接导致的症状。TSH 分泌增多，会导致甲状腺肿大。所以答案选择 D 心率增快。

48. C 甲亢会引起甲状腺毒症周期性瘫痪，主要是由于甲状腺激素分泌过多，导致钠泵、解耦连蛋白合成增多，低钠血症，导致下肢对称性周期性麻痹。答案选择 C。

49. C 甲亢是多种病因导致甲状腺激素分泌过多引起的甲状腺毒症。甲亢的病因比较多，以 Graves 病最常见。约占甲亢的 85%。答案选择 C。

50. D 多发性内分泌腺瘤病 1 型，即

MEN1 型是常染色体显性遗传疾病。甲状旁腺功能亢进症为 MEN1 病变中最常见并最早出现的症状，胰腺胰岛细胞是 MEN1 型中次常见的受累腺体，占患者 30% ~75%。答案选择 D。

51. B Graves 病的特征性自身抗体是 TSH 受体抗体（TRAb），包括甲状腺刺激性抗体（TSAb）、甲状腺刺激阻断性抗体（TSBAb）。其中 TSAb 是 Graves 病甲亢的致病抗体，存在于 90% 以上的病人。答案选择 B。

52. C 弥漫性甲状腺肿伴有血管杂音是甲亢时最具有诊断意义的体征。其余选项不是特异性的。所以答案选择 C。

53. D FT_3、FT_4 不受血 TBG 变化的影响，直接反应甲状腺功能状态。其敏感性和特异性高于 TT_3 和 TT_4。FT_3 测定的优点不受其结合蛋白浓度和结合特性变化的影响，是诊断甲状腺功能亢进最灵敏的一项指标。

54. A 非浸润突眼又称为良性突眼、假性突眼、神经性突眼和干性突眼。眼球突出在 18mm 以下，占大多数，一般属于对称性。答案选择 A。

55. B Graves 病的特征性自身抗体是 TSH 受体抗体（TRAb），其中包括甲状腺刺激性抗体（TSAb）、甲状腺刺激阻断性抗体（TSBAb）。其中 TSAb 是 Graves 病甲亢的致病抗体，存在于 90% 以上的病人。伴随抗体有 TgAb 和 TPOAb。血清 TSH 浓度变化是反映甲状腺功能最敏感的指标，甲亢时 TSH 降低，rT_3 升高。甲状腺机能正常者 T_3 抑制试验抑制率 >45%，Graves 病不受抑制。B 答案的描述是错误的。

56. D ^{131}I 治疗的机制是 ^{131}I 被甲状腺摄取后释放出 B 射线，破坏甲状腺组织细胞。所以最容易引起甲减。丙基硫氧嘧啶、他巴唑主要不良反应是粒细胞减少。手术次全切甲状腺主要并发症是切口出血、呼吸困难等。复

方碘溶液抑制 T_3、T_4 的释放，不影响合成，对甲状腺机能无影响。答案选择 D。

57. A 中重度活动性浸润性突眼的甲亢病人，可以选择 MMI 或者手术治疗，同时给予糖皮质激素治疗。抗甲状腺药物治疗原发病；糖皮质激素作为免疫抑制剂可改善眼部充血症状，对眼外肌功能恢复；眼部放疗和眼部减压；甲状腺片作为甲状腺调节剂用于突眼的治疗，一般认为加用甲状腺片可稳定下丘脑 - 垂体 - 甲状腺轴的功能，可改善突眼症状。故选 A。

58. D 促甲状腺激素释放激素（TRH）兴奋试验：注射 TRH 后有兴奋反应者为正常。如血中基础 TSH 很低，注射后仍低或未见上升，即不被 TRH 兴奋，结合临床症状，可能提示有甲亢。Graves 病即弥漫性毒性甲状腺肿，是甲状腺功能亢进症的常见病因。故 TRH 兴奋试验在 Graves 病时，TSH 应无明显变化。所以答案选择 D。

59. B 口服药物治疗甲亢的适应证：①病情比较轻，甲状腺比较小。②年龄小于 20 岁。③孕妇、年老体弱或者合并心肝肾疾病不宜手术。④手术后复发而不宜用 ^{131}I 治疗者。⑤手术和 ^{131}I 治疗前的辅助治疗。⑥中至重度活动的 GO 病人。CDE 为手术适应证。所以选择 B。

60. C ATD 的最佳停药指标是甲状腺功能正常和 TRAb 阴性。所以答案选择 C。

61. B 甲基硫氧嘧啶属于硫脲类的药物，它的作用机制是能够抑制甲状腺激素的合成。复方碘溶液能够抑制甲状腺激素的释放。β 受体拮抗剂一般抑制外周组织 5′ - 脱碘酶。^{131}I 破坏甲状腺腺泡细胞。所以选择 B。

62. D Graves 病，手术治疗中最常见的并发症是出血、感染。ATD 治疗并发症多见

于粒细胞缺乏症、肝功能损害、皮疹等。^{131}I 的并发症常见于甲状腺功能减退、放射性甲状腺炎等。答案选择 D。

63. E 亚急性甲状腺炎的临床表现有：甲状腺区疼痛，可伴有全身症状，如乏力、食欲减退、发热、肌肉疼痛、心动过速、多汗等。查体可见甲状腺轻至中度肿大，少数病人可有颈淋巴结肿大。答案选择 E。

64. B 单纯性甲状腺肿临床上一般无明显症状，甲状腺呈轻、中度肿大，质地较软。血清 T_4、T_3 正常，TSH 水平亦多正常。答案选择 B。

65. B TRH 兴奋试验用于原发性甲状腺功能减退症、垂体性甲状腺功能减退症和下丘脑性甲状腺功能减退症的鉴别。原发性甲低：此类患者下丘脑和垂体均正常，病变主要在甲状腺，故 TRH 兴奋试验呈过高反应，基础血清 TSH 水平即增高，静脉注射 TRH 后 TSH 显著增高。继发于垂体病变的甲低：由于病变在垂体，所以基础 TSH 水平低，注射 TRH 后，TSH 水平无变化。继发于下丘脑的甲低：由于病变在下丘脑，所以基础 TSH 水平低，注射 TRH 后，垂体合成 TSH 的细胞兴奋，血 TSH 水平有所升高。答案选择 B。

66. E 甲状腺功能减退症的主要病因是自身免疫损伤（桥本甲状腺炎、亚急性淋巴细胞性甲状腺炎）、甲状腺破坏（放射性碘治疗后）、碘过量、抗甲状腺药物过量等。故选择 E。

67. E 抗甲亢药物治疗一般疗程是疗程 > 一年半。答案 E 的描述是正确的。

68. E 血清 TSH 浓度变化是反映甲状腺功能最敏感的指标，亚临床甲减仅有 TSH 增高，TT_4 和 FT_4 正常。血清 TT_3、FT_3 早期正常，晚期减低，因为 T_3 主要来源于外周组织 T_4 的

转换，所以不作为诊断原发性甲减的必备指标。答案 E 的描述是正确的。

69. E 甲基硫氧嘧啶属于硫脲类的药物，它的作用机制是能够抑制甲状腺激素的合成。复方碘溶液能够抑制甲状腺激素的释放。β 受体拮抗剂一般抑制外周组织 5′-脱碘酶。^{131}I 被甲状腺腺泡细胞吸收后，其放射性会破坏甲状腺腺泡细胞。答案 E 的描述是正确的。

70. C 地方性甲状腺肿的主要原因是碘缺乏，多见于山区和远离海洋的地区。答案 E 的描述是正确的。

71. D WHO 推荐的成人摄碘量为每日碘摄入量 $150\mu g$。答案 D 的描述是正确的。

72. D 单纯性甲状腺肿的特点是血清 T_3、T_4 正常。当血清 T_4、T_3 升高时，为毒性甲状腺肿。答案 D 的描述是正确的。

73. A 血清 TSH 增高，FT_4 减低，即可以诊断原发性甲状腺功能减退症。血清 TT_3、FT_3 早期正常，晚期减低，因为 T_3 主要来源于外周组织 T_4 的转换，所以不作为诊断原发性甲减的必备指标。答案 A 的描述是正确的。

74. B 甲状腺中度肿大，质地坚硬是慢性淋巴细胞性甲状腺炎的首发症状。正常的滤泡结构广泛地被浸润的淋巴细胞、浆细胞及其淋巴生发中心代替。纤维化程度不等，间质内可见淋巴细胞。病程晚期出现甲减表现。答案 B 的描述是正确的。

75. E 亚急性甲状腺炎非自身免疫引起，TPOAb 和 TgAb 滴度不会增高。亚急性甲状腺炎多发生甲状腺区疼痛。根据试验结果可分为 3 期：①甲状腺毒症期：血清 T_3、T_4 升高，TSH 降低，^{131}I 摄取率减低。这是本病特征性的"分离现象"。②甲减期：血清 T_3、T_4 逐渐下降至正常水平以下，TSH 回升至高于正常

值，^{131}I 摄取率逐渐恢复。③恢复期：血清 T_3、T_4、TSH、^{131}I 摄取率恢复至正常。由于起病前 1～3 周常有病毒感染，血液中有抗体存在，所以血沉会加快。答案选择 E。

76. B　特醛症的病人对血管紧张素敏感性增高，故患者取立位时，血醛固酮明显上升；而醛固酮瘤患者，肾素、血管紧张素系统受抑较明显，立位后也不升高。特醛症症状较醛固酮瘤更严重。赛庚啶可使特醛症患者的醛固酮降低，而醛固酮瘤的病人对此药无反应。鉴别醛固酮瘤和特醛症主要用动态试验，明确诊断可做肾上腺静脉导管术，采双侧肾上腺静脉血测定醛固酮/皮质醇比值。原醛症最常见的病因是醛固酮瘤，其次是特醛症。故选择 B。

77. A　原醛症是由肾上腺皮质病变引起醛固酮分泌增多，导致潴钠排钾、体液容量扩增、肾素－血管紧张素系统受抑制，表现为高血压和低血钾的临床综合征，病人血浆肾素、血管紧张素 Ⅱ 基础值降低，不属于依赖肾素－血管紧张素的盐皮质激素增多症。答案选择 A。

78. A　原发性和继发性都可出现 17－羟酮（糖皮质激素的代谢产物）的降低。原发性肾上腺皮质功能不全为肾上腺皮质功能障碍，血 ACTH 含量较高，导致全身皮肤色素加深，ACTH 试验无反应。继发性肾上腺皮质功能不全主要由于垂体分泌的 ACTH 减少，所以血 ACTH 含量减少，ACTH 试验糖皮质激素增多。原发性肾上腺皮质功能不全患者常有空腹低血糖症状，而继发性没有。答案选择 A。

79. C　肾上腺腺癌是一种较为罕见的恶性肿瘤，肿块比较大。其内可见坏死、出血以及改坏，早期诊断比较低。发展速度比较快，预后差。可分泌醛固酮，发生低钾性碱中毒。

可分泌糖皮质激素，反馈性抑制 ACTH 分泌，且不被大剂量地塞米松抑制。肾上腺皮质分泌雄激素，所以女性病人常有明显的男性化。答案 C，发展缓慢是错误的。

80. A　肾上腺危象为 Addison 病急骤加重的表现。常发生于感染、创伤、手术、分娩、过劳、大量出汗、呕吐、腹泻、失水或突然中断糖皮质激素治疗等应激情况下，表现为恶心、呕吐、腹痛或腹泻、严重脱水、血压降低、心率快、典型的三高两低（低血糖、低血钠、低皮质醇、高血钾、高尿素氮）。答案选择 A。

81. A　肾上腺皮质腺癌糖皮质激素、醛固酮分泌增多，可见血皮质醇升高，ACTH 低伴明显低钾碱中毒。答案选择 A。

82. C　18－羟皮质酮是醛固酮的前体，在醛固酮瘤中增高，≥100ng/dl，而在特醛症则低于此值。其余选项二者无区别。答案选择 C。

83. C　①甲状旁腺本身病变包括肿瘤及增生，引起的甲状旁腺素（PTH）合成与分泌过多均为原发性。②由于身体存在其他病症，如长期维生素 D 缺乏、小肠功能吸收障碍或肾功能不全等，血钙低于正常值，需要甲状旁腺增加甲状旁腺激素的分泌来提高血钙水平，称之为继发性甲状旁腺功能亢进。③在长期继发性亢进的基础上甲状旁腺又发生了瘤性变，称之为三发性甲状旁腺功能亢进。④甲状旁腺本身并无上述病变，但由于身体其他病变器官分泌类似甲状旁腺激素的物质，其表现在很大程度上与甲状旁腺激素分泌过多相同，医学上称之为假性甲状旁腺功能亢进。所以答案选择 C。

84. E　妊娠妇女生理情况下就可有甲状腺肿大，多食，心率快。妊娠期甲状腺激素结合球蛋白（TBG）增高，引起血清 TT_4 和 TT_3 增高。所以，妊娠期甲亢诊断应依赖血清 FT_3、FT_4（升高）和 TSH（下降）。答案选择 E。

85. B ^{131}I 可通过胎盘屏障进入胎儿血液循环，也可由乳汁分泌，故妊娠和哺乳期患者应禁用此项检查。答案选择 B。

86. B 甲状旁腺激素调节钙磷代谢，PTH 可使骨质溶解，骨钙释放入血，肾小管和肠道回吸收钙的能力加强，故血钙增高；血钙升高超过肾的阈值时，尿钙增多。PTH 降低肾小管对磷的回吸收，因此尿磷增多，血磷降低。答案选择 B。

87. E 大量 PTH 作用于肾小管，使尿 cAMP 增加，但注射外源性 PTH 后尿 cAMP 不再进一步增加可知 E 错误。

88. A ^{131}I 治疗 Graves 病后，一般需观察半年后才能进行第二次 ^{131}I 治疗。答案选择 A。

89. E 他巴唑是咪唑类抗甲状腺药的一种，他的作用机制是通过抑制甲状腺过氧化物酶活性，抑制碘的活化、酪氨酸碘化、碘化酪氨酸的缩合，从而阻碍甲状腺素和三碘甲状腺原氨酸的合成，但不抑制甲状腺素的释放。复方碘溶液抑制甲状腺激素的释放。答案选 E。

90. D 甲旁亢诊断确定后，需对其进行定位诊断，可用颈部超声、放射性核素检查，或颈部和纵隔 CT 扫描等。ABCE 只能确定甲旁亢的严重程度。答案选 D。

91. A β受体拮抗剂能够抑制外周组织中 5′－脱碘酶，从而抑制 T_4 转变为 T_3。B 为复方碘溶液，D 为 ATD，E 为 ^{131}I。答案选 A。

92. C 复方碘溶液是甲状腺激素合成的原料，可以用来治疗或者预防地方甲状腺肿，也可以抑制甲状腺激素的释放，但是长期使用对身体有一定的刺激性的。所以答案选择 C。

93. B 抗甲状腺药物治疗能够抑制甲状腺素的合成，副作用有白细胞数降低、粒细胞缺乏症（监测病人的发热、咽痛等临床症状）、皮疹、肝损伤、血管炎、婴儿畸形等。最常见的并发症为白细胞数降低。答案选择 B。

94. B 这道题考查的 Graves 病的临床表现。①甲状腺毒症；②弥漫性甲状腺肿大；③突眼；④其它表现：甲状腺毒症周期性瘫痪、黏液性水肿。所以答案选择 B。

95. E 甲状腺核素扫描为热结节，证实有自主功能区域存在者，病人常有甲亢，可用 ATD 药物治疗、手术治疗、^{131}I 治疗，但不应激素替代治疗。答案选择 E。

96. C PTH 缺乏，骨吸收降低，同时因 $1,25-(OH)_2D_3$ 形成减少而肠道钙吸收减少，由于肾小管钙重吸收降低而尿钙排出增加。同时由于肾脏排磷减少，血清磷增高。尿 cAMP 降低，但注射外源性 PTH 后，尿 cAMP 立即上升。答案选择 C。

97. C 甲状腺功能减退症的临床典型病人体重增加、畏寒、乏力、手足肿胀感、嗜睡、记忆力减退、少汗、关节疼痛、体重增加、便秘、女性月经紊乱或月经过多、不孕。体格检查可有表情呆滞、反应迟钝、声音嘶哑、听力障碍、面色苍白、颜面或眼睑水肿、唇厚舌大、常有齿痕，皮肤干燥、粗糙、脱皮屑、皮肤温度低、水肿、手脚皮肤可呈姜黄色，毛发稀疏干燥，跟腱反射时间延长，脉率缓慢。少数病例出现胫前黏液性水肿，累及心脏可出现心包积液和心力衰竭。答案选择 C。

98. E ①严重低镁血症有时可引起甲状旁腺功能减退。因为镁离子为释放 PTH 所必需。缺镁时，血清 PTH 明显降低或测不出。补充镁后，血清 PTH 立即增加。②可伴有其他自身免疫性疾病如原发性甲状腺功能减退、恶性贫血、特发性肾上腺皮质萎缩所致的 Addison 病等。③甲状旁腺功能减退症是由于甲状旁腺素（PTH）分泌过少而引起的一组临床症群，症状取决于低钙血症的程度与持续时间。首先可出现指端或嘴部麻木和刺痛，手足与面部肌肉痉挛，随即出现手足搐搦，其中手足搐搦为其特征性临床表现。④PTH 缺乏，尿 cAMP 降低，但注射外源性 PTH 后，尿 cAMP 不再增加。所以答案选择 E。

99. D 甲旁减的治疗：目前主要采用维生素 D 与补充钙剂、使血清钙基本接近正常，血清磷下降，防止手足抽搐发作与异位钙化。①甲状旁腺功能减退症患者每日须补充葡萄糖酸钙 6 ~ 12g，或乳酸 4 ~ 8g，分次口服。②轻症甲旁减患者，经补充钙与限制磷的治疗后，血清钙可基本保持正常，症状控制。而较重患者则须加用维生素 D 制剂。③当手足抽搐发作时，应立即静脉注射 10% 葡萄糖酸钙 10 ~ 20ml，注射速度宜缓慢，必要时，4 ~ 6h 后重复注射，发作严重时，尚可短期辅以安定或苯英肌肉注射，以迅速空置抽搐与痉挛。④宜进高钙、低磷饮食。⑤镁离子为释放 PTH 所必需，低镁血症者，应立即补充镁。所以选择答案 D。

100. D 甲状腺功能减低所致贫血：①肠道吸收和利用铁障碍，引起铁缺乏。②机体对叶酸的吸收和利用出现障碍。③甲状腺激素有直接刺激血细胞生成作用，在 EPO 存在条件下刺激肾上腺素能神经可刺激红系造血祖细胞造血。甲减会导致 EPO 分泌减少。④引起血红蛋白合成障碍（铁缺乏 + EPO 减少）。⑤甲状腺功能减低者可致恶性贫血发生率增加，与其自身免疫功能造成胃黏膜萎缩，内因

子缺乏有关。自身免疫性溶血与甲减引起贫血无关。所以选择答案 D。

101. A TPOAb 和 TgAb 滴度显著增高，提示机体存在针对甲状腺的自身免疫反应，可能是桥本甲状腺炎（也就是慢性淋巴细胞性甲状腺炎）。所以患者甲状腺功能受损，需进行替代治疗。所以选择答案 A。

102. A MEN1 患者约 25% 发生垂体瘤，大多为催乳素瘤，可伴或不伴生长激素分泌增多。所以选择答案 A。

103. C 甲状腺髓样癌为 MEN2 中最常见并最早出现的病变，而且是决定病程进展的最重要因素。所以选择答案 C。

104. B 低 T_3 综合征也称为甲状腺功能正常的病态综合征，指非甲状腺疾病原因引起的血中 T_3 降低的综合征，主要表现在血清 TT_3、FT_3 水平减低，血清 rT_3（反三碘甲状腺原氨酸）增高，血清 T_4、TSH 水平正常。低 T_3 综合征为甲减的鉴别诊断。因甲减时血清 TT_3、FT_3 水平也减低，故 TT_3、FT_3 不是诊断低 T_3 综合征最有意义的激素测定。甲减时血清 rT_3 减低，所以选择答案 B。

105. A 席汉综合征是指由于产后大出血，尤其是伴有长时间的失血性休克，使垂体前叶组织缺氧、变性坏死，继而纤维化，最终导致垂体前叶功能减退的综合征。可引起促性腺激素、促甲状腺激素、促肾上腺激素的分泌减少，可有甲状腺激素减少、糖皮质激素减少、性激素减少的症状。所以可以有黏液性水肿面容，面容臃肿。糖皮质激素增多可导致满月脸，排除 C。贫血、慢性肾病都可能导致面容苍白无华，排除 D。ACTH 增多导致色素沉着，排除 E。所以选择答案 A。

106. C 甲状腺功能减退症的发生是由于各种原因导致的低甲状腺激素血症或甲状腺

激素抵抗而引起。其他各项为病因。所以选择答案 C。

107. A 糖尿病酮症酸中毒患者由于高血糖、高血酮和各种酸性代谢产物引起渗透性利尿，酮体从肺排出又带走大量水，从而引起严重失水，因此补液是最关键的措施。只有充分补液，才能保证微循环有效灌注，胰岛素才能充分发挥生物学效应。DKA 患者应用小剂量胰岛素治疗的主要目的是抑制脂肪分解和酮体合成，降低血糖效应，但不是最关键的措施。DKA 患者经补液和胰岛素治疗后，酮体水平降低，酸中毒可自行纠正，一般不用补碱，若血 PH < 7.1，HCO_3^- < 5mmol/L 可补碱。DKA 患者有不同程度失钾，应根据血钾和尿量适当补钾，但不是最关键措施。所以选择答案 A。

108. D 胰岛素瘤的特点：1. 低血糖导致的交感神经兴奋症状：饥饿感、出汗、心悸、手抖。2. 低血糖导致的脑功能障碍：意识模糊、行为异常、昏迷。3. 低血糖症状多于清晨、空腹、劳累后或情绪紧张时发作。4. Wipple 三联征：①阵发性发作的低血糖或昏迷、精神神经症状；②发作时血糖低于 2.78mmol/L；③口服或静脉注射葡萄糖后，症状立即消失。5. 胰高血糖素试验阳性，注射胰高血糖素可诱发胰岛素含量升高，血糖降低，甚至低于 2.5mmol/L。D 选项：在生理条件下，血糖浓度下降时，胰高血糖素分泌增加，胰岛素的分泌则受到抑制，当血糖降至 1.94mmol/L，胰岛素分泌几乎完全停止。但在胰岛素瘤病人，这种正常的生理反馈机制全部丧失，瘤细胞仍持续地分泌胰岛素，因而发生低血糖。所以选择答案 D。

109. C 磺脲类药物的主要副作用有低血糖反应；偶见肝功能受损；可有消化道症状如食欲减退、恶心呕吐、腹泻或腹痛等；可有皮肤过敏反应，如皮肤瘙痒、皮疹等。答案选择 C。

110. E 胰岛素治疗以饮食疗法为基本治疗，从小量开始以避免 Somogyi 效应，接受胰岛素治疗的糖尿病患者，血糖波动大或胰岛素用量大，有胰岛素抵抗者可合用双胍类药物。AE 选项：酮症酸中毒、高渗性昏迷说明患者血糖已极度升高，长效胰岛素（如鱼精蛋白锌胰岛素）起效慢，效果差；应选用 RI，一般倾向于一开始即给予，起效快，可静脉途径，利于抢救，但剂量宜小，并密切观测血糖及尿糖的变化，灵活使用胰岛素。答案选择 E。

111. E 丁福明是双胍类药物，以原型经肾脏直接排泄，肾功能不全患者二甲双胍与乳酸容易在体内蓄积，故增加乳酸酸中毒的风险。氯磺丙脲、格列吡嗪、格列喹酮为磺酰脲类药物，副作用主要有低血糖、消化道反应、过敏反应、骨髓抑制等。胰岛素主要副作用为低血糖等。答案选择 E。

112. C 肾性糖尿是指在血糖浓度正常或低于正常肾糖阈的情况下，由于近端肾小管重吸收葡萄糖功能减低所引起的糖尿的疾病，血糖正常或偏低，尿糖（＋），OGTT 正常，空腹血浆胰岛素正常。AD 都为糖尿病，血糖高，OGTT 异常，空腹血浆胰岛素异常。B 应激性糖尿多见于应激性高血糖，血糖升高。E 甲亢时甲状腺激素分泌增多，拮抗胰岛素，使得胰岛素分泌增多，空腹血浆胰岛素水平升高。答案选择 C。

113. B 糖尿病病史长可能会出现糖尿病肾病，延长药物的半衰期，增加低血糖危险性。AC 选项不会导致严重的低血糖。D 选项：糖尿病蜜月期是指 1 型糖尿病，尤其是少年儿童患者在发病早期并接受胰岛素充分治疗数周或数月内，某些患者进入典型的临床缓解期，在这段时间内，患者胰岛功能部分或完全恢复，尚能维持正常糖代谢，临床症状明显好转，患者使用很小量胰岛素治疗，甚至完全停用胰岛素，其血糖水平也能维持在接近正常或正常范围内。E 选项：应激会导致血糖升高。答案选择 B。

114. B 由于体内缓冲系统及肺、肾的调节作用，早期的酸碱失衡尚为代偿性，此时 pH 维持在正常范围，如不能代偿，pH 则超出其正常范围，与正常值（7.25～7.35）偏差越大，危险性越大。因此答案选择 B。

115. C 促性腺激素释放激素（GnRH）兴奋试验，亦称促黄体激素释放激素（LHRH）兴奋试验，其原理是通过 GnRH 刺激垂体分泌储备的卵泡雌激素（LH）和黄体生成素（FSH），从而评价垂体促性腺激素的储备功能。AB 选项是评价垂体的功能，而非储备功能。D 选项用于评价胰岛 β 细胞功能和机体对血糖的调节能力，常用于诊断糖尿病。E 只反映病人电解质水平。因此答案选择 C。

116. C 腺垂体多种激素分泌不足的现象大多逐渐出现，一般先出现催乳素、促性腺素、生长激素不足的症状，继而促甲状腺激素，最后促肾上腺皮质激素。①甲状腺功能：基础代谢率低于 10%，血总 T_4、游离 T_4 均降低，而总 T_3、游离 T_3 可正常或减低。②性腺功能：女性有血雌二醇水平降低，无排卵。睾酮水平测定是垂体功能低下症的敏感指标。③肾上腺功能：糖耐量试验曲线低平。24 小时尿皮质醇及其尿中代谢产物 17 - 羟类固醇、17 - 酮类固醇和尿游离皮质醇较低。血浆皮质醇浓度降低，但节律正常。④体激素水平检测血 ACTH、TSH、LH、FSH、PRL 及 GH 水平均可减低。因此答案选择 C。

117. C 促甲状腺激素瘤分泌 TSH。因此

答案选择 C。

118. C 多巴胺是泌乳素分泌最主要的抑制因子。A 选项：甲减使下丘脑产生大量的促甲状腺激素释放因子，这种因子在刺激垂体分泌促甲状腺激素的同时，也能刺激垂体泌乳素的过量分泌。B 选项：不论男女患者，如 PRL > 200μg/L，一般可除外其他高催乳素血症而确诊。对血清 PRL > 100μg/L 者应高度怀疑本病，结合影像学检查也可得到诊断。D 选项：雌激素促进垂体中分泌 PRL 的分泌细胞增生肥大，增加 PRL 合成和释放量。妊娠期雌激素是妊娠期 PRL 增高的主要原因。E 选项：过高的催乳素可抑制 FSH 及 LH 的分泌，间接抑制卵巢功能，影响排卵。因此答案选择 C。

119. D 骨质疏松症的临床表现：①疼痛：骨骼疼痛，腰背痛多见。②身长缩短、驼背。③骨折。④并发症：呼吸功能下降等。⑤肌少 - 骨质疏松症，可伴有肌肉减少、肌无力。所以答案选择 D。

120. A 中枢性尿崩症是由于各种原因导致的 ADH 合成和释放减少，造成尿液浓缩障碍，表现为多饮、多尿、大量低渗尿；肾性尿崩症是指 ADH 分泌正常。症状：尿量超过 2500ml/d 或 50ml/（kg·d），尿比重一般都低于 1.005，尿渗透压 < 血浆渗透压。患者血渗透压正常或稍高。如果为垂体瘤导致的尿崩症，则也可伴有 PRL 上升。因此答案选择 A。

121. A 正常人及精神性多饮者在禁水后，血容量下降，尿量减少，尿渗透压升高，尿比重升高，多超过 1.020；而尿崩症患者在禁水后，血容量下降，尿量不明显减少，尿渗透压不升高。其中部分性尿崩症禁水后尿比重轻度上升，可达 1.015；完全性尿崩症禁水后，尿比重多不超过 1.010，尿渗透压无明显升高；肾性尿崩症禁水后尿液不能浓缩。因此

答案选择 A。

122. D 完全性和部分性中枢性尿崩症患者在禁水试验时 A、B、C、E 均会出现，无明显差异，当注射加压素后，完全性中枢性尿崩症患者由于体内抗利尿激素极度缺乏，所以加压素效果会更好，尿渗透压增幅更大。因此答案选择 D。

123. E 抗利尿激素分泌失调综合征治疗：①病因治疗及早治疗原发病。②限制水摄入，对控制症状非常关键，对于一般轻度的 SIADH，严格限制水摄入（每日给水约 800 ~ 1000ml），即可使症状消除。③滴注高渗盐水，已有严重水中毒症状，伴有神志错乱、惊厥或昏迷时，可静脉输注 3% 氯化钠溶液，滴速为每小时 1 ~ 2ml/kg，使血清钠逐步上升，症状改善。控制血钠升高速度不超过 1 ~ 2mmol/（L·h），一般初步回 125mmol/L 左右，患者病情改善，即停止高渗盐水滴注（注意防止肺水肿和维持电解质平衡，不可应用 5% 葡萄糖溶液滴注）。补钠时滴速应慢，控制血钠升高速度不超过 1 ~ 2mmol/（L·h）使血清钠逐步上升，症状改善。④利尿剂，有严重水中毒者，注射呋塞米 20 ~ 40mg 排出水分。因此答案选择 E。

124. D 抗利尿激素不恰当分泌增加，肾远曲小管与集合管对水的重吸收增加，血液稀释，血清钠浓度与渗透压下降。同时尿钠排出增加，尿渗透压增加，故尿渗透压高于血浆渗透压答案选择 D。

125. C 抗利尿激素分泌失调综合征治疗：①病因治疗及早治疗原发病。②限制水摄入，对控制症状非常关键，对于一般轻度的 SIADH，严格限制水摄入（每日给水约 800 ~ 1000ml），即可使症状消除。③滴注高渗盐水，已有严重水中毒症状，伴有神志错乱、惊

厥或昏迷时，可静脉输注 3% 氯化钠溶液，滴速为每小时 1 ~ 2ml/kg，使血清钠逐步上升，症状改善。控制血钠升高速度不超过 1 ~ 2mmol/（L·h），一般初步上升至 125mmol/L 左右，患者病情改善，即停止高渗盐水滴注（注意防止肺水肿和维持电解质平衡，不可应用 5% 葡萄糖溶液滴注）。补钠时滴速应慢，控制血钠升高速度不超过 1 ~ 2mmol/（L·h）使血清钠逐步上升，症状改善。④利尿剂，有严重水中毒者，注射呋塞米 20 ~ 40mg 排出水分。因此答案选择 C。

二、A2 型题

126. B 患者有糖尿病病史，浮肿；高血压；尿蛋白（＋＋），颗粒管型少许。尿白蛋白排泄率（UAE）20 ~ 200μg/min，是诊断早期糖尿病肾病的重要指标；当 UAE 持续大于 200μg/min 或常规检查尿蛋白阳性（尿蛋白定量大于 0.5g/24h），即诊断为糖尿病肾病。胰岛素的副作用最主要的是低血糖反应，初期治疗可因为钠潴留而发生轻度水肿，可自行缓解；部分患者出现视力模糊，为晶状体屈光改变，常于数周内自然恢复。本例患者 10 年糖尿病，胰岛素治疗，最近 2 个月出现的症状，所以考虑不是胰岛素的副作用。肾炎有血尿；肾盂肾炎一般有发热；肾动脉硬化常有高血压症状。答案选择 B。

127. A DKA 症状：①糖尿病症状加重和胃肠道症状。代偿期，患者表现为原有糖尿病症状如多尿、口渴等症状加重，明显乏力，体重减轻；随 DKA 病情进展，逐渐出现食欲减退、恶心、呕吐，乃至不能进食进水。少数患者尤其是 1 型糖尿病患儿可有广泛性急性腹痛，伴腹肌紧张及肠鸣音减弱。②酸中毒深快呼吸，伴有烂苹果味。③脱水和（或）休克。④意识障碍。患者有糖尿病史，出现消化道症状、呼吸深快、意识障碍，符合糖尿病酮症酸

中毒，答案选择 A。

128. A　OGTT 空腹血糖 > 7.0mmol/L 或 2h 血糖 > 11.1mmol/L，为糖尿病诊断标准。答案选择 A。

129. C　垂体性侏儒症又称为矮小症，是脑垂体前叶机能减退症的其中一种，是生长激素分泌减少或不足以致影响生长，形成发育障碍。症状：①骨骼生长迟缓，身高小于同年龄、同性别正常人平均值 − 2SD（标准差）以下，身高年均生长率 < 4cm。②骨化中心发育迟缓，骨龄常较实际年龄落后 2 年以上，身高大都不超过 130cm。③性器官不发育及第二性征缺乏。④智力与年龄相称智力发育一般正常。患者生长激素基础值低，胰岛素低血糖兴奋试验各时间点值均 < 5μg/L 都提示生长激素分泌障碍，症状也符合。Laron 侏儒是一种常染色体隐性遗传生长障碍疾病，而此患者染色体正常，可排除。克汀病性侏儒又称呆小症，由于甲状腺功能低下，常有智力低下，可排除。体质性侏儒生长激素水平正常，可排除。青春期延迟通常指女性 13 岁以后仍未出现乳房发育，男性 14 岁以后仍无睾丸体积明显增大迹象（睾丸容积 < 4 ml）和/或无第二性征发育的征兆；女性超过 16 岁或青春期启动 5 年后仍无月经初潮，男性青春期启动 5 年后仍未完成第二性征的发育。答案选择 C。

130. C　肢端肥大症易见的疾病特征性表现为渐进性的骨骼生长，手足增大，皮肤增厚，颜面粗糙，是脑下垂体因增生或肿瘤而引起生长激素分泌过多引起的皮肤及骨骼异常增生性疾病，因此应检查血 GH 水平。答案选择 C。

131. C　肢端肥大症易见的疾病特征性表现为渐进性的骨骼生长，手足增大，皮肤增厚，颜面粗糙，是脑下垂体因增生或肿瘤而引

起生长激素分泌过多引起的皮肤及骨骼异常增生性疾病。其中垂体生长激素腺瘤常有糖代谢异常、视物模糊、视野缺损等并发症，所以患者应尽快做垂体影像学检查以帮助诊断。答案选择 C。

132. A　病人垂体微腺瘤，同时血 ACTH 升高（正常值 1.1 ~ 17.6pmol/L），皮质醇升高，昼夜节律消失，高度提示垂体 ACTH 瘤引起的皮质醇增多症。肥胖症皮质醇分泌增多，但存在昼夜节律。肾上腺皮质功能低下不会出现皮质醇升高。淡漠型甲状腺功能亢进症不会出现体重增加、怕冷。卵巢早衰症状同更年期，ACTH 无影响，血 FSH、LH 增多。答案选择 A。

133. D　生长激素缺乏性侏儒症：①骨骼生长迟缓，身高小于同年龄、同性别正常人平均值 − 2SD（标准差）以下，身高年均生长率 < 4cm。②骨化中心发育迟缓，骨龄常较实际年龄落后 2 年以上，身高大都不 130cm。③性器官不发育及第二性征缺乏。④智力与年龄相称智力发育一般正常。患者无慢性病史可排除 A。青春期延迟多指男孩 14 岁后睾丸未发育，可排除 B。呆小症有智力低下，可排除 C。Turner 综合征为 X 染色体异常，常有体态异常，可排除 E。答案选择 D。

134. C　尿崩症是以多尿、烦渴、多饮与低比重尿为主要表现的一种疾病。24h 尿量可多达 5 ~ 10L，尿比重常在 1.005 以下，尿渗透压常为 50 ~ 200mOsm/L。部分性中枢性尿崩症症状较轻，24h 尿量仅为 2.5 ~ 5L，如限制饮水，尿比重可超过 1.010，尿渗透压可超过血浆渗透压，可达 290 ~ 600mOsm/L。可用禁水 − 加压素试验加以鉴别：①正常人、精神性烦渴：禁水后尿量明显减少，尿比重超过 1.020，尿渗透压超过 800mOsm/L，注射加压素后尿比重、尿渗透压一般无变化。②尿崩

症：禁水后，尿比重、尿渗透压变化较小，注射加压素后尿比重恢复正常，尿渗透压上升超过 9%。③肾性尿崩症注射加压素后尿量不减少，尿比重不增加，血浆 AVP 浓度正常或升高。所以可排除 ABD。慢性肾盂肾炎多有排尿不适、腰痛等症状。答案选择 C。

135. E 药物治疗主要适用于泌乳素腺瘤，其他有分泌功能的垂体腺瘤都首选手术治疗。目前常用的手术治疗方法是内窥镜经鼻蝶窦手术和开颅手术（经额入路）。经额入路手术适用于晚期较大的垂体腺瘤且向鞍上发展；有视功能障碍者。为避免患者垂体腺瘤有残留，术后要加以放疗。答案选择 E。

136. D 氢氯噻嗪为排钾利尿剂，会导致低钾血症使病人感觉乏力，四肢行走无力。该患者有氢氯噻嗪服用史，测血钾低，符合氢氯噻嗪服用后的副作用，患者服用利尿剂效果不好，可停用利尿剂，同时补钾及螺内酯试验（检查排尿功能是否正常）。答案选择 D。

137. A 肾上腺危象治疗：①补充体液。②补充肾上腺皮质激素，立即静注氢化可的松 100mg，以后每 6 小时加入补液中静滴 100mg，第 2、3 天可减至每日 300mg，分次静滴。③积极治疗感染及其他诱因。这答案选择 A。

138. A 嗜铬细胞瘤临床表现：①心血管系统表现：常为发作性高血压，可伴有心悸、气短、胸部压抑、头痛、面色苍白、大量出汗、视力模糊等。有的患者可表现为持续性高血压、发作性低血压等。②代谢紊乱：血糖升高或糖耐量下降，胰岛素分泌下降。少数患者可出现低血钾。③其他表现：胃肠蠕动减弱，可引起便秘；胃肠小动脉痉挛，胃肠黏膜可缺血，偶有坏死穿孔等症状。患者特定条件下出现发作性的心悸头痛高血压，空腹血糖稍高，

均符合嗜铬细胞瘤。慢性肾炎高血压，肾功明显受损，尿蛋白很高，排除 B。周期性库欣综合征，为糖皮质激素分泌增多，常有满月脸等症状，排除 C。原醛症症状多为缓慢进展的良性高血压及电解质紊乱，如低血钾、碱中毒，可排除 D。不稳定性高血压，血压可受应激、姿势、情绪等影响，反复、突然或短暂的血压显著升高。而此患者只在洗碗或手受凉时有症状，可排除 E。答案选择 A。

139. A 甲亢治疗：①药物治疗：适合甲亢孕妇、儿童、甲状腺轻度肿大的患者。②放射碘：适合甲状腺中度肿大或甲亢复发的患者，放射碘对孕妇和哺乳妇女是绝对禁忌证。放射碘治疗不适合有甲状腺眼病的甲亢患者，因为治疗后眼病可能会加剧。③手术治疗：适合甲状腺 II 度肿大及以上，或高度怀疑甲状腺恶性肿瘤的，或甲状腺肿大有压迫气管引起呼吸困难者。手术前需要用药物将甲状腺功能控制在正常范围，术前还需要口服复方碘溶液做术前准备。患者甲亢，甲状腺 III 度肿大，已经出现了甲状腺显著增大的症状，患者肝、肾功能正常可以选择抗甲状腺药物控制症状后手术。答案选择 A。

140. C 甲亢患者，丙基硫氧嘧啶＋心得安治疗两个月后，患者 T_3、T_4 恢复正常，但会引起 TSH 分泌增多，促进甲状腺肿大和突眼症状。此时加用甲状腺片，可以负反馈抑制 TSH 的分泌，缓解甲状腺肿及突眼症状。答案选择 C。

141. E TRH 兴奋试验：正常人及可停药的患者注射 TRH 后 TSH 升高 8～10 倍，20～30 分钟血清 TSH 出现峰值。甲亢不能停药的患者 TSH 不受 TRH 兴奋。ABCD 在服药纠正甲功期间改变相同，无法评判是否可以停药。答案选择 E。

142. C 甲亢不是终止妊娠的适应证，妊娠早期优先选择 PTU，妊娠中期是甲状腺切除术的最佳时机。患者处于减药期，不能立即停药，所以应在早期继续 PTU 治疗，待妊娠中期行甲状腺手术。答案选择 C。

143. B 甲亢治疗：①药物治疗：适合甲亢孕妇、儿童、甲状腺 I 度肿大的患者。②放射碘：适合甲状腺中度肿大或甲亢复发的患者，放射碘对孕妇和哺乳妇女是绝对禁忌证。放射碘治疗不适合有甲状腺眼病的甲亢患者。③手术治疗：适合甲状腺 II 度肿大及以上，或高度怀疑甲状腺恶性肿瘤的，或甲状腺肿大有压迫气管引起呼吸困难者。根据患者的诊断和临床表现，可以选择抗甲状腺的药物治疗。其中丙基硫氧嘧啶起效快，可迅速控制甲亢症状，所以首选丙基硫氧嘧啶治疗。答案选择 B。

144. B 单纯性甲状腺肿除甲状腺肿大外，往往无其他症状。甲状腺常呈轻度或中度弥漫性肿大，质地较软，无压痛。患者发现颈部增粗半年，不伴其他不适，查体除甲状腺 II 度肿大外无异常，符合单纯性甲状腺肿。A 选项可闻及血管杂音，甲亢。C 选项可有甲状腺区疼痛，可有"分离现象"，甲功异常。D 选项可有甲减。E 选项可触及结节。答案选择 B。

145. C 甲亢复发的治疗：①药物治疗：适用于轻度甲亢，以及需要^{131}I 治疗或者手术治疗患者的辅助治疗、妊娠或哺乳的甲亢患者。②^{131}I：适合初诊甲亢、甲亢外科治疗术后复发或药物治疗久治不愈的患者。③手术治疗：适合于希望在短时间内（4～6 个月）怀孕者、巨大甲状腺肿性甲亢、甲亢合并甲状腺肿瘤尤其怀疑或诊断为恶性者、妊娠中期需手术的甲亢等。患者甲亢复发，甲状腺肿大伴有双侧结节，且治疗后甲状腺无缩小，适合

手术治疗。答案选择 C。

146. E 甲亢性心脏病治疗：①药物治疗。②^{131}I：首选根治性的^{131}I 治疗，防止甲亢复发时甲亢性心脏病随之发生并加重，甚至成为不可逆的病变。禁忌证：妊娠、哺乳期妇女；20 岁以下；心、肝、肾功能衰竭；甲状腺危象。③手术治疗：疑似合并甲状腺癌者；胸骨后甲状腺肿；有压迫症状者应选择手术治疗。该患者心功能尚可，甲状腺 I 度肿大，无^{131}I 治疗禁忌证，答案选择 E。

147. A 亚急性甲状腺炎实验室检查包括：白细胞以及中性粒细胞正常或者偏高，红细胞沉降率增速，血清蛋白结合碘或者血清 T_3、T_4、FT_3 与 FT_4 浓度升高，甲状腺摄取碘率降低，可见 TBAb 阳性。TSAb 阳性见于自身免疫性甲亢。答案选择 A。

148. D 甲状腺危象多发生在甲亢未治疗或控制不良患者，在感染、手术、创伤或突然停药后，出现以高热，大汗，心动过速，心律失常，严重呕泻，意识障碍等为特征的临床综合征。患者甲亢后即行甲状腺次全切手术，未做好术前准备，术后病人出现高热，心动过速，烦躁不安，大汗淋漓，腹泻，符合甲亢危象的临床表现。

149. C ^{131}I 治疗的并发症：①全身反应：常以消化道症状为主，比如厌食、恶心、呕吐，少数有皮疹、皮肤瘙痒等。②放射性甲状腺炎，可出现颈部不适、压迫感、甲状腺局部疼痛、吞咽困难等。③诱发甲状腺危象：主要发生在未控制的严重甲亢患者。④加重活动性 GO。⑤晚期并发症常见甲状腺功能低下，可见浮肿、打鼾嗜睡、便秘。所以选择 C。

150. C 患者^{131}I 治疗后出现疲倦、怕冷、嗜睡、抑郁、体重增加，血清 TSH 增高、FT_3 降低等甲减表现，符合^{131}I 治疗的并发症，甲

减。甲状腺功能减退症首选左甲状腺素治疗，并应从小剂量开始，逐渐加量。L - T$_3$制剂由于体内半衰期短，波动幅度大及其过量对骨骼、心脏的不良作用使其临床应用受到限制。所以不推荐单独应用 L - T$_3$。甲状腺粉主要用于治疗呆小症、黏液性水肿、病程长病情重的甲减患者。答案选择 C。

151. D 题目中患者病史已 4 个月，临床有甲状腺功能减退症表现，且 FT$_3$、FT$_4$ 低，宜诊断甲状腺功能减退症。亚临床期甲状腺功能减退症、低 T$_3$ 综合征无临床甲状腺功能减退症表现，亚急性甲状腺炎为自限性，且多有上呼吸道感染史，早期表现为甲亢。由此得知答案选择 D。

152. A 原发性甲状腺功能减退症可使 TRH 增加，刺激 PRL 细胞分泌 PRL，也可造成闭经等症状。需检查甲状腺功能进行鉴别。答案选择 A。

153. B 该病人考虑甲状腺功能减退症，血清 TSH 为检查甲功最敏感的指标，FT$_3$、FT$_4$可显示甲功，帮助诊断。TT$_3$、TT$_4$不敏感，早期可正常。轻度原发性甲减患者，其摄^{131}I率往往正常，因此，用摄^{131}I 率来诊断原发性甲减的敏感性远远不及血清 TSH 和甲状腺激素测定。血清 TPOAb 和 TgAb 多用于确诊桥本甲状腺炎，而非诊断甲减。答案选择 B。

154. C 亚急性甲状腺炎多发生甲状腺区疼痛，常有上呼吸道病毒感染史。根据试验结果可分为 3 期：①甲状腺毒症期：血清 T$_3$、T$_4$升高，TSH 降低，^{131}I 摄取率减低。这是本病特征性的"分离现象"。②甲减期：血清 T$_3$、T$_4$逐渐下降至正常水平以下，TSH 回升至高于正常值，^{131}I 摄取率逐渐恢复。③恢复期：血清 T$_3$、T$_4$、TSH、^{131}I 摄取率恢复至正常。患者症状符合亚甲炎，若^{131}I 摄取率和血清 T$_3$、T$_4$水

平若出现碘酶分离现象，则诊断成立。答案选 C。

155. D 亚急性甲状腺炎多发生甲状腺区疼痛，常有上呼吸道病毒感染史。可出现血清 T$_3$、T$_4$升高，TSH 降低，^{131}I 摄取率减低。这是本病特征性的"分离现象"。急性化脓性甲状腺炎多见三联征：多结节甲状腺肿、单侧的下咽炎、周围蜂窝组织炎。Graves 病碘摄取率和甲状腺激素都升高。产后甲状腺炎多是产后一年后发生的无痛性甲状腺炎。慢性淋巴细胞性甲状腺炎无触痛，T$_3$、T$_4$降低。答案选择 D。

156. E 患者双下肢非凹陷性水肿黏液性，可见于甲状腺疾病、丝虫病。患者表现提示为甲减。心肾疾病、肥胖症、更年期综合征多由于组织间液增多，导致凹陷性水肿。答案选择 E。

157. B 尿钾升高的标准为：血钾 < 3.5mmol/L，尿钾 >25mmol/24h。答案选择 B。

158. D 慢性肾上腺皮质功能不全，醛固酮分泌减少，可有低血钠、低血氯、低血压及高血钾。糖皮质激素缺乏，糖异生作用减弱，血糖降低，会出现糖耐量呈低平曲线。库欣综合征患者常出现肥胖，肾上腺皮质功能不全患者常出现消瘦。答案选择 D。

159. D 肾上腺皮质功能减退可有进行性消瘦、低血压、低血糖、皮质醇降低，该患者符合。原发性肾上腺皮质功能减退可因 ACTH 增多，导致皮肤色素沉着，最常见的病因为结核。特发性的慢性肾上腺皮质功能减退可有抗肾上腺抗体阳性，且有色素沉着。低血糖症、皮质醇正常。库欣综合征皮质醇增多。所以高度提示为继发性的肾上腺皮质功能减退。故答案选择 D。

160. A Nelson 综合征是由于在治疗库欣综合征时进行了双侧肾上腺切除术，或次全切

术后残留组织逐渐萎缩、坏死，失去功能，而在术后出现的进行性的皮肤黑色素沉着及垂体瘤。这多由于术后肾上腺皮质分泌激素过低，负反馈作用减弱，原已存在的垂体瘤进行性增大，分泌大量促肾上腺皮质激素和黑色素细胞刺激素，导致垂体瘤的形成和发展。该患者库欣综合征手术后出现皮肤黑色素沉着及垂体瘤，完全符合 Nelson 综合征。所以答案选择 A。

161. E 皮质醇增多症治疗有效的反馈是月经恢复、血压降低、向心性肥胖减轻、空腹血糖、皮质醇昼夜节律恢复正常。E 选项昼夜节律消失，高于正常值。答案选择 E。

162. B 继发性醛固酮增多症肾素水平多样，可选择血浆血管紧张素 Ⅱ 测定加以鉴别，原醛症时下降，继发性醛固酮增多症时上升。放射性碘化胆固醇肾上腺扫描主要是用于肾上腺腺瘤的定位。二者血浆醛固酮都升高，无法鉴别。所以答案选择 B。

163. D 肾素血管紧张素 – 醛固酮测定的意义：①在健康个体中，肾素、醛固酮在睡眠后可上升到基础水平的 150% ~ 300%。故必须严格遵守标本采集的时间。②醛固酮基础水平升高，而在直立位一定时间后不升高反而下降，则可以提示：醛固酮腺瘤或醛固酮分泌性癌、特发性醛固酮增多症、糖皮质激素可治疗的醛固酮增多症。③特发性醛固酮增多症患者直立位一段时间后可见醛固酮基础水平轻度升高。④在直立位一定时间后不升高或低于正常升高时可以提示存在继发性醛固酮增多症。所以答案选择 D。

164. C 腺垂体功能减退症有明确的诱因，女性患者可在围生期因前置胎盘等原因引起大出血、休克、血栓形成，使腺垂体大部分缺血坏死和纤维化，在分娩后即出现垂

体功能减退的表现，如无乳，闭经，食欲减退，怕冷等。腺垂体功能减退症可表现为性腺、甲状腺和肾上腺功能的减退。神经性厌食症有精神症状和恶病质、闭经，但无毛发脱落，可与神经性贪食交替出现。所以答案选择 C。

165. B Addison 病基础治疗：①终生使用糖皮质激素替代治疗：于一般成人，每日口服剂量开始氢化可的松 20 ~ 30mg，以后可逐渐减量，氢化可的松 15 ~ 20mg。②食盐及盐皮质激素：食盐摄入量应充分，每日至少 8 ~ 10g。③病因治疗。当应急情况下增加糖皮质激素的剂量，防止甲状腺危象发生。合并结核时可使用，可帮助抗炎、抗毒素，减轻免疫损伤。所以答案选择 B。

166. E Addison 病可缺乏醛固酮，其主要的生理作用是保钠保水、排钾排氢，如果醛固酮缺乏，可以出现血钠降低、血容量下降、高钾血症、高钙血症。所以答案选择 E。

167. E Addison 病基础治疗：①糖皮质激素替代治疗，于一般成人，每日剂量开始氢化可的松 20 ~ 30mg，以后可逐渐减量，氢化可的松 15 ~ 20mg。②食盐及盐皮质激素：食盐摄入量应充分，每日至少 8 ~ 10g。③病因治疗。所以答案选择 E。

168. C 美国 NCEF ATP Ⅲ 对代谢综合征的工作定义：血三酰甘油 ≥ 1.7mmol/L 为异常。所以答案选择 C。

169. B 血清 PTH 增高的同时伴有高钙血症是甲状旁腺功能亢进症的重要诊断依据。其他原因所致血钙增高时，PTH 分泌被抑制，血清 PTH 常降低或不能测得。所以答案选择 B。

170. A 患者应考虑妊娠合并甲亢可能，在妊娠期间，高雌激素血症可使血中甲状腺结

合球蛋白（TBG）升高，从而使 FT_3、FT_4 升高，因此如需明确甲亢的诊断，必须测定血 FT_3、FT_4 浓度。由于放射性核素对胎儿有影响，妊娠期间不宜进行甲状腺扫描及 ^{131}I 摄取率测定；TRH 兴奋试验、T_3 抑制试验不用于诊断。所以选择 A。

171. A 雌激素治疗骨质疏松的禁忌证：雌激素依赖性疾病（乳腺癌、子宫内膜癌、子宫内膜异位症）、血栓性疾病、不明原因阴道出血及活动性肝病、结缔组织病。适应证：用于围绝经期和绝经后女性，特别是有绝经相关症状、泌尿生殖道萎缩症状，以及希望预防绝经后骨质疏松症的妇女。所以答案选择 A。

172. C 二磷酸盐为抗骨吸收药物，主要是应用于骨吸收明显增强的代谢性骨病，抑制破骨细胞生成和骨吸收。骨转换率降低的时候，可选择促骨形成药物，如特立帕肽。所以选择 C。

173. B PTH 升血钙、降血磷，甲旁减 PTH 减少，可有低钙血症、高磷血症，因此常有手足搐搦、Chvostek 征与 Trousseau 征阳性。所以患者可确诊甲旁减。由于患者为鼻咽癌放疗后出现的症状，可能时放疗时损伤甲状旁腺，继发的甲旁减。特发性甲旁减多与免疫有关，可排除 A；患者血镁正常，可排除 C；假性甲旁减为靶细胞对 PTH 反应缺陷所致，为遗传病，可排除 D；癫痫发作时可无意识，且患者无癫痫病史，可排除 E。所以答案选择 B。

174. D 患者怀孕期间出现，突眼、"三多"症状数月，伴有怕热，汗多，甲状腺 I 度肿大，血 T_3 升高，根据这些临床表现可以诊断为甲亢妊娠。化验：空腹血糖16.7mmol/L≥7.0mmol/L，尿糖（＋＋＋）得知患者有

糖尿病。肾小球硬化症首发症状多见蛋白尿，多为中量以上（＋＋）的蛋白尿，患者尿蛋白（＋＋＋），符合肾小球硬化症。综上所述：糖尿病，甲亢妊娠合并肾小球硬化症。答案选择 D。

175. D 正常人基础血浆胰岛素浓度为 5～20 IU/mL，口服葡萄糖后 30～60min 上升至高峰，或为基础值的 5～10 倍，多数为50～100IU/mL，3h 后降至基础水平。1 型糖尿病时胰岛素基础值常在 0～5mU/L，葡萄糖刺激后无明显增加，呈低平曲线。2 型糖尿病时，所有空腹血糖升高都有早相分泌的降低。当空腹血糖 < 7.8mmol/L 时，其晚分泌相（2h、3h）绝对值升高（就相应的高血糖而言仍是不足）；> 7.8mmol/L 时，随空腹血糖的升高胰岛素晚分泌相逐渐下降；当空腹血糖达10～11mmol/L，胰岛素分泌绝对缺乏。题中患者空腹血糖正常，OGTT 试验 2 小时 8.7mmol/L（> 7.8mmol/L，但 < 11.1mmol/L），诊断为糖耐量减退。患者 OGTT 试验 60 分钟血糖达高峰，为 11.1mmol/L，2 小时值为 8.7mmol/L，3 小时为 4.6mmol/L。正常情况是 30～60min 上升至高峰，2 小时 < 7.8mmol/L。说明患者的胰岛素分泌高峰时间延迟。A 选项胰岛素水平过高，考虑符合胰岛素血症；B 选项符合 1 型糖尿病，患者空腹血糖正常，即空腹胰岛素水平在正常范围内，故 AB 错误。答案选择 D。

176. D 胰岛素适应证：①T1DM。②各种严重的糖尿病急性或慢性并发症。③新发病且与 T1DM 鉴别困难的消瘦糖尿病病人。④手术、妊娠和分娩。⑤新诊断的 T2DM 伴有明显高血糖（空腹血糖 > 11.1mmol/L 或 HbA1c > 9%）；或在糖尿病病程中无明显诱因出现体重下降者。⑥T2DMβ 细胞功能明显减退，≥1 种口服降糖药规范治疗 3 个月以上，HbA1c 仍

未达标。⑦某些特殊类型糖尿病。患者出现血糖升高空腹血糖 13.9mmol/L > 11.1mmol/L，符合糖尿病治疗中的胰岛素治疗。答案选择 D。

177. C　对于糖尿病的治疗，应当以饮食治疗和适当的体育锻炼为基础，在此基础上根据不同的病情酌情加用药物治疗。该患者血糖为 7.8mmol/L，血糖水平尚可以接受，体重大大超过标准体重，所以首先考虑适当运动＋饮食治疗，严密检测血糖，在饮食和运动不能使血糖控制达标时应及时应用降糖药物治疗。答案选择 C。

178. E　2 型糖尿病多发生于年龄大于 40 岁、肥胖的人群。多表现为典型的"三多一少"症状。反应性低血糖主要表现为发作性的心慌、出汗、乏力，有"不由自主"感，并多在餐后 2~4 小时发生，进食后可缓解；可以是 2 型糖尿病发病前的一种现象，进餐后胰岛素的释放慢于血糖水平的升高，因此当血液中的胰岛素浓度达到高峰时，血糖水平已开始下降，从而发生低血糖反应。根据患者肥胖、口渴多饮的症状、空腹血糖 8.3mmol/L，尿糖（＋）可确诊糖尿病。患者经常餐后 3~5 小时心悸、多汗、饥饿感，进餐后缓解，符合反应性低血糖。ABD 都表现为胰岛素分泌增多，反复性低血糖。答案选择 E。

179. A　医学营养治疗是糖尿病基础管理措施，该患者血糖为 7.9mmol/L，饭后 2 小时血糖 12.1mmol/L，血糖水平尚可以接受。患者肥胖，所以首先考虑饮食治疗、适当运动，严密检测血糖，在饮食和运动不能使血糖控制达标时应及时应用降糖药物治疗。答案选择 A。

180. D　根据患者有轻度甲减的表现可以排除 AB。实验室数据：血浆 FT_3、FT_4 均增

高，TSH 值增高。排除 CE。答案选择 D。

181. A　糖尿病诊断标准：①禁食 8 小时以上的空腹血糖值 ≥7.0mmol/L。②进行口服葡萄糖耐量实验，口服葡萄糖后 2 小时血糖 ≥11.1mmol/L。③任何时间的血糖 ≥11.1mmol/L。如果糖尿病症状不明显，经过一次血糖或空腹血糖升高是不能确定为糖尿病的，再测试一次仍升高的才能确定为糖尿病。根据患者实验室检查：空腹血糖 6.7mmol/L < 7.0，可以考虑追加葡萄糖耐量试验来诊断糖尿病。答案选择 A。

182. D　短效胰岛素皮下注射发生作用快，但持续时间短，可经静脉注射用于抢救 DKA；短效胰岛素和速效胰岛素类似物皮下注射主要控制一餐饭后高血糖。中效胰岛素主要用于提供基础胰岛素，可控制两餐饭后高血糖。排除了 Somogyi 现象和"黎明现象"的可能，则是夜间胰岛素作用不足，故应临睡前增加注射中效或长效胰岛素。答案选择 D。

183. A　Somogyi 效应，即在夜间曾有低血糖，虽因患者处于睡眠状态中未被察觉，但体内胰岛素拮抗激素分泌增加，继而发生低血糖后的反跳性高血糖。患者胰岛素治疗后，经常于夜间出现手抖、大汗、饥饿感等低血糖症状，后出现反跳性高血糖。可以考虑是胰岛素使用过量引起的，可以减少睡前中效胰岛素用量。答案选择 A。

184. E　高渗性非酮症糖尿病昏迷：①临床表现常以高血糖而无明显酮症酸中毒、血浆渗透压显著升高、失水和意识障碍为特征。②高渗性非酮症糖尿病昏迷的实验室诊断参考标准是：血糖 ≥33.3 mmol/L；有效血浆渗透压 ≥320mOsm/L；血清碳酸氢根 ≥15 mmol/L，或动脉血 pH ≥7.30；尿糖呈强阳性，而尿酮阴性或弱阳性。高渗性非酮症糖尿病昏迷主要

因为血糖显著升高，引起渗透性利尿，导致脱水等症状，所以最主要的还是血糖浓度。答案选择 E。

185. D 糖尿病为心血管危险因素，需要控制血压、血脂，对糖尿病慢性并发症进行防治。调脂首要目标为 LDL - C，一般控制目标 < 2.6mmol/L，极高危病人 < 1.8mmol/L 或较基线降低 50%。首选他汀类药物并长期坚持使用。答案选择 D。

186. C 糖尿病酮症酸中毒诊断：动脉血气 pH < 7.3，HCO_3^- < 15 mmol/L，血酮 > 3.0 mmol/L，血糖多在 16.7 ~ 33.3 mmol/L。患者有糖尿病史，感染的诱因，血糖明显升高，酮体阳性，pH 低于正常，糖尿病酮症酸中毒诊断明确。答案选择 C。

187. A 甲亢性心脏病治疗：①药物治疗。②^{131}I 治疗：首选根治性的^{131}I 治疗，防止甲亢复发时甲亢性心脏病随之发生并加重，甚至成为不可逆的病变。禁忌证：妊娠、哺乳期妇女；20 岁以下；心、肝、肾功能衰竭；甲状腺危象。③手术治疗：疑似合并甲状腺癌者；胸骨后甲状腺肿；有压迫症状者应选择手术治疗。患者甲亢性心脏病在药物治疗后效果不佳，不应再继续原治疗，应改用^{131}I 治疗。答案选择 A。

188. E 心得安的副作用主要是低血压和心动过缓，以及眩晕、神志模糊、反应迟钝。对于支气管哮喘、心源性休克、急性心力衰竭等禁用。患者幼年有哮喘病史。在治疗过程中要禁用。答案选择 E。

189. A T_3 抑制试验可使部分正常人及单纯性甲状腺肿患者发生药物性甲亢症状或使甲亢患者加剧病情。老年人或者严重心脏病患者不建议使用 T_3 抑制剂。患者疑为甲亢性心脏病，不宜使用 T_3 抑制试验。答案选择 A

190. A 手术适应证：①药物治疗效果不好，尤其是用药时间长达 2 年以上而无效的患者；②甲状腺肿大明显，特别是有结节性的或有压迫症状的；③药物治疗后又复发的甲亢；④有药物毒性反应，不能坚持用药的患者根据患者的临床表现。患者是复发性甲亢，药物治疗 6 个月，FT_3、FT_4 正常，甲状腺 Ⅱ 度肿大，TSAb 滴度仍高，且较前无明显下降，治疗效果不佳，在这情况下符合手术治疗的方案。答案选择 A。

191. C 患者最初表现为甲亢，用药仅两周又表现为甲减，需要考虑为桥本甲状腺炎。桥本甲状腺炎 TGAb、TPOAb 阳性，可做抗体测定。TSAb 阳性见于 Graves 病。答案选择 C。

192. D 患者甲状腺 Ⅰ 度肿大，TT_4 略高，甲状腺吸碘率升高。T_3 抑制试验用于对摄碘率高的患者作鉴别诊断，主要用于诊断不典型甲亢和 T_3 型甲亢。弥漫性甲状腺肿伴甲状腺机能亢进症患者，服 T_3 后 ^{131}I 摄取率不受抑制；正常人服 T_3 可抑制。答案选择 D。

193. C 胰岛素瘤胰岛素分泌过多，糖原合成增加，体重增加，血糖降低，导致机体易饥、多食。糖尿病和甲亢为易饥、多食、消瘦；Cushing 综合征和甲减为进食减少。答案选择 C。

194. C 胰岛素瘤为胰岛素合成分泌增多，相对应胰岛素原、C 肽可见升高，可与垂体瘤并存。胰岛素抗体阳性多见于 1 型糖尿病的患者或潜在的人群当中。答案选择 C。

195. B 胰岛素瘤 Whipple 三联征：①阵发性发作的低血糖或昏迷、精神神经症状，低血糖症状多见于清晨、空腹、劳累后或情绪紧张时。②发作时血糖低于 2.78mmol/L。③口服或静脉注射葡萄糖后，症状立即消失。患者无明显诱因出现空腹和运动后低血糖症，符合胰岛素瘤症状。胰岛素自身免疫综合征也有此症状，但是此病非常少见，可检测胰岛素自身抗体，阳性则可能是此病。功能性低血糖症可有诱因，如情绪激动、药物等。Addison 病常有局部色素沉着，导致的低血糖常在空腹时出现，或餐后 1～2 小时发生。糖原贮积症为遗传病，而患者既往体健，可排除。答案选择 B。

196. D　低容量性高钠血症，根据病史及临床表现一般可作出诊断（有缺水病史和口渴、皮肤弹性差、眼窝凹陷等表现）。实验室检查：①尿比重高；②血清钠升高多在 150mmol/L 以上；③红细胞计数、血红蛋白、血细胞比容轻度增高。患者皮肤黏膜干燥，眼球凹陷，口渴，尿少，低血压，脉搏快，HCT、血钠均升高，失水大于失钠，故低容量性高钠血症诊断明确。答案选择 D

197. D　HDL 升高有利于促进外周组织移除胆固醇，从而防止动脉粥样硬化。所以答案选择 D。

198. A　高脂血症分型：1. Ⅰ型高脂蛋白血症：主要是血浆中 CM 浓度增加所致。将血浆至于 4℃ 冰箱中过夜，见血浆外观顶层呈"奶油样"，下层澄清。测定血脂主要为甘油三酯升高，胆固醇水平正常或轻度增加，此型在临床上较为罕见。2. Ⅱ型高脂蛋白血症：①Ⅱa 型高脂蛋白血症：血浆中 LDL 水平单纯性增加。血浆外观澄清或轻微混浊。测定血脂只有单纯性胆固醇水平升高，而甘油三酯水平则正常，此型临床常见；②Ⅱb 型高脂蛋白血症：血浆中 VLDL 和 LDL 水平增加。血浆外观澄清或轻微混浊。测定血脂见胆固醇和甘油三酯均增加。此型临床相当常见。3. Ⅲ型高脂蛋白血症：又称为异常 β-脂蛋白血症，主要是血浆中乳糜微粒残粒和 VLDL 残粒水平增加，其血浆外观混浊，常可见一模糊的"奶

油样"顶层。血浆中胆固醇和甘油三酯浓度均明显增加，且两者升高的程度大致相当。此型在临床上很少见。4. Ⅳ型高脂蛋白血症：血浆 VLDL 增加，血浆外观可以澄清也可以混浊，一般无"奶油样"顶层，血浆甘油三酯明显升高，胆固醇水平可正常或偏高。5. Ⅴ型高脂蛋白血症：血浆中乳糜微粒和 VLDL 水平均升高，血浆外观有"奶油样"顶层，下层混浊，血浆甘油三酯和胆固醇均升高，以甘油三酯升高为主。所以答案选择 A。

199. B　临床上供选用的调脂药物可分为 5 类：他汀类、贝特类、烟酸类、树脂类、胆固醇吸收抑制剂。HMGCoA 还原酶抑制药（他汀类）加贝特类或加烟酸的联合用药，可增强毒性不良反应和可能出现严重的毒性反应如横纹肌溶解症。所以答案选 B。

200. B　根据患者的疾病史，以及实验室检测血胆固醇 >6.2mmol/L 为升高；血三酰甘油 1.5mmol/L，属于正常值；LDL-C 3.5mmol/L，属于（3.4，4.1）mmol/L 边缘水平。所以患者只有血胆固醇增多，可以诊断为高胆固醇血症。所以答案选 B。

201. C　临床上供选用的调脂药物可分为 5 类：他汀类、贝特类、烟酸类、树脂类、胆固醇吸收抑制剂。烟酸类作用机制不明，糖尿病患者一般不宜用烟酸。所以答案选 C。

202. B　使用降糖药物血糖控制仍不佳，出现肾功能不全，应注射胰岛素控制血糖。所以答案选 B。

203. E　病人 OGTT2h，7.8mmol/L <血糖<11.1mmol/L，符合糖耐量减低诊断。糖耐量异常是由于体内胰岛素的相对或绝对不足，存在胰岛素抵抗而导致。该患者空腹胰岛素 40mU/L >20 mU/L，血胰岛素增多，可推测为存在胰岛素抵抗。所以答案选 E。

204. B　GHbAlc 即糖化血红蛋白的主要成分。测定一次血糖只能反应取瞬间的血糖水平，而糖化血红蛋白是血红蛋白在红细胞整个生命周期缓慢的、持续的于葡糖结合的产物，可以反应采血前 1 ~ 2 月的平均血糖水平。患者患有糖尿病史 1 年，坚持药物治疗。为了解近 2 ~ 3 月的血糖总水平，可以做 GH-bAlc 的检查。

205. A　骨质疏松症的症状：①疼痛，可有腰背痛或周身酸痛，负荷增加时加重。②脊柱变形，可有身高缩短和驼背。③骨折。结合患者的症状和绝经 30 年，该患者可能为绝经后骨质疏松症。骨质疏松症诊断有赖于 X 线片及骨密度。所以答案选 A。

206. A　T 值 < − 2.5，同时伴有一处或多处骨折，表示严重骨质疏松症。骨质疏松骨折治疗：复位、固定、功能锻炼和抗骨质疏松治疗是基本原则。应给予补充钙剂及维生素 D_3 作为基础治疗药物，并加以抗骨质疏松药物治疗。骨折病人首先要制动处理，骨折恢复后进行合理运动。不推荐将手术作为椎体骨折的一线治疗，相邻锥体有骨折的潜在风险。糖皮质激素使用容易导致和加重骨质疏松。非甾体消炎药有消除无菌性炎症，同时也有退热止痛的作用，可使用。答案选择 A。

207. A　甲状旁腺激素调节钙磷代谢，高血钙、低血磷、高尿钙、高尿磷者为原发性甲状旁腺功能亢进；低血钙、低尿钙、高血磷者为继发性甲状旁腺功能亢进；长期继发性亢进的基础上甲状旁腺又发生了瘤性变，出现高血钙，称之为三发性甲状旁腺功能亢进，所以可以选择血钙、血磷进行鉴别筛查。其余选项在各类型甲旁亢中无明显区别。答案选择 A。

208. D　患者血钙、PTH 升高，且甲状旁腺增大，推测可能是甲旁亢。甲旁亢患者的治疗唯一有确切效果的措施是外科手术。如四个腺体均增大提示为增生，则应切除三个腺体，第四个切除 50%。答案选择 D。

209. B　根据患者的病史以及病人血钙、血 PTH 同时升高，应考虑原发性甲状旁腺功能亢进症。甲旁亢症状多为高血钙症状：神经肌肉激动性降低和胃肠道蠕动迟缓，产生神经肌肉和精神神经表现，如易疲劳、肌力和肌张力降低、性格改变、食欲不振、恶心呕吐、便秘等。当血钙升高超过肾的阈值时，尿钙排出增多。磷酸钙和草酸钙盐容易沉积而形成泌尿系结石及肾钙化。患者症状也符合甲旁亢。由于患者没有明显诱发原因，所以最可能是原发性甲旁亢。答案选择 B。

210. C　临床表现手足搐搦反复发作史。血钙降低、血磷增高，滴注外源性 PTH 后尿磷与尿 cAMP 显著增加，可以肯定诊断。答案选择 C。

211. D　Graves 病行放射碘治疗后易发生甲减，考来烯胺可干扰甲状腺素和叶酸的吸收。答案选择 D。

212. B　甲状旁腺功能减退症是由于甲状旁腺素（PTH）分泌过少而引起的一组临床症群，表现为神经肌肉兴奋性增高、低钙血症、高磷血症与血清 PTH 减少或不能测得。肾小管重吸收降低而尿钙排出增加，肾脏排磷减少，尿 cAMP 降低。可确定选择 B。

213. E　低钙血症的临床表现首先可出现指端或嘴部麻木和刺痛，手足与面部肌肉痉挛，随即出现手足搐搦，典型表现为双侧拇指强烈内收，掌指关节屈曲，指骨肩关节伸张、腕、肘关节屈曲，形成鹰爪状，并喉鸣音；神经肌肉兴奋性增高主要表现为 Chvostek 征与 Trousseau 征阳性，完全符合患者的症状。患者有上呼吸道感染、发热，怀疑是特发性甲状旁腺功能减退症。可确定选择 E。

214. D 甲状旁腺功能减退的实验室检查：血磷升高、尿磷降低、尿钙降低、血清碱性磷酸酶降低、尿 cAMP 降低。答案选择 D。

215. A 单纯性甲状腺肿无明显甲状腺肿大者一般不需要治疗，但需定期检测甲状腺功能。T_3 抑制试验主要用于鉴别甲状腺肿大是由甲亢抑或单纯性甲状腺肿所致。患者无甲亢指征，无需做此项检查。可做摄碘率检查、甲状腺扫描、针刺细胞学检查来确定结节的性质，鉴别是甲状腺癌还是甲状腺腺瘤。甲状腺自身抗体测定可用于鉴别是桥本甲状腺炎还是单纯甲状腺肿。答案选择 A。

216. E 患者甲状腺Ⅱ度肿大，可触及结节随吞咽运动，提示为甲状腺的结节。结节无痛，可排除 C。未闻血管杂音可排除甲亢 A。甲状腺功能正常可排除 D。甲状腺癌结节边界不清、形状不规则、运动度小，可排除 B。答案选择 E。

217. B 希汉综合征，是产妇在产后因大出血休克等原因引起的脑垂体缺血坏死，导致卵巢功能减退，子宫萎缩伴有闭经、头发脱落、性欲降低、全身疲劳乏力等衰弱的综合征。患者分娩时大出血，后表现为多个内分泌靶腺功能低下，应考虑垂体缺血坏死引起全腺垂体功能低下，即希汉综合征。答案选择 B。

218. D 患者空腹血糖、OGTT、尿糖均正常，基本可排除糖尿病。存在多饮多尿，则应考虑尿崩症，行禁水 – 加压试验可帮助确诊及鉴别诊断。其余选项只有提示意义，不能确诊。答案选择 D。

219. E 尿崩症时由于抗利尿激素缺乏，大量水分丢失，致尿比重下降。原发性醛固酮

增多症时由于慢性失钾致肾小管上皮细胞变性，浓缩功能减退，出现多尿、夜尿频、口渴、多饮等症状，亦有低比重尿。慢性肾炎、慢性肾炎、肾功能不全患者因浓缩功能减退，尿比重多偏低，但一般没有明显口渴、多饮症状。故选 E。

三、A3/A4 型题

220. C 题目中患者妊娠 5 个月，消瘦、多饮，既往无糖尿病史。空腹血糖 14.8mmol/L，尿糖阳性。可以推断为妊娠期糖尿病。答案选择 C。

221. B 病人给予普通胰岛素治疗，10U 皮下注射后，突然心悸、多汗、头晕、无力等迷走神经兴奋症状，此时应考虑胰岛素注射过多，导致的低血糖症状。答案选择 B。

222. C 在用降糖药的时候很容易出现低血糖的症状，这个时候需要立即补充葡萄糖。答案选择 C。

223. A somogyi 现象（低血糖后高血糖）：应用胰岛素治疗的严重糖尿病病人，容易在午夜发生中度低血糖，而后对抗胰岛素激素增加，使血糖上升。"黎明现象"是指糖尿病患者在夜间血糖控制尚可且平稳，即无低血糖的情况下，于黎明时分（清晨 3~9 时）由各种激素间不平衡分泌所引起的一种清晨高血糖状态。临睡前加餐；患者年龄增大，胰岛素分泌不足都会导致空腹出现血糖升高，尿糖阳性，而不影响白天的血糖。日间肝糖原输出增加只会使白天尿糖阳性。答案选择 A。

224. D Somogyi 现象，表现为低血糖后高血糖，夜间监测血糖即可鉴别，半夜 10 点后每 2h 查血糖 1 次，直到第 2 天早晨 8 点。答案选择 D。

225. A 短效胰岛素皮下注射发生作用

快，但持续时间短，可经静脉注射用于抢救DKA；短效胰岛素和速效胰岛素类似物皮下注射主要控制一餐饭后高血糖。中效胰岛素主要用于提供基础胰岛素，可控制两餐饭后高血糖。排除了Somogyi现象和"黎明现象"的可能，则是夜间胰岛素作用不足，故应临睡前增加注射中效或长效胰岛素。答案选择A。

226. B DKA症状：①糖尿病症状加重和胃肠道症状。代偿期，患者表现为原有糖尿病症状如多尿、口渴等症状加重，明显乏力，体重减轻；随DKA病情进展，逐渐出现食欲减退、恶心、呕吐，乃至不能进食进水。②酸中毒深快呼吸，伴有烂苹果味。③脱水和（或）休克。④意识障碍。题目中患者1型糖尿病5年的病史，长期皮下注射胰岛素，停用胰岛素后出现中度失水征、休克，呼吸深大，有烂苹果味，意识障碍的临床表现，可诊断为糖尿病酮症酸中毒。答案选择B。

227. E DKA应常规测定血电解质、血糖，进行血气分析，急查血糖、尿酮了解是否阳性。血培养对本病诊断价值不大，对感染性疾病有意义。答案选择E。

228. E DKA治疗：①补液：糖尿病酮症酸中毒患者严重失水，因此补液是最关键的措施。只有充分补液，才能保证微循环有效灌注，胰岛素才能充分发挥生物学效应。②小剂量胰岛素：主要目的是抑制脂肪分解和酮体合成，降低血糖效应。③补碱：DKA患者经补液和胰岛素治疗后，酮体水平降低，酸中毒可自行纠正，一般不用补碱，若血 PH < 7.1，$HCO_3^- < 5mmol/L$ 可补碱。④补钾：DKA患者有不同程度失钾，应根据血钾和尿量适当补钾。最重要的还是补液和小剂量胰岛素治疗。答案选择E。

229. C 患者身材肥胖，其母有糖尿病，

他极有可能遗传糖尿病。此时患者无"三多一少"症状，最可能有糖耐量受损症状，最有可能出现异常的是糖耐量试验OGTT。答案为C。

230. B 2型糖尿病多发生于年龄大于40岁、肥胖的人群，起病缓。根据题目中患者有糖尿病家族史，出现2型糖尿病的几率最大。1型糖尿病多为发生于青少年，起病急，症状明显且严重，易并发DKA和肾病。答案B。

231. D 对于糖尿病的治疗，应当以饮食治疗和适当的体育锻炼为基础，在此基础上根据不同的病情酌情加用药物治疗。该患者体重大大超过标准体重，所以首先考虑适当运动+饮食治疗，严密检测血糖，在饮食和运动不能使血糖控制达标时应及时应用降糖药物治疗。答案为D。

232. B 嗜铬细胞瘤临床表现：①心血管系统表现：发作性高血压，可伴有心悸、气短、胸部压抑、头痛、面色苍白、大量出汗、视力模糊等。有的患者可表现为持续性高血压、发作性低血压等。②代谢紊乱：血糖升高或糖耐量下降，胰岛素分泌下降。少数患者可出现低血钾。③其他表现：胃肠蠕动减弱，可引起便秘；胃肠小动脉痉挛，胃肠黏膜可缺血，偶有坏死穿孔等症状。题目中患者反复发作性头痛、心悸、恶心3年，血压升高，平时血压正常。可以推断为嗜铬细胞瘤。答案为B。

233. D 胰高血糖素试验：胰高血糖素可兴奋肾上腺髓质嗜铬细胞瘤释放儿茶酚胺，引起高血压，而对正常人及原发性高血压病人无此反应。酚妥拉明试验主要用于判断高血压症状是否是嗜铬细胞瘤等疾病引起的，需要患者血压稳定并 ≥170/110mmHg 时进行，所以该患者住院期间不合适。胰岛素低血糖试验是确

诊生长激素缺乏的经典检查方法，而非儿茶酚胺类。地塞米松试验用于评估皮质醇水平，主要用于确诊库欣综合征。螺内酯试验主要用于检查排尿功能是否正常的辅助检查方法，主要用于诊断醛固酮增多症。患者住院期间血压一直维持在比较正常的血压水平，因此可选用胰高血糖素实验检测进行诊断。答案为 D。

234. A 嗜铬细胞瘤注射胰高血糖素过程中，患者可能血压过高，出现症状时可静推酚妥拉明注射液 1 ~ 5mg 以阻滞儿茶酚胺的 α - 受体效应达到降压目的，并停止试验。答案为 A。

235. D 原醛症症状多为缓慢进展的良性高血压及电解质紊乱，如低血钾、碱中毒，可出现肢端麻木，手足搐搦。醛固酮水平明显增多，引起血钠水平增高，并会对下丘脑中枢造成刺激，从而出现多饮和烦渴的现象，继而就会出现尿量增多的症状。患者高血压 3 年，伴口干、多尿，夜尿增多，血钾低，时常出现四肢麻木和手足搐搦，由临床表现和实验室检查可以诊断为原发性醛固酮增多症。所以答案选择 D。

236. C 当细胞内钾丢失后，钠氢离子增加，细胞内 PH 下降，细胞外液氢离子减少，PH 上升呈碱血症。碱中毒时细胞外液游离钙减少，同时醛固酮促进尿镁排出，故可出现四肢麻木和手足搐搦。所以答案选择 C。

237. C 面部和躯干脂肪堆积是 Cushing 综合征诊断的特征性表现，所以水牛背是重要线索。所以答案选择 C。

238. B 对库欣综合征的定性诊断检查最重要的是血浆皮质醇水平和昼夜节律测定。库欣综合征患者血浆皮质醇水平增高且昼夜节律消失。所以答案选择 B。

239. E 患者有乏力、纳差、便秘症状，血清 TSH 高，双下肢黏液性水肿，甲状腺 II 度肿大，可以考虑是甲状腺功能减退症。心肾疾病、肥胖症、更年期综合征多由于组织间液增多，导致凹陷性水肿。所以答案选择 E。

240. C 桥本病易导致甲减。结节性甲状腺肿一般不会导致甲减，变为高功能腺瘤时，会导致甲亢，可排除。慢性肾小球肾炎导致凹陷性水肿，可排除。特发性水肿的特点主要是水肿的发生与体位有密切关系，可排除。神经官能症无 TSH 改变，可排除。所以答案选择 C。

241. E 甲状腺功能亢进性心脏病是指在甲状腺功能亢进时，甲状腺素对心脏的直接或间接作用所致的心脏扩大、心房纤颤、心肌梗死、心力衰竭、病态窦房结综合征和心肌病等一系列心血管症状和体征的一种内分泌代谢紊乱性心脏病。患者中年，甲状腺可触及，可闻及血管杂音，且伴有高代谢症状，考虑甲亢。同时患者出现心率加快，房颤，综合考虑患者诊断为甲亢性心脏病。答案选择 E。

242. D 甲亢性心脏病首选的治疗方案：先辅以药物治疗，病情有所控制后行放射性碘治疗。放射性碘治疗适应证：对甲亢性心脏病，尤其是伴有器质性心脏病的甲亢；对老年病人，当抗甲状腺药物治疗不佳时；对曾行甲状腺切除术，而甲亢复发的病人。手术治疗适应证：疑合并甲状腺癌者；胸骨后甲状腺肿有压迫症状者。手术前病人应先服用抗甲状腺药物，以改善临床症状。施行手术前还可根据需要给予碘/碘化钾（复方碘溶液）或普萘洛尔等药物。答案选择 D。

243. A 患者高代谢症状 4 月余。查体：甲状腺 II 度肿大，右上极可闻及血管杂音。高度怀疑为甲亢。为明确诊断还需要 FT_3、FT_4、

TSH 测定。甲状腺摄碘率可帮助诊断甲亢，但不是确诊的检查。TRH 兴奋试验帮助鉴别、定位甲状腺功能减退的原因。T_3 抑制试验主要是用于诊断不典型的甲亢或者 T_3 型的甲亢。答案选择 A。

244. C 甲亢患者肌张力增高，神经细胞的敏感性增强，可以出现手颤、舌颤。可出现水冲脉，因为甲亢病人可能有较大的脉压差。可引起月经的紊乱，主要表现为月经周期改变，最初可以有经量的减少，最终有可能发展为闭经。会导致突眼，主要是由于过多的甲状腺激素，刺激了控制眼部肌肉的神经纤维，导致眼部肌肉失衡，会让眼球外凸。所以最不可能出现的症状月经过多。答案选择 C。

245. C GD 的治疗方法包括抗甲状腺药物、手术、放射性碘治疗。手术指征：甲亢手术指征：①继发性甲亢或高功能腺瘤的患者；②中度以上的原发性甲亢患者；③腺体较大，伴有压迫症状，或胸骨后甲状腺肿等类型的甲亢患者；④抗甲状腺药物或 ^{131}I 治疗后复发的患者或坚持长期用药有困难的患者；⑤妊娠早、中期的甲亢，患者不符合指征，排除 A。年龄低于 20 岁为 ^{131}I 治疗的禁忌证，可排除 B。DE 为术前准备，而非治疗甲亢的药物。答案选择 C。

246. A 患者，甲状腺右侧可扪及一个结节，无触痛。亚急性甲状腺炎甲状腺区疼痛，可排除 E。实验室检查：FT_3 升高，FT_4 升高，甲状腺 ^{131}I 摄取率升高，提示甲亢，可排除 BCD。所以这个甲状腺结节最可能是自主功能性结节，诊断为结节性毒性甲状腺肿。答案选择 A。

247. A 为明确结节的性质，首先应做甲状腺放射性核素扫描，如果显示是热结节，大多是良性结节；如果显示是冷结节，尤其是单个冷结节，则有一定可能是恶性结节。甲状腺细针穿刺是判定结节良恶性最可靠的检查方法，由于是有创检查，不作为首选。答案选择 A。

248. C 甲亢手术指征：①继发性甲亢或高功能腺瘤的患者；②中度以上的原发性甲亢患者；③腺体较大，伴有压迫症状，或胸骨后甲状腺肿等类型的甲亢患者；④抗甲状腺药物或 ^{131}I 治疗后复发的患者或坚持长期用药有困难的患者；⑤妊娠早、中期的甲亢。患者有高功能腺瘤，符合手术指征，应手术切除。答案选择 C。

249. A 根据患者有怕热、心悸、多食、善饥的表现，可以考虑甲亢，为了明确诊断可以做 FT_3、FT_4 测定。甲状腺摄碘率可帮助诊断甲亢，但不是确诊的检查。TRH 兴奋试验帮助鉴别、定位甲状腺功能减退的原因。T_3 抑制试验主要是用于诊断不典型的甲亢或者 T_3 型的甲亢。TRAb 用于鉴别是否为 Graves 病。答案选择 A。

250. A 妊娠期甲亢治疗，首选抗甲状腺药物治疗，妊娠早期（1~3 个月）首选丙基硫氧嘧啶，妊娠中期及晚期（3 个月以后）可以选用丙基硫氧嘧啶或甲巯咪唑。如用药物不能控制住病情，或用药后出现严重不良反应，那么可在妊娠 4~6 个月期间行手术治疗。答案选 A。

251. C 普通甲亢术前准备目标：心率 < 90 次/分，BMR < 20%；妊娠期甲亢：先用 PTU 控制病情至症状控制，心率 < 80 次/分，FT_3、FT_4 正常，于妊娠 4~6 个月手术。答案选择 C。

252. A 库欣综合征主要表现为满月脸、多血质外貌、向心性肥胖、痤疮、紫纹、高血压、继发性糖尿病和骨质疏松等。患者肥胖，血压升高，两下腹壁及大腿内侧有纵行红色，考虑是库欣综合征，为了确诊首先考虑 24 小时尿游离皮质醇，对库欣综合征的诊断有较大的价值，诊断符合率约为 98%。答案选择 A。

253. B　小剂量地塞米松试验可鉴别单纯性肥胖和库欣综合征，单纯性肥胖能抑制，库欣综合征不能抑制。大剂量地塞米松试验和美替拉酮试验可进行病因诊断，鉴别库欣病和非垂体性库欣综合征。血浆皮质醇测定二者几乎相同，都升高。血浆皮质醇节律测定，肥胖症有节律，库欣综合征没有，但不能作为诊断，有提示作用。答案选择 B。

254. C　库欣综合征主要表现为满月脸、多血质外貌、向心性肥胖、痤疮、紫纹、高血压、继发性糖尿病和骨质疏松等。患者肥胖，月经量明显减少，腹部可见淡红色条纹，高血压，尿糖阳性，可考虑为库欣综合征。库欣综合征皮质醇分泌增多且昼夜节律消失，所以可以做血浆皮质醇节律。答案选择 C。

255. C　患者血皮质醇增高，为了鉴别单纯性肥胖和皮质醇增多症，应进行小剂量地塞米松抑制试验，单纯性肥胖能抑制，库欣综合征不能抑制。大剂量地塞米松试验可进行病因诊断，鉴别库欣病和非垂体性库欣综合征。血浆皮质醇、尿游离皮质醇测定二者都升高。尿常规不能对二者进行鉴别。答案选择 C。

256. C　盐皮质激素过多综合征为遗传性低肾素性高血压的一种。常见于儿童时期发病，症状为高血压伴低血钾；伴代谢性碱中毒、多尿；用一般降压治疗效果不佳等。同时会伴有患者低出生体重、生长发育不良。患者 17 岁，子宫缺如，为先天缺陷，血钾低，血压高。符合盐皮质激素过多综合征的诊断标

准。答案选择 C。

257. C　盐皮质激素过多综合征为羟化酶的基因缺失引起，导致孕酮、雄激素羟化严重受损，血 17 - 羟孕酮、雌激素降低。同时羟化酶缺陷也会引起皮质酮无法羟化，导致皮质酮升高，皮质醇减少，负反馈作用减弱，ACTH 分泌增多。答案选择 C。

258. E　患者以短效及中效胰岛素控制血糖，空腹血糖高，三餐后 2 小时血糖尚可。为了解空腹高血糖的原因，究竟是黎明现象，还是 Somogyi 效应，可以监测凌晨 3～4 时血糖。答案选 E。

259. E　该患者三餐后血糖控制良好，饭前的胰岛素不用调整，不用加优降糖、拜糖平。最主要的症状为夜间高血糖，所以最应该采取的治疗措施是调整睡前中效胰岛素。答案选 E。

260. D　糖尿病酮症酸中毒（DKA）指糖尿病患者在各种诱因的作用下，胰岛素明显不足，生糖激素不适当升高，造成的高血糖、高血酮、酮尿、脱水、电解质紊乱、代谢性酸中毒等病理改变的征候群。患者有三多一少的临床表现，由于腹痛、呕吐 1 天，出现休克血压，心动过速，呼吸深大，有烂苹果味，考虑是酮症酸中毒。最可能异常的是血糖。答案选择 D。

261. A　糖尿病酮症酸中毒的患者会出现严重的脱水，同时伴有严重电解质丢失，钠离子丢失多于水丢失，导致低渗性脱水，血钠浓度减低；细胞外液高血糖可引起细胞外高渗状态，从而引起细胞内的水向细胞外转运，引起稀释性低钠血症，都会导致低血钠。代谢性酸中毒时，二氧化碳结合力会下降。答案选择 A。

262. A　对疾病诊断最有意义的检查是尿

糖、尿酮二者阳性就可确诊糖尿病酮症酸中毒。答案选择 A。

263. A 糖尿病神经病变是糖尿病最常见的慢性并发症之一，病变可累及中枢神经及周围神经，周围神经尤为常见，其中远端感觉神经病变是最常见的病变。最常见表现为远端对称性感觉运动性多发神经病变，症状从肢体远端开始，逐步向近端发展，呈手套袜子样分布范围，一般从下肢开始，疼痛和感觉异常是主要症状，疼痛多在夜间和受凉等情况下加重。以感觉障碍为主，伴有程度不同的自主神经症状，而运动障碍相对较轻。患者 2 型糖尿病病史 12 年，双下肢袜套感 3 年，伴间断针刺样疼痛，夜间及寒冷季节加重符合糖尿病神经病变症状。所以答案选择 A。

264. B 糖尿病神经病变是糖尿病慢性微血管并发症之一，最常累及自主神经。自主神经病变引起的感觉异常、足不出汗，更易促进溃疡发生，足部溃疡的继发感染与动脉血栓形成可造成坏死和坏疽，导致最终截肢，是截肢、致残的主要原因。在临床症状出现前，电生理检查就可发现异常，可发现亚临床神经损害；检查可发现早期腱反射减弱或消失。所以答案选择 B。

四、案例分析题

265. ABE 良性突眼无明显眼睛不适感，轻度突眼，通常不会引起失明。恶性突眼又称分泌性突眼，可出现眼球活动受限复视和斜视，由于重度突眼，眼闭合不良，球结膜，角膜常暴露，易引起角膜炎和溃烂，如治不及时，病情发展到造成角膜混浊或穿孔以至失明，常见患者主述常有眼球突出易流泪、怕光、眼内异物。因此答案选 ABE。

266. E 甲状腺激素（TH）可促使胃肠蠕动增快，消化吸收不良而排导致便次数增

多。因此答案选 E。

267. EF 患者在就诊时虽有中枢神经系统症状，但相关体征并不支持中枢神经系统的疾病；患者有明确的甲亢病史，在有明确的应激状态下，出现典型的甲状腺危象表现。因此答案选 EF。

268. ABCDE 甲状腺危象治疗：①ATD，首选 PTU，首剂 600mg，口服或由胃灌入。②碘，服用抗甲状腺药 1～2 小时后，用碘/碘化钾，阻止 TH 释放。③普萘洛尔，降低周围组织对 TH 反应。④糖皮质激素，首选氢化可的松。⑤抗感染、监护各重要器官功能和防治各种并发症。⑥支持和对症治疗：吸氧；地西泮镇静；物理降温；纠正水电解质紊乱。因此选择 ABCDE。

269. ABCEF 妊娠可以加重甲亢的病情，应在病情控制平稳/治愈后考虑妊娠，同时要注意观察。因此答案选 ABCEF。

270. ABF D 禁用阿司匹林，因为其可与 TBG 结合释放游离甲状腺激素。C 左甲状腺素钠是治疗甲减用药。E 破坏甲状腺组织，可一过性使甲状腺素大量释放，加重甲状腺危象。G 患者低血压，不宜使用利尿剂。因此答案选 ABF。

271. C 心源性哮喘不宜使用 β 受体拮抗剂，会抑制心肌收缩力、减少心脏输出量，加重心衰症状。其余选项的药物均可用于甲状腺危象，紧急缓解患者症状，但不影响心脏。因此答案选 C。

272. FG 甲状腺危象诱因：①外科性因素：在甲亢没有控制住的情况下进行手术；在患有甲亢的同时身体又出现了其他状况。如各种创伤（烧伤、车祸等）、急性感染（肺炎、胃肠炎、泌尿系感染等）、重要器官的损伤（心肌梗死、急性肝炎、肾功能衰竭等）。

②内科性因素：感染；应激状态，如精神紧张、过度劳累、心力衰竭、心绞痛、饥饿、药物反应、分娩等；自行停用抗甲状腺药物，过度按压甲状腺等。锂剂是甲减诱因。甲状腺结节往往继发甲亢。甲状腺危象常见的诱因不包括FG选项。因此答案选FG。

273. D 皮质醇增多症主要表现为满月脸、多血质外貌、向心性肥胖、痤疮、紫纹、高血压、继发性糖尿病和骨质疏松等。患者肥胖，闭经，向心性肥胖，有痤疮、紫纹，血压高、血糖高、皮质醇增多，最可能诊断为皮质醇增多症。因此答案选D。

274. ACD 皮质醇增多症主要表现为满月脸、多血质外貌、向心性肥胖、痤疮、紫纹、高血压、继发性糖尿病和骨质疏松等。B、E、F为甲减表现；G为皮质功能减退，ACTH增多表现。因此答案选ACD。

275. ADE 皮质醇增多的下腹部、臀部、大腿内侧紫纹的形成与蛋白质代谢紊乱、皮肤弹力纤维断裂和肥胖、皮肤薄等因素有关。大量糖皮质激素会导致蛋白质分解加速、合成减少，导致皮下组织减少和皮肤薄，皮下的毛细血管清晰可见，皮肤弹性纤维断裂，同时形成宽大、梭形的紫色裂纹。答案选ADE。

276. D 经检查，患者为垂体腺瘤。药物治疗主要适用于泌乳素腺瘤，其他有分泌功能的垂体腺瘤都首选手术治疗。目前常用的手术治疗方法是内窥镜经鼻蝶窦手术和开颅手术。开颅手术适用于晚期较大的垂体腺瘤且向鞍上发展；有视功能障碍者。无特殊情况，选择经蝶窦切除。因此手术方式选择经蝶窦切除垂体微腺瘤。因此答案选D。

277. ABDEIJ 根据提问要求围绕糖尿病、肺部感染及高渗性昏迷来选择最必要的几种检查，因此备选答案的A、B、D、E、I、J六

项是正确的；C、G两项备选答案是不必进行的；F项是不必急诊进行的。对于一位昏迷来急诊的患者，虽然有昏迷，但无神经定位体征，做头颅CT的指征不强，因此H项也应为错误答案。因此答案选ABDEIJ。

278. CD 患者血糖 > 33.3mmol/L、血钠 > 145mmol/L、血浆渗透压 > 350mmol/L，已达到糖尿病高渗性昏迷的诊断标准，而酮体阴性，又无酸中毒存在，故C项备选答案正确。胸片检查结果则提示D项也正确。但尚未进行判断患者糖尿病类型的检查（如胰岛素释放试验），故目前还不能肯定患者糖尿病的类型是1型或2型，因而I、J项为无效答案。根据提示，A、B、E、F、G、H项诊断均不成立。因此答案选CD。

279. CGHI 糖尿病高渗性非酮症性昏迷的急救及治疗措施：①迅速大量补液，输注生理盐水、等渗溶液，视病情给予胃肠道补液，插胃管注入温开水。②胰岛素治疗，以每小时4~8u速度持续静滴。直至病人能进糖尿病饮食，改为餐前皮下胰岛素注射。③维持电解质平衡。④酸碱平衡，血液 HCO_3^- 低于9mmol/L，要补充5%碳酸氢钠，4~6小时后复查。⑤治疗原发病、诱因及并发症，抗感染治疗，停用一切引起高渗状态的药物。⑥透析治疗，适用于肾功能衰竭、糖尿病肾病病人治疗。因而C、G、H、I四项备选答案正确；A、B、D、E、F、J五项备选答案错误。因此答案选CGHI。

280. ACEFHJ 本问是要求应试者回答目前情况下糖尿病高渗性非酮症性昏迷的进一步处理原则，故A、C、E、F、H、J六项备选答案正确；B、D、I三项备选答案错误。而目前有关检查并未提示患者出现脑水肿，人体白蛋白可用可不用，故备选答案G作为无效答案。因此答案选ACEFHJ。

281. BDEGH 此问要回答糖尿病高渗性非酮症性昏迷患者经抢救至血糖降至 13 ~ 16mmol/L 时的处理原则。当血糖下降至 16.7mmol/L 时应开始输入 5% 葡萄糖液并按每 2 ~ 4g 葡萄糖加入 1U 胰岛素。同时还提示了目前有低热、血钾偏低的情况。因此，B、D、E、G、H 五项备选答案正确；A、C、F 三项备选答案错误。因此答案选 BDEGH。

282. ADEJ 目前患者已能进半流食；空腹血糖高；突出了肺部感染的问题，可能是误吸导致的肺炎。患者目前适宜皮下注射短效胰岛素控制餐后血糖治疗，并摸索调整剂量，同时要加强抗感染，鼓励患者胃肠道补液，多饮水。而目前情况不宜口服降糖药。故 A、D、E、J 四项备选答案正确；B、C、F、G、I 五项备选答案错误；备选答案 H 可作为无效答案。因此答案选 ADEJ。

283. BCDEFGHI 患者体重超过标准体重20%，可诊断为肥胖；餐后 2 小时血糖明显高于标准（＞11.1mmol/L），可诊断为糖尿病；患者有肥胖及糖尿病家族史。故本问的关键是回答对一名初步诊断为糖尿病的肥胖患者应"进一步"进行哪些常规检查，因而 B、C、D、E、F、G、H、I 八项备选答案正确。而已诊断糖尿病就不宜再行葡萄糖耐量试验，故备选答案 A 是错误的；心脏 M 超则不作为常规检查项目，故备选答案 J 作为无效答案。因此答案选 BCDEFGHI。

284. A 中年以上男性，有劳累、高嘌呤饮食诱因；有趾及趾跖关节剧烈疼痛，伴红肿、发热、白细胞升高的临床表现；以及既往

的发作史特点。因此答案选 A。

285. B 秋水仙碱是治疗痛风发作的特效药。因此答案选 B。

286. C 苯溴马隆、丙磺舒、磺吡酮是促进尿酸排泄的药物。吲哚美辛属于非甾体抗炎药，与糖皮质激素同属于镇痛药，对尿酸合成无影响。因此答案选 C。

287. ABCEF 一般治疗：调整生活方式，限制饮酒，对于肥胖的痛风患者。引导患者控制热量、规律运动，监测血压、血糖、血脂、肝脏转氨酶等指标，给予综合治疗，维持血尿酸达标，尽可能减少受累关节数。避免暴食、酗酒、受凉受潮、过度疲劳和精神紧张，穿舒适鞋，防止关节损伤，慎用影响尿酸排泄的药物如某些噻嗪类利尿剂和小剂量阿司匹林等。防治伴发病如高血压、糖尿病和冠心病等痛风患者应多饮水，每日饮水量应在 2000ml 以上以增加尿酸的排泄。因此答案选 ABCEF。

288. ACDEF 痛风急性发作期推荐及早（一般应在24h 内）进行抗炎止痛治疗，非甾体消炎药（NSAIDs）、秋水仙碱和糖皮质激素可有效抗炎镇痛，同时注意药物的不良反应。急性发作期不进行降酸治疗，但已服用降酸药物者不需停用。还可使用其他镇痛药、休息、夹板固定和发病 24 小时内采用冰敷来减轻疼痛，但发病 24 小时后可改用热敷。另外应该绝对卧床休息，抬高患肢。因此答案选 ACDEF。

289. DFGH 痛风患者应避免进食含嘌呤高的食物，如内脏、虾蟹、肉类、豆制品等，要戒酒，多饮水。因此答案选 DFGH。

第七章　风湿免疫病

一、A1 型题

1. D　Reiter 综合征的关节病变多为非对称性小关节炎。发生于尿道炎、宫颈炎和（或）腹泻后，可伴有结膜炎、虹膜炎，可表现为腊肠样指（趾）、多数患者 HLA – B27（＋）。答案选 D。

2. B　痛风发作与体内尿酸浓度有关，痛风会在关节腔等处形成尿酸盐沉积，进而引发急性关节疼痛，发病的诱因主要是食用了富含大量嘌呤的食物。答案选 B。

二、A2 型题

3. E　此题目考查干燥综合征的实验室检查：氯化铵负荷试验：约 50% 病人有肾小管酸中毒；自身抗体：抗 SSA/SSB 抗体为诊断价值较高的抗体；干燥性角膜炎检测：Schirmer 试验≤5mm/5min 为阳性、泪膜破碎时间 <10s；口干燥症相关检查：唾液流率≤1.5ml/15min 为阳性、腮腺造影；唇腺活检：每 4mm² 唾液腺组织中≥1 个灶，为组织病理学检查阳性，作为诊断依据。ANA（＋）是筛选实验，不能作为结缔组织病的鉴别诊断，选项 B 错误。RF（＋）为类风湿因子阳性，提示类风湿性关节炎，选项 C 错误。答案选 E。

4. A　此题目考查干燥综合征的特征。干燥综合征是一种以侵犯泪腺、唾液腺等外分泌腺，B 淋巴细胞异常增殖、组织淋巴细胞浸润为特征的弥漫性结缔组织病。如果出现双下肢皮疹是血管受损的表现。继发性干燥综合征是指与另一诊断明确的弥漫性结缔组织

病并存。30% ~50% 有肾损害，主要累及远端肾小管，表现为因肾小管性酸中毒而引起的周期性低钾性麻痹。病变局限于唾液腺、泪腺、皮肤黏膜者预后良好，若累及其他系统，如肺、肾，则预后较差。答案选 A。

5. A　低补体血症多见于 SLE，少见于干燥综合征。干燥综合征的自身抗体检测：ANA（阳性率 80%）、抗 SSA 抗体（70%）、抗 SSB（40%）、类风湿因子（43%）、抗心磷脂抗体（20%）。干燥性角膜炎检测：Schirmer 试验≤5mm/5min 为阳性、泪膜破碎时间 <10s。口干燥症相关检查：唾液流率≤0.1ml/15min 为阳性、腮腺造影。唇腺活检：每 4mm² 唾液腺组织中≥1 个灶，为组织病理学检查阳性，作为诊断依据。答案选 A。

6. D　对于合并心血管疾病的患者，罗非昔布可能增加心血管事件的死亡率。答案选 D。

7. A　患者年长，症状较轻，可首选对乙酰氨基酚镇痛，该药无明显胃肠道副反应。答案选 A。

8. E　骨关节炎是一种非炎症性的退行性关节病，表现为关节疼痛、僵硬，尤其是活动后。好发于 50 岁以上人群，目前病因尚不明确，但认为主要与年龄增长和肥胖有关。好发于负重较大的关节，尤以膝、髋关节病变为多。典型 X 线表现为关节间隙狭窄，软骨下骨质硬化，边缘唇样变及骨赘形成，关节周围骨内囊状改变等，虫蚀样改变较少见。答案选 E。

9. E 疼痛活动后减轻提示类风湿性关节炎或强直性脊柱炎。骨关节炎为休息后减轻，SLE 疼痛特点不定。类风湿性关节炎主要累及近端指间关节、腕关节、掌指关节，类风湿因子阳性达 80%。类风湿因子（-）符合强直性脊柱炎的诊断标准。答案选 E。

10. A 强直性脊柱炎，主要累及中轴关节，常从骶髂关节开始向上蔓延至脊柱，好发于 20 岁到 30 岁男性，首发症状为下腰背部的疼痛伴晨僵，活动后减轻。体征：骶髂关节压痛，脊柱前屈、后伸、侧弯转动受限。放射学骶髂关节炎是诊断的关键：常规 X 线片检查敏感性差，了解脊柱的生理曲度，有无韧带钙化或竹节样改变；骶髂关节 CT 分辨率高，能发现骶髂关节轻微病变，有利于早期诊断；骶髂关节 MRI 敏感性较 X 线及 CT 高，是强直性脊柱炎的早期诊断依据。实验室检查：类风湿因子阴性活动期可有血沉、C 反应蛋白、免疫球蛋白升高。90% 病人有 HLA - B27 阳性，但在缺乏影像学骶髂关节炎证据时，即使病人有症状且 HLA - B27 阳性也不能诊断为强直性脊柱炎。答案选 A。

11. A 此题目考查强直性脊柱炎的诊断标准。多见于青壮年男性，以非对称性的下肢大关节疼痛为主，4 字试验（+）提示骶髂关节病变，同时 HLA - B27（+）提示强直性脊柱炎；骨关节炎多累及负重关节，如膝、髋为主，手指则以远端指关节出现骨性增生和结节为特点；类风湿关节炎主要累及近端指间关节、腕关节、掌指关节，类风湿因子阳性；SLE 特点颊部盘状红斑、光过敏、抗 dsDNA 抗体阳性或抗 Sm 抗体阳性、抗核抗体阳性。答案选 A。

12. A 强直性脊柱炎多见于青壮年男性，以非对称性的下肢大关节疼痛为主，4 字试验（+）提示骶髂关节病变，同时 HLA - B27

（+）、RF（-）提示强直性脊柱炎，实验室检查 ESR↑，CRP↑，C_3↑，体征：骶髂关节压痛，脊柱前屈、后伸、侧弯转动受限。答案选 A。

13. E 此题目考查强直性脊柱炎（AS）的特征。幼年型强直性脊柱炎多见于小于 16 岁的患者。AS 的基本病变是骨附着点炎症以及骨化，它的典型病例 X 线检查示骶髂关节和脊柱关节明显破坏，后期脊柱呈竹节样，AS 患者 90% HLA - B27 阳性。AS 与 Reiter 综合征、反应性关节炎、银屑病性关节炎等合称为血清阴性脊柱关节病。答案选 E。

14. C 青壮年男性、腰骶部疼痛 X 线示骶髂关节病变，考虑为强直性脊柱炎。已证明阿司匹林对 AS 疗效不佳，而抗疟药、金制剂、青霉胺和硫唑嘌呤等对本病无效。柳氮磺吡啶一般认为对轻型病例，尤其外周关节受累为主者有效，对急性发作、NSAID 或小剂量激素均不能控制症状者，可短期使用较大剂量，如泼尼松 20～30mg/d，待发挥作用后尽快减量。AS 患者在药物治疗的同时，坚持关节功能锻炼，保持良好姿势也非常重要。答案选 C。

15. A 此题目考查血清阴性脊柱关节病。它指以中轴、周围关节以及关节周围组织慢性进展性炎症为主要表现的一组疾病。"血清阴性"是指类风湿因子阴性，答案选 A。

16. B Reiter 综合征以无菌性尿道炎、眼结膜炎和多发性关节炎为基本特征，可伴有皮肤黏膜及其它器官病变，发病前常有发热，多见于成年男性。诊断要点包括：尿道炎、关节炎、结膜炎三联症同时出现或在短期内先后出现；皮肤及黏膜的特征性损害；发热、白细胞增多、血沉↑，免疫球蛋白↑，C 反应蛋白↑、HLA - B27 阳性；尿道分泌物、结膜分泌物、滑膜液及大便病原菌检查；X线特征性表现；除外类风湿性关节炎、强直性脊柱炎、淋病性关节炎、银屑病性关节炎、肠病性关节炎及白塞综合征等。答案选 B。

17. D "4"字试验、Schober试验、胸廓活动度和枕墙距是了解骶髂关节和脊柱病变的常用检查方法。答案选 D。

18. B 雷诺现象指在寒冷刺激、情绪激动以及多种疾病影响下，诱发的血管神经功能紊乱，导致肢端动脉阵发性痉挛、血流暂时减少或中断，随后扩张充血的特征性病变，伴疼痛和感觉异常为特征，表现为四肢末端皮肤颜色间歇性苍白、发绀和潮红的变化。多见于女性。常见出现雷诺现象的结缔组织病有：系统性硬化病、类风湿关节炎、系统性红斑狼疮、皮肌炎、多发性肌炎等。答案选 B。

19. D 患者有上呼吸道感染的诱因，出现双膝关节肿痛，风湿性关节炎的可能性大。类风湿性关节炎多累及近端指间关节、掌指关节、腕关节，膝关节极少受累。强直性脊柱炎多见于青壮年男性，骶髂关节受累多见，表现为下腰部疼痛。骨关节炎好发于50岁以上、女性多见。答案选 B。

20. E 强直性脊柱炎多见于青壮年男性，以骶髂关节疼痛为主，4字试验（+）提示骶髂关节病变，实验室检查 ESR↑，CRP↑，X线检查示：骶髂关节炎。考虑患者为强直性脊柱炎。CSA 主要用于移植术后抗排斥反应及难治型狼疮和类风湿关节炎，不用于治疗 AS。答案选 E。

21. E 此题目考查多发性肌炎的诊断标准。题目中患者有四肢近端肌无力表现和皮肌炎的皮肤特征性表现，所以最可能的诊断是皮肌炎。进一步明确诊断可行血清肌酶谱、肌电图、肌活检检查。答案选 E。

22. B 此题目考查多发性肌炎的首选药物。多发性肌炎治疗用药首选糖皮质激素。此题目为基础知识的考查。答案选 B。

23. D 此题目考查多发性肌炎的特异性抗体。多发性肌炎主要临床表现以对称性四肢近端、颈肌、咽部肌肉无力，肌肉压痛，血清酶增高为特征的弥漫性肌肉炎症性疾病。患者有四肢对称性近端肌无力表现及肌酶谱升高，最可能的诊断是多发性肌炎。抗菌素 Jo-1 抗体是多发性肌炎的特异性抗体，阳性率约为30%。答案选 D。

24. A 此题目考查皮肌炎的临床表现和实验室检查。临床表现可以出现四肢对称性近端肌无力。上眼睑见紫红色皮疹。实验室检查可以出现肌酸激酶升高、肌电图示炎症性肌炎改变、血肌酐下降，肌酸升高，尿肌酸排泄增多。答案选 A。

25. E 此题目考查系统性硬化病。它是一种原因不明的弥漫性结缔组织病，其主要表现是：雷诺现象、对称性手指及掌指或跖趾近端皮肤增厚、变硬。抗 SCL-70 抗体是其标记性抗体。题目中患者出现了雷诺现象、伴指、膝关节疼痛。血清抗核抗体（+），RF（+），抗 SCL-70 抗体（+）。此病人最可能的诊断是系统性硬化病。答案选 E。

26. E 此题目考查系统性硬化症的特征。此病起病隐匿，常有雷诺氏现象，以内脏损害为首发表现者少见。它是以皮肤和某些内脏器官的纤维化为主要特点的，70%患者 ANA（+）、抗 SCL-70 抗体为该病的标记性抗体，其中硬皮病肾危象是本病的重要死亡原因。答案选 E。

27. D 某些药物如麦角衍化物、β 受体拮抗剂、铅、铊、砷中毒，避孕药等可引起雷诺病，倍他乐克属于 β 受体拮抗剂。答案选 D。

28. D 系统性硬化病是一种原因不明的弥漫性结缔组织病，主要表现是：雷诺现象、对称性手指及掌指或跖趾近端皮肤增厚、变硬。患者双臂皮肤变硬、色素沉着，双手雷诺现象，考虑为系统性硬化病，抗SCL-70抗体是其标记性抗体。答案选D。

29. A 患者为青壮年男性，腰痛，HLA-B27（+）提示强直性脊柱炎。已证明抗疟药、金制剂、青霉胺和硫唑嘌呤等对本病无效。答案选A。

30. C 系统性硬化病是一种原因不明的弥漫性结缔组织病，主要表现是：雷诺现象、对称性手指及掌指或跖趾近端皮肤增厚、变硬。患者四肢对称性皮肤变硬、苍白、怕冷为雷诺现象，考虑为系统性硬化病。患者在活动后出现气促、进行性加重提示合并肺间质损害。答案选C。

31. A 根据病史，患者可能是皮肌炎或SLE，ANA对于两者都可能阳性，无鉴别诊断意义。答案选A。

32. D 抗Jo-1抗体阳性者的突出表现为肺间质病变。答案选D。

33. C 患者未用过免疫抑制剂，无明确感染的证据，最多见的是病情进展累及肺间质。答案选C。

三、A3/A4型题

34. C 对类风湿性关节炎活动诊断最有意义的检查是：类风湿因子滴度。

35. E 该疾病治疗目的是为解除患者疼痛，提高其生活质量，防止关节结构继续破坏。治疗本病的药物分为两大类：一类为改善症状的药，包括非甾体抗炎药（NSAIDs）及糖皮质激素；另一类为改变病情药（DMARDs）。所以最佳治疗措施是：应用皮质激素加慢作用抗风湿药。

36. B 题目中患者发热、多关节肿痛、双侧胸腔积液、尿蛋白（+）半年。实验室检查发现ANA（+），抗SSA（+），抗Sm（+），可以诊断患者系统性红斑狼疮。

37. E 首选的治疗药物是糖皮质激素联合免疫抑制剂。

38. E 患者无肾炎综合征表现，可排除急、慢性肾炎。根据题目中患者有妊娠诱因，肾脏、肺脏受累，考虑为系统性红斑狼疮。答案选E。

39. C 系统性红斑狼疮：抗核抗体谱出现在SLE的有抗核抗体（ANA）、抗双链DNA（dsDNA）抗体、抗可提取核抗原（ENA）抗体。选项中对明确诊断最有帮助的是抗ds-DNA。答案选C。

40. B 患者在日晒后出现面部红斑，提示光过敏，结合实验室检查：血WBC↓，PLT↓，血沉↑，尿蛋白0.3g/L。符合系统性红斑狼疮的诊断标准。答案选B。

41. B 明确诊断，下一步首选的检查是抗核抗体。答案选B。

四、案例分析题

42. ABCE 西乐葆常见不良反应为：①过敏反应，常见的表现为皮疹、瘙痒、荨麻疹等，严重者出现皮肤-黏膜-眼综合症、中毒性表皮坏死溶解、剥落性皮炎等。②消化道不良反应有腹痛、腹泻、消化不良、腹胀、恶心等，严重不良反应则包括症状性溃疡、胃肠出血、胃穿孔。③神经系统反应有头痛、头晕、嗜睡；水钠潴留，可出现下肢水肿、血压升高。④心血管系统反应包括心肌梗死及脑血管病。⑤肝损害，丙氨酸氨基转移酶、门冬氨酸氨基转移酶升高。⑥老年病人、原有心肾肝病变和同时服用多种药物的病人易出现肾功能损害。⑦妊娠晚期可导致动脉导管提前闭合。本题答案为 ABCE 选项。

43. ABCDE 来氟米特不仅有免疫抑制作用，还有明显的消炎镇痛作用，目前最主要用于治疗类风湿关节炎。来氟米特的作用机制包括：抑制细胞内 DNA 和 RNA 的合成；抑制中性粒细胞的趋化和表达，减慢粒细胞进入关节和减少局部巨噬细胞的数量；抑制自身抗体的产生和分泌。其不良反应主要有腹泻、瘙痒、可逆性肝脏酶（ALT 和 AST）升高、脱发、皮疹等。答案选 ABCDE。

44. ABDE 糖皮质激素治疗 RA 的原则是小剂量、短疗程，C 选项错误，其余均正确，本题答案为 ABDE 选项。

45. E RA 的临床诊断主要基于慢性关节炎的症状和体征、实验室及影像学检查。目前 RA 的诊断普遍采用美国风湿病学会（ACR）1987 年修订的分类标准（晨僵、≥3 个关节区的关节炎、手关节炎、对称性关节炎、类风湿结节、血清 RF 阳性、影像学改变），符合 7 项条目中至少 4 项可诊断 RA。其敏感性为 94%，特异性为 89%。但对于早期、不典型及非活动期 RA 易漏诊。患者周身关节对称性肿痛病史多年，症见晨僵，持续时间大于 1 小时，多处关节畸形，口干明显，吞咽干食困难，牙齿有片状脱落，伴眼干，查体可见牛肉舌，多枚牙齿有片状缺损，双手掌指关节尺侧偏移，双肘屈曲畸形，考虑诊断为类风湿关节炎。本题答案为 E 选项。

46. AE 类风湿关节炎的分类标准为：①晨僵至少 1 小时 ≥6 周。②对称性关节肿 ≥6 周。③3 个或 3 个以上关节肿 ≥6 周。④腕、掌指关节或近端指间关节肿 ≥6 周。⑤类风湿皮下结节。⑥手 X 线片改变（至少有骨质疏松和关节间隙的狭窄）。⑦类风湿因子阳性（滴度 >1：32）。故为明确该项诊断，应完善 A、E 两项检查。

47. BC 类风湿关节炎的病理基础是滑膜炎，颈椎由于存在滑膜衬里而受累，胸、腰、骶椎由于没有滑膜组织而常不受累。答案选 BC。

48. A 约 30% ~ 40% 的 RA 患者有继发性干燥性角膜炎及口干燥症。答案选 A。

49. ABE 干燥综合征需完善检查，（1）眼部体征（下述检查任 1 项或以上阳性）：①Schirmer 试验（+）（≤5mm/min）；②角膜染色（+）。（2）组织学检查：唇腺活检淋巴细胞灶 ≥1。（3）唾液腺受损（下述检查任 1 项或以上阳性）：①唾液流率（+）（≤1.5ml/15min）；②腮腺造影（+）；③唾液腺同位素检查（+）。（4）自身抗体抗 SSA 和（或）抗 SSB（+）。因此答案选 ABE。

50. F 在无禁忌及经济条件允许情况下，生物制剂 + 甲氨蝶呤是最好的治疗方案。答案选 F。

51. B 强直性脊柱炎常用 1984 年修订的纽约标准：（1）临床标准：①腰痛、晨僵 3 个月以上，活动改善，休息无改善；②腰椎额状面和矢状面活动受限；③胸廓活动度低于相应年龄、性别的正常人。（2）放射学标准（骶髂关节炎分级同纽约标准）：双侧 ≥Ⅱ级或单侧 Ⅲ - Ⅳ级骶髂关节炎。（3）诊断：①肯定 AS：符合放射学标准和 1 项（及以上）临床标准者；②可能 AS：符合 3 项临床标准，或符合放射学标准而不伴任何临床标准者。患者间断腰背部疼痛多年，以夜间及晨起明显，活动后可减轻，脊柱活动受限，查体可见腰椎活动受限，颈椎活动受限，指地试验阳性，双侧"4"字试验阳性。考虑诊断为强直性脊柱炎，本题答案为 B 选项。

52. F 强直性脊柱炎（AS）常用 1984 年修订的纽约标准：（1）临床标准：①腰痛、晨僵 3 个月以上，活动改善，休息无改善；②腰椎额状面和矢状面活动受限；③胸廓活动度低于相应年龄、性别正常人。（2）放射学标准：双侧≥Ⅱ级或单侧Ⅱ~Ⅲ级骶髂关节炎。诊断：①肯定 AS：符合放射学标准和 1 项（及以上）临床标准者。②可能 AS：符合 3 项临床标准，或符合放射学标准而不伴任何临床标准。所以骶髂关节影像学检查对诊断最有帮助。

53. CE AS 的关节受累包括中轴关节和外周关节。中轴关节通常表现为腰骶痛或不适、晨僵等，少数患者可以颈、胸痛为首发表现，晚期出现脊柱活动受限。外周关节受累以下肢大关节非对称性反复发作与缓解为特点。AS 的关节外表现包括结膜炎、肺上叶纤维化、升主动脉根和主动脉瓣病变以及心传导系统失常、IgA 肾病等。故采集病史时应对这些情况进行询问，以便对病情有全面的了解。此外，应注意和银屑病关节炎、炎性肠病性关节炎、反应性关节炎相鉴别，故应询问大、小便及皮疹情况。突发第一跖趾关节红肿热痛是痛风的典型表现，双手关节对称性肿痛通常见于类风湿关节炎，均不是本病的关节受累特点。答案选 CE。

54. B 2011 年国际脊柱关节炎专家评估协会（ASAS）/欧洲抗风湿联盟（EULAR）建议的总体原则是：①AS 是一种多种临床表现并具有潜在严重后果的疾病，需要在风湿科医生协调下作多学科联合治疗；②AS 的主

要治疗目标是通过控制症状和炎症来最大限度地提高生活质量，避免远期关节畸形，保持社交能力；③AS 的治疗目的是在医生和病人共同决策下对病人进行最好的照顾；④同时兼顾药物和非药物治疗。（1）AS 的非药物治疗基础是病人教育和规律的锻炼及物理治疗，锻炼尤其针对脊柱、胸廓、髋关节活动等锻炼更为有效。（2）非甾体抗炎药（NSAIDs）和抗 TNF 拮抗剂是治疗 AS 病人的一线用药。（3）对于髋关节病变导致难治性疼痛或关节残疾及有放射学证据的结构破坏，无论年龄多大都应该考虑全髋关节置换术。对有严重残疾畸形的病人可以考虑脊柱矫形术。发生急性脊柱骨折的 AS 病人应该进行脊柱手术治疗。本题答案为 B 选项。

55. E 在 AS 疾病晚期，当双眼不能平视时，可以考虑手术治疗。答案选 E。

56. DF AS 的治疗包括功能锻炼、非甾体抗炎药、改善病情抗风湿药、生物制剂。当有明显的全身症状或虹膜炎等脏器受累及关节症状特别严重时，可予糖皮质激素治疗。生物制剂对本病有疗效，但因其价格昂贵，很多患者不能承受。本病的治疗强调功能锻炼，非甾体抗炎药疗程要长，可持续 2 个月。可以加用改善病情抗风湿药，但大多数对中轴关节疗效差，对外周关节炎效果好。答案选 DF。

57. CE 患者反复发作腰背痛 4 个月，加重 1 月伴晨僵，查体可见骶髂关节压痛阳性，腰椎活动度检查 Schober 试验阴性，枕墙距为 0，胸廓活动度可，考虑诊断为强直性脊柱炎。90% 左右的病人 HLA - B27 阳性。放射学骶髂关节炎是诊断的关键。本题答案为 CE 选项。

58. D 该患者高度怀疑强直性脊柱炎。强直性脊柱炎的诊断标准就是临床症状＋放

射学诊断。因磁共振在关节面软组织炎症诊断上更优于普通 X 线，所以在 X 线为阴性的早期强直患者，可进一步做 MRI 以确诊。答案选 D。

59. F 强直性脊柱炎常用 1984 年修订的纽约标准：（1）临床标准：①腰痛、晨僵 3 个月以上，活动改善，休息无改善；②腰椎额状面和矢状面活动受限；③胸廓活动度低于相应年龄、性别的正常人。（2）放射学标准（骶髂关节炎分级同纽约标准）：双侧≥Ⅱ级或单侧Ⅲ-Ⅳ级骶髂关节炎。（3）诊断：①肯定 AS：符合放射学标准和 1 项（及以上）临床标准者；②可能 AS：符合 3 项临床标准，或符合放射学标准而不伴任何临床标准者。患者 HLA-B27 阳性，骶髂关节 X 线片正常，考虑诊断为强直性脊柱炎。本题答案为 F 选项。

60. ABCDEF ①一般检查：不同系统受累可出现相应的血、尿常规、肝、肾功能与影像学检查等异常。有狼疮脑病者常有脑脊液压力及蛋白含量的升高，但细胞数、氯化物和葡萄糖水平多正常。②自身抗体检查：病人血清中可以检测到多种自身抗体，可以是 SLE 诊断的标记抗体、疾病活动性的指标，还可能提示可能出现的临床亚型。常见的自身抗体依次为抗核抗体谱、抗磷脂抗体和抗组织细胞抗体。③补体：目前常用的有总补体、C3 和 C4 的检测。补体低下，尤其是 C3 低下常提示有 SLE 活动。C4 低下除表示 SLE 活动性外，尚可能是 SLE 易感性（C4 缺乏）的表现。④病情活动度指标：包括 CSF 变化、蛋白尿增多和炎症指标升高。后者包括红细胞沉降速度（ESR）增快、血清 C 反应蛋白（CRP）升高、血小板计数增加等。⑤肾活检病理：对狼疮肾炎的诊断、治疗和预后估计均

有价值，尤其对指导狼疮肾炎治疗有重要意义。⑥X 线及影像学检查有助于早期发现器官损害。⑦四肢肌肉萎缩，活动受限可采用肌电图检查。本题答案为 ABCDEF 选项。

61. B 结合患者的临床体征：脱发、面部红斑、关节炎、贫血貌以及实验室检查结果：贫血、抗核抗体阳性可明确诊断系统性红斑狼疮。答案选 B。

62. C 重型系统性红斑狼疮治疗用泼尼松每日 1mg/kg，晨起顿服。连续服用 8 周，然后逐渐减量，每 1~2 周减少 10%，减至小剂量（0.5mg/kg），做维持治疗。环磷酰胺冲击疗法，每次 10~16mg/kg，通常 4 周冲击一次，冲击 6 次后，改为每 3 个月冲击 1 次，至活动静止后 1 年，才停止冲击。答案选 C。

63. ABCDEF SLE 病人非药物治疗殊为重要，包括：①进行心理治疗，使病人对疾病树立乐观情绪；②急性活动期要卧床休息，病情稳定的慢性病人可适当工作，但注意勿过劳；③及早发现和治疗感染；④避免使用可能诱发狼疮的药物，如避孕药等；⑤避免强阳光暴晒和紫外线照射；⑥缓解期才可作防疫注射，但尽可能不用活疫苗。本题答案为 ABCDEF 选项。

64. ACE 育龄女性，有血尿、蛋白尿伴肾功损伤，且有颧部红斑及关节受累，通常最先需考虑 SLE 诊断，需完善免疫学相关检查进一步验证，完善肾脏彩超检查鉴别急、慢性肾功能不全。答案选 ACE。

65. C 符合 SLE 诊断标准，且肾脏彩超示肾脏偏大，支持急性肾功能不全诊断。答案选 C。

66. A SLE 已累及肾脏，合并急性肾衰，最应该完善肾穿刺活检以明确肾脏病理类型，

指导下一步治疗。答案选 A。

67. D 弥漫增殖性（Ⅳ型）和严重局灶增殖性（Ⅲ型）狼疮肾炎则应给予积极的免疫抑制治疗。肾活检有大量细胞性新月体或纤维素样坏死病变，以及肾外病情活动严重者也可使用甲泼尼龙静脉冲击疗法。患者为活动性狼疮性肾炎，且肾脏病理示新月体肾炎表现，需强化免疫炎症治疗，即甲强龙冲击＋环磷酰胺联合使用。故本题答案选 D。

68. DF 脱发和出血性膀胱炎为环磷酰胺常见的不良反应，在应用激素过程中一般不会出现。答案选 DF。

第八章 感染性疾病

一、A1 型题

1. B 考查传染病的防止原则：管理传染源、切断传播途径、保护易感人群，答案选择 B。

2. E 慢性活动性肝炎指的是肝细胞有炎症活动的表现，并不是病毒量高低，因此主要诊断依据是以下方面。①肝脏功能出现异常，表现为谷丙转氨酶、谷草转氨酶上升或伴有黄疸指标升高。因为当肝脏炎症活动时转氨酶从肝细胞内释放到血液中，所以在外周血中就表现为转氨酶升高，这是诊断肝炎活动比较敏感的指标之一。②有的患者肝功能表现正常，如果在肝脏活检中表现肝小叶间炎症，肝穿组织可见碎屑状及桥状坏死或者界面性肝炎、淋巴细胞、中性细胞浸润等表现，也都说明肝细胞有炎症活动，这也是活动性肝炎的诊断依据。答案选择 E。

3. C 急性病毒性肝炎临床分急性黄疸型肝炎和急性非黄疸性肝炎。总病程 2~4 个月。答案选 C。

4. E 丙型病毒性肝炎，简称为丙型肝炎、是一种由丙型肝炎病毒（HCV）感染引起的病毒性肝炎，主要经输血、针刺、吸毒等传播，丙型肝炎导致肝脏慢性炎症坏死和纤维化，部分患者可发展为肝硬化甚至肝细胞癌（HCC）、黄疸型患者仅占 25%。综合 E 是错误的。答案选 E。

5. A 急性戊型肝炎是自限性疾病，不会变成慢性肝炎，不需要抗病毒治疗，肝炎是通过粪口途径传播的，可以因为水源污染或者

是食品污染造成暴发流行，与乙型肝炎相似，但是通常比以前概念的病程长，临床症状重，极少会发展肝衰竭，妊娠合并戊型肝炎者死亡率高。肝内淤胆现象常见。答案选 A。

6. D 这道题考查数字的记忆。肾综合征出血热潜伏期一般为 1~2 周。答案选 D。

7. E 肾综合征出血热又称流行性出血热，是由汉坦病毒属的各型病毒引起的，以鼠类为主要传染源的一种自然疫源性疾病。本病的主要病理变化是全身小血管和毛细血管广泛性损害，临床上以发热、低血压休克、充血出血和肾损害为主要表现。肾综合征出血热的出血原因不包括血液浓缩，答案选 E。

8. C 艾滋病英文为 Acquired Immunodeficiency Syndrome，缩写是 AIDS。故本题答案选 C。

9. C 这道题考查的时间的记忆。首例艾滋病的报告时间是 1981 年。答案选 C。

10. B 常见的艾滋病高危人群有以下几种：①男性同性恋者，包括双性恋者，由于经常采用肛交的性行为方式以及拥有多个性伴侣，极易造成艾滋病病毒感染，所以是艾滋病最常见的高危人群。②吸毒者，静脉注射毒品成瘾者在吸毒过程中，反复使用未经消毒或消毒不彻底的注射器。③经常接受输血或血液制品者，包括血友病患者必须定期输入外源性凝血因子以及其他经常接受输血及血液制品的人。④性工作者，频繁更换性伴侣，增加感染几率。50 岁以上的人，不属于艾滋病的高危人群标准。答案选 B。

11. D 丁型肝炎病毒属于属缺陷病毒，答案选 D。

12. D 丙型肝炎是转为慢性肝炎比例最高的肝炎，答案选 D。

13. E 乙肝疫苗的主要成分是抗 HBc，答案选 E。

14. C 发热伴有少尿的原因：①体温高，水分蒸发的比较多，没有喝水或者喝水比较少，体内有效的血容量减少，经过肾脏的水分就会明显下降，这时会出现少尿。②高热末期常为严重的感染引起了感染中毒性休克，循环血量锐减，此时尿量也会减少，要注意量一下血压，看看血压是否还在正常范围。③检查是否肾脏本身的问题，就是发烧引起机体的感染，主要的损伤目标是肾脏，损伤肾脏之后可以出现少尿，比如肾综合征出血热为汉坦病毒的感染，主要以肾脏损伤为主，可以出现少尿，同时会伴有低血压，结膜、眼睛外观看起来会有充血和出血的表现。④要注意有没有药物的因素，因为高热的病人服用退热药物，个别时候也会损伤到肾脏，引起肾间质性改变，肾脏出现受损也可能会出现少尿。题目中给出的答案，最符合的是 C。

15. B 低钾的症状主要体现在神经 - 肌肉系统、消化系统、心血管系统、泌尿系统的表现。神经 - 肌肉系统：神经 - 肌肉系统主要表现为四肢乏力、反射降低、迟钝甚至消失，严重时会出现软瘫。部分患者的软瘫表现为阵发性发作，称之为周期性瘫痪，常由于某些特定疾病引起。消化系统：消化系统可以表现为肠道蠕动减慢，出现腹胀、便秘等症状，严重时会出现麻痹性肠梗阻，进而出现腹痛；心血管系统：心血管系统可能会出现各种不同的心律失常，常出现心动过速，也可能出现室颤，严重时会出现心脏停跳；泌尿系统：部分

患者因为发生机制的不同，可能会出现代谢性碱中毒。也可能会出现肾性失钾，出现排尿增多，尤其是夜尿增多。答案选 B。

16. C 甲肝感染可见抗 HAV 阳性，答案选 C。

17. D 据国内外不完全统计，有 170 多种脊椎动物能自然感染汉坦病毒，我国发现 53 种动物携带本病毒，主要宿主动物是啮齿类，其他动物包括猫、猪、犬和兔等。在我国以黑线姬鼠、褐家鼠为主要宿主动物和传染源。林区则以大林姬鼠为主。答案选 D。

18. B 伤寒高热是由细菌感染造成的，即伤寒杆菌感染。一般伤寒的潜伏期在十天左右。伤寒时间的长短与感染菌的数量有关．伤寒发热可以乙醇擦浴、温水擦身、头放冰袋、降低室温。不宜使用大量退热药。答案选 B。

19. B 这道题是基础知识点的考查。细菌性痢疾的病变部位主要是乙状结肠、直肠。答案选 B。

20. A 脑膜炎双球菌又名脑膜炎奈瑟菌或脑脊髓膜炎双球菌，简称为脑膜炎球菌，需氧，是一种革兰阴性菌，人类是其唯一易感宿主，培养脑膜炎球菌需在含有血清、血液等培养基中生长。故本题答案选择 A。

21. A 耐甲氧西林金葡菌（MRSA）对万古霉素比较敏感。答案选 A。

22. B 伤寒是由伤寒杆菌引起的一种急性肠道传染病。在临床上伤寒通常分为 5 型，逍遥型伤寒，症状不明显，患者能正常生活，甚至可以工作，直至发生肠出血或肠穿孔才被发现并诊断。答案选择 B。

23. E 宋内痢疾杆菌所引起菌痢多数症状轻，非典型病例较多。答案选 E。

24. D　钩体的抗原结构复杂，全世界已发现 25 个血清群，200 多个血清型，新血清型仍在不断发现中。我国已知有 19 群 75 型，常见的血清型有 5 个。波摩那群分布最广，是洪水型和雨水型的主要菌群；黄疸出血群毒力最强，是稻田型的主要菌群。钩体的型别不同，其毒力和致病性也不同，某些钩体的细胞壁含有内毒素样物质，有较强的致病作用。答案选 D。

25. C　鼠类和猪是主要的储存宿主和传染源。鼠类以黑线姬鼠、黄胸鼠、褐家鼠和黄毛鼠为最重要，是我国南方稻田型钩体病的主要传染源。猪是我国北方钩体病的主要传染源。钩端螺旋体病洪水型的传染源是猪。答案选 C。

26. A　钩端螺旋体病犬型的主要储存宿主是狗，答案选 A。

27. D　无黄疸型的钩端螺旋体病人常见的死亡原因是肺大出血。答案选 D。

28. A　鼠类和猪是主要的储存宿主和传染源。鼠类以黑线姬鼠、黄胸鼠、褐家鼠和黄毛鼠为最重要，是我国南方稻田型钩体病的主要传染源。猪是我国北方钩体病的主要传染源。答案选 A。

29. A　钩端螺旋体病的传染源为猪、鼠和狗。答案选 A。

30. E　子孢子可以通过蚊虫叮咬人体时，随蚊唾液进入人体。答案选 E。

二、A2 型题

31. D　患者有亚急性重型肝炎的疾病史。近 2 日出现上腹部不适、烧灼感、反酸，突然出现神志不清、躁动，扑翼样震颤（＋），测血氨增高，临床表现和肝性脑病符合。可以诊断为胃黏膜病，引起消化道出血，诱致肝性脑病。答案选 D。

32. B　患者有输血病史。近一周乏力、食欲不振、尿色加深、ALT 升高等肝功能异常临床表现。考虑诊断为急性丙型肝炎；化验：抗 HCV（＋）、HCV PCR（＋）、抗 HBc（＋），既往有乙型肝炎病史，故本题答案选 B。

33. E　患者发热、有消化道症状，尿色加深如深茶样，ALT、胆红素升高、肝功能异常等表现，化验见抗 HAV IgM（＋），HBsAg（＋），抗 HBc IgG（＋）。考虑诊断为急性甲型黄疸型肝炎，乙肝病毒携带。故本题答案选 E。

34. B　患者有慢性乙肝史，有发热、消化道症状，ALT、胆红素升高等肝功能异常表现，化验见抗 HEV IgM（＋），考虑诊断为慢性乙型肝炎，急性戊型肝炎。故本题答案选 B。

35. B　肾破裂的患者，不适合做肾脏盂造影的检查。答案选 B。

36. C　肾综合征出血热多尿期的临床表现①移行期：每天尿量由 400ml 增至 2000ml，此期虽尿量增加，但血尿素氮（BUN）和肌酐等反而升高，症状加重，不少患者因并发症而死于此期，宜特别注意观察病情。②多尿早期：每天尿量超过 2000ml，氮质血症并未见改善，症状仍重。③多尿后期：尿量每天超过 3000ml，并逐日增加，氮质血症逐步下降，精神食欲逐日好转，此期每天尿量可达 4000～8000ml，少数可达 15000ml 以上。此期若水和电解质补充不足或继发感染，可发生继发性休克，亦可发生低血钠、低血钾等症状。肾综合征出血热多尿期的患出现低血钾是因为多尿。答案选 C。

37. D　根据患者的临床表现：3 天前出现高热、全身痛，近两日少尿。查体可见醉酒貌，猫抓样出血，肾区叩痛，符合肾综合征出血热，答案选 D。

38. C 患者腰痛、少尿、近 3 天无尿，血压 180/120mmHg，可能是水钠潴留引起血容量升高，患者出现面色潮红，烦躁不安，眼睑浮肿，体表静脉充盈，皮肤多处有出血点，脉洪大，尿蛋白（+++），尿中有膜样物，符合肾综合征出血热合并高血容量综合征。答案选 C。

39. E 患者黄疸，皮肤瘙痒，肝大，ALT、胆红素、碱性磷酸酶、γ-GT、胆固醇增高等肝功能异常，考虑诊断为淤胆型肝炎，需要鉴别诊断肝外梗阻性黄疸。故本题答案选 E。

40. A 患者近半年的临床表现持续低热，伴乏力。又出现周身淋巴结肿大，口腔黏膜反复感染，符合艾滋病急性期的临床表现。患者大量抗生素治疗效果不佳，近来体重减轻。血常规：白细胞低和贫血。考虑患者有艾滋病的可能。答案选 A。

41. D 伤寒是由伤寒杆菌引起的一种急性肠道传染病。临床特征为持续发热、表情淡漠、相对缓脉、玫瑰皮疹、肝脾肿大和白细胞少等。有时可出现肠出血、肠穿孔等严重并发症，伤寒患者有肥达反应。根据患者的表现临床表现和实验室检查，考虑诊断为伤寒。答案选 D。

42. E 根据患者的表现：剧烈腹泻，随后呕吐，由水样物转为"米泔水"样物。并且有不洁饮食的病史，可以考虑霍乱。答案选 E。

43. D 暴发型流脑少数患者起病急骤，病情变化迅速，病势凶险，如不及时治疗可于 24 小时内危及生命，病死率高。儿童多见。患者突发突然寒战、高热，一天后全身出现多

数紫斑。查体：面色苍白，皮肤发花，多数皮肤瘀斑的临床表现，符合暴发型流脑的休克期的表现。血压 10/5kPa（75/38mmHg），P 120 次/分，颈软，心肺无异常，克氏征（-）实验室检查：血 WBC 28×10⁹/L，中性粒细胞 90%，血小板 60×10⁹/L。最可能的诊断是暴发型流脑。答案选 D。

44. B 根据患者因食不洁食物后出现剧烈的呕吐和腹泻的病史，患者会大量丢失液体。同时伴有头晕、四肢湿冷。血压 12/9kPa（90/68mmHg），P100 次/分。最主要的处置是先进行补液。答案选 B。

45. B 根据患者的临床表现，出现腹泻十余次，伴里急后重，便为稀便，很快转化为脓血便。该患者如确诊可以进行便细菌培养，明确病原菌。答案选 B。

46. E 中毒性菌痢多见于 2~7 岁体质好的儿童。起病急骤，全身中毒症状明显，高热达 40℃以上，而肠道炎症反应极轻。患儿突发高热、反复抽搐，四肢凉，血压下降，项强（±），血白细胞 21×10⁹/L。根据临床表现和实验室检查，最可能的诊断是中毒性菌痢。答案选 E。

47. D 钩端螺旋体病：直接接触传播为主要传播途径。带钩体动物排尿污染周围环境，人通过皮肤、尤其是破损的皮肤和黏膜，接触受污染的水是本病的主要感染方式。根据题目中患者的临床表现和实验室检查，疾病史，患者是钩端螺旋体病。答案选 D。

48. E 农民可能接触到钩端螺旋体病的传染源猪或鼠，钩端螺旋体病常表现为三症状：发热、酸痛、全身软，三体征：眼红、腿痛、淋巴大，腓肠肌疼痛，根据题干，本病应诊断为钩端螺旋体病。故本题答案选 E。

49. C　根据题目中患者间断腹泻，每日 6 次左右，还有腥臭味。为了确定诊断，可以做便原虫检查。答案选 C。

三、A3/A4 型题

50. D　肾综合征出血热，又称流行性出血热，是由汉坦病毒属的各型病毒引起的，以鼠类为主要传染源的一种自然疫源性疾病。本病的主要病理变化是全身小血管和毛细血管广泛性损害，临床上以发热、低血压休克、充血出血和肾损害为主要表现。答案选 D。

51. D　肾综合征出血热主要表现为发热、全身中毒症状（头痛、腰痛和眼眶痛）（A 正确）、毛细血管损伤（皮肤充血、出血和渗出水肿征）（B 正确）、肾功能损害（C 正确），实验室血常规检查可见红细胞计数升高、血小板减少、白细胞计数升高、淋巴细胞增多，有较多异型淋巴细胞（E 正确）。本题用排除法，故答案选 D。

52. D　患者有户外工作史，发热伴周身酸痛、胸腹部可见斑丘疹。双侧多处可触及活动性好的淋巴结，压痛阳性，右胸部可见焦痂，肝脾肿大，可以诊断为恙虫病。故本题答案选 D。

53. B　该病最具特征性的表现是焦痂。答案选 B。

54. D　患者腹泻、呕吐，解稀水样便，呕吐，大便量多次频。不伴发热，感口渴。血压低，大便常规：白细胞 1~3 个/HP 符合霍乱吐血期的临床表现。故本题答案选 D。

55. A　为了进一步检查可以进行大便培养。答案选 A。

四、案例分析题

56. BCG　有慢性乙肝病史 10 年，巩膜中度黄染，有肝掌，颈部可见散在分布的蜘蛛

痣，考虑肝脏疾病；右下肺有湿啰音考虑肺部感染；意识模糊、烦躁不安，血气分析正常可排除因肺病缺氧引起的神经症状，考虑为肝性脑病的可能性大。答案选 BCG。

57. ABDEF　暂无指征进行头颅及腹部 CT 检查。腹部超声已做，C 选项不再重复做。答案选 ABDEF。

58. ABCDG　患者为既往感染甲肝，且妊娠合并乙型肝炎、重症肝炎。血氨高，不宜用肥皂水灌肠；乙型肝炎应于确诊后 24 小时报传染病卡。E、F 错误。答案选 ABCDG。

59. BDE　HBsAg 阳性母亲的新生儿应在出生 24 小时内尽早注射乙肝免疫球蛋白（HBIG），最好在出生后 12 小时内，剂量应≥100IU，同时在不同部位接种重组乙肝疫苗 10μg；也可于出生 12 小时内先注射 1 针 HBIG，1 个月后再注射第 2 针 HBIG，并同时在不同部位接种第 1 针重组乙肝疫苗 10μg，间隔 1 个月和 6 个月分别接种第 2 针和第 3 针乙肝疫苗。新生儿在出生 12 小时内注射 HBIG 和乙肝疫苗后，可接受 HBsAg 阳性母亲的哺乳。乙肝疫苗自 2002 年起正式纳入计划免疫，对所有新生儿免费接种，但需缴纳注射费；自 2005 年 6 月 1 日起改为全部免费。答案选 BDE。

60. ABC　抗－HBs 阳性可能为乙肝恢复期、HBV 既往感染、乙肝疫苗接种后。答案选 ABC。

61. DEFG　丙肝、乙肝、丁肝可发展为慢性肝炎。HBsAg 阳性，HBeAg 阳性和 HBsAg 阳性，抗－HBc IgM 阳性，抗－HBe 阳性为感染乙肝标记，抗－HCV 阳性为感染丙肝标记。丁肝为条件致病菌，抗－HDV 阳性为感染丁肝标记。答案选 DEFG。

62. ABCDEFH　患者有不洁性交史兼有

静脉吸毒史，属于 HIV 感染高危人群。有发热、淋巴结肿大、消瘦，需考虑艾滋病可能，需进行 HIV 特异性病原学检查；咳嗽、咯血丝痰、右上肺叩诊实音，双肺底可闻及湿啰音，可知有肺部感染症状，故需进行血常规、胸片、痰液培养、痰找抗酸杆菌、痰找癌细胞、血气分析等检查。答案选 ABCDEFH　骨髓穿刺无意义，不选。

63. ABDE　患者有不洁性交史兼见静脉吸毒史，属 HIV 感染高危人群。有发热、淋巴结肿大、消瘦，需考虑艾滋病可能，需进行 HIV 特异性病原学检查。咳嗽、咯血丝痰、右上肺叩诊实音，双肺底可闻及湿啰音，可知有肺部感染症状，需考虑合并肺炎、肺结核、肺癌的可能。答案选 ABDE。

64. ABCEF　诊断为艾滋病合并肺结核。患者免疫功能低下给予糖皮质激素治疗不恰当。答案选 ABCEF。

65. CE　患者有不洁性交史、静脉吸毒史，故可能为性接触传播，亦可能为血液传播。答案选 CE。

66. ABCDE　预防艾滋病应控制传染源：对 HIV/AIDS 感染者和患者的血液、分泌物、排泄物等进行消毒。适当隔离进展期患者。切断传播途径：严禁吸毒，杜绝不洁注射。严格血及血制品管理。加强 AIDS 的宣传教育，提倡并鼓励使用安全套。切断母婴传播。控制医源性感染。保护易感人群：对高危人群要定期进行 HIV 感染检测，医务人员实施有创性操作或手术要常规筛查 HIV 抗体。不需要隔离密切接触者。答案选 ABCDE。

67. ABCDE　该患者的诊断包括：65 岁男性患者，有乙肝病史 35 年，明显肝掌，可见蜘蛛痣，腹胀，考虑有肝硬化的可能；患者有轻度性格和行为异常，烦躁多语，考虑肝性脑病；1 周前因进食不洁饮料出现腹泻、腹

痛，考虑为感染性腹泻；随后出现发热、腹痛、腹部有反跳痛，应考虑有急性腹膜炎。答案选 ABCDE。不考虑食物中毒，所以不选 F。

68. C　肝性脑病根据意识障碍程度、神经系统表现和脑电图改变可分为前驱期、昏迷前期、昏睡期和昏迷期。前驱期的主要特征是轻度性格改变和行为失常。答案选 C。

69. ACDEF　胃镜检查了解食管静脉情况可暂缓做。答案选 ACDEF。

70. B　控制了感染，病情才能好转，故治疗成败的关键在于广谱、足量、联合抗感染的效果。答案选 B。

71. ABCDF　现考虑有急性腹膜炎，不宜腹水浓缩回输。答案选 ABCDF。

72. E　患者入院时有低血压等休克表现，故首先要静脉穿刺、补液、纠正休克。答案选 E。

73. ABCDEF　有发热、咽痛、头痛、腰痛、眼眶痛，考虑感染性疾病，需行血、尿、大便常规检查；有低血压等休克表现，应行血气分析、电解质检查；有出血点、出血倾向，应行凝血常规等检查；有"三痛"、"三红"症状，考虑肾综合征出血热。该病有肾损害，故行肾功能检查。答案选 ABCDEF。

74. BCDEF　有高热、咽痛、头痛、腰痛，考虑感染性疾病，如急性上呼吸道感染、急性肾炎、钩端螺旋体病、伤寒等的可能；有"三痛"、"三红"症状，考虑肾综合征出血热的可能。答案选 BCDEF。题干信息无霍乱信息，不考虑霍乱。

75. D　有发热、出血和肾脏损害三大主要特征，有全身中毒症状（三痛：头痛、腰痛、眼眶痛），毛细血管损害（三红：颜面、颈、上胸部潮红），肾损害（蛋白尿），有典型发热期特征，符合肾综合征出血热的临床表

现。答案选 D。

76. AB　根据临床表现，患者属于肾综合征出血热的发热期与低血压休克期重叠。答案选 AB。

77. ABDF　患者发热期与低血压休克期重叠，发热期治疗原则是控制感染、减轻外渗、改善中毒症状和预防 DIC；低血压休克期要积极补充血容量、纠正酸中毒和改善微循环障碍。答案选 ABDF。

78. AE　该患者起病急，迅速出现抽搐、意识障碍，夏秋季发病，诊断应该考虑中毒性菌痢及流行性乙型脑炎。患者无异地居留史，不支持疟疾及钩体病。答案选 AE。

79. ACD　便常规有助于中毒性菌痢的诊断，血常规及脑脊液检查有助于乙脑的诊断。答案选 ACD。

80. E　依据患儿发病时间是夏季，出现抽搐，神志不清，高热症状，以及瘀斑、颈项强直（+）、克氏征（+）等体征，题干中所有给脑脊液特点，符合乙型脑炎脑脊髓液特点，因为答案选 E。

81. ABCE　有进食海产品史，有腹泻、呕吐，腹泻次数多，大便初为黄色稀水便，量多，进而变为水样便，无黏液脓血便，无发热，无腹痛，无里急后重，有脱水表现，考虑为霍乱。应首先进行大便常规、血常规、大便弧菌培养、化验电解质等检查。答案选 ABCE。

82. ABCDE　确诊霍乱，隔离至症状消失6日后，大便连续培养，每日 1 次，连续 2 次阴性。对患者的排泄物、呕吐物用干漂白粉按排泄量的 1∶5 比例进行消毒。补充液体和电解质。对密切接触者应进行医学观察。抗菌药物治疗作为液体疗法的辅助治疗，能减少腹泻量和缩短排菌期，常用的有诺氟沙星、多西环素、SMZ～TMP 等。由于患者为儿童，故尽量不用诺氟沙星，以免影响骨骼生长。答案选 ABCDE。霍乱是需要进行隔离的，F 选项不对。

83. ABE　霍乱弧菌对热、干燥、直射日光、酸及一般消毒剂均敏感，可用 0.5% 过氧乙酸消毒，漂白粉的浓度应为 3% 以上。答案选 ABE。

84. BCD　典型病例突起剧烈腹泻，继而呕吐；腹泻为无痛性，亦无里急后重。每日大便可自数次至十数次，甚至频频不可计数。大便初为黄色稀水便，量多，进而变为水样便或米泔水样便。呕吐为喷射状，次数不多，也渐成米泔水样。一般无发热。答案选 BCD。

85. ABE　霍乱临床分期应是泻吐期、脱水虚脱期和恢复期。答案选 ABE。

86. C　结合患者流行病学史及临床表现，最可能的诊断为脑型疟，因此首先要进行的检查项目是通过血涂片查疟原虫。答案选 C。

87. CF　脑型疟是恶性疟的严重临床类型，亦可偶见于间日疟。其他选项均不是。答案选 CF。

88. CEF　若患者血涂片查到疟原虫，那么最初的诊断成立，在治疗上就要选择有效的抗疟药物。氯喹、蒿甲醚、伯氨喹是有效治疗药物。答案选 CEF。

第九章　重症医学

1. D　假性高钾血症的形成：如血管内溶血、静脉穿刺技术不良、血小板增多、白细胞增多等导致细胞内钾外移引起的。答案选 D。

2. B　体液成分分为细胞外液和细胞内液，细胞外液中又分为血浆和组织间液。所以答案选择 B。

3. D　高钠血症多伴血容量不足，应在纠正血容量的基础上缓慢降低血钠，快速降低血钠会引起脑水肿、惊厥，甚至导致死亡。答案选 D。

4. E　心搏骤停的原因包括：意外事件，如触电、溺水、雷击、严重创伤等；电解质及酸碱平衡紊乱，如急性高钾血症或低钾血症、严重的酸中毒等；药物中毒反应或过敏，如锑剂、洋地黄、奎尼丁、局部麻醉药等中毒反应或过敏；器质性心脏病，如各种类型心脏病、心肌炎、心肌病等休克，如心源性休克、感染性休克等；对心脏的直接刺激及某些手术、麻醉因素等。癫痫发作不属于，答案选 E。

5. C　MODS 指多器官功能障碍综合征，是指在严重创伤、感染和休克时，原无器官功能障碍的患者同时或者在短时间内相继出现两个以上器官系统的功能障碍。答案选 C。

6. C　昏迷程度的分级为嗜睡、昏睡、浅昏迷、深昏迷，而晕厥不属此范围内。答案选 C。

7. C　感染性休克是由于各种病原微生物及其毒素入侵人体，经过一系列反应，导致微血管阻力增加、微循环障碍、重要器官灌注不足。感染和低血容量同时存在，对微循环变化和内脏继发性损害较严重。答案选 C。

8. D　通常在迅速失血超过全身总血量的 20% 时即出现休克（A 错误）。失血性休克时，应首先快速输入葡萄糖生理盐水，及时止血和输血（B 错误）。低血容量性休克包括失血性休克和损伤性休克（C 错误）。任何休克的治疗首先必须迅速补充有效血容量，以保证心输出量（E 错误）。感染性休克也称为内毒素性休克，常继发于革兰氏阴性杆菌为主的感染（D 正确）。故本题答案选 D。

9. E　休克的实质是由于急性组织灌注量不足，由此而引起微循环障碍、组织缺氧的临床综合征。答案选 E。

10. B　复苏药物使用的主要目的是提高平均动脉压，从而增加心、脑、肾的供血，保护机体重要器官功能。2005 年国际心肺复苏指南仍把肾上腺素作为首选，建议按标准剂量使用。答案选 B。

11. E　终止室颤的有效措施是非同步电复律，只要条件允许，应尽早电复律。答案选 E。

12. B　本题主要考查胸外按压的操作。正确部位是胸骨中下 1/3 交界处，答案选 B。

13. A　心肺复苏时的给药途径有中心静脉给药、周围静脉给药、气管内给药、骨髓内给药。既往使用的心内给药途径由于对心脏损害大、操作困难，已不主张使用。答案选 A。

14. B 菌血症属于全身性感染。答案选 B。

15. D 创面感染是引起创面脓毒症的必要条件。答案选 D。

16. C 去除坏死组织、有效覆盖创面、控制感染是积极有效的措施。答案选 C。

17. E 本题主要考查 MODS 的诊断标准，24 小时后有两个或更多的器官系统同时发生功能障碍。答案选 E。

18. C 利多卡因的心脏毒性低，主要用于室性心律失常，如心脏手术、心导管术、急性心肌梗死或强心苷中毒所致的室性心动过速或心室纤颤。答案选 C。

19. B 本题考查除颤仪的使用，成年人胸外双相波电除颤最常用的电能是 200J。答案选 B。

20. B CPR 后因缺氧最易引起的并发症是脑水肿，答案选 B。

21. C 本题主要考查除颤仪的使用，胸外除颤时，电极板应置于胸骨右缘第 2 肋间和心尖区，答案选 C。

22. D 胸部按压和电击间隔时间越短，除颤成功的可能性越大。减少按压到电击的时间间隔，即使是 1 秒钟，也能增加除颤成功的可能性。对没有电击的院外心脏骤停，先进行约 5 个循环的 CPR，然后予以 1 次除颤并立即恢复 CPR，5 个循环的 CPR 后（约 2 分钟），应利用 AED 分析心律，必要时进行另一次除颤。当除颤后心律存在时，胸部按压一般也不会诱发室颤。答案选 D。

23. E 气管内插管并发症：①气管内插管可能造成口唇、舌、牙齿、咽喉或气管黏膜的损伤。②气管导管不畅：气管导管扭曲、导管气囊充气过多阻塞导管开口、俯卧位时头

部扭曲，头过度后仰等体位均可能导致气道不全梗阻或完全梗阻。③痰液过多或痰痂阻塞气管导管常见于小儿或长时间留置导管的患者。④气管导管插入过深阻塞一侧支气管使另一侧支气管无通气。⑤麻醉机或呼吸机故障。综上，ABCD 均为气管插管的并发症。故本题答案选 E。

24. D 有效心肺复苏的标志：①颈动脉搏动：按压有效时，每按压一次可触摸到颈动脉一次搏动，若中止按压搏动亦消失，则应继续进行胸外按压，如果停止按压后脉搏仍然存在，说明患者心搏已恢复。②面色（口唇）复苏有效时，面色由发绀转为红润，若变为灰白，则说明复苏无效。③其他复苏有效时，可出现自主呼吸，或瞳孔由大变小并有对光反射，甚至有眼球活动及四肢抽动。答案选 D。

25. B 锁骨下静脉穿刺插管应注意无菌操作，勤换敷料，保持清洁，不能定期更换。答案选 B。

26. D 原发性醛固酮增多症指肾上腺皮质分泌过量醛固酮，导致体内潴钠、排钾、血容量增多、肾素 - 血管紧张素系统活性受抑。是最常见引起潴留性高钠血症的疾病。所以最佳答案为 D。

27. C 高渗性缺水又称原发性缺水，水钠同时丢失，失水多于失钠，血清钠 > 145mmol/L，细胞外液高渗状态，明显口渴。重度缺水时出现躁狂、幻觉、谵妄，甚至昏迷。答案选 C。

28. C 临床常用的等渗盐水（生理盐水）为 0.9% 的氯化钠溶液，其 Na^+ 和 Cl^- 含量均为 154mmol/L，Cl^- 含量明显高于血浆。若大量输入这种液体，易导致高氯性酸中毒。临床上主张用平衡盐溶液代替等渗盐水，其电解质含量接近于血浆。答案选 C。

29. B 代谢性碱中毒时几乎都伴发低钾血症，但补钾应在尿量达到 30~40ml/h 后进行。答案选 B。

30. D 低渗性缺水的常见病因：①消化道液体持续慢性丧失，如反复呕吐、胃肠道长期吸引或慢性肠梗阻。②大创面慢性渗液。③应用排钠利尿剂如氢氯噻嗪、依他尼酸（利尿酸）等时，未注意补给适量的钠盐，以致体内缺钠程度多于缺水。④等渗性缺水治疗时补充水分过多。答案选 D。

31. A 感染性休克纠正血容量不足时，首先以输注平衡盐溶液（各种离子及其含量与血浆相近）为主，配合适当的胶体液、血浆或全血，可迅速恢复足够的循环血量。输注晶体液既能补充血容量，又能有效纠正电解质紊乱，而胶体液、等渗葡萄糖溶液只能增加血容量，故补液时应以晶体液为主，后输胶体液，先输盐溶液，后输葡萄糖溶液。全血中成分较多，易发生输血反应、造成浪费，现已极少应用。需注意外科补液原则为先晶体后胶体，先盐后糖，先快后慢，见尿补钾。答案选 A。

32. E 在感染性休克的治疗中，糖皮质激素可以稳定细胞及溶酶体膜，免受内毒素破坏，缓解全身炎症反应。应从大剂量开始，维持不宜超过 48 小时，否则有发生急性胃黏膜损害和免疫抑制等严重并发症的危险。大剂量糖皮质激素能增强心肌收缩力，增加心排量，对心脏发挥正性肌力作用。适当应用糖皮质激素可以抑制补体和激肽活化，减少抗原抗体复合物形成，从而减少合并症。答案选 E。

33. B 暖休克病人神志清醒，皮肤色泽淡红或潮红，脉搏慢，搏动清楚，毛细血管充盈时间 1~2 秒，每小时尿量大于 30ml。冷休克病人神志躁动、淡漠或嗜睡，皮肤色泽苍白、发绀或花斑样发绀，脉搏细速，毛细血管充盈时间延长，每小时尿量小于 25ml。答案选 B。

34. B 多器官功能障碍综合征（MODS）是指机体在遭受严重创伤、休克、感染及外科大手术等急性疾病过程中，有两个或两个以上的器官或系统同时或序贯发生功能障碍，以至不能维持内环境稳定的临床综合征。答案选 B。

二、A2 型题

35. B 此题目考查的是失代偿性代谢性酸中毒的诊断。患者乙状结肠术后 7 天，出现腹胀、呼吸困难（有手术病史和深快呼吸等呼吸困难的症状）。血气分析示：pH 7.30，PCO_2 45mmHg，PaO_2 100mmHg，HCO_3^- 17mmol/L（代谢性酸中毒血液 pH < 7.35、HCO_3^- 明显下降），可以推断为失代偿性代谢性酸中毒。故本题答案选 B。

36. D 代谢性碱中毒治疗原则为扩容，补充酸性盐中和碱及治疗原发病。吲哚美辛为 NSAID 类药，可加重患者原有的消化道溃疡，故不恰当。答案选 D。

37. C MODS（多器官功能障碍综合征）是指在严重创伤、感染和休克时，原无器官功能障碍的患者同时或者在短时间内相继出现两个以上器官系统的功能障碍。题目患者已出现肾、肺、脑、胃肠器官症状，符合 MODS 诊断标准。答案选 C。

38. B 由于心内注射引起的并发症较多，如张力性气胸、心包填塞等，因而首选给药途径为静脉给药。如已有中心静脉置管则应由中心静脉给药；如果没有中心静脉置管应由肘静脉穿刺给药。如果已经气管内插管而开放静脉又困难时，应由气管内给药。肾上腺素、利多卡因和阿托品都可经由气管内给药。只有当静脉或气管内给药途径都未建立时，才采用心内注射。答案选 B。

39. E 初期复苏，是呼吸、心搏骤停时的现场急救措施，主要任务是建立人工呼吸和循环以迅速有效地恢复生命器官（特别是心脏和脑）的血液灌流和供氧。目前心肺复苏顺序是 CAB，因此首选是选择胸外按压。答案选 E。

40. D 本题主要考查急救时人工呼吸技能操作，急救时人工呼吸吹气量一般是不少于 800ml。答案选 D。

41. E 本题主要考查心肺复苏常见并发症，包括肋骨骨折、损伤性血气胸、胃肝脾破裂、栓塞、胃内容物反流及吸入性肺炎。AB-CD 均不是 CPR 并发症。故本题答案选 E。

42. B 多器官功能障碍综合征（MODS）是指机体在遭受严重创伤、休克、感染及外科大手术等急性疾病过程中，有两个或两个以上的器官或系统同时或序贯发生功能障碍，以至不能维持内环境稳定的临床综合征。题干中患者已出现肺（呼吸困难）、脑（神志不清）症状及心血管异常（血压低），符合多脏器功能障碍综合征诊断。故本题答案选 B。

43. D 代谢性碱中毒大多数是由于各种原因致肾小管 HCO_3^- 重吸收过多引起，其血气分析表现为 pH 升高，AB、SB 及 BB 值均升高，AB > SB，BE 正值加大，$PaCO_2$ 继发性升高。题干患者血气分析示 pH 7.55，PaO_2 65mmHg，$PaCO_2$ 60mmHg，HCO_3^- 45 mmol/L，血 K^+ 3.0 mmol/L，Cl^- 76mmol/L，考虑代谢性碱中毒。故本题答案选 D。

44. B 急性的严重的呼吸性酸中毒常表现为呼吸急促，呼吸困难，已经明显的神经系统症状，如头痛，神志不清，昏迷等。其血气分析表现为 $PaCO_2$ 升高，PH 值低于正常值，AB、SB、BB 值均升高，AB > SB，BE 正值加大。题干患者有 COPD 病史，有上述呼吸性酸中毒表现，且血气分析也符合。考虑为失代偿性呼吸性酸中毒，故本题答案选 B。

45. C 呼吸性酸中毒主要特征是血浆 $PaCO_2$ 升高，慢性期 HCO_3^- 水平代偿性增加。代谢性碱中毒是由于细胞外液丢失大量的酸或吸收大量的碱，以致使 HCO_3^- 增多，从而引起 pH 值升高。根据题干患者血气分析 pH 7.50，PaO_2 70mmHg，$PaCO_2$ 60mmHg，HCO_3^- 43mmol/L，K^+ 3.0mmol/L，Na^+ 132mmol/L，Cl^- 70mmol/L，该患者属于呼吸性酸中毒 + 代谢性碱中毒。答案选 C。

46. C 根据题干患者 pH 7.5，可判断为碱中毒，结合病史及实验室检查，肝硬化腹水，数天大量利尿，K^+ 3mmoL/L，Cl^- 90mmol/L，Ca^{2+} 3.5mmol/L，可判断该患者是肝硬化并低钾低氯性代谢性碱中毒。答案选 C。

47. E 肝硬化腹水患者主要使用利尿剂治疗，利尿剂使用可能会导致电解质紊乱，应密切监测。答案选 E。

48. E 患者有长期胃部不适病史，近一周腹胀、恶心，并吐出大量宿食，查体示上腹部可见胃型，提示出现幽门梗阻。幽门梗阻患者大量呕吐，K^+、Na^+、Cl^- 均随胃液丢失而降低（K^+ 正常值为 3.5 ~ 5.5mmol/L，Na^+ 正常值为 135 ~ 145mmol/L，Cl^- 正常值为 98 ~ 106mmol/L），CO_2CP 增高（CO_2CP 即二氧化碳结合力，正常值 22 ~ 31mmol/L）提示出现代谢性碱中毒（E 对 C 错）。患者呼吸系统未受影响，呼吸性碱中毒（A 错）、呼吸性酸中毒（BD 错）均不会出现。故本题答案选 E。

49. B 氢氯噻嗪为排钾利尿药，长期服用可引起低血钾而出现乏力等症状,若无尿或严重肾功能减退者长期、大量应用本药可致药物蓄积中毒,故一般不宜过多、长久使用。本题题干中未见无尿或肾功能减退的提示信息,故选 B 为宜。

50. B 结合题干患者病史及临床表现,考虑为急性淋巴管炎,多数是由于金黄色葡萄球菌和溶血性链球菌引起,均属于革兰阳性球菌。答案选 B。

51. A 根据题干患者症状出汗多,尿量减少,四肢末端冰凉、发绀,可判断为冷休克。冷休克一般由革兰氏阴性杆菌感染引起。答案选 A。

52. A 患者右足底被铁锈钉刺伤(深部感染性创伤),后出现张口困难,苦笑面容,角弓反张,声响及触碰病人可诱发上述症状,应诊断为破伤风(破伤风是常和创伤相关联的一种特异型感染。其典型表现为张口困难、哭笑面容、角弓反张等肌肉痉挛症状,可因轻微的刺激,如光、声、接触、饮水等诱发)。破伤风梭菌只在伤口局部繁殖,不进入血液循环,只是其分泌的痉挛毒素吸收入血从而引发了一系列的症状,故破伤风应属于毒血症(A 对)。毒血症是指病原菌在侵入的局部组织中生长繁殖后,只有其产生的外毒素进入血循环,病原体不入血。故本题答案选 A。

53. A 脓毒症诊断标准 1. SIRS 指具有 2 项或 2 项以上的下述临床表现:①体温 >38℃ 或 <36℃;②心率 >90 次/分;③呼吸频率 >20 次/分或 $PaCO_2$ < 32mmHg;④外周血白细胞 >12 × 10^9/L 或 < 4 × 10^9/L,或未成熟细胞 >10%。2. 脓毒症患者一般都会有 SIRS 的一种或多种表现。最常见的有发热、心动过速、呼吸急促和外周血白细胞增加。依据题干所给信息,诊断为脓毒症,答案选 A。

54. E 患者突然寒战、高热首先考虑为感染,患者无咳嗽、咳痰等呼吸道症状,同时有中心静脉管应用两周病史,因此考虑导管性脓毒症。答案选 E。

55. B 患者诊断为肺炎伴休克,临床应首先考虑为感染中毒性休克。在处理上,使用血管活性药物及肾上腺皮质激素是可以的,但最主要的是应首先补充血容量,因为在感染性休克患者常常出现外周循环血量不足,使用利尿剂及强心剂是错误的。答案 B 选。

56. B 在急性炎症得到控制、局部肿瘤局限并已形成明显的皮下脓肿而久不溃破时,才可考虑在脓肿表面中心、皮肤变薄的区域做保守性的切开,并引流脓液。答案选 B。

57. D 深部脓肿通常无明显波动感。答案选 D。

58. D 心跳停止应立即给予气管插管及心肺复苏。答案选 D。

59. E 乏力、尿少、极度口渴为高渗性缺水表现,出现躁狂、幻觉,有时昏迷等神经精神症状,此为重度脱水表现。答案选 E。

60. E 幽门梗阻呕吐导致胃酸丢失而出现低钾低氯碱中毒,Na^+ 130mmol/L,低于成人正常值 135 ~ 150mmol/L,属于低钠血症。Cl^- 正常值为 104mmol/L。答案选 E。

61. A 大量呕吐后造成胃酸丢失形成代谢性碱中毒,而代谢性碱中毒并发低钾。答案选 A。

62. B 长时间高温天气户外活动必导致脱水,口渴为高渗脱水的典型表现。低渗脱水和等渗脱水均不会发生口渴。答案选 B。

63. A 该患者不洁饮食后出现反复大量呕吐,属于消化液的急性丧失,最可能引发等渗性缺水。低镁血症主要原因为饥饿、吸收障碍综合征、长时期的胃肠道消化液丢失（如肠瘘）以及长期静脉输液中不含镁等。高渗性缺水是指失水多于失钠，主要病因为长期摄入水分不够或水分丧失过多，较等渗性缺水少见。稀释性低钠血症又称水中毒，多因抗利尿激素分泌增多，肾功能不全，水摄入过多等引起。大量呕吐时钾盐随消化液大量丢失，会出现低钾血症，而非高钾血症。答案选 A。

64. B 患者腹痛、发热、全腹肌紧张、肠鸣音消失提示急性腹膜炎，四肢湿冷、面色苍白、血压低提示休克，应诊断为感染性休克。低血容量性休克常因大量出血或体液丢失引起。神经源性休克不常见，且不会出现腹痛、腹肌紧张等症状。心源性休克见于心功能不全及心力衰竭患者。过敏性休克的患者有过敏史，且有再次接触过敏原的现病史。答案 B 选。

65. A 患者感染性休克后经治疗，血压低（血压、脉搏未见好转），CVP 值高（16cmH$_2$O），说明其血容量相对过多，同时心功能不全，治疗原则是强心或舒张血管。备选答案中无强心选项，故答案选 A。

66. D 患者转移性右下腹痛（阑尾炎典型腹痛表现）2 天，体温 38.5℃（提示发热，正常 36.3℃ ~ 37.2℃），WBC 及中性粒细胞高，入院 2 小时患者出现腹痛加重伴烦躁不安，查体 P 132 次/分（正常 60 ~ 100 次/分），R 28 次/分（正常 12 ~ 20 次/分），BP 75/50mmHg（<90/60mmHg，提示休克）；T 40℃（提示高热）。全腹肌紧张，板状腹（系阑尾炎穿孔造成腹膜炎临床表现）。结合患者临床表现、病史、查体最可能的诊断是阑尾炎穿孔造成的感染性休克（D 对）。故本题答案为 D。

67. A 患者为青年男性，已确诊为急性化脓性阑尾炎，且出现了血压下降、脉搏细速、尿量减少等休克的症状，考虑为感染性休克，需在纠正休克的同时解除病因，尽早手术切除化脓的阑尾，且需要足量抗生素抗感染治疗，答案为 A。

68. E 多器官功能障碍综合征（MODS）是指机体在遭受严重创伤、休克、感染及外科大手术等急性疾病过程中，有两个或两个以上的器官或系统同时或序贯发生功能障碍，以至不能维持内环境稳定的临床综合征。该患者呼吸系统、血液系统、肝功能、肾功能发生功能障碍，答案选 E。

69. B SIRS 的诊断标准是：①体温 > 38℃ 或 < 36℃；②心率 > 90 次/分；③呼吸急促 > 20 次/分或过度通气，PaCO$_2$ < 4.3kPa；④白细胞计数 > 12 × 10^9/L 或 4 × 10^9/L，或未成熟白细胞 > 10%。感染性休克是以下三种情况：①同时存在 SIRS；②细菌学感染的证据［可以是细菌培养阳性和（或）临床感染证据］；③休克的表现。8 个月患儿，发热烦躁，T 38.7℃（> 38℃），P 105 次/分（> 90 次/分），R 35 次/分（> 20 次/分），白细胞计数 > 12 × 10^9/L，诊断为 SIRS；BP 80/62mmHg（< 30mmHg），神差，呼吸急促，左肺底可闻及湿啰音，心音低钝，腹膨隆，四肢皮温低，可见大理石纹（低动力型感染性休克的临床表现），根据临床表现和实验室检查诊断为低动力型感染性休克（B 对）。故本题答案选 B。

三、A3/A4 型题

70. E 结合题干，该患者考虑甲状腺功能亢进症，应检查血电解质测定及甲状腺功能测定以明确诊断。答案选 E。

71. B 甲状腺功能亢进症的甲状腺毒症表现在肌肉骨骼系统，主要是甲亢性周期性瘫痪。病变主要累及下肢，有低钾血症，甲亢性周期性瘫痪病程呈自限性，甲亢控制后可自愈。紧急处理纠正低钾。故选 B。胰岛素可诱发低钾血症，故不选 C。其他选项均不符。

72. D 按照简易的估计热量需要的方法机体每天所需热量为 7531 ~ 8368kJ（1800 ~ 2000kcal），故选 D。

73. B 肠外营养适应证：①凡不能或不宜经口摄食超过 5 ~ 7 天的患者；②营养不良者的术前应用；③消化道瘘、急性重症胰腺炎、肠道炎性疾病、短肠综合征；④严重感染、脓毒症、大面积烧伤、肝肾衰竭者；⑤复杂手术后，特别是腹部大手术后；⑥恶性肿瘤患者在营养支持后会使肿瘤细胞增殖、发展，因此需要在营养支持的同时加用化疗药物，化疗期或放疗期应用肠外营养可补充摄食之不足。根据该患者表现考虑并发肠瘘，故选 B。

74. A 该患者脉搏短绌（脉率＜心率），心律绝对不整，心音强弱不等（为房颤的典型三大体征）。因此该患者的心律失常类型是心房颤动（A 对）。故本题答案选 A。

75. B 患者为中老年男性，表现为心悸伴消瘦（甲亢高代谢症状主要表现为易激动、心悸、乏力、怕热、多汗、消瘦、食欲亢进等），甲状腺弥漫性 Ⅱ 度肿大，可闻及血管杂音（甲亢患者常有程度不等的弥漫性甲状腺肿大，甲状腺上、下级可以触及震颤，闻及血管杂音）。综上所述，该患者可诊断为甲亢。甲亢是最常见的出现房颤的非心脏病性疾病，因此该患者产生心律失常的最可能原因是甲亢性心脏病（B 对）。故本题答案选 B。

76. C 甲亢的诊断标准为：①高代谢症状和体征；②甲状腺肿大；③血清 TT_4、FT_4 增高，TSH 减低。该患者已有高代谢症状（心悸伴消瘦）和甲状腺肿大，为进一步确诊为甲亢，首选检查为血 T_3、T_4 测定（C 对）。

故本题答案选 C。

77. E 室颤时心室肌出现快而微弱的收缩或不协调的快速乱颤，已无心动周期，也无法辨认 QRS 波，必须立即采用非同步电除颤治疗。答案选 E。

78. B 肾上腺素可用于溺水、麻醉和手术过程中的意外、药物中毒、传染病和心脏传导阻滞等所致的心脏骤停。答案选 B。

79. D 缓慢心律失常可用阿托品 0.5 ~ 1mg 肌内或静脉注射。答案选 D。

四、案例分析题

80. C 题目中患者出现突发中上腹部疼痛，腹痛为持续性胀痛，且向腰背部放射的临床表现，为了确诊，此时可以选择中上腹增强 CT，最有诊断价值。其他选项也可也用来明确诊断，但不是最有价值的。因此答案选择 C。

81. ABCD 患者呼吸增快、吸氧状态下氧合指数 $PaCO_2/FiO_2$ ＜ 300mmHg，诊断 I 型呼吸衰竭成立。患者心率快、血压偏低、灌注指标异常、代谢性酸中毒，故处于休克代偿期，结合胰腺炎病理生理过程，诊断低血容量性休克。患者血肌酐升高，较正常年轻人升高水平 ≥ 26.5μmol/L 或 ＞ 1.5 倍基础值，故诊断 AKI。根据患者中上腹部疼痛，持续性胀痛，向腰背部放射，故考虑诊断急性胰腺炎。胰腺炎为化学性炎症，发病初期无明确感染性因素，不应诊断肿毒症及感染性休克。因此答案选择 ABCD。

82. DE 血液透析可清除血液中水和尿毒症毒素包括肌酐、尿素、钾和磷等；血液滤过对中、大分子尿毒症毒素的清除效果较好；血液透析滤过是在血液滤过的同时在滤过器内灌入透析液，能更好地清除胆红素、某些药物；血液灌流最常用于药物或毒物中毒，药物或毒物可分为水溶性和脂溶性（或与蛋白质结合）两大类，水溶性药物或毒物中毒血透治疗也有效果，脂溶性或与蛋白质结合的药物或毒物中毒血流灌注效果好；血浆置换可清除体内致病物质，包括自身抗体、免疫复合物、胆固醇、胆红素、药物和毒物等；持续缓慢超滤属于 CRRT，采用低阻力、高效能滤过器，缓慢和连续地清除溶质及水。患者血脂异常，因此应选用可以清除体内血脂的治疗措施，即血液灌流和血浆置换。因此答案选择 D、E。

83. ACE　ISS 评分用于多发伤伤情评估，Ramsay 评分用于镇静评估，CAM - ICU 用于 ICU 谵妄评估。因此答案选择 ACE。

84. CEF　患者重症急性胰腺炎早期，液体大量丢失，液体复苏治疗从 P、BP、Lac 评估有效，故此患者此时存在容量负荷过重的可能性较小（A 错误）。患者既往无心脏病史，此时 P：122 次/min，代偿性心率增快，增加 CO_2，故对 CVP 影响较小（B 错误）。自主呼吸过强，胸腔负压增大，导致 CVP 降低而非升高（D 错误）。应用排除法，故本题答案选择 CEF。

85. E　腹腔高压时，被动抬腿试验、下腔静脉变异率不准确。乳酸为组织灌注指标，不能反映容量反应性。CVP 预测容量反应性不可靠，尤其存在腹高压时。SVV 需要在控制通气时应用，此患者为自主呼吸，不能使

用。因此答案选择 E。

86. DF　腹腔扩容手术主要针对腹高压 4 级、非手术治疗不能缓解的患者。腹腔高压营养治疗期间极易发生腹泻，腹胀，呕吐等胃肠道不耐受症状。题干中患者腹腔高压 3 级（高限）、肠鸣音消失，不宜开展肠内营养，有较大加重腹高压的风险。因此答案选择 D、F。

87. D　腹高压患者不应采取俯卧位通气，俯卧位会增加患者腹内压，加重病情。因此答案选择 D。

88. ABEF　此题目考查的是预防呼吸机相关性肺炎（VAP）有利的措施。包括：抗感染治疗，正确使用抗生素、积极治疗原发病、免疫治疗、营养支持、加强护理工作。加强护理工作包括如接触患者前洗手、口腔护理、及时清理口咽部分泌物、床头抬高 30°以上、浅镇静的措施。肠内营养虽然也可也作为肺炎的预防，但是不是最有利的措施，D 答案的描述也是不利措施，因此答案选择 ABEF。

89. ABCEF　此题目考查的是手术的适应证。题目中的患者如果出现胰腺脓肿、或者腹腔脏器穿孔或肠坏死、肾衰、腹腔内压持续 > $35cmH_2O$、72 小时内出现 SIRS 等这些紧急需要处理的情况的时候，应立即选择手术，否则会出现生命危险。D 答案的描述不需要立即手术，可以先考虑药物治疗。因此答案选择 ABCEF。

第十章　理化因素所致疾病及中毒

一、A1 型题

1. E　阿托品对有机磷中毒的骨骼肌震颤无明显作用。中、重症患者需合用胆碱酯酶复能剂。不能用于预防有机磷农药中毒。当出现阿托品中毒时应立即停药，所以答案选择 E。

2. D　重度有机磷农药中毒急性肺水肿主要是 M 样症状，需要静脉大剂量阿托品。因此选 D。

3. A　急性有机磷农药中毒分度标准：①轻度中毒，全血胆碱酯酶活力下降到正常值的 70% ~ 50%。②中度中毒：全血胆碱酯酶活力下降到正常值的 50% ~ 30%。③重度中毒：全血胆碱酯酶活力下降到正常值的 30% 以下。因此答案 A 全血胆碱酯酶活性仅有 10% ~ 30%，属于重度中毒。

4. E　有机磷农药中毒所致的呼吸肌麻痹应用解磷定。

5. E　此题目考查的是急性有机磷中毒严重程度评估。血 ChE 活力测定是诊断 OPI 中毒的特异性实验指标，对判断中毒程度、疗效和预后极为重要。以正常人血 ChE 活力值作为 100%，急性 OPI 中毒时，ChE 活力值在 50% ~70% 为轻度中毒，30% ~50% 为中度中毒，30% 以下为重度中毒。对长期 OPI 接触者，血 ChE 活力值测定可作为生化监测指标。因此本题答案为 E 选项。

6. B　急性中毒时，口服中毒者排除禁忌证（吞服强腐蚀性毒物、食管静脉曲张、惊厥或昏迷者）后可采用洗胃的方法清除体内尚未吸收的毒物。有机磷农药中毒的洗胃液一般选用 1∶5000 高锰酸钾溶液或 2% 碳酸氢钠溶液。但对硫磷（1605）中毒禁用 1∶5000 高锰酸钾（会使其氧化为毒性更强的对氧磷），而应选用 2% 碳酸氢钠，所以 A 错误，B 正确。敌百虫中毒禁用 2% 碳酸氢钠（碱性溶液能使敌百虫变为毒性更强的敌敌畏），而应选用 1∶5000 高锰酸钾。0.3% H_2O_2 主要用于阿片类、氰化物、高锰酸钾等中毒洗胃，所以 C 错误。0.3% 氧化镁主要用于阿司匹林、草酸等中毒洗胃，所以 D 错误。5% 硫酸钠主要用于氯化钡、碳酸钡等中毒洗胃，所以 E 错误。所以选择 B。

7. B　急性有机磷杀虫药中毒（AOPIP）是指 OPI 进入体内抑制乙酰胆碱酯酶（AChE）活性，引起体内生理效应部位 ACh 大量蓄积，出现毒蕈碱样、烟碱样和中枢神经系统等中毒症状和体征，病人常死于呼吸衰竭，因此急性有机磷中毒原理为胆碱酯酶失活。本题答案为 B 选项。

8. D　OPI 的毒性作用是与真性 ChE 酯解部位结合成稳定的磷酰化胆碱酯酶，使 ChE 丧失分解 ACh 能力，ACh 大量积聚引起一系列毒蕈碱、烟碱样和中枢神经系统症状，严重者常死于呼吸衰竭。因此本题答案为 D 选项。

9. D　此题目考查的是有机磷中毒诊断的指标。①OPI 暴露史；②OPI 相关中毒症状及体征，特别是出现呼出气大蒜味、瞳孔缩小、多汗、肺水肿、肌纤颤和昏迷病人；③全血 ChE 活力不同程度降低，它是诊断 OPI 中毒的特异性实验指标；④血、胃内容物 OPI 及其代谢物检测。乐果和马拉硫磷中毒病人，病情好转后，在数日至一周后可突然恶化，可再次出现 OPI 急性中毒症状或突然死亡。此种临床"反跳"现象可能与残留在体内 OPI 重吸收或解毒药停用过早有关。所以答案选择 D。

10. A 有机磷中毒的临床表现：（1）急性中毒，①毒蕈碱样症状又称 M 样症状：平滑肌痉挛、括约肌松弛、腺体分泌增加、气道分泌物增多等。②烟碱样症状又称 N 样症状。肌纤维颤动、全身肌肉强直性痉挛，也可出现肌力减退或瘫痪，呼吸肌麻痹、血压增高和心律失常。③中枢神经系统症状脑 AChE ＜60% 时，出现头晕、头痛、烦躁不安、谵妄、抽搐和昏迷，有的发生呼吸、循环衰竭死亡。④局部损害过敏性皮炎、皮肤水疱或剥脱性皮炎。污染眼部时，出现结膜充血和瞳孔缩小。（2）迟发性多发神经病。（3）中间型综合征。瞳孔缩小、多汗、唾液多、肌肉颤动均为有机磷中毒常见症状，因此本题答案为 A 选项。

11. C 有机磷中毒的临床表现：（1）急性中毒：①毒蕈碱样症状又称 M 样症状。比如平滑肌痉挛、括约肌松弛、腺体分泌增加、气道分泌物增多等。②烟碱样症状又称 N 样症状。在横纹肌神经肌肉接头处 ACh 蓄积过多，出现肌纤维颤动、全身肌肉强直性痉挛，也可出现肌力减退或瘫痪，呼吸肌麻痹，交感神经节节后交感神经纤维末梢释放儿茶酚胺，表现血压增高和心律失常。③中枢神经系统症状脑 AChE ＜60% 时，出现头晕、头痛、烦躁不安、谵妄、抽搐和昏迷，有的发生呼吸、循环衰竭死亡。④局部损害过敏性皮炎、皮肤水疱或剥脱性皮炎。污染眼部时，出现结膜充血和瞳孔缩小。（2）迟发性多发神经病。（3）中间型综合征。所以选 C。

12. C OPI 主要经过胃肠道、呼吸道、皮肤或黏膜吸收。OPI 主要在肝内进行生物转化和代谢，OPI 吸收后 6~12 小时血中浓度达高峰，24 小时内通过肾由尿排泄，48 小时后完全排出体外，体内无蓄积。因此本题答案为 C 选项。

13. A 烟碱样症状又称 N 样症状。在横纹肌神经肌肉接头处 ACh 蓄积过多，出现肌纤维颤动、全身肌肉强直性痉挛，也可出现肌力减退或瘫痪，呼吸肌麻痹，交感神经节节后交感神经纤维末梢释放儿茶酚胺，表现血压增高和心律失常。根据知识点得知，答案选择 A。

14. C 有机磷农药的毒性作用抑制乙酰胆碱酯酶活性，造成乙酰胆碱大量蓄积，进而引起一系列毒蕈碱、烟碱样和中枢神经系统症状。

15. B 阿托品为有机磷中毒解毒药，缓解 M 样症状，答案 B 正确；美蓝治疗苯胺中毒；乙酰胺治疗有机氟杀虫农药氟乙酰胺中毒；依地酸二钠钙治疗无机铅中毒；二巯丙磺钠治疗汞中毒。答案选 B。

16. B 有机急性磷中毒分级和表现：①轻度中毒，M 样症状为主。平滑肌痉挛、括约肌松弛、腺体分泌增加、气道分泌物增多。②中度中毒，可同时有 M 样症状和 N 样症状。如 M 样症状基础上出现纤维颤动、全身肌肉强直性痉挛，肌力减退或瘫痪，呼吸肌麻痹，血压增高、心律失常。③严重中毒，M 样症状、N 样症状以及中枢神经系统症状、肺水肿、呼吸麻痹。瞳孔缩小属于毒蕈碱样体征，为轻度中毒。答案选 B。

17. B 有机磷农药的毒性作用抑制 AChE 活性，造成 ACh 大量蓄积。解磷定解救有机磷农药中毒的机制主要是由于解磷定属于 ChE 的复活药，恢复水解乙酰胆碱的能力，也就是会使乙酰胆碱酯酶的能力复活。ChE 复活药尚能作用于外周 N2 受体，对抗外周 N 胆碱受体活性，能有效解除烟碱样毒性作用，对 M 样症状和中枢性呼吸抑制作用无明显影响。因此本题答案为 B 选项。

18. A CO 中毒治疗：（1）终止 CO 吸入迅速将病人转移到空气新鲜的地方，卧床休息，保暖，保持呼吸道通畅。（2）氧疗：①吸氧，给予患者鼻导管和面罩吸氧，减少 CO 由 COHb 释放出半量所需时间。②高压氧治疗是将 CO 排出血液的最快途径, 尽早高压氧治疗可尽早排出体内 CO, 有益于患者尽快清醒, 减轻机体缺氧性损伤, 降低迟发脑病发生率。(3) 生命脏器功能支持: 包括密切进行心电监测、纯氧吸入等。(4) 防治脑水肿。(5) 防治并发症和后发症: 保持呼吸道通畅, 必要时行气管切开术。根据知识点得知因此本题答案为 A 选项。

19. E 正常人血液中 COHb 含量可达 5% ~ 10%。急性 CO 中毒的症状与血液中 CO-Hb 浓度有密切关系, 同时也与病人中毒前的健康状况, 如有无心、脑血管病及中毒时体力活动等情况有关。

20. D 根据 CO 的接触史和急性发生的中枢神经损害的症状和体征, 结合血中 HbCO 及时测定的结果, 排除其他病因后, 可诊断为急性一氧化碳中毒。

21. A 中毒严重后, 脑水肿可在 24 ~ 48h 发展到高峰。静脉注射甘露醇后, 使脑组织脱水, 起到降低颅内压的作用。

22. D CO 中毒导致 COHb 增多, 这种异常血红蛋白使皮肤黏膜颜色变成樱桃红色, 答案选 D。

23. D 血氧含量由血红蛋白含量和氧气之间的结合程度所致。一氧化碳中毒, CO 与 O_2 竞争结合 Hb, 引起动脉氧含量降低, 动静脉血氧差下降。

24. C 一氧化碳中毒的治疗: (1) 终止 CO 吸入迅速将病人转移到空气新鲜的地方, 卧床休息, 保暖, 保持呼吸道通畅。(2) 氧疗, 也是 CO 中毒时首选的治疗方法。①吸氧, 给予患者鼻导管和面罩吸氧, 减少 CO 由 COHb 释放出半量所需时间; ②高压氧治疗是将 CO 排出血液的最快途径, 尽早高压氧治疗可尽早排出体内 CO, 有益于患者尽快清醒, 减轻机体缺氧性损伤, 降低迟发脑病发生率。(3) 生命脏器功能支持。(4) 在积极纠正缺

氧同时给予脱水治疗。(5) 防治并发症和后发症, 保持呼吸道通畅。由知识点得知答案选择 C。

25. C 中暑临床表现: ①热痉挛也为热射病早期表现。②热衰竭表现为多汗、疲乏、无力、头晕、头痛、恶心、呕吐和肌痉挛, 心率明显增快、直立性低血压或晕厥。中心体温升高不超过 40.0℃, 无神志障碍。③热射病是一种致命性急症, 主要表现为高热 (直肠温度≥41.0℃) 和神志障碍。热射病可引发神志障碍, 重症患者可发生急性肾衰竭、DIC, 甚至死亡。因此为中暑最严重的一种类型, 因此本题答案为 C 选项。

26. B 中暑患者的降温治疗: ①体外降温转移到通风良好的低温环境, 脱去衣服, 进行皮肤肌肉按摩, 促进散热。对无虚脱的患者, 可用冷水擦浴或将躯体浸入 1.7 ~ 14.0℃ 冷水中传导散热降温。对循环虚脱者可采用蒸发散热降温, 如用 15℃ 冷水反复擦拭皮肤或同时应用电风扇或空气调节器。有条件者, 可将患者放置在特殊蒸发降温房间。体温降至 39.0℃ 时, 应停止降温。②体内降温体外降温无效者, 用冰盐水进行胃或直肠灌洗, 也可用无菌生理盐水进行腹膜腔灌洗或血液透析, 或将自体血液体外冷却后回输体内降温。③药物降温热射病患者, 应用解热镇痛药水杨酸盐降温无效, 而且可能有害。患者出现寒战时可应用氯丙嗪 25 ~ 50mg 加入生理盐水 500ml 中静脉输注, 用药过程中应监测血压。中暑时药物降温无效。因此本题答案为 B 选项。

27. C 高温环境对人体各系统的影响: ①中枢神经系统高热能引起大脑和脊髓细胞快速死亡, 继发脑局灶性出血、水肿、颅内压增高和昏迷。②心血管系统热射病病人常表现高动力循环状态, 外周血管阻力降低, 心动过速 (>180 次/分) 及心脏指数、中心静脉压 (CVP) 升高。持续高温引起心肌缺血、坏死, 促发心律失常, 加重心力衰竭。③呼吸系统高

热时，呼吸频率增快和通气量增加，持续不缓解会引起呼吸性碱中毒。热射病时可致肺血管内皮损伤发生 ARDS。④水和电解质代谢：热适应后第二周体内总钾量减少 20%（500mEq）以上。大量出汗常导致水和钠丢失。⑤肾脏由于严重脱水、心血管功能障碍和横纹肌溶解等，可发生急性肾衰竭。⑥消化系统中暑时的直接热损伤和胃肠道血液灌注减少可引起缺血性溃疡，容易发生消化道大出血。热射病病人，发病 2~3 天后几乎都有不同程度的肝坏死和胆汁淤积。⑦血液系统严重中暑病人，发病后 2~3 天可出现不同程度的 DIC。⑧肌肉劳力性热射病病人，由于肌肉局部温度增加、缺氧和代谢性酸中毒，常发生严重肌损伤，引起横纹肌溶解和血清肌酸激酶升高。肺血管内皮由于热损伤会发生 ARDS。因此本题答案为 C 选项。

28. E　淹溺常见死亡原因有喉痉挛、肺损伤、缺氧和酸中毒等，大多数猝死原因是严重心律失常。原因常为患者突然接触冷水刺激迷走神经导致 QT 间期延长及儿茶酚胺大量释放，发生心室颤动、心动过缓或心脏停搏，发生猝死。所以选 E。

二、A2 型题

29. E　有机磷中毒诊断需根据：①OPI 暴露史；②OPI 相关中毒症状及体征，特别是出现呼出气大蒜味、瞳孔缩小、多汗、肺水肿、肌纤颤和昏迷病人；③全血 ChE 活力不同程度降低；④血、胃内容物 OPI 及其代谢物检测。题目中患者症见昏迷、抽搐、瞳孔缩小、皮肤湿冷、多汗、呼吸困难，考虑诊断为有机磷中毒，本题答案为 E 选项。

30. D　有机磷中毒的治疗：①迅速清除毒物立即将病人撤离中毒现场。彻底清除未被机体吸收进入血的毒物，如迅速脱去污染衣服，用肥皂水清洗污染皮肤、毛发和指甲；眼部污染时，用清水、生理盐水、2% 碳酸氢钠溶液或 3% 硼酸溶液冲洗。口服中毒者，用

清水、2% NaHCO$_3$ 溶液（敌百虫忌用）或 1:5000 高锰酸钾溶液（对硫磷忌用）反复洗胃，即首次洗胃后保留胃管，间隔 3~4 小时重复洗胃，直至洗出液清亮为止。然用硫酸钠 20~40g 溶于 20ml 水，口服，观察 30 分钟，无导泻作用时，再口服或经鼻胃管注入水 500ml。②紧急复苏。③解毒药。④对症治疗。⑤中间型综合征治疗。⑥针对迟发性多发性神经病治疗。题目中患者误服有机磷农药，瞳孔缩小、面肌颤动、呼吸有大蒜味，提示有机磷中毒，首选 2% NaHCO$_3$ 洗胃，本题答案为 D 选项。

31. B　有机急性磷中毒分级和表现：①轻度中毒，M 样症状为主。平滑肌痉挛、括约肌松弛、腺体分泌增加、气道分泌物增多。②中度中毒，可同时有 M 样症状和 N 样症状。如 M 样症状基础上出现纤维颤动、全身肌肉强直性痉挛，肌力减退或瘫痪，呼吸肌麻痹，血压增高、心律失常。③严重中毒，M 样症状、N 样症状以及中枢神经系统症状、肺水肿、呼吸麻痹。患者具有多汗流涎、瞳孔缩小、瞳孔括约肌、尿失禁表现，双肺可闻及湿啰音，提示肺水肿，这些表现符合有机磷重度中毒症状。所以选 B。

32. D　急性一氧化碳中毒的诊断：根据 CO 的接触史和急性发生的中枢神经损害的症状和体征，结合血中 HbCO 及时测定的结果，排除其他病因后，可诊断为急性一氧化碳中毒。临床表现：①轻型中毒：血液中 COHb 为 10%~20%。可有不同程度头痛、头晕、恶心、呕吐、心悸、四肢无力等。②中度中毒：血液中 COHb 浓度为 30%~40%。可出现胸闷、气短、呼吸困难、幻觉、视物不清、判断力降低、运动失调、嗜睡、意识模糊或浅昏迷。口唇黏膜可呈樱桃红色。③重度中毒：血液中 COHb 为浓度为 40%~60%。迅速出现昏迷、呼吸抑制、肺水肿、心律失常或心力衰竭。患者可呈去皮质综合征状态。部分患者可

合并吸入性肺炎。受压部位皮肤可出现红肿、水疱。眼底检查可发现视盘水肿。题目中患者症见昏迷且休克，屋内有火炉，符合一氧化碳中毒的诊断依据。查体可见血压偏低，四肢厥冷，腱反射消失，出现心律失常，血液的CO-Hb为60%，符合急性重度CO中毒的表现。本题答案为D选项。

33. E 中暑临床表现：①热痉挛高温环境下进行剧烈运动大量出汗，活动停止后常发生肌肉痉挛，主要累及骨骼肌，持续约数分钟后缓解，无明显体温升高。也为热射病早期表现。②热衰竭表现为多汗、疲乏、无力、头晕、头痛、恶心、呕吐和肌痉挛，心率明显增快、直立性低血压或晕厥。中心体温升高不超过40.0℃，无神志障碍。③热射病是一种致命性急症，主要表现为高热（直肠温度≥41.0℃）和神志障碍。热射病可引发神志障碍，重症患者可发生急性肾衰竭、DIC，甚至死亡。本例病人超高热伴意识障碍，考虑中暑热射病，首要的措施是降温，然后再做进一步的检查治疗。所以选E。

34. B 中暑临床表现：①热痉挛。高温环境下进行剧烈运动大量出汗，活动停止后常发生肌肉痉挛，主要累及骨骼肌，持续约数分钟后缓解，无明显体温升高。热痉挛也为热射病早期表现。②热衰竭常发生老年人、儿童和慢性疾病患者。③热射病是一种致命性急症，主要表现为高热（直肠温度≥41.0℃）和神志障碍。题目中患者在高温下工作后出现肌肉痉挛，且无体温升高，神志清楚，符合热痉挛的临床表现。因此本题答案为B选项。

35. C 一氧化碳中毒的治疗：（1）院前急救：终止CO吸入迅速将病人转移到空气新鲜的地方，卧床休息，保暖，保持呼吸道通畅。（2）氧疗。也是CO中毒时首选的治疗方法：①吸氧，给予患者鼻导管和面罩吸氧，减少CO由COHb释放出半量所需时间；②高压氧治疗是将CO排出血液的最快途径，尽早高

压氧治疗可尽早排出体内CO，有益于患者尽快清醒，减轻机体缺氧性损伤，降低迟发脑病发生率。（3）生命脏器功能支持。（4）在积极纠正缺氧同时给予脱水治疗。（5）防治并发症和后发症保持呼吸道通畅。所以选C。

36. D 中暑的临床表现：（1）热痉挛，也为热射病早期表现。（2）热衰竭，表现为多汗、疲乏、无力、头晕、头痛、恶心、呕吐和肌痉挛，无神志障碍。（3）热射病：①劳力性热射病：在从事重体力劳动或剧烈运动数小时后发病，约50%患者大量出汗，心率可达160～180次/分，脉压增大，可发生横纹肌溶解、急性肾衰竭、肝衰竭（发病24小时后肝转氨酶可升至数万单位）、DIC或MODS，病死率较高。②非劳力性热射病：表现皮肤干热和发红，84%～100%病例无汗，皮肤干热和发红，直肠温度常在41.0℃以上，最高可达46.5℃。病初表现行为异常或癫痫发作，继而出现谵妄、昏迷和瞳孔对称缩小，严重者可出现低血压、休克、心律失常及心力衰竭、肺水肿和脑水肿。题目中本例病人为年轻男性，在高温、高湿且通风不良环境下劳动数小时后出现高热、脉率增快、脉压增大、出汗、呼衰、心衰表现，符合劳力性热射病的临床表现。所以选D。

三、A3/A4型题

37. A 敌鼠钠盐中毒常有恶心、呕吐、食欲不振、精神萎靡、关节疼痛，体表到内脏多发性出血，可排除B。氟乙酰胺中毒主要表现为痉挛性抽搐和心律失常，可排除C。脑炎与中毒性痢疾都有发热，可排除DE。题目中患儿半小时前突然意识不清，瞳孔缩小，流涎，心（-），两肺痰鸣音，为M症状+意识障碍，考虑诊断为重度有机磷中毒。所以选A。

38. C 有机磷中毒治疗：（1）迅速清除毒物；（2）紧急复苏；（3）解毒药：用药原则：早期、足量、联合和重复应用解毒药，

①ChE复能药：氯解磷定：首选解毒药；碘解磷定；双复磷。②胆碱受体阻断药：联合应用外周与中枢性抗胆碱能药具有协同作用。M胆碱受体阻断药：又称外周性抗胆碱能药。阿托品和山莨菪碱等主要作用于外周M受体，能缓解M样症状，对N受体无明显作用。N胆碱受体阻断药：如东莨菪碱、苯那辛、苯扎托品、丙环定等。③复方制剂：有解磷注射液（每支含阿托品3mg、苯那辛3mg和氯解磷定400mg）。（4）对症治疗；（5）中间型综合征治疗；（6）迟发性多发性神经病。题目中患儿考虑诊断为重度有机磷中毒，当患儿两肺痰鸣音，预防肺水肿，首选阿托品治疗，解磷定为首选解毒药，因此选择C选项。

39. D　有机磷中毒诊断需根据：①OPI暴露史；②OPI相关中毒症状及体征，特别是出现呼出气大蒜味、瞳孔缩小、多汗、肺水肿、肌纤颤和昏迷病人；③全血ChE活力不同程度降低；④血、胃内容物OPI及其代谢物检测。患者有"农药"暴露史，有恶心、呕吐、腹痛、多汗、流涎、大小便失禁、肌纤维颤动的临床表现，查体有心跳减慢、瞳孔缩小。根据短时间较大量接触史，以自主神经、中枢神经和周围神经系统症状为主要临床表现方可诊断。所以选D。

40. A　①M样症状。比如平滑肌痉挛、括约肌松弛、腺体分泌增加、气道分泌物增多等。②N样症状。在横纹肌神经肌肉接头处ACh蓄积过多，出现肌纤维颤动、全身肌肉强直性痉挛，也可出现肌力减退或瘫痪，呼吸肌麻痹，交感神经节节后交感神经纤维末梢释放儿茶酚胺，表现血压增高和心律失常。CO中毒症状多为缺氧症状，头晕头痛、恶心呕吐等，可排除。DE阿托品有关症状，与M样症状相反，可排除。所以选A。

41. D　日常生活中，CO中毒最常见的原因是家庭中煤炉取暖及煤气泄漏。CO中毒最常见的表现：①轻度中毒：血液COHb浓度为10%～20%。病人有不同程度头痛、头晕、恶心、呕吐、心悸和四肢无力等。②中度中毒：血液COHb浓度为30%～40%。病人出现胸闷、气短、呼吸困难、幻觉、视物不清、判断力降低、运动失调、嗜睡、意识模糊或浅昏迷。口唇黏膜可呈樱桃红色。③重度中毒：血液COHb浓度达40%～60%。迅速出现昏迷、呼吸抑制、肺水肿、心律失常或心力衰竭。病人可呈去皮质综合征状态。部分病人合并吸入性肺炎。受压部位皮肤可出现红肿和水疱。眼底检查可发现视盘水肿。题目中一工地宿舍6名工人晚间生炉取暖，次日上午被人发现全部昏睡于床上。查体：都处于浅昏迷状态，呼吸急促，无发绀，其中一例病人口唇呈樱桃红色。符合一氧化碳中毒的标准。一氧化碳中毒首选血液COHb测定，对其进行诊断和分级。所以选D。

42. A　一氧化碳中毒的治疗：（1）院前急救：终止CO吸入迅速将病人转移到空气新鲜的地方，卧床休息，保暖，保持呼吸道通畅。（2）氧疗。也是CO中毒时最有效且首选的治疗方法①吸氧：给予患者鼻导管和面罩吸氧；②高压氧治疗。（3）生命脏器功能支持。（4）在积极纠正缺氧同时给予脱水治疗。（5）防治并发症和后发症保持呼吸道通畅。所以选择A。

43. C　急性一氧化碳中毒的诊断：根据CO的接触史和急性发生的中枢神经损害的症状和体征，结合血中HbCO及时测定的结果，排除其他病因后，可诊断为急性一氧化碳中毒。重度中毒：血液中COHb为浓度为40%～60%。迅速出现昏迷、呼吸抑制、肺水肿、心律失常或心力衰竭。题目中患者症见昏迷且休克，屋内有火炉，符合一氧化碳中毒的诊断依据。查体可见血压偏低，四肢厥冷，腱反射消失，出现心律失常，血液的COHb为60%，符合急性重度CO中毒的表现。本题答案为C选项。

44. E　该患者血液的 COHb 为 60%，需立即高压氧舱治疗，因此本题答案为 E 选项。

45. ABDF　有机磷中毒的临床表现：有大蒜异味，毒碱样表现：恶心、呕吐、多汗、腹泻、大小便失禁。烟碱样表现：呼吸机麻痹可引起呼吸衰竭，全身紧缩。中枢神经系统的表现：头晕、疲乏、谵妄、昏迷。根据题目中患者的表现，意识不清，口吐白沫，有大蒜气味，有大便失禁，伴有大汗，周围有呕吐物痕迹。考虑为有机磷中毒。有机磷中毒需要做的检查：胆碱酯酶活性测定、肌酸激酶（CK）及肌钙蛋白（cTnI）、血液、尿液及胃液毒物检测、呼吸系统检查等。选项中 A、D 的描述正确。根据患者意识不清，有神经系统的表现，还需要做头颅 CT 的检查，B 的描述正确。题目中神经系统的表现与 CO 中毒相似，需要做血碳氧血红蛋白含量的测定，F 的描述正确。

46. CD　（1）CO 中毒的表现：轻者有头痛、无力、眩晕、劳动时呼吸困难，症状加重，患者口唇呈樱桃红色，可有恶心、呕吐、意识模糊、虚脱或昏迷。（2）病毒性脑炎的表现：多突出表现为精神行为异常和人格改变，颅内高压症状头痛、头晕、恶心、呕吐、惊厥抽搐。（3）重度有机磷中毒可有 M 样症状、N 样症状、意识障碍、肺水肿等。（4）除虫菊酯类药物中毒表现：①局部刺激表现：接触部位潮红、肿胀、疼痛、皮疹。②消化道表现：流涎、恶心呕吐、腹痛、腹泻、便血。③神经系统：头痛、头昏、乏力、麻木、烦躁、肌颤、抽搐、瞳孔缩小、昏迷。④呼吸系统：呼吸困难、肺水肿等。⑤心血管系统：心率增快、心律失常、血压升高等。结合题目中患者的临床表现：昏倒在地，意识不清，头颅

CT 示轻度脑水肿，双肺听诊可闻及湿性啰音，腹软、无压痛，血淀粉酶不高，可考虑 CO 中毒、病毒性脑炎、重度有机磷中毒、除虫菊酯类药物中毒。重症胰腺炎有剧烈腹痛、高热、上腹部肿块伴有其他系统衰竭症状。中毒性菌痢多见于儿童，以全身中毒症状为主，常有发热、惊厥、昏迷等。不符合重症胰腺炎、中毒性菌痢的诊断标准。所以选 CD。

47. ABCDEF　有机磷中毒治疗：①现场急救：清水擦拭皮肤及毛发。②清除体内毒物：洗胃、灌肠导泻、吸附剂、血液净化。③联合应用解毒剂和复能剂：阿托品、解磷定、酸戊乙奎醚注射液（长托宁）。④若出现肺水肿、脑水肿，可应用甘露醇等脱水药。经过分析选项 ABCDEF 的描述都符合。

48. ABCDEF　根据有机磷中毒的临床表现，分析得知，需要密切观察患者的生命体征包括：呼吸状态、意识状态、出汗情况、瞳孔变化、双肺啰音、肠鸣音强弱。ABCDEF 的描述都符合。

49. DEF　题目中患者呼吸动度减小，双肺呼吸音减低，口唇发绀，指脉氧下降至 70%，考虑患者可能出现呼吸衰竭。需要急行经口气管插管，呼吸机辅助通气，保持呼吸通畅，同时给予呼吸兴奋剂、氯磷定突击量治疗。不可继续观察或等待。

50. C　阿托品过量后患者会出现阿托品中毒，表现为意识状态由清转为昏迷、烦躁，高热，瞳孔明显增大，心率明显增快，出现尿潴留。此患者烦躁、高热、瞳孔增大、心率加快、尿潴留，符合阿托品中毒症状，所以选 C。

模拟试卷

一、A1 型题

1. 卫生法律关系是指卫生法所调整的国家机关、企事业单位、社会团体之间，它们的内部机构以及与公民之间在卫生管理和医疗卫生预防保健服务过程中所形成的

   A. 命令和执行关系

   B. 权利和义务关系

   C. 指挥和义务关系

   D. 指导和管理关系

   E. 权利和服从关系

2. 我国卫生法律是由哪个机构制定和颁布的

   A. 全国人民代表大会及其常务委员会

   B. 国务院

   C. 最高人民法院

   D. 卫生部

   E. 地方人民政府

3. 医疗机构执业，必须遵守有关法律、法规和

   A. 医疗技术规范

   B. 医院规章制度

   C. 医疗操作规范

   D. 技术操作规范

   E. 临床指南

4. 《医疗机构管理条例》规定的医疗机构执业规则是

   A. 符合医疗机构的基本标准

   B. 按照核准登记的诊疗科目开展诊疗活动

   C. 符合区域医疗机构设置规划

   D. 能够独立承担民事责任

   E. 可进行执业登记

5. 依据《医师法》申请重新执业的执业医师，

须在中止执业至少满几年后方可提出

   A. 5 年　　　　　　　　B. 4 年

   C. 7 年　　　　　　　　D. 2 年

   E. 9 年

6. 医师在执业活动中不属于应当履行的义务是

   A. 宣传普及卫生保健知识

   B. 尊重患者隐私权

   C. 人格尊严、人身安全不受侵犯

   D. 努力钻研业务，及时更新知识

   E. 爱岗敬业，努力工作

7. 《医师法》规定对考核不合格的医师，县级以上人民政府健康主管部门应当责令其暂停执业活动，并接受培训和继续医学教育。暂停期限是 3 个月至

   A. 4 个月　　　　　　　B. 6 个月

   C. 7 个月　　　　　　　D. 10 个月

   E. 12 个月

8. 医务人员就医疗行为进行说明的首选对象是

   A. 患者好友　　　　　　B. 患者同事

   C. 患者领导　　　　　　D. 患者本人

   E. 患者亲属

9. 《医疗事故处理条例》规定，医院对参加事故处理的患者近亲属交通费、误工费和住宿费的损失赔偿人数不超过

   A. 2 人　　　　　　　　B. 4 人

   C. 9 人　　　　　　　　D. 7 人

   E. 6 人

10. 医疗侵权赔偿责任中，医疗过错的认定标

准是

A. 未尽到分级诊疗的义务

B. 未尽到先行垫付的义务

C. 未尽到健康教育的义务

D. 未尽到主动协商的义务

E. 未尽到与当时医疗水平相应的义务

11. 下列哪项可引起右室压力负荷过重

A. 肺动脉高压

B. 肺动脉瓣关闭不全

C. 静脉回流量增高

D. 三尖瓣关闭不全

E. 严重贫血

12. 左心衰竭最早出现的症状是

A. 心源性哮喘

B. 劳力性呼吸困难

C. 端坐呼吸

D. 咯粉红色泡沫痰

E. 夜间阵发性呼吸困难

13. 一风湿性心脏瓣膜病患者，心率 80 次/分，心律不规整，肝肿大肋下 3.0cm，下肢轻度水肿。优先选用哪一种药物治疗

A. 毛花苷丙 0.8mg，静脉注射

B. 高流量吸氧

C. 呋塞米 20mg，静脉注射

D. 硝普钠 25mg，静脉滴注

E. 地高辛 0.25mg，每日 1 次口服

14. 关于高血压的流行病学调查，以下哪项因素未确定与发病有关

A. 吸烟　　　　B. 体重

C. 钠盐　　　　D. 年龄

E. 饮酒

15. 常见的副反应是干咳的药物是

A. 硝苯地平　　B. 卡托普利

C. 氢氯噻嗪　　D. 氨苯蝶啶

E. 美托洛尔

16. 缺血性心脏病最常见的病因是

A. 冠状动脉粥样硬化

B. 心肌肥厚

C. 严重贫血

D. 主动脉瓣狭窄

E. 主动脉瓣关闭不全

17. 心肌梗死症状中最先出现下列哪一项

A. 发热　　　　B. 恶心呕吐

C. 疼痛　　　　D. 呼吸困难

E. 昏厥

18. 窦性心动过速的频率范围多为

A. 100~150 次/分

B. 120~160 次/分

C. 130~170 次/分

D. 100~180 次/分

E. 100~160 次/分

19. 阵发性室上性心动过速发作时，用刺激迷走神经方法治疗，下列哪项叙述不正确

A. Valsalva 动作

B. 双侧颈动脉窦按摩

C. 压迫眼球

D. 面部浸于冰水中

E. 刺激悬雍垂

20. 洋地黄治疗房颤，减慢心室率的最主要作用是

A. 降低窦房结自律性

B. 减慢心房的传导

C. 直接延长房室结的不应期

D. 兴奋迷走神经

E. 降低心房自律性

21. 二尖瓣关闭不全 X 线检查的特征是

A. 左房扩大

B. 肺动脉段突出

C. 肺纹理增多

D. 左室收缩时左房反向膨出

E. 出现 Kerley 线

22. 主动脉瓣关闭不全可见

A. 梨形心

B. 普大型心

C. 心室收缩时心房反向膨出

D. 左室增大，主动脉明显扩张

E. 心影正常或左室，左房轻度增大

23. 下列哪项不是亚急性细菌性心内膜炎的心脏并发症

A. 心脏破裂

B. 冠心病

C. 缩窄性心包炎

D. 房室传导阻滞

E. 心肌炎

24. 判定心力衰竭代偿期的主要指标是

A. 心排血量增加甚至接近正常

B. 心肌肥厚

C. 心率加快

D. 心脏扩大

E. 回心血量增加

25. 闭塞性周围动脉粥样硬化症常见的主要体征是

A. 患肢常红、肿、热、痛

B. 沿血管走向可有压痛

C. 狭窄远端动脉搏动减弱或消失

D. 雷诺现象

E. 患肢麻木感

26. 心包积液可见

A. 超声心动左室径 65mm

B. 超声心动 IVS：LVPW = 1.5：1

C. 超声心动二尖瓣 EF 斜率下降

D. 超声心动出现右室前壁以及房室沟处无反射区

E. 超声心动室间隔连续中断

27. 关于急性上呼吸道感染，以下哪项不正确

A. 是鼻腔、咽或喉部急性炎症的概称

B. 常见病原体为病毒

C. 一般病情较轻，病程较短

D. 发病率低

E. 具有一定传染性

28. 感染是慢性支气管炎发生发展的什么因素

A. 首发因素　　　　B. 唯一因素

C. 重要因素　　　　D. 次要因素

E. 无关因素

29. 慢性肺心病肺心功能代偿期的表现中，下述哪项是错误的

A. 剑突下出现收缩期搏动提示左心肥厚

B. 干、湿啰音提示支气管内有感染

C. 三尖瓣区听到收缩期杂音提示右心肥厚

D. 肺动脉第二音亢进提示肺动脉高压

E. 颈静脉充盈提示胸腔内压升高，并非都有心衰

30. 阻塞性肺气肿最常见的病因是

A. 支气管哮喘　　　B. 支气管扩张

C. 重症肺结核　　　D. 慢性支气管炎

E. 尘肺

31. 慢性肺心病急性加重期关键性的治疗是正确应用

A. 呼吸中枢兴奋剂　B. 利尿剂

C. 祛痰剂　　　　　D. 平喘药物

E. 抗生素

32. 目前认为，肺心病的首要死亡原因是

A. 酸碱失衡及电解质紊乱

B. 休克

C. 肺性脑病

D. DIC

E. 心律失常

33. 固定性湿啰音多见于

A. 支气管哮喘

B. 喘息型慢性支气管炎

C. 支气管扩张

D. 支气管肺癌

E. 浸润型肺结核

34. 支气管扩张症的治疗主要是

A. 手术治疗

B. 气功锻炼

C. 治疗鼻窦炎和上呼吸道感染

D. 保持呼吸道通畅和控制感染

E. 预防应用气管炎菌苗

35. 普遍性哮鸣音，呼气延长多见

A. 支气管扩张

B. 支气管哮喘

C. 喘息型慢性支气管炎

D. 支气管肺癌

E. 浸润型肺结核

36. 内源性哮喘是

A. 感染性哮喘

B. 哮喘持续状态

C. 哮喘合并急性肺炎

D. 支气管哮喘与心源性哮喘同时并存

E. 同时对两种外源性过敏原产生反应

37. 支气管哮喘发作禁用

A. 麻黄素   B. 肾上腺素

C. 氨茶碱   D. 吗啡

E. 沙丁胺醇

38. I 型变态反应见于

A. 迟发性哮喘

B. 外源性哮喘

C. 结核菌素试验（＋）

D. 肺出血肾炎综合征

E. 免疫性溶血性贫血

39. 呼衰可作鼻或口鼻面罩机械通气的患者是

A. 病情严重，神志清，不合作的患者

B. 轻中度神志尚清，能配合的患者

C. 昏迷的患者

D. 呼吸道有大量分泌物的患者

E. 需长期机械通气支持的患者

40. 代偿性呼吸性酸中毒表现为

A. pH 7.48，$PaCO_2$ 30mmHg，BE－8mmol/L

B. pH 7.20，$PaCO_2$ 70mmHg，EE－5mmol/L

C. pH 7.45，$PaCO_2$ 60mmHg，BE＋15mmol/L

D. pH 7.30，$PaCO_2$ 64mmHg，BE＋5mmol/L

E. pH 7.38，$PaCO_2$ 54mmHg，BE－4mmol/L

41. 慢性呼吸衰竭最常见的病因是

A. 重症肺结核

B. 胸廓病变

C. 肺间质纤维化

D. 阻塞性肺疾病

E. 尘肺

42. 可引起呼吸性碱中毒的是

A. 慢性呼吸衰竭合并休克

B. 机械通气过度

C. 大量利尿剂

D. 慢阻肺合并呼吸道感染

E. 应用强心剂

43. 引起肺炎的病原体主要是

A. 病毒   B. 细菌

C. 支原体   D. 真菌

E. 立克次体

44. 对特发性肺纤维化的诊断，最有价值的检查是

A. 经纤维支气管镜肺活检

B. 肺功能测定

C. 胸部 CT 检查

D. 动脉血气分析

E. 放射核素肺扫描

45. 关于肺癌引起的呼吸困难，哪种说法不正确

A. 肺癌转移到肺门淋巴结而引起隆突受压

B. 肺癌转移到胸膜而发生大量胸腔积液

C. 肺癌坏死组织引起气道高反应性

D. 膈麻痹

E. 上腔静脉阻塞综合征

46. 多导睡眠图监测项目内容一般不包括以下哪项

A. 记录脑电图

B. 记录眼动图、肌电图

C. 鼻热敏电阻测定鼻腔气流

D. 记录胸腹呼吸活动及血氧饱和度

E. 血压

47. 血清壁细胞抗体阳性多见于哪种疾病

A. 慢性萎缩性胃窦胃炎

B. 慢性萎缩性胃体胃炎

C. 胃溃疡

D. 胃癌

E. 急性糜烂性胃炎

48. HP 相关性胃炎需选用

A. 阿托品　　　　B. 枸橼酸铋钾

C. 多潘立酮　　　D. 甲氧氯普胺

E. 胃蛋白酶

49. 消化性溃疡在病理上组织损害深达哪一层

A. 黏膜层　　　　B. 黏膜下层

C. 肌层　　　　　D. 黏膜肌层

E. 浆膜层

50. 胃溃疡的胃酸表现为

A. 胃酸常减少　　B. 胃酸明显减少

C. 胃酸明显增高　D. 胃酸升高

E. 胃酸正常或减少

51. 预后最差的肝性脑病患者是

A. 肝硬化伴腹水者

B. 诱因明确，且易消除者

C. 暴发性肝炎所致者

D. 肝硬化伴黄疸者

E. 肝硬化伴自发性腹膜炎者

52. 最主要的产氨场所是

A. 肾脏　　　　　B. 肝脏

C. 肠道　　　　　D. 大脑

E. 骨骼肌

53. 我国引起肝硬化的最常见的原因是

A. 乙醇中毒　　　B. 营养障碍

C. 胆汁淤积　　　D. 病毒性肝炎

E. 循环障碍

54. . 哪项最能表示门脉高压

A. 脾肿大

B. 腹壁静脉曲张

C. 食管下端静脉曲张

D. 痔静脉曲张

E. 腹水

55. 肝硬化腹水的特点为

A. 腹水为渗出液

B. 腹水为漏出液

C. 腹水为血液

D. 腹水介于渗出液与漏出液之间

E. 腹水为脓性

56. 关于急性胰腺炎的临床表现，叙述错误的是

A. 腹部体征与病理轻重相平行

B. 腹部可有压痛、反跳痛

C. 腹痛向腰背部放射

D. 上腹部可触及包块

E. 腹部体征与腹痛轻重相平行

57. 结核性腹膜炎起病方式最多见的是

A. 急骤起病

B. 缓慢起病

C. 隐袭，尸检时发现

D. 以急腹症起病

E. 以发热起病

58. 目前认为 Crohn 病（克罗恩病）的发病主要与下列哪项有关

A. 免疫反应　　　B. 病毒感染

C. 衣原体感染　　D. 结核杆菌感染

E. 遗传因素

59. 对溃疡性结肠炎最有价值的诊断方法是

A. 血清 α2 球蛋白测定

B. 便常规

C. X 线钡剂灌肠

D. 临床表现

E. 结肠镜检查

60. 做腹腔镜和活检的作用是

A. 可确定结核性腹膜炎

B. 粘连型

C. 干酪型

D. 渗出型

E. 对确诊结核性腹膜炎有参考价值

61. 下列哪一症状不是食管癌的早期表现

A. 吞咽时胸骨后刺痛

B. 进食时有食物通过缓慢或滞留感

C. 有时重时轻的咽下哽噎感

D. 食物反流

E. 以上都不是

62. 哪项没有预防大肠癌的作用

A. 积极治疗炎性肠病

B. 及早切除结肠腺瘤性息肉

C. 进食高纤维素食品

D. 进食高脂肪食品

E. 保持排便通畅

63. 原发性肝癌肝外血行转移最常见的部位是

A. 脑　　　　　　B. 骨髓

C. 肾上腺　　　　D. 肺

E. 肾

64. 胰腺癌好发于

A. 胰头　　　　　B. 胰体

C. 胰尾　　　　　D. 胰岛

E. 全胰

65. 下列哪项不是胰腺癌的常见临床表现

A. 无痛性黄疸

B. 无痛性胆囊肿大

C. 餐后疼痛

D. Murphy 征阳性

E. 胆总管扩张

66. 下列哪项疾病与造血干细胞异常无关

A. 再生障碍性贫血

B. 阵发性睡眠性血红蛋白尿症

C. 急性白血病

D. 骨髓增生异常综合征

E. 缺铁性贫血

67. 关于贮存铁，下列哪项是错误的

A. 体内铁主要贮存在肝、脾、骨髓

B. 铁蛋白主要在细胞浆中

C. 含铁血黄素可能是变性的铁蛋白

D. 以铁蛋白和含铁血黄素形式存在

E. 铁蛋白不溶于水，由皮肤细胞代谢

68. 下列哪种疾病骨髓巨核细胞减少

A. 急慢性再障　　B. 缺铁性贫血

C. ITP　　　　　D. 血友病

E. 巨幼细胞贫血

69. 哪种疾病骨髓穿刺时易发生干抽

A. 再生障碍性贫血

B. 骨髓纤维化

C. 巨幼细胞性贫血

D. 脾功能亢进

E. 急性白血病

70. DIC 是指

A. 某些凝血因子合成减少

B. 消耗性凝血障碍

C. 血管壁变态反应

D. 因子Ⅷ缺乏

E. 抗凝物质合成增多

71. 引起急性肾小球肾炎的常见病因是

A. β–溶血性链球菌 A 组 12 型

B. 乙型肝炎病毒感染

C. 葡萄球菌感染

D. 甲型肝炎病毒感染

E. 乙族甲组溶血性链球菌感染

72. 急进性肾小球肾炎主要的病理改变为

A. 肾小囊有大量新月体形成

B. 肾小球上皮下驼峰样沉积物

C. IgG 沉积

D. 弥漫性肾小球内皮系膜细胞增生性改变

E. 可见白细胞浸润

73. 以下哪组为诊断肾病综合征所必备的

A. 大量蛋白尿 + 血尿

B. 低蛋白血症 + 贫血

C. 大量蛋白尿 + 低蛋白血症

D. 水肿 + 高脂血症

E. 水肿 + 高血压

74. 肾病综合征最常见的并发症是

A. 循环衰竭

B. 肾功能不全

C. 静脉血栓形成

D. 感染

E. 蛋白及脂肪代谢紊乱

75. 选择性蛋白尿的特点为

A. 仅有白蛋白滤过增多

B. 运动后出现一过性蛋白尿

C. 每日尿蛋白超过 3.5g

D. 24 小时尿蛋白少于 150mg

E. 少量的球蛋白

76. 下列除哪一项外，均可用于治疗尿毒症性贫血

A. 注射促红细胞生成素

B. 必要时输少量新鲜血液

C. 注射丙酸睾酮和苯丙酸诺龙

D. 适当补充铁剂和叶酸

E. 给予足量的动物蛋白饮食

77. 慢性肾功不全病人突发抽搐、意识丧失、心脏骤停而死，其死亡原因可能是

A. 高血钾症

B. 低钙血症

C. 尿毒症脑病

D. 代谢性酸中毒

E. 心功能不全

78. 糖尿病性血管病变，最具有特征性的是

A. 合并高血压

B. 常伴冠状动脉粥样硬化

C. 周围动脉硬化 – 下肢坏疽

D. 微血管病变

E. 脑血管病变

79. 双胍类降糖药最常见的副作用为

A. 乳酸性酸中毒　　B. 低血糖

C. 过敏性皮疹　　　D. 胃肠道反应

E. 肝功异常

80. 糖尿病酮症酸中毒的主要治疗是

A. 补充体液和电解质，应用胰岛素

B. 纠正酸中毒，补充体液和电解质

C. 纠正酸中毒，应用胰岛素

D. 中枢兴奋剂，纠正酸中毒

E. 应用中枢兴奋剂及胰岛素

81. 鉴别原发性和继发性靶腺功能减低时，最好的方法是下列哪种

A. 代谢状态的测定

B. 靶腺激素的测定

C. 测定游离的靶腺激素

D. 促激素的测定

E. 影像学检查

82. 腺垂体功能减退症病人可出现下列哪项生化特征

A. 高血糖、低血钾、高血钠

B. 高血糖、高血钾、高血钠

C. 低血糖、低血钾，高血钠

D. 低血糖、低血钾，低血钠

E. 低血糖、低血钠、血钾正常或升高

83. 原醛症的病因中最常见的是

A. 特醛症

B. 醛固酮瘤

C. 醛固酮癌

D. 糖皮质激素可治性醛固酮增多症

E. 迷走分泌的醛固酮增多症

84. 下列哪项检查不支持肾性尿崩症的诊断

A. 尿比重小于 1.010

B. 血浆渗透压增高

C. 尿渗透压 < 血浆渗透压

D. 尿量 4L/d

E. ADH 降低

85. 有关单纯性甲状腺肿的治疗，下列哪项是错误的

A. 在碘缺乏病区推行食盐加碘

B. 甲状腺肿无明显肿大或压迫症状一般不需要治疗

C. 有压迫症状者应积极采取手术治疗

D. 甲状腺肿大明显者可以试用左甲状腺素

E. 多结节性甲状腺肿一律手术治疗

86. 特异性高，效价随 SLE 病情缓解而下降的是

A. 抗核抗体

B. 抗 Sm 抗体

C. 抗磷脂抗体

D. 抗双链 DNA 抗体

E. 类风湿因子

87. 与 CREST 综合征相关的抗体是

A. 抗 SCL－70 抗体

B. 抗 ds－DNA 抗体

C. 抗 Jo－1 抗体

D. 抗着丝点抗体（ACA）

E. 抗 RNP 抗体

88. 潜伏性感染是指

A. 病原体侵入人体后，只引起轻微症状

B. 病原体与人体保持永久平衡，不引起症状

C. 病原体与人体相互作用，保持暂时性平衡，当人体防御功能减弱时，可引起疾病

D. 病原体侵入人体发生免疫反应，不出现症状

E. 病原体侵入人体，引起免疫反应，不出现症状

89. 下列哪项是乙肝病毒复制的指标

A. HBeAg   B. 抗 HBe

C. 抗 HBs   D. HBsAg

E. 抗 HBcIgG

90. 感染性休克的最常见病因是

A. 革兰氏阴性菌

B. 革兰阳性菌

C. 病毒

D. 螺旋体

E. 真菌

91. 有机磷中毒出现毒蕈碱样症状的主要机制是

A. 腺体分泌亢进、运动神经兴奋

B. 腺体分泌减退、平滑肌痉挛

C. 腺体分泌亢进、平滑肌松弛

D. 腺体分泌亢进、平滑肌痉挛

E. 运动神经兴奋、平滑肌痉挛

二、A2 型题

92. 女性，45 岁。2 年来常突然头痛，头晕，出汗，呼吸困难，发作时血压 200/120mmHg，均于 2 小时后症状自行消失，血压恢复正常。最可能的诊断是

A. 高血压危象   B. 肾动脉狭窄

C. 嗜铬细胞瘤   D. 皮质醇增多症

E. 高血压病

93. 男性，70 岁。糖尿病 10 年，以往无心悸，胸痛史，今日早餐后 1 小时，突然胸闷明

显，面色苍白，烦躁，出汗恐惧感，2 小时未缓解。查体：心率 100 次／分，血压 86／70mmHg。最可能诊断为

A. 变异型心绞痛

B. 不典型心绞痛

C. 低血糖

D. 糖尿病酸中毒

E. 急性心肌梗死

94. 男性，35 岁。心悸气短 1 年，下肢浮肿 3 个月。查体：BP 90／60mmHg，颈静脉怒张，心界向两侧扩大。第一心音减弱，心尖部闻及 2 级收缩期吹风样杂音。移动性浊音阳性，肝大。心电图示左束支传导阻滞。最可能的诊断是

A. 扩张型心肌病

B. 心肌炎

C. 风心病二尖瓣关闭不全

D. 冠心病

E. 心包积液

95. 女性，30 岁。诊断为急性心肌炎。下列治疗中哪项不需要

A. 安静卧床补充营养

B. 纠正心律失常，稳定心功能

C. 改善心肌代谢

D. 大剂量抗排斥反应药物

E. 利尿剂、扩血管剂

96. 女性，28 岁。劳累后心悸、气促伴反复咯血 4 年，近来加重，夜间不能平卧。查体：心率 110 次／分，心音强弱不等，节律不整，心尖部舒张期隆隆样杂音，肺底可听到细小水泡音。下列哪项治疗是错误的

A. 静脉注射呋塞米

B. 静脉滴注低分子右旋糖酐

C. 吸氧

D. 口服二硝酸异山梨醇酯

E. 口服地高辛

97. 男性，19 岁。腹泻 2 周后出现心悸。ECG 示：频发室性期前收缩。下述哪项不符合室早心电图改变

A. 提前出现宽大畸形的 QRS 波

B. T 波方向与 QRS 主波方向相反

C. 代偿间歇完全

D. QRS 波群前出现倒置 P 波

E. 室性融合波

98. 女性，35 岁。既往风湿性关节炎病史 10 年，劳累后心悸、气促 4 年，近来加重，夜间不能平卧。查体：心尖部舒张期隆隆样杂音，肺底可听到细小水泡音，腹胀，双下肢水肿。该患者的可能诊断为

A. 支气管哮喘

B. 肺部感染

C. 风湿性心脏病二尖瓣狭窄

D. 急性心包炎

E. 风湿性心脏病三尖瓣狭窄

99. 男性，30 岁。因高热一周入院，既往体健，1 年来有注射毒品史。查体：眼结膜有瘀点，心界不大，心率 110 次／分，律齐，各瓣膜区未闻及杂音，两肺听诊阳性，足底可见紫红色结节，有压痛。实验室检查：白细胞计数 12×10^9/L，血红蛋白 80g/L。尿常规蛋白（＋），红细胞 8～10 个／HP。最可能的诊断是

A. 风湿热

B. 斑疹伤寒

C. 急性肾小球炎

D. 获得性免疫缺陷综合征（AIDS）

E. 感染性心内膜炎

100. 一风湿性心脏瓣膜病患者，心率 80 次／分，心律不规整，肝肿大肋下 3.0cm，下肢轻度水肿。优先选用哪一种药物治疗

A. 毛花苷丙 0.8mg，静脉注射

B. 高流量吸氧

C. 呋塞米 20mg，静脉注射

D. 硝普钠 25mg，静脉滴注

E. 地高辛 0.25mg，每日 1 次口服

101. 男性，55 岁。诊断为冠心病。近 2 周治疗后心悸，脉律不齐。心电图示窦律 78 次/分，频发房性期前收缩，短阵房速。除下列哪一药物外，均适用于治疗此心律失常

A. 胺碘酮　　　　　B. 普萘洛尔

C. 利多卡因　　　　D. 普罗帕酮

E. 维拉帕米

102. 一风湿性心脏病二尖瓣狭窄伴快速房颤患者，服用地高辛 0.25mg/d，治疗一个月后出现哪种情况需立即停用洋地黄类药物

A. 心电示 ST 段呈鱼钩样斜形下移

B. 肺动脉瓣区舒张期吹风样杂音增强

C. 夜间尿量增多

D. 胸骨左缘 3～4 肋间出现舒张期隆隆样杂音

E. 心率 60 次/分，节律规整

103. 女性，12 岁。自幼发现心脏杂音来诊。查体：胸骨左缘第二肋间收缩期杂音Ⅱ级，呈吹风样，P2 亢进伴分裂，并可闻及收缩期喷射音。心电图示右束支传导阻滞，此患者发生心力衰竭的机制为

A. 心脏舒张受限

B. 右心室容量负荷过重

C. 左心室容量负荷过重

D. 右心室压力负荷过重

E. 机械性肺淤血状态

104. 女性，18 岁。查体发现心脏杂音，无症状，诊断为室间隔缺损。下列哪一项不正确

A. 小型室间隔缺损通常无明显症状

B. 小型室间隔缺损的心脏杂音往往不明显

C. 小型室间隔缺损的胸部 X 线检查可以正常

D. 小型室间隔缺损的心电图检查可以正常

E. 心脏超声可以确诊小型室间隔缺损

105. 男性，24 岁。从小体力比同龄人低，易感冒。近 3 年活动后气促，尤以上三楼时明显，诊断为继发孔型房间隔缺损。该患者心脏检查的特征性改变是

A. 第一心音正常，第二心音增强、单一，胸骨左缘第 2～3 肋间闻及 4/6 级收缩期喷射性杂音，向颈部传导

B. 第一心音正常，第二心音增强、宽分裂，胸骨左缘第 2～3 肋间闻及 3/6 级收缩期杂音和舒张期杂音

C. 第一心音正常，第二心音增强、分裂，胸骨左缘第 3～4 肋间闻及 4/6 级全收缩期杂音

D. 第一心音减弱，第二心音增强、分裂，心尖区闻及 3/6 级收缩期杂音，向左腋下传导

E. 第一心音正常，第二心音增强、固定分裂，胸骨左缘第 2～3 肋间闻及 3/6 级收缩期喷射性杂音

106. 男性，50 岁。诉同事中有数位出现上呼吸道感染，现咨询医生如何预防，以下哪项不正确

A. 劳逸结合　　　　B. 生活规律

C. 饮食合理　　　　D. 空气流通

E. 预防性服药

107. 女性，31 岁。常于晨起时出现鼻腔发痒，频繁喷嚏，冬季明显。查体：鼻腔黏膜苍白、水肿，可能的诊断

A. 普通感冒　　　　B. 流感

C. 过敏性鼻炎　　　D. 支气管炎

E. 肺炎

108. 男性，32 岁。诊断上呼吸道感染，患者咨询医生，在发病期间，应注意什么。

以下哪项是不正确的

A. 休息

B. 戒烟

C. 多饮水

D. 保持室内空气流通

E. 多运动提高免疫力

109. 女性，45 岁。3 天前劳累后出现咽干，鼻塞，继而咽痛，咳黄脓痰。查体：鼻腔、咽黏膜充血，扁桃体 Ⅱ 度肿大。该患者最初受感染的病原体，最大可能是

A. 病毒

B. 溶血性链球菌

C. 流感嗜血杆菌

D. 肺炎链球菌

E. 葡萄球菌

110. 男性，55 岁。刺激性咳嗽 3 周，呈高调金属音，抗生素治疗后无好转，并出现右腋下疼痛，呈烧灼样，向右上肢内侧放射，在夜间尤甚，吸烟 30 年，20 支/日。应考虑下列哪种情况

A. 肺癌转移到肋骨

B. 肺癌压迫肋间神经

C. Pancoast 癌

D. 类癌综合征

E. 肺癌引起的神经肌肉综合征

111. 男性，56 岁。咳嗽 20 余年，冬春加重，剧咳时气喘不能平卧，反复发热，查体：明显肺气肿，两肺底湿性啰音和哮鸣音，吸入特布他林气雾剂喘息未能减轻，最可能的诊断是

A. 慢性支气管炎喘息型

B. 支气管肺炎

C. 心源性哮喘

D. 支气管哮喘

E. 支气管扩张

112. 女性，63 岁。经常在冬季和季节转变时，咳嗽，咳痰史 8 年，近 3 年来活动时气急，近二天因受凉咳嗽，气急加重，咳黄痰，双肺散在干、湿性啰音，心率 100 次/分，下列哪项治疗措施是最重要的

A. 超声雾化吸入

B. 使用氨茶碱等平喘药

C. 选用氨溴索等祛痰药

D. 持续低流量吸氧

E. 选用有效抗菌药

113. 女性，46 岁。有慢性咳嗽，咳痰史 10 余年，6 年来活动后气短，2 周来上述症状加重，并出现全身水肿，卫生院医生给了大量利尿剂，呋塞米 40mg，每日 1 次静脉滴注，全身水肿迅速消退，在治疗第 4 天出现烦躁，抽搐。查体：神志不清，桶状胸，双肺散在干湿啰音，剑突下触及心脏收缩期搏动，肝触及，下肢无水肿。心电图示右心室肥厚。该患者可能发生的酸碱失衡是

A. 呼吸性酸中毒合并代谢性碱中毒

B. 呼吸性酸中毒合并代谢性酸中毒

C. 呼吸性碱中毒

D. 呼吸性酸中毒

E. 以上都不是

114. 男性，58 岁。患肺心病。入院咳嗽，呼吸困难，昏迷，气管切开后，症状好转，4 天后咳黄痰增加。WBC 11×10^9/L。患者在气管切开后，可能出现的酸碱失衡是

A. 呼吸性酸中毒

B. 呼吸性酸中毒合并代谢性酸中毒

C. 呼吸性碱中毒

D. 呼吸性酸中毒合并代谢性碱中毒

E. 代谢性碱中毒

115. 男性，20 岁。因反复喘息而求医，常在春季发病，为突然发作呼吸困难，咳嗽，

咳出白色黏痰后气促减轻，喘息停止。血象检查有嗜酸粒细胞增多，IgE 增高。应首先考虑诊断为

A. 内源性哮喘

B. 喘息性支气管炎

C. 混合性哮喘

D. 外源性哮喘

E. 心源性哮喘

116. 慢支患者，今晨突然感到左上胸短暂刺痛，逐渐感气短、胸闷，不能平卧，大汗，心率 140 次/分，左侧呼吸音明显减弱，该患者应首先考虑下列哪个诊断

A. 自发性气胸   B. 肺不张

C. 胸膜炎   D. 心绞痛

E. 急性肺栓塞

117. 女性，65 岁。1 月前因股骨颈骨折行皮肤牵引，6h 前突发气促、持续右胸痛。胸部 X 线检查示：右肺纹理变细，肺野透亮度增加，肺动脉段膨隆，少量右胸积液。多次心电图未见 ST 段抬高。该患者最可能的诊断是

A. 心肌梗死   B. 肺炎

C. 哮喘   D. 肺血栓栓塞症

E. 肺气肿

118. 男性，58 岁。突然出现呼吸困难、胸痛及咯血，怀疑患肺血栓栓塞症，应特别注意是否存在

A. 大叶性肺炎

B. 血小板减少性紫癜

C. 冠状动脉硬化性心脏病

D. 肺结核病史

E. 下肢深静脉血栓形成

119. 男性，50 岁。畏寒，高热 10 天，咳多量痰，为脓性，T 39.5℃，WBC 154×10^9/L。右肺上部、中部叩诊浊音，可闻湿性啰音。曾有结核接触史。胸部 X 线检查示右上中肺野大片致密阴影，中有透亮区及液平面。诊断首先考虑为

A. 肺炎   B. 肺癌伴感染

C. 肺脓肿   D. 肺结核空洞形成

E. 肺大疱合并感染

120. 男性，20 岁。3 天前患感冒后发热 38℃未退，左侧胸部刺痛，查体：左腋下、下胸部可听到胸膜摩擦音，最合适的诊断是

A. 干性胸膜炎   B. 葡萄球菌肺炎

C. 癌性胸膜炎   D. 肺炎球菌肺炎

E. 渗出性胸膜炎

121. 男性，52 岁。上腹饱胀感 5 年，嗳气，近 2 个月加重。查体及钡透未见异常。胃镜活检：炎症细胞浸润及肠上皮活化，未见腺体萎缩。应诊断为

A. 胃黏膜脱垂   B. 慢性萎缩性胃炎

C. 慢性浅表性胃炎 D. 早期胃癌

E. 胃神经症

122. 男性，49 岁。剑突下隐痛 10 余年，加重 2 个月，伴有纳差及消瘦，内科药物规则治疗效果不好。查体：中度贫血貌，剑突下压痛，大便潜血（＋）。该患者最可能的诊断是

A. 慢性浅表性胃炎 B. 胃溃疡

C. 胃息肉   D. 胃溃疡恶变

E. 十二指肠球部溃疡

123. 男性，48 岁。1 周来上腹痛，反酸，今日中午疼痛加重，3 小时后呕血约 200ml，呕血后疼痛减轻。可能是哪种疾病

A. 急性胃炎   B. 慢性胃炎

C. 应激性溃疡   D. 消化性溃疡

E. 肝硬化

124. 女性，35 岁。2 个月来每于饭后 1 小时上腹疼痛，进食不缓解，呕吐后减轻。需做以下哪项检查有助于诊断

    A. 胃液分析   B. 腹部 B 超

    C. 胃镜   D. CT

    E. 便隐血试验

125. 女性，30 岁。乏力、右上腹隐痛不适 1 年，加重 1 月，无发热。不嗜酒。查体：无肝掌、蜘蛛痣，巩膜黄染，心肺无异常，腹平软，无压痛，肝脾肋下未及，Murphy 征（－），未触及包块。肝功能检查为 AST、ALT、血清胆红素升高。肝炎标记物检查示：HBsAg、抗 HBc（＋），抗 HCV 和 HCV－RNA（PCR）（－）。本病最可能的诊断是

    A. 药物性肝损害

    B. 慢性乙型病毒性肝炎

    C. 慢性丙型病毒性肝炎

    D. 自身免疫性肝炎

    E. 乙醇性肝病

126. 男性，36 岁。腹部胀大，下肢浮肿半年，加重一个月，近一周少尿。查体：颈静脉无怒张，心率 104 次/分，腹水征（＋），肝脾未触及。尿常规：蛋白（＋），红细胞 0～1/高倍视野，白细胞 0～2/高倍视野，尿蛋白 1.8g/24 小时（正常 3～5g/24h）。血 BUN16mmol/L。最可能为

    A. 肝硬化并肾病综合征

    B. 缩窄性心包炎

    C. 肾小球肾病并尿毒症

    D. 慢性肾炎并尿毒症

    E. 慢性充血性心力衰竭

127. 男性，46 岁。上腹痛 10 年，向腰背部放射，近 1 年常出现空腹痛、夜间痛。十二指肠镜检查有十二指肠球部溃疡。ER-CP 见胆管、胰管扩张、扭曲变形。较合适的诊断是

    A. 慢性胰腺炎

    B. 胆总管结石

    C. 十二指肠球部溃疡

    D. 慢性胆囊炎

    E. 慢性胰腺炎合并十二指肠溃疡

128. 男性，36 岁。12 小时前工作中突然出现右上腹痛，继之出现豆油色尿，半小时前出现上腹痛向腰背部放射，俯首弯腰可减轻腹痛，血压 120/80mmHg，呼吸 18 次/分。下列检查哪项可能出现异常且最有意义

    A. 心电图   B. X 线腹部平片

    C. 血清淀酚酶   D. 肝脏 B 超

    E. 血清脂肪酶

129. 男性，78 岁。呕吐，腹胀 21 小时，无明显腹痛。查体：腹肌紧张。血淀粉酶 250U（Somogyi），血钙 1.7mmol/L。最可能的诊断是

    A. 急性心肌梗死

    B. 急性胰腺炎水肿型

    C. 急性肠梗阻

    D. 急性胰腺炎出血坏死型

    E. 消化性溃疡急性穿孔

130. 男性，34 岁。腹泻 8 年，每日 3 次无脓血，无发热。结肠镜检查：直肠乙状结肠黏膜多发浅溃疡，伴充血、水肿。诊断应为

    A. 疑诊为溃疡性结肠炎

    B. 确诊为克罗恩病

    C. 确诊为溃疡性结肠炎

    D. 胃肠功能紊乱

    E. 肠结核

131. 男性，46 岁。左下腹隐痛伴排黏液血便 3 个月，大便每日 >3 次，伴消瘦。本例

属哪一类型的腹泻

A. 渗透性腹泻

B. 分泌性腹泻

C. 渗出性腹泻

D. 肠运动功能异常性腹泻

E. 同时有分泌性腹泻和渗透性腹泻

132. 男性，40 岁。HBsAg（＋）30 年，近 2 个月来发热并右上腹痛。查体：体温 39℃，肝肋下 5cm，中等硬度，表面稍不平，压痛（＋）。甲胎蛋白（＋）。治疗效果最佳的方法是

A. 放射治疗

B. 手术治疗

C. 化学抗癌药物治疗

D. 生物和免疫治疗

E. 中医治疗

133. 男性，46 岁。左下腹痛伴脓血便 2 个月，近半月大便变细。查体无异常。此时应首选的检查是

A. 直肠指诊　　　　B. 结肠镜

C. 钡灌肠　　　　　D. 大便隐血试验

E. 血清 CEA 测定

134. 男性，50 岁。头晕、心悸 2 个月。查 Hb 55g/L，RBC 1.1×10^{12}/L，WBC 3.5×10^9/L，PLT 66×10^9/L，MCV 140fl，MCH 39pg。最不可能的诊断是

A. 增生异常综合征　B. 缺铁性贫血

C. 巨幼细胞贫血　　D. 红血病

E. 红白血病

135. 女性，70 岁。头晕、乏力、活动后心悸、气短半年，既往有冠心病史。确诊为营养性巨幼细胞性贫血。下列哪项临床表现有助于鉴别是叶酸缺乏还是维生素 B_{12} 缺乏所引起

A. 肝、脾轻度肿大

B. 体重减轻

C. 舌面光滑、舌质绛红

D. 深感觉减退、共济失调

E. 食欲不振、腹胀

136. 慢性骨髓炎患者发现贫血，红细胞为正常细胞型，血清铁 450μg/L，总铁结合力 2000μg/L，骨髓细胞外铁（＋＋）。贫血症应诊断为

A. 缺铁性贫血

B. 营养性巨幼红细胞性贫血

C. 失血性贫血

D. 慢性感染性贫血

E. 铁粒幼红细胞性贫血

137. 男性，30 岁。畏寒、高热 1 天。2 周前因"感冒"服用氨基比林。查体：急性病容，咽部明显充血，双肺底可闻及少许湿性啰音。外周血象：白细胞 1.0×10^9/L，其中中性粒细胞 0.35×10^9/L，淋巴细胞 0.65×10^9/L，血小板 129×10^9/L。首先考虑的诊断是

A. 急性再生障碍性贫血

B. 急性造血功能停滞

C. 白细胞减少症

D. 急性白血病

E. 粒细胞缺乏

138. 女性，20 岁。病史 10 天，发热、贫血、出血，肝脾轻度肿大，颈部淋巴结肿大，伴关节痛。血红蛋白 60g/L，白细胞 35×10^9/L，血小板 80×10^9/L。首先考虑

A. 风湿热　　　　　B. 病毒感染

C. 淋巴病　　　　　D. 急性白血病

E. SLE

139. 女性，24 岁。反复皮下出血、月经过多 3 年入院，无头晕，发热等伴随症状。查体见皮肤瘀斑。实验室检查：PLT $100 \times$

10^9/L，BT 延长，血小板黏附功能减低，瑞斯托霉素诱导的血小板聚集试验（RI-PA）（－），Ⅷ：C 活性降低。该患者最可能的诊断是

A. 特发性血小板减少性紫癜

B. 过敏性紫癜

C. 血友病

D. 血管性血友病

E. 单纯性紫癜

140. 男性，40 岁。左下肢肿胀、疼痛伴皮下出血 10 天。为明确诊断，应主要进行哪项检查

A. 左下肢多普勒血管超声和凝血、血液流变学检查

B. 心功能检查

C. 肝脏功能检查

D. 肾功能检查

E. 溶血性疾病有关检查

141. 女性，18 岁。因尿少、水肿、头晕、腰痛一周入院，血压 140/100mmHg，血红蛋白 120g/L，血清蛋白 40g/L，尿蛋白（＋＋），白细胞 3～4 个/HP，红细胞 10～15 个/HP，血尿素氮 8.3mmol/L，血肌酐 178μmol/L。最可能的诊断是

A. 急性肾盂肾炎　　B. 肾病综合征

C. 急性肾炎　　　　D. 慢性肾炎

E. 急进性肾炎

142. 肾病综合征患者，高度水肿，尿量 400～500ml/d，持续 2 周，尿蛋白（＋＋＋＋），血浆清蛋白 20g/L，肌酐清除率为 100 ml/min。本患者的治疗主要是

A. 肾上腺皮质激素

B. 消炎药

C. 输血浆或清蛋白

D. 呋塞米

E. 血浆透析

143. 男性，25 岁。诊断为肾病综合征，血压 130/70mmhg，尿蛋白（＋＋＋），尿红细胞 2～4 个/HP。应用激素治疗 2 周突然出现发烧及右下肢剧烈疼痛，这时要考虑

A. 全身感染

B. 淋巴管炎

C. 下肢静脉血栓形成

D. 股骨头坏死

E. 下肢静脉栓塞

144. 慢性肾盂肾炎患者，尿培养为变形杆菌，尿沉渣白细胞为 5～10 个/HP，经严格内科治疗，症状可暂时缓解，但选用敏感抗生素后，实验室检查结果均未改善，下一步应采取哪种方法处理

A. 再次做药敏试验，选择敏感抗生素

B. 做结核菌培养

C. 做高渗培养

D. 做病毒检查

E. 做静脉肾盂造影了解是否有尿路梗阻

145. 患者，男性，28 岁。反复眼部水肿 10 年。近日出现乏力、皮肤苍白、尿少，BP 160/100mmHg，呼吸困难，两肺底可闻及小水泡音，不能平卧，BUN 30mmol/L，血肌酐 1001μmol/L，诊断为尿毒症。尿毒症病人肌酐清除率在 10ml/min 以下时病人有明显左心衰竭，此时最好的治疗应该是

A. 降压　　　　　　B. 强心药物

C. 血管扩张药　　　D. 利尿

E. 透析治疗

146. 慢性肾炎患者近来少尿、嗜睡，血压 200/140mmHg，血 BUN 29mmol/L，血钙 2.1mmol/L。心电图：T 波高尖。今日突然抽搐，意识丧失。采取紧急血液透析的主要根据是

A. BUN 增高

B. 少尿

C. 嗜睡

D. 高血压

E. 血钾增高，有高钾心

147. 男性，65 岁。患糖尿病 15 年，长期应用苯乙福明，因意识障碍急诊入院。检查结果：浅昏迷，呼吸深大、中度脱水，膝反射极弱。血压 80/65mmHg，血糖 15mmol/L，血钠 140mmol/L，血钾 5.6mmol/L，CO_2CP 12mmol/L，BUN 15mmol/L，尿糖（+++），尿酮体（+），尿蛋白（++）。最可能的诊断是

A. 糖尿病酮症酸中毒昏迷

B. 非酮症高渗性糖尿病昏迷

C. 糖尿病肾病尿毒症昏迷

D. 乳酸性酸中毒昏迷

E. 脑血管意外所致昏迷

148. 男性，32 岁。空腹血糖 5.5mmol/L，OGTT2 小时后血糖 8.8mmol/L，体型肥胖。请问下列哪项措施不宜用于对患者的干预

A. 控制饮食　　B. 加强运动

C. 服用格列本脲　D. 服用二甲双胍

E. 服用罗格列酮

149. 女性，30 岁。结婚 4 年未育，双乳溢乳，垂体发现微腺瘤，首先应行哪项检查

A. ACTH　　B. TSH

C. LH　　D. PRL

E. GH

150. 患者，女性，30 岁。近半月内出现劳累后疲倦，测血压为 150/95mmHg，血钾为 3.0mmol/L。为明确诊断，首先作下列哪项检查

A. 测定血 ACTH

B. 测定血尿醛固酮

C. 测定血钠、钾

D. 测定甲状腺功能

E. 测定血尿皮质醇

151. 女性，31 岁。出现疲倦、怕冷、嗜睡、抑郁、双下肢无力 4 个月，并有体重增加，查 FT_3、FT_4 低，该病人不可能出现下列哪项情况

A. 血清 TSH 降低

B. TRH 兴奋试验 TSH 无反应

C. 血清 FT3 正常

D. 碘摄取率升高

E. 血清 TPOAb 和 TgAb 阴性

152. 女性，40 岁。3 个月前精神受刺激，3 个月来睡眠差。常口渴难忍，夜间亦需大量饮水，每日饮水 4~5 暖壶，喜饮凉水。尿量明显增加，平均每小时排尿一次，夜间也需排尿 5 次以上，全天尿量达 9L。病人觉吞咽困难几乎不能咽下干粮，只能进食带水的食物。发病以来精神差、烦躁、消瘦、心悸、哆嗦，近两周出现头痛。根据以上病史，此病人最可能的疾病是

A. 糖尿病

B. 尿崩症

C. 食管梗阻

D. 神经症

E. 甲状腺功能亢进症

153. 女性，31 岁。四肢大小关节肿痛 4 年，伴口干、眼干 3 年，反复腮腺肿大。ESR：90mm/h，IgG 升高。ANA1：40（+），ds－DNA（－），Sm 抗体（－），SS－A（+），SS－B（+）。该病人最可能的诊断是

A. 类风湿关节炎

B. 类风湿关节炎和系统性红斑狼疮重叠

C. 系统性红斑狼疮

D. 干燥综合征

E. 类风湿关节炎继发干燥综合征

154. 男性，20岁。腰痛、右膝关节肿痛、足跟痛2年。X线检查见双侧骶髂关节炎Ⅱ度，诊断为强直性脊柱炎。下列哪项是其特征性的病理改变

    A. 滑膜炎

    B. 类风湿结节

    C. 洋葱皮样改变

    D. 肌腱骨附着点炎

    E. 苏木紫小体

155. 患者，诊为慢性重型肝炎伴腹水，2天以来发热、腹痛、腹泻，全腹有压痛及反跳痛，腹水量增加。患者最可能并发

    A. 肠道感染   B. 胆道感染

    C. 自发性腹膜炎   D. 阑尾炎

    E. 门静脉炎

156. 男性，45岁，患肝硬化，腹水，用呋塞米后尿量每日3000ml，近日出现四肢肌肉软弱无力，伴恶心呕吐，心电图出现传导和节律异常。下列情况最可能的是

    A. 低钾血症   B. 高钾血症

    C. 低钠血症   D. 高钠血症

    E. 低镁血症

157. 女性，26岁。病史不清，昏迷不醒、抽搐来就诊。查体：呼吸困难、皮肤湿冷、瞳孔明显缩小。下列哪种疾病的可能性大

    A. 有机磷中毒

    B. 阿托品中毒

    C. 巴比妥类药物中毒

    D. CO中毒

    E. 脑血管意外

三、A3/A4型题

(158～159题共用题干)

男性，70岁。高血压性心脏病史10年。1个月以来出现夜间阵发性呼吸困难，1天以来气喘、不能平卧、出汗、呼吸困难。查体：双肺布满干湿啰音。

158. 最可能的诊断是

    A. 支气管哮喘

    B. 心源性哮喘

    C. 右心衰竭

    D. 高血压危象

    E. 肺炎

159. 以下治疗措施中，哪项不正确

    A. 呋塞米20mg，iv

    B. 毛花苷丙0.2mg，iv

    C. 肾上腺素0.3mg，皮下注射

    D. 吸氧

    E. 氨茶碱0.125mg，iv

(160～161题共用题干)

男性，52岁。1年前因心绞痛行冠状动脉造影及支架置入术，此后未再发作胸痛。20多天前快速行走时发作胸痛，1周来饭后和大便后也发作。血压90/60mmHg。

160. 该患者的心绞痛是哪种类型

    A. 初发劳力性心绞痛

    B. 梗死后心绞痛

    C. 变异型心绞痛

    D. 卧位心绞痛

    E. 稳定劳力性心绞痛

161. 患者用药不合适的是

    A. 阿司匹林200mg，qd

    B. 氯吡格雷75mg，qd

    C. 低分子肝素

    D. 异山梨酯20mg，tid

    E. 硝苯地平控释片30mg，qd

(162～163 题共用题干)

某青年学生健康体检时，心电图示心室率 65bpm，PR 间期为 0.26s，QRS-T 波群未见异常。

162. 心电图的诊断为

    A. 一度房室阻滞

    B. 窦性心动过缓

    C. 二度 I 型窦房阻滞

    D. 三度房室阻滞

    E. 二度 I 型房室阻滞

163. 正确的处理为

    A. 阿托品

    B. 植入临时心室起搏器

    C. 经食管心房起搏

    D. 不需要治疗

    E. 持续静脉滴注异丙肾上腺素

(164～165 题共用题干)

男性，68 岁。2 周来反复胸痛，发作与劳累及情绪有关，休息可以缓解。3 小时前出现持续性疼痛，进行性加剧，并气促，不能平卧，血压 110/70mmHg，心率 120 次/分，律齐，心尖部可闻及 3/6 级收缩期杂音，双肺散在哮鸣音及湿性啰音。

164. 根据上述临床表现，该患者的诊断最可能是

    A. 风心病二尖瓣关闭不全

    B. 扩张型心肌病

    C. 支气管哮喘

    D. 支气管肺炎

    E. 急性心肌梗死并发左心衰竭

165. 首选治疗方案应为

    A. β 受体拮抗剂预防室性心律失常

    B. 抗生素控制感染

    C. 洋地黄类药物

    D. 肾上腺皮质激素减轻支气管痉挛

    E. 吗啡和利尿剂

(166～167 题共用题干)

女性，20 岁。发热伴心前区疼痛 5 天，吸气时疼痛明显，伴乏力、盗汗。既往体健。查体：T 38.7℃，BP 105/75mmHg，心率 112 次/分，律齐，心音低钝。心电图示窦性心律，ST 段抬高。

166. 最有可能的诊断是

    A. 肺炎   B. 急性心包炎

    C. 肺栓塞   D. 急性栓塞

    E. 结核性胸膜炎

167. 该患者入院后哪项检查暂不需要做

    A. 血沉

    B. PPD 皮试

    C. B 超检查明确心包积液量，决定是否行心包穿刺

    D. 胸片

    E. 心包活检

(168～169 题共用题干)

男性，72 岁。吸烟 40 余年，反复咳嗽、咳痰 30 年，活动后气短 13 年，出现双下肢浮肿 5 年。超声心动图显示右心室肥厚、右室流出道增宽。

168. 慢性肺源性心脏病最常见的病因是

    A. 重症肺结核

    B. 支气管扩张

    C. 原发性肺动脉高压症

    D. 支气管哮喘

    E. 慢性支气管炎

169. 引起慢性肺心病急性加重最常见的诱因是

    A. 急性呼吸道感染 B. 过度劳累

    C. 营养不良   D. 空气污染

    E. 哮喘发作

(170～171 题共用题干)

男性，59 岁。吸烟 30 年，每日 20 支，每

遇秋冬咳嗽 15 年，到呼吸科门诊咨询是否有慢性阻塞性肺疾病。

170. 早期慢性支气管炎肺部 X 线表现是

    A. 两肺纹理增粗、紊乱

    B. 肺透亮度增加

    C. 膈肌下降

    D. 胸廓扩张、肋间隙增宽

    E. 无特殊征象

171. 慢性阻塞性肺疾病进展中最先异常的实验室检查为

    A. 肺泡 – 动脉氧压差

    B. 胸部 X 线片

    C. 最大呼气流速（FEFR）

    D. 一秒钟用力呼气容量

    E. 用力肺活量时的最大呼气中期流量（FEF25%～75%）

（172～173 题共用题干）

男性，35 岁。突发呼吸困难伴窒息感。查体：呼吸 30 次/分，呼气延长，双肺哮鸣音，无湿啰音。

172. 该患者的呼吸困难属于

    A. 吸气性呼吸困难

    B. 呼气性呼吸困难

    C. 混合性呼吸困难

    D. 阵发性呼吸困难

    E. 心源性哮喘

173. 该患者可能的诊断是

    A. 自发性气胸

    B. 支气管哮喘

    C. 急性左心衰竭

    D. 气管异物

    E. 肺气肿

（174～175 题共用题干）

男性，25 岁。在京务工，主因"发热、咳嗽、咳痰 4 天"到门诊诊疗，在家未用任何药物。查体：右下肺实变体征。胸部 X 线检查示右肺大片浸润影。血气分析示 pH 7.36，PaO_2 63mmHg，$PaCO_2$ 32mmHg。

174. 为取得致病菌，下列哪项不正确

    A. 清晨用清水漱口

    B. 留取第二口痰

    C. 痰液在 1 小时内送检

    D. 黏稠的痰液可用溶解剂溶解，再接种

    E. 留取第一口痰

175. 该患者入院后应首选哪种抗生素治疗

    A. 青霉素　　　　B. 氨苄西林

    C. 头孢曲松　　　D. 碳青霉烯

    E. 以上都不对

（176～177 题共用题干）

女性，45 岁。间歇性发作咽下困难 3 个月，可因情绪波动诱发，食管吞钡 X 线检查未见异常。

176. 诊断应首先考虑

    A. 食管癌

    B. 反流性食管炎

    C. 食管裂孔疝

    D. 食管贲门失弛缓症

    E. 冠心病

177. 如本患者行内镜检查，发现食管黏膜破损、糜烂并融合达 4/5 食管周径，则该病变属于

    A. B 级　　　　B. A 级

    C. C 级　　　　D. D 级

    E. E 级

（178～179 题共用题干）

男性，42 岁。间断上腹部不适 3 年。胃镜提示：重度萎缩性胃炎。病理检查：萎缩性胃炎伴肠化，W－S 染色阳性。

178. 该患者治疗药物应选择

    A. 铋剂

B. 硫糖铝

C. 铋剂加两种抗生素的三联治疗

D. PPI

E. 多潘立酮

179. 患者治疗后复查 Hp 是否被根除，至少应停药多长时间

 A. 停药后即复查 B. 一周

 C. 二周   D. 四周

 E. 八周

（180～181 题共用题干）

 男性，45 岁。10 年前有肝炎病史，近一个月来肝区持续隐痛或胀痛，伴食欲减退，恶心、乏力、腹胀。查体：无黄染和高热，肝脏不规则肿大，压痛。

180. 应首先考虑的疾病是

 A. 肝硬化

 B. 慢性肝炎活动期

 C. 原发性肝癌

 D. 肝脏血管瘤

 E. 细菌性肝脓肿

181. 对诊断有相对专一性的是

 A. 甲胎蛋白测定

 B. 同位素扫描

 C. 肝功能检查

 D. 碱性磷酸酶测定

 E. 癌胚抗原测定

（182～183 题共用题干）

 女性，30 岁。乏力、活动性心慌 1 年余。查体：眼结膜、口唇苍白，心率 110 次/分，心尖区可闻及 II 级收缩期杂音。化验检查：血红蛋白 60g/L，平均红细胞血红蛋白浓度 0.25g/dl，平均红细胞体积 70fl。血清铁 6.2μmol/L，血清转铁蛋白饱和度 10%，总铁结合力 3690μg/L。

182. 最可能的诊断是

A. 再生障碍性贫血

B. 溶血性贫血

C. 巨幼红细胞贫血

D. 缺铁性贫血

E. 海洋性贫血

183. 最合适的治疗药物是

 A. 雄激素

 B. 口服铁剂

 C. 口服叶酸，肌注维生素 B12

 D. 糖

 E. 以上都不对

（184～185 题共用题干）

 女性，43 岁。诊断为特发性血小板减少性紫癜，查血小板 $11 \times 10^9/L$。

184. 该患者首选的治疗是

 A. 输新鲜血

 B. 肾上腺皮质激素

 C. 脾切除

 D. 免疫抑制剂

 E. 中西医结合治疗

185. 经足量的皮质激素治疗 6 个月后，查血小板 $20 \times 10^9/L$，进一步治疗应选择

 A. 继续用糖皮质激素治疗

 B. 免疫抑制剂

 C. 脾切除

 D. 输血小板

 E. 抗纤溶药物

（186～187 题共用题干）

 女性，68 岁。低热、四肢肌肉酸痛伴双下肢水肿 25 天，少尿 3 天，咯血 1 天，血色素 83g/L。尿常规：蛋白阳性，尿红细胞满视野，白细胞 20 个/高倍视野，24 小时尿蛋白定量 3.7g，血浆白蛋白 29.6g/L，血肌酐 524μmol/L。

186. 首先考虑的诊断是

A. 皮肌炎

B. 系统性红斑狼疮

C. 急进性肾小球肾炎

D. 溶血性尿毒症综合征

E. 慢性肾小球肾炎

187. 为明确病因，检查应首选

A. ENA 谱检测

B. 补体 C3 检测

C. 胸片

D. 外周血破碎红细胞检查

E. ANCA 检测

（188～189 题共用题干）

男性，31 岁。尿频、尿急、尿痛 1 年余，有时尿混浊，服用多种抗生素治疗无效，尿液检查：脓球满视野，蛋白（＋＋）。

188. 最可能的诊断为

A. 膀胱炎　　　　B. 膀胱肿瘤

C. 膀胱结石　　　D. 泌尿系结核

E. 膀胱憩室

189. 最适宜的治疗方法是

A. 抗结核药物治疗

B. 加强营养，卧床休息

C. 口服异烟肼 1 周手术切除患肾

D. 诊断明确立即切除患肾

E. 口服异烟肼、利福平、吡嗪酰胺 2 周后切除患肾

（190～191 题共用题干）

男性，70 岁。软弱无力，进食减少，口渴、多尿 2 周，近 2 天嗜睡。急诊检查：BP 70/50mmHg，神志朦胧，皮肤干燥失水，呼吸 34 次/分，心率 108 次/分，尿糖（＋＋＋＋），尿酮（±）。既往无糖尿病病史。

190. 最可能的诊断是

A. 糖尿病肾病

B. 糖尿病性神经病变

C. 糖尿病酮症酸中毒

D. 糖尿病乳酸性酸中毒

E. 高渗性非酮症糖尿病昏迷

191. 最主要的治疗措施是

A. 抗感染

B. 肾上腺皮质激素

C. 口服降血糖药

D. 小剂量胰岛素及补液

E. 补充碱性药物

（192～193 题共用题干）

女性，18 岁。1 型糖尿病病史 2 年，因肺部感染，诱发酮症酸中毒。

192. 接诊时，如出现以下症状，哪项最具特征性

A. 严重口渴

B. 昏迷

C. 呼吸深大

D. 呼气有烂苹果味

E. 皮肤干燥

193. 抢救时胰岛素的最佳使用方法

A. 大剂量＋肌内注射

B. 大剂量＋静脉注射

C. 大剂量＋皮下注射

D. 小剂量＋静脉滴注

E. 小剂量＋静脉推注

（194～195 题共用题干）

女性，45 岁。双手和膝关节肿痛伴晨僵 1 年。查体：肘部可及皮下结节，质硬，无触痛。

194. 诊断首先考虑

A. 系统性硬化症　　B. 骨关节炎

C. 痛风　　　　　　D. 类风湿关节炎

E. 风湿性关节炎

195. 最有助于确定诊断的是

A. 关节影像检查　　B. 滑液检查

C. 抗核抗体　　　D. ESR

E. CRP

（196～197 题共用题干）

男性，38 岁。农民。3 天来发热，伴畏寒、头痛、眼痛、腰痛于 2 月 1 日入院。T 38.6℃，眼结膜充血水肿，面颈潮红，两胁部有小出血点。血 WBC 16×10⁹/L，尿蛋白（+++）。

196. 最可能的诊断是

A. 流脑

B. 败血症

C. 钩端螺旋体病

D. 急性肾炎

E. 肾综合征出血热

197. 为确诊应检测

A. 脑脊液检查

B. 血培养

C. 钩端螺旋体病凝溶试验

D. 尿培养

E. 肾综合征出血热特异性 IgM 抗体

（198～199 题共用题干）

男性，60 岁。发热伴寒战、心悸 7 天，体温最高 39℃，头痛、咳嗽，右大腿肿痛，病情渐重入院。查体 T 38℃，P 100 次/分，R 24 次/分，BP 100/75mmHg。神志清楚，巩膜轻度黄染，双肺呼吸音粗，无啰音，心脏无异常，腹平软、无压痛，肝区无叩痛右大腿中段红肿，范围约 10cm，压痛明显，有波动感。血 WBC 20×10⁹/L，Hb 100g/L。

198. 该患者目前最可能的诊断是

A. 感染性休克　　B. 肝脓肿

C. 菌血症　　　　D. 急性肺炎

E. 脓毒症

199. 对该患者，最恰当的处理是

A. 应用针对 G⁻ 菌抗生素

B. 适当输注新鲜血

C. 应用糖皮质激素

D. 切开引流

E. 抗休克治疗

（200～201 题共用题干）

男性，30 岁，农民。早餐后在稻田喷洒杀虫剂"乐果"4 小时后出现头晕、乏力、恶心、呕吐、腹痛、腹泻、多汗。查体：血压 90/60mmHg，皮肤潮湿，双瞳孔直径 1.5mm，躯干和四肢可见多处肌束颤动，腹肌软，脐周压痛，肠鸣音亢进。

200. 该患者应首选下列哪项检查

A. 大便和呕吐物常规加细菌培养

B. 血胆碱酯酶

C. 血清淀粉酶

D. 血液生化检查

E. 颅脑 CT

201. 针对该患者，下列哪种治疗最重要

A. 给予阿托品和氯碘解磷定

B. 给予禁食、抑制胃酸分泌、抑制胰酶分泌

C. 给予针对胃肠道感染的抗生素

D. 输液，维持水、电解质和酸碱平衡

E. 给予多潘立酮、地芬诺酯、曲马朵等止呕、止泻、止痛治疗

四、案例分析题

（202～206 题共用题干）

女性，23 岁。大学生。反复发作性心悸 3 年，再发作 1 小时。患者三年前出现阵发性心悸，突然发作，突然停止，每次发作几分钟到数小时不等。无晕厥和黑矇等现象出现，诊断为"阵发性室上性心动过速"，服用胺碘酮治疗。查体：T 36℃，P 180 次/分，BP 120/76mmHg。唇无发绀，颈静脉无怒张，心率 180 次/分，心音低钝，各瓣膜区未闻杂音。

双肺呼吸音清，未闻及干、湿啰音。双下肢无水肿。心电图为阵发性室上性心动过速，P－R 间期缩短至 0.10 秒，QRS 时限延 0.12 秒，QRS 波群起始部粗钝，与其余部分形成顿挫的预激波，预激波和 QRS 波群在 V_1 导联均向上。

202. 本病例的诊断为

A. 心律失常（室上性心动过速）和 A 型预激综合征

B. 心律失常（室上性心动过速）和心脏神经官能症

C. 心律失常（室上性心动过速）和 B 型预激综合征

D. 心律失常（室上性心动过速）和右束支传导阻滞

E. 心律失常（室上性心动过速）和甲状腺功能亢进性心脏病

203. 预激综合征的常见病因是

A. 大多数继发于器质性病变

B. 由于正常房室传导系统以外的先天性房室附加通道（简称旁路）存在

C. 心肌本身病变引起

D. 在成年人中患预激综合征的患者60% ~ 70%心脏是不正常的

E. 心脏电传导过程的正常

204. 预激综合征主要的检查手段是

A. 心脏彩超　　　B. 心电图

C. 普萘洛尔试验　D. 胸片

E. 运动平板

205. 预激综合征的治疗原则

A. 预激综合征本身不需特殊治疗，并发室上性心动过速时，治疗同一般室上性心动过速

B. 伴发频繁的快速性心律失常应给予药物治疗：胺碘酮、普罗帕酮、异搏定、升压药、毛花苷丙等

C. 预激综合征并发房扑、房颤或室上速时，如出现心绞痛、心功能不全、晕厥或休克等严重症状时，应立即施行同步直流电复律

D. 射频消融术是目前根治预激综合征的最佳治疗方法

E. 以上都是

206. 典型预激综合征的心电图特点是

A. PR 间期缩短至 0.10 ~ 0.12s 以内

B. QRS 起始部粗钝，挫折有 δ 波

C. QRS 波群延长至 0.11 秒以上

D. PJ 时间正常小于 0.27 秒，可伴有继发性 ST － T 改变

E. 以上都是

（207 ~ 210 题共用题干）

男性，25 岁。反复发作性呼吸困难 5 年，每年春季发作，可自行缓解。此次再次突然发作 2 天，伴胸闷、咳嗽，症状持续不能缓解。查体：双肺满布哮鸣音，心率 95 次/分，心律齐，心脏各瓣膜区未闻及病理性杂音。

207. 该患者诊断首先考虑

A. 支气管哮喘

B. 慢性支气管炎

C. 自发性气胸

D. 心源性哮喘

E. 支气管扩张

F. 慢性阻塞性肺气肿

208. 该患者治疗可以选择的药物有

A. 沙丁胺醇雾化吸入

B. 糖皮质激素

C. 氨茶碱

D. 白三烯受体拮抗剂

E. 抗胆碱能药物雾化吸入

F. β_1 受体拮抗剂

209. 患者血气分析报告：pH 7.14，$PaCO_2$

70mmHg，PaO$_2$ 45mmHg，患者神志出现淡漠，嗜睡，呼吸浅快。如经氧疗、解痉平喘药物、糖皮质激素口服治疗后患者病情无好转，气促逐渐加重，呼吸困难加重，烦躁，此时进一步的措施有

A. 复查血气分析

B. 静脉使用糖皮质激素

C. 应用镇静剂

D. 高流量吸氧

E. 呼吸兴奋剂

F. 纠正电解质紊乱

210. 首要采取的措施为

A. 使用无创辅助通气

B. 面罩吸氧纠正低氧血症

C. 气管插管有创机械通气

D. 使用钙离子拮抗剂

E. 使用抗生素

F. 使用中枢性呼吸兴奋药物

(211～214 题共用题干)

男性，43 岁。果农，长期接触农药。近 2 年来自觉周身乏力，腹胀，食欲减低，近 1 个月来自觉腹胀加重，腹围增大。查体：巩膜略黄染，可见肝掌，腹软，全腹无压痛、反跳痛，双下肢水肿。化验示血细胞三项均减低。

211. 该患者考虑下列哪种疾病

A. 白血病

B. 骨髓增生异常综合征

C. 肝硬化

D. 肾病综合征

E. 结核性腹膜炎

F. 心力衰竭

212. 下列哪些检查可能确诊

A. 血常规　　　　B. 胃镜

C. 便常规　　　　D. 肝穿刺活检

E. 尿常规　　　　F. 胸穿

213. 该患者形成腹水的机制包括下列哪些

A. 门静脉压力升高

B. 抗利尿激素减少

C. 有效血容量增多

D. 球蛋白合成增加

E. 雌激素灭活减少

F. 白蛋白合成下降

G. 消化道出血

H. 抗利尿激素增加

I. 心房钠尿肽相对不足

J. 醛固酮减少

K. 肝脏淋巴生成过多，回流受阻

214. 该患者除了门脉高压外，还可出现肝功能减退。下列哪些为肝功能减退的表现

A. 肌肉萎缩

B. 食欲减退

C. 痔静脉曲张

D. 女性闭经

E. 黄疸

F. 腹水

G. 脾大

H. 脾功能亢进

I. 上消化道出血

J. 腹壁静脉曲张

(215～219 题共用题干)

男性，38 岁。因"反复牙龈出血、发热 1 周"入院。查体：T 39.5℃，全身可见散在瘀斑，胸骨压痛（+），双侧腋窝可扪及数粒肿大浅表淋巴结，双下肺可闻及湿性啰音，肝脾未触及。

215. 下列哪些检查对原发病最具诊断意义

A. 血常规　　　　B. 腹部 CT

C. 头颅 CT　　　　D. 生化检查

E. 血培养　　　　F. 骨髓检查

G. 胸片　　　　　H. 凝血功能检查

I. 心电图

216. 患者血象：血红蛋白 70g/L，白细胞 2.0×10^9/L，血小板 5×10^9/L；骨髓细胞形态学表明可见 40% 原始细胞，白血病细胞免疫分型提示该群异常细胞 CD19 阳性，HLA - DR 阳性，TdT 阳性。该患者最可能的诊断为

A. 急性淋巴细胞白血病

B. 急性粒细胞白血病未分化型

C. 急性单核细胞白血病

D. 急性巨核细胞白血病

E. 急性早幼粒细胞白血病

F. 红白血病

G. 急性粒 - 单核细胞白血病

217. 本患者应该尽早给予的治疗有哪些

A. 输注红细胞　　B. 输注血小板

C. 输注血浆　　　D. 绝对卧床

E. 抗感染　　　　F. 化疗

218. 患者经治疗后，发热及出血等症状逐渐好转，但晨起时出现嗜睡。患者嗜睡的原因最可能是

A. 颅内出血

B. 颅内感染

C. 药物因素

D. 中枢神经系统白血病

E. DIC

F. 败血症

219. 急性淋巴细胞白血病最常用的诱导缓解治疗药物有哪些

A. 长春新碱

B. 柔红霉素

C. 泼尼松

D. 左旋门冬酰胺酶

E. 阿糖胞苷

F. 高三尖杉酯碱

(220～223 题共用题干)

女性，24 岁。新婚，突发左侧腰痛 1 周，寒战、高热 1 天。查体：体温 39.2℃，血压 100/60mmHg，双肾区叩痛（＋），左侧明显。尿常规：白细胞 50～60/HP，红细胞 10～15/HP，可见白细胞管型，尿蛋白（＋）。

220. 最可能的诊断是

A. 急性膀胱炎

B. 急性肾盂肾炎

C. 急性肾小球肾炎

D. 急性间质性肾炎

E. 急性尿道炎

F. 慢性肾盂肾炎

221. 应进一步完善的检查是

A. IVP

B. 肾超声检查

C. 清洁中段尿培养

D. 膀胱镜检查

E. 肾活检病理检查

F. 血细菌培养

222. 药敏结果未回报，临床首选的抗菌药物应针对的细菌是

A. 金黄色葡萄球菌

B. 铜绿假单胞菌

C. 大肠埃希菌

D. 变形杆菌

E. 粪链球菌

F. 肺炎克雷伯菌

223. 血、尿培养回报均为大肠埃希菌，下列治疗措施中不合理的是

A. 应用药物 3 天体温无明显变化，症状无改善应该根据药敏试验更换抗生素

B. 积极治疗后症状仍无明显改善，膀胱刺激征明显，应该注意结核分枝杆菌感染

C. 停药后复查尿常规和尿细菌培养阴性可以说明临床治愈

D. 性生活后排尿是最有效的预防方法

E. 全身感染症状消退，体温恢复正常后，可以停药

F. 停药后第 2 周和第 6 周应该复查尿细菌培养，均为阴性提示临床治愈

（224～229 题共用题干）

女性，39 岁。入院前半个月发热、咽痛，热退 5 天后感乏力、恶心、呕吐、少尿。查体：血压 168/100mmHg，贫血貌，双下肢水肿，呼吸深长，心脏临界大小。实验室检查：血红蛋白 60g/L，尿蛋白（++），血尿素氮 41mmol/L，肌酐 1002μmol/L，血钙 1.56mmol/L，血磷 3.2mmol/L，血钾 6.0mmol/L，血钠 122mmol/L，血氯 89mmol/L，血清白蛋白 28g/L。动脉血气分析 pH 7.18，HCO_3^- 10mmol/L。

224. 临床初步考虑，最可能的诊断是

A. 急进性肾小球肾炎

B. 急性肾衰竭，少尿期

C. 恶性高血压

D. 慢性肾衰竭晚期

E. 链球菌感染后肾小球肾炎（重型）

F. 急性肾盂肾炎

225. 支持该患者初步诊断的主要临床表现是

A. 高血压　　　　B. 贫血

C. 少尿　　　　　D. 双下肢水肿

E. 恶心、呕吐　　F. 发热、咽痛

226. 支持患者初步诊断的酸碱平衡与电解质紊乱结果是

A. 代谢性酸中毒

B. 代谢性酸中毒合并呼吸性碱中毒

C. 高磷血症

D. 低钙血症

E. 低钠血症

F. 高钾血症

227. 支持该患者初步诊断的主要检查结果是

A. BP 168/100mmHg

B. 血红蛋白 60g/L

C. 血磷 3.2mmol/L

D. 血钾 6.0mmol/L

E. 血尿素氮 41mmol/L，肌酐 1002μmol/L

F. 血氯 89mmol/L

228. 进一步确诊还可做哪些检查

A. 腹部 X 线平片

B. 尿查抗酸杆菌

C. 肾活检

D. 逆行肾盂造影

E. 中段尿培养

F. 尿嗜酸性细胞计数

G. 肾脏 B 超

H. 静脉肾盂造影

229. 如果 B 超示双肾缩小，下一步的主要治疗方法可以选择

A. 使用抗生素

B. 使用激素

C. 使用细胞毒药物

D. 维持性血液透析

E. 维持性腹膜透析

F. 同种肾移植

（230～235 题共用题干）

女性，65 岁。因自觉食欲明显增加半年前来就诊。自觉"长胖很多"。经有关检查示：C 肽释放试验结果为空腹 580pmol/L，1 小时 1120pmol/L，2 小时 1650pmol/L，3 小时 866pmol/L；糖化血红蛋白 11%；24 小时尿 C 肽为 18.4μg%，24 小时尿蛋白 118mg。患者体型较肥胖。

230. 上述检查结果反映以下哪些问题

A. 患者为 1 型糖尿病

B. 患者为 2 型糖尿病

C. 患者胰岛 β 细胞明显减少

D. 患者胰岛 β 细胞分泌功能障碍

E. 患者为糖尿病肾病（Ⅳ期）

F. 患者过去2个月内血糖高于正常

231. 患者已确诊为2型糖尿病，糖尿病肾病Ⅲ期，单纯性肥胖。关于2型糖尿病，下面哪些说法是正确的

A. 2型糖尿病占糖尿病患者的90%以上

B. 2型糖尿病多为儿童、青少年发病

C. 2型糖尿病谷氨酸脱羟酶抗体（GAD）阳性

D. 胰岛细胞抗体（ICA）常阴性

E. 与HLA相关抗原关系明显

F. 患者尿蛋白排出率与糖化血红蛋白呈正相关

G. 2型糖尿病有关并发症较1型糖尿病出现早

H. 有酮症发生倾向

I. 2型糖尿病发生糖尿病肾病的概率约为20%

J. 本型发病较1型糖尿病发病急

232. 需排除因其他原因引起的血糖升高、尿糖阳性或糖耐量降低的情况有

A. 弥漫性胰腺病变

B. 肝脏疾病

C. 肢端肥大症

D. 库欣综合征

E. 甲状腺功能亢进症

F. 生长抑素瘤

G. 醛固酮瘤

H. 长期应用超生理量的糖皮质激素

233. 目前治疗应采取什么措施

A. 继续应用胰岛素治疗

B. 无需强调饮食控制

C. 强调饮食控制

D. 应用格列苯脲降血糖

E. 应用双胍类降糖药

F. 适当体育活动

G. 积极控制体重

H. 应用胰岛素泵

I. 行胰岛移植术

234. 对以下药物的作用，描述正确的是

A. 磺脲类药物是通过作用于胰岛A细胞表面的受体促进胰岛素分泌

B. 磺脲类药物是通过作用于胰岛B细胞表面的受体促进胰岛素分泌

C. 噻嗪类利尿剂、钙拮抗剂等会增强磺脲类药物的降糖作用

D. 双胍类药物主要是通过促进外周组织摄取葡萄糖，加速无氧糖酵解等途径改善糖代谢

E. 双胍类药物与磺脲类药物合用可增强降血糖作用，对正常人也有降糖作用

F. 葡萄糖苷酶抑制剂可降低餐前血糖

G. 葡萄糖苷酶抑制剂可降低餐后血糖

H. 噻唑烷二酮类可增强胰岛素在外周组织的敏感性，减轻胰岛素抵抗，为胰岛素增敏剂

235. 下列哪些饮食规定是正确的

A. 按患者实际体重（73kg）计算每日所需热卡

B. 碳水化合物应大于总热卡的60%

C. 碳水化合物应至少占总热卡的55%

D. 蛋白质超过总热量的15%

E. 饱和脂肪酸应少于总热卡的10%

F. 食盐每日少于6g

G. 增加食物中的粗纤维成分

H. 可食用蔗糖、蜜糖及其制品

I. 合理控制总热能，选择食物多样化

J. 应考虑微量元素摄入问题

模拟试卷答案与解析

一、A1 型题

1. B 法律关系是指法律规范调整的人们在社会活动中所形成的各种权利和义务关系。卫生法律关系是指卫生法律规范调整的人们在卫生活动中所形成的权利和义务关系，所以答案选 B。

2. A 根据《宪法》和《立法法》规定，全国人民代表大会和全国人民代表大会常务委员会行使国家立法权，制定卫生法律；国务院根据宪法和法律，制定卫生行政法规；所以答案选 A。

3. A 医疗机构执业，必须遵守有关法律、法规和医疗技术规范，所以答案为 A。

4. B 医疗机构应当按照核准登记的诊疗科目开展诊断、治疗活动。未经允许不得擅自扩大业务范围，所以最佳答案选 B。

5. D 《医师法》第十九条规定：中止医师执业活动二年以上或者本法规定不予注册的情形消失，申请重新执业的，应当由县级以上人民政府卫生健康主管部门或者其委托的医疗卫生机构、行业组织考核合格，并依照本法规定重新注册。

6. C 医师在执业活动中履行下列义务。①遵守法律、法规，遵守技术操作规范；②树立敬业精神，遵守职业道德，履行医师职责，尽职尽责为患者服务；③关心、爱护、尊重患者，保护患者的隐私；④努力钻研业务，更新知识，提高专业技术水平；⑤宣传卫生保健知识，对患者进行健康教育。所以答案为 C。

7. B 《医师法》规定对考核不合格的医师，县级以上人民政府卫生健康主管部门应当责令其暂停执业活动，并接受培训和继续医学教育。暂停期限是 3 个月至 6 个月，所以答案为 B。

8. D 《中华人民共和国侵权责任法》第五十五条：医务人员在诊疗活动中应当向患者说明病情和医疗措施。需要实施手术、特殊检查、特殊治疗的，医务人员应当及时向患者说明医疗风险、替代医疗方案等情况，并取得其书面同意，所以答案为 D。

9. A 《医疗事故处理条例》第五十一条参加医疗事故处理的患者近亲属所需交通费、误工费、住宿费，参照本条例第五十条的有关规定计算，计算费用的人数不超过 2 人。所以为答案为 A。

10. E 《中华人民共和国侵权责任法》第五十七条：医务人员在诊疗活动中未尽到与当时的医疗水平相应的诊疗义务，造成患者损害的，医疗机构应当承担赔偿责任。所以为 E。

11. A 心脏负荷过重，肺动脉高压、肺动脉瓣狭窄等可引起右心室收缩期射血阻力增加，即引起右室压力负荷过重。答案选择 A。

12. B 左心力衰竭常见的症状：劳力性呼吸困难、端坐呼吸、夜间阵发呼吸困难。其中劳力性呼吸困难是左心衰竭最早出现的症状。答案选择 B。

13. C 题目中结合患者风湿性心脏病病史，心律不规整，肝脾大及下肢轻度水肿的症状与体征，考虑患者为风心病合并右心衰，药物治疗以利尿减轻心脏负荷为主，答案选 C。

14. A 与高血压发病有关的因素：（1）遗传因素。（2）环境因素：①饮食；②精神应激；③吸烟：吸烟对高血压有一定影响，但仍未明确其与高血压发病的关系。（3）其他因素：体重、药物、睡眠呼吸暂停低通气综合征（SAHS）。综上所述本题答案为 A 选项。

15. B 治疗高血压的药物包括：①利尿剂；②β受体拮抗剂；③钙通道阻滞剂；④血管紧张素转换酶抑制剂；⑤血管紧张素 II 受体拮抗剂。其中血管紧张素转换酶抑制剂，常用的有卡托普利、依那普利和福辛普利等，不良反应主要是刺激性干咳和血管性水肿。因此答案为 B 选项。

16. A 冠状动脉粥样硬化性心脏病指冠状动脉（冠脉）发生粥样硬化引起管腔狭窄或闭塞，导致心肌缺血缺氧或坏死而引起的心脏病，简称冠心病，也称缺血性心脏病。冠心病是动脉粥样硬化导致器官病变的最常见类型。本题答案为 A 选项。

17. C 心肌梗死的临床表现：疼痛、全身症状、胃肠道症状、心律失常、低血压和休克、心力衰竭。其中疼痛是最先出现的症状，多发生于清晨，疼痛部位和性质与心绞痛相同，因此本题答案为 C 选项。

18. D 窦性心动过速频率超过 100 次/分，一般小于 180 次/分。本题答案为 D 选项。

19. B 阵发性室上性心动过速发作时，用刺激迷走神经方法治疗，常见的有颈动脉按摩、Valsalva 动作、咽刺激诱导恶心、将面部浸没于冰水内等。需要注意的是，颈动脉按摩切忌双侧同时按摩造成昏迷。因此本题答案为 B 选项。

20. C 洋地黄类药物治疗房颤可减慢心室率，其主要作用是减慢房室传导，延长房室传导时间，因此本题答案为 C 选项。

21. D 此题目考查的是二尖瓣关闭不全 X 线检查。左室收缩时左房反向膨出为二尖瓣关闭不全的特征性表现，因此本题答案为 D 选项。

22. D 慢性主动脉瓣关闭不全者左心室明显增大，向左下增大，心腰加深，升主动脉结扩张，呈"主动脉型"心脏，急性者心脏大小多正常或左心房稍增大，常有肺淤血和肺水肿表现。因此本题答案为 D 选项。

23. B 亚急性感染性心内膜炎心脏并发症。包括：①心力衰竭；②心肌脓肿：可导致房室和室内传导阻滞（D 正确）；③急性心肌梗死：可能会导致心脏破裂（A 正确）；④化脓性心包炎：可演变成缩窄性心包炎（C 正确）；⑤心肌炎（E 正确）。冠心病不是亚急性心内膜炎的心脏并发症。因此本题答案为 B 选项。

24. A 判定心力衰竭代偿期的主要指标，是指心排血量增加，甚至是接近正常。故选 A。

25. C 闭塞性周围动脉粥样硬化症常见的主要体征是：狭窄远端动脉搏动减弱或消失。故选 C.

26. D 心包积液超声心电图一般情况下不能分辨出心包腔，仅显示为明亮的强回声，少数人可在舒张期右室前壁及房室沟处探及宽约 2～3mm 之内的局限性液性暗区。故此题选 D。

27. D 急性上呼吸道感染简称上感，为鼻腔、咽或喉部急性炎症的总称。主要病原体是病毒，少数是细菌。发病不分年龄、性别、职业和地区，免疫功能低下者易感。通常病情较轻、病程短、有自限性，预后良好。但由于发病率高，它有一定的传染性，应积极防治，答案 E 描述正确。

28. C 病毒，支原体，细菌等感染是慢性支气管炎发生发展的重要原因。答案选择 C。

29. A 慢性肺源性心脏病肺、心功能代偿期临床表现。①症状：咳嗽、咳痰、气促，活动后可有心悸、呼吸困难、乏力和劳动耐力下降。少有胸痛或咯血。②体征：可有不同程度的发绀，原发肺脏疾病体征，如肺气肿体征，干、湿性啰音，$P_2 > A_2$，三尖瓣区可出现收缩期杂音或剑突下心脏搏动增强，提示有右心室肥厚。由此推断 A 描述是错误的。因此本题答案为 A 选项。

30. D 此题目考察的是阻塞性肺气肿病因。尚不完全清楚，可能是吸烟、职业粉尘和化学物质、空气污染、感染因素等多种环境因素与机体自身因素长期相互作用的结果。慢阻肺与慢性支气管炎和肺气肿有密切关系，慢性支气管炎是阻塞性肺气肿最常见的病因。因此本题答案为 D 选项。

31. E 此题目考查的是慢性肺源性心脏病治疗急性加重期关键性的治疗。呼吸系统感染是引起慢性肺心病急性加重致肺、心功能失代偿的常见原因，需积极控制感染，参考痰菌培养及药敏试验选择抗生素。答案为 E。

32. C 肺性脑病尤其重型预后差，是肺心病死亡的首要原因。答案选择 C。

33. C 干性支气管扩张病变重或继发感染时常可闻及下胸部及背部固定的、持久的较粗湿啰音。选项 E 不正确在于：可能是也因为继发性肺结核引起支气管扩张，因而出现固定性湿啰音，此题不应考虑太过绝对。答案选择 C。

34. D 此题目考查的是支气管扩张的治疗。支气管扩张治疗主要是保持呼吸道通畅和控制感染，答案为 D 选项。

35. B 双肺弥漫性哮鸣音系起源于细支气管，呼气相延长见于支气管哮喘。故选 B。

36. A 内源性哮喘，绝大多数为呼吸道感染（病毒、细菌或真菌等）诱发，以冬季气候变化时多见。往往先有上呼吸道感染或支气管炎的咳嗽、咳痰史及出现发热等全身症状，逐渐出现哮喘。答案选 A。

37. D 吗啡可抑制呼吸，不适用于支气管哮喘的支气管扩张治疗，还可能会使急重患者的呼吸衰竭加重，所以不适合这类患者的使用。答案选 D。

38. B Ⅰ型变态反应，即速发型，又称过敏反应，是临床最常见的一种，由 IgE 介导，肥大细胞和嗜碱粒细胞等效应细胞以释放生物活性介质的方式参与反应。常见于过敏性哮喘（即外源性哮喘）、过敏性荨麻疹、遗传过敏性皮炎、食物过敏、青霉素过敏等。答案选 B。

39. B 呼衰可作鼻或口鼻面罩机械通气的患者具备以下基本条件：①清醒能够合作；②血流动力学稳定；③不需要气管插管保护（即病人无误吸、严重消化道出血、气道分泌物过多且排痰不利等情况）；④无影响使用鼻/面罩的面部创伤；⑤能够耐受鼻/面罩。轻中度神志尚清，能配合的患者适用，因此本题答案为 B 选项。

40. D 代偿性呼吸性酸中毒 pH 值下降，$PaCO_2$ 增高，AB、SB、BB 均有增加，BE 正值加大。故本题答案选 D。

41. D 慢性呼吸衰竭多由支气管－肺疾病引起，又以慢阻肺最为常见。答案选 D。

42. B 可引起呼吸性碱中毒的病因有：低氧血症、肺部疾病、呼吸中枢兴奋、机械性换气控制不当。答案选 B。

43. B 细菌性肺炎是最常见的肺炎，也是最常见的感染性疾病之一，B 答案的描述是正确的。

44. A 特发性肺纤维化辅助检查：胸部 X 线、胸部 HRCT、肺功能、血液化验、BALF/TBLB、外科肺活检，其中经纤维支气管镜肺活检可明确诊断，因此本题答案为 A 选项。

45. C 由于转移的肿大的肺门淋巴结压迫隆突引起支气管狭窄，大量癌性胸腔积液，膈神经受压而引起膈麻痹，癌肿侵犯纵隔而压迫上腔静脉均可引起呼吸困难。答案选 C。

46. E 多导睡眠图监测内容包括记录脑电图、眼动图、肌电图、鼻热敏电阻测定鼻腔气流及电阻式胸腹带或阻抵法记录胸腹呼吸活动，耳氧定量计测血氧饱和度。答案选 E。

47. B 慢性萎缩性胃炎分为 A、B 两型，A 型好发于胃体部或胃底部，病因是自身免疫；B 型好发于胃窦部，病因为 HP 感染所致。血清壁细胞抗体阳性常见于 A 型慢性萎缩性胃炎，又称为慢性萎缩性胃体胃炎。

48. B 针对 HP 相关胃炎，目前倡导的联合方案为含有铋剂的四联方案，即 1 种 PPI + 2 种抗生素和 1 种铋剂，疗程 10 ~ 14 天。

49. D 消化性溃疡多发生在球部，前壁比较常见；GU 多在胃角和胃窦小弯。组织学上，GU 大多发生在幽门腺区（胃窦）与泌酸腺区（胃体）交界处的幽门腺区一侧。老年患者 GU 的部位多较高。活动性溃疡周围黏膜常有炎症水肿。溃疡浅者累及黏膜肌层，深者达肌层甚至浆膜层，溃破血管时引起出血，穿破浆膜层时引起穿孔。本题答案为 D 选项。

50. E GU 和 DU 同属于 PU，但 GU 在发病机制上以黏膜屏障防御功能降低为主要机制，DU 则以高胃酸分泌起主导作用。故胃溃疡的胃酸表现常为胃酸正常或减少，属于记忆型题目。

51. C 爆发性肝炎又称为急性重型肝炎，少见，起病急，病程短，病变严重，死亡率高。患者由于肝脏损害巨大，肝细胞破坏严重，肝功能极差，所以其预后最差。

52. C 肠道菌群代谢产氨是氨的主要来源，肝脏是氨代谢的主要场所。故选 C。

53. D 肝硬化病因包括：病毒性肝炎、酒精、胆汁淤积、循环障碍、药物或化学毒物、免疫疾病、寄生虫感染、遗传和代谢性疾病、营养障碍、隐源性肝硬化。其中，病毒性肝炎为最常见病因。故本题答案为 D 选项。

54. C 门脉高压表现为慢性淤血性脾大，腹水，侧支循环形成，胃肠淤血。其中食管下端静脉曲张属于侧支循环形成的一种，是最具有代表性的。

55. B 肝硬化所致的腹水是肝功能减退和门静脉高压共同作用的结果。其中门静脉高压所致的静水压增高，组织液回收减少而漏入腹腔是决定性的因素；所以肝硬化腹水为漏出液。

56. E 急性胰腺炎的临床表现：①轻症急性胰腺炎（MAP）急性腹痛，常较剧烈，多位于中左上腹、甚至全腹，部分患者腹痛向背部放射。患者病初可伴有恶心、呕吐，轻度发热。常见体征：中上腹压痛，肠鸣音减少，轻度脱水貌。②重症急性胰腺炎（SAP）在上述症状基础上，腹痛持续不缓、腹胀逐渐加重，可陆续出现症状、体征及胰腺局部并发症。③中度重症急性胰腺炎（MSAP）临床表现介于 MAP 与 SAP 之间，在常规治疗基础上，器官衰竭多在 48 小时内恢复，恢复期出现胰瘘或胰周脓肿等局部并发症。腹部体征与病理轻重平行，而不与腹痛轻重相平行，因此本题答案为 E 选项。

57. B 本病多继发于肺结核或体内其他部位结核病；主要感染途径以腹腔内的结核病灶直接蔓延为主，少数可由淋巴血行播散引起粟粒性结核性腹膜炎。通常为缓慢起病。

58. A 此题目考查的是克罗恩病病因和发病机制。病因未明，与环境、遗传及肠道微生态、免疫失衡等多因素相互作用导致肠道异常免疫失衡有关。目前认为 Crohn 病（克罗恩病）的发病主要与免疫反应有关。本题答案为 A 选项。

59. E 溃疡性结肠炎诊断方法：①血液。②粪便。③结肠镜：是本病诊断与鉴别诊断的最重要手段之一。检查时，应尽可能观察全结肠及末段回肠，确定病变范围，必要时取活检。④X 线钡剂灌肠。本题答案为 E 选项。

60. A 腹腔镜＋活检：可确定为结核性腹膜炎。

61. D 食管癌早期临床表现：症状多不典型易被忽略。主要症状为胸骨后不适、烧灼感、针刺样或牵拉样痛，进食通过缓慢并有滞留的感觉或轻度哽噎感。食物反流是食管癌中晚期症状，因此本题答案为 D 选项。

62. D 一般认为高脂肪食谱与食物纤维不足是主要与大肠癌发生的相关因素。

63. D 原发性肝癌转移部位：（1）肝内转移。（2）肝外转移：①血行转移：最常见转移至肺，其他部位有胸、肾上腺、肾及骨骼等；②淋巴转移；③种植转移。本题答案为 D 选项。

选项。

64. A 大多数（90%）胰腺癌为导管细胞癌，常位于胰头，压迫胆道，侵犯十二指肠及堵塞主胰管。胰腺癌好发于胰头，约占胰腺癌的 60%。因此本题答案为 A 选项。

65. D 无痛性黄疸、无痛性胆囊肿大、餐后疼痛、胆总管扩张、无痛性胆囊肿大是胰腺癌的常见临床表现，而 Murphy 征阳性不是胰腺癌的常见临床表现。因此本题答案为 D 选项。

66. E 缺铁性贫血是红细胞内铁缺乏，血红素合成障碍，血红蛋白生成减少引起贫血。与干细胞的功能损伤无关。

67. E 铁蛋白不溶于水，存在于网状内皮细胞系统和肝细胞内，并在该处代谢。血浆中含有微量的铁蛋白。故此题选 E。

68. A 再生障碍性贫血是一组以骨髓有核细胞增生减低和外周两系或三系（全血）血细胞减少为特征的骨髓衰竭性疾病，属于骨髓造血衰竭综合征的一种。故此题选 A。

69. B 骨髓纤维化骨髓穿刺时经常出现干抽，故其诊断多依赖骨髓活检加银染色。

70. B DIC 是指弥散性血管内凝血，常由于血液内凝血机制被弥散性激活，促发小血管内广泛纤维蛋白沉着，导致组织和器官损伤；另一方面，由于凝血因子的消耗引起全身性出血倾向。因此 DIC 为消耗性凝血障碍，故此题选 B。

71. A 本题主要考查急性肾小球肾炎病因。本病常因 β - 溶血性链球菌"致肾炎菌株"（常见为 A 组 12 型等）感染所致，常见于上呼吸道感染（多为扁桃体炎）、猩红热、皮肤感染（多为脓疱疮）等链球菌感染后。本题答案为 A 选项。

72. A 本题主要考查急进性肾小球肾炎病理。急进性肾小球肾炎病理类型为新月体肾炎。光镜下多数（50%以上）肾小球大新月体形成（占肾小球囊腔50%以上），病变早期为细胞新月体，后期为纤维新月体。本题答案为 A 选项。

73. C 本题主要考查肾病综合征诊断。肾病综合征（NS）的诊断标准是：①大量蛋白尿（>3.5g/d）；②低白蛋白血症（血清白蛋白<30g/L）；③水肿；④高脂血症。其中前两项为诊断的必备条件。本题答案为 C 选项。

74. D 肾病综合征并发症包括：①感染；②血栓和栓塞；③急性肾损伤；④蛋白质及脂肪代谢紊乱。其中感染是肾病综合征病人最常见并发症，与蛋白质营养不良、免疫功能紊乱及应用糖皮质激素治疗有关。因此本题答案为 D 选项。

75. A 选择性蛋白尿以白蛋白为主，且基本只有中小分子量的蛋白质伴尿液排出（A正确，E错误）。运动后一过性蛋白尿属于正常的生理现象（B错误）。每日蛋白尿超过3.5g，提示患有肾病综合征。（C错误）。正常情况下，24 小时尿蛋白小于150mg（D错误）。故此题选 A。

76. E 尿毒症性贫血的治疗：贫血的治疗和rHuEPO的应用如排除失血等因素，Hb<100g/L 可开始应用 rHuEPO 治疗。在应用rHuEPO时，应同时重视补充铁剂。限制蛋白饮食是尿毒症患者治疗的重要环节，能够减少含氮代谢产物生成，减轻症状及相关并发症，甚至可能延缓病情进展。本题答案为 E 选项。

77. A 慢性肾功能不全病人心脏骤停而死，提示高钾血症。尿毒症患者易发生高钾血症。血清钾测定 >5.5mmol/L 时，称为高钾血症。因高钾血症常常没有或很少症状而骤然致心脏停搏，应及早发现，及早防治。故此题选 A。

78. D 糖尿病的慢性并发症有微血管性病变，动脉粥样硬化心血管疾病、神经系统并发症、糖尿病足等，其中最有特征性的血管病变是微血管病变。B、C、E 属于并发症的一种，但不是最有特征性的，所以不选。肥胖、高血压、血脂异常等致糖尿病人群动脉粥样硬化发病率增高，不是特征，所以不选择 D。

79. D 双胍类（biguanides）：目前广泛应用的是二甲双胍。它的不良反应如下：消化道反应、皮肤过敏反应、乳酸性酸中毒、低血糖反应、维生素 B_{12} 的缺乏。其中胃肠道反应是双胍类降糖药最常见的副作用，最严重的不良反应是乳酸性酸中毒。故此题选 D。

80. A 糖尿病酮症酸中毒治疗的目的是纠正急性代谢紊乱、防治并发症、降低病死率，治疗方案如下：胰岛素治疗、纠正电解质及酸碱平衡失调、补液。最主要的治疗是补液。所以答案选择 A。

81. D 原发性靶腺功能减低时，靶腺本身存在病变，此时促靶腺激素水平是正常或者升高。但是靶腺反应低下或者无反应。继发性靶腺功能功能减低的时候，靶腺本身没有病变，功能正常，但促靶腺激素缺乏或低下，所以导致靶腺功能低下，测定促激素水平可以鉴定。综上所述答案选择 D。

82. E 腺垂体功能减退症胰岛素拮抗激素的水平低下，对胰岛素敏感性增强，可有血糖降低，生长激素缺乏加重低血糖。肾上腺皮质激素缺乏，引起低血钠、血钾正常或升高。答案选择 E。

83. B 原醛症病因包括：①醛固酮瘤又

称 Conn 综合征；②特发性醛固酮增多症（简称特醛症）；③糖皮质激素可治性醛固酮增多症；④醛固酮癌少见；⑤异位醛固酮分泌性腺瘤或腺癌极罕见。这五大病因中最常见的是醛固酮瘤。答案选择 B。

84. E 肾性尿崩症，对 ADH 不敏感，因而血中 ADH 升高。答案选择 E。

85. E 多结节性甲状腺肿只有在甲状腺肿明显、有压迫症状时方采取手术治疗，一般情况下对于无自主功能区域、血清 TSH 增高或者处于正常上限者，可以给予 L-T4，但疗效常不明显。答案选择 E。

86. D 抗双链 DNA 抗体是 SLE 的特异性抗体，是 SLE 活动的标志。当 SLE 处于活动期时，抗双链 DNA 抗体的滴度将非常高。效价随着 SLE 病情缓解而下降的是抗双链 DNA 抗体。答案选择 D。

87. D CREST 综合征是系统性硬化病的一种特殊类型，抗着丝点抗体（ACA）阳性率高。答案选择 D。

88. C 潜伏性感染的定义：病原体感染人体后，寄生在机体中某些部位，由于机体免疫功能足以将病原体局限化而不引起显性感染，但又不足以将病原体清除，病原体便可长期潜伏下来，待机体免疫功能下降时，则可引起显性感染。由此推断，答案选择 C。

89. A HBeAg 是乙肝病毒复制的指标。答案选择 A。

90. A 感染性休克多继发于以释放内毒素的革兰氏阴性杆菌为主的感染。

91. D 毒蕈碱样中毒症状（又称 M 样症状）表现为体内多种腺体分泌增加和平滑肌收缩所产生的症状和体征，如多汗，流涎，流泪，鼻溢，和肺部干湿啰音，呼吸困难。恶心

呕吐，腹痛腹泻，肠鸣音亢进，尿频尿急，大小便失禁。瞳孔缩小，视力模糊等，答案选择 D。

二、A2 型题

92. C 嗜铬细胞瘤典型的发作表现为阵发性血压升高伴心动过速、头痛、出汗、面色苍白。在发作期间可测定血或尿儿茶酚胺或其代谢产物 3-甲氧基-4-羟基苦杏仁酸（VMA）显著增高。因此本题答案为 C 选项。

93. E 对老年患者，突然发生严重心律失常、休克、心力衰竭而原因未明，或突然发生较重而持久的胸闷或胸痛者，都应考虑心肌梗死的可能。题目中患者糖尿病病史 10 年，突发明显胸闷，面色苍白，烦躁，出汗恐惧感，2 小时未缓解，结合心率加快，血压降低等体征，考虑诊断为急性心肌梗死。因此本题答案为 E 选项。

94. A 对于有慢性心力衰竭临床表现，超声心动图检查有心腔扩大与心脏收缩功能减低，即应考虑扩张型心肌病。临床表现起病缓慢，主要体征为心脏扩大，常可听到第三或第四心音，心率快时呈奔马律。题干中患者有颈静脉怒张等心衰表现，心界向两侧扩大，可诊断为扩张型心肌病。因此本题答案为 A 选项。

95. D 病毒性心肌炎患者应卧床休息，进富含维生素及蛋白质的食物。心力衰竭时使用利尿剂、血管扩张剂、血管紧张素转换酶（ACE）抑制剂等。目前不主张早期使用糖皮质激素，但对有房室传导阻滞、难治性心力衰竭、重症患者或考虑有自身免疫的情况下则可慎用。此外，临床上还可应用促进心肌代谢的药物如腺苷三磷酸、辅酶 A、环腺苷酸等。故答案选 D。

96. B 本例患者劳累后心悸、气促，夜

间不能平卧，结合患者查体心率，心音强弱不等，节律不整，心尖部舒张期隆隆样杂音，肺底可听到细小水泡音等特点，考虑诊断为心力衰竭合并心房颤动，呋塞米、二硝酸异山梨醇酯及地高辛等药物均可用于心衰合并房颤的治疗，低分子右旋糖酐主要用于低血容量性休克及血栓栓塞性疾病，禁用于充血性心力衰竭，因此本题答案为 B 选项。

97. D 室性期前收缩心电图特征：提前发生的 QRS 波群，时限通常超过 0.12 秒、宽大畸形，ST 段与 T 波的方向与 QRS 主波方向相反。其后有完全代偿间歇。心室夺获与室性融合波的存在对确立室性心动过速诊断提供重要依据，因此 E 选项正确，依据题意，不符合室早心电图改变的答案为 D 选项。

98. C 心尖区隆隆样舒张期杂音伴 X 线或心电图示左心房增大，提示二尖瓣狭窄，超声心动图检查可明确诊断。题目中患者既往风湿性关节炎病史，结合心尖部舒张期隆隆样杂音体征，考虑诊断为二尖瓣狭窄，因此本题答案为 C 选项。

99. E 亚急性感染性心内膜炎常发生在原有心瓣膜病变或其他心脏病的基础之上，如在这些患者发现周围体征（淤点、线状出血、Roth 斑、Osler 结节和杵状指）提示本病存在，超声心动图检出赘生物对明确诊断有重要价值。根据患者的表现，本题答案为 E 选项。

100. C 治疗水肿性疾病，包括充血性心力衰竭、肝硬化腹水、功能障碍或血管障碍所引起的周围性水肿、肾脏疾病（肾炎、肾病及各种原因所致急、慢性肾功能衰竭），选用利尿剂即呋塞米。该患者有风心病，肝脾大，下肢水肿，故本题答案选 C。

101. C 利多卡因适用于因急性心肌梗塞、外科手术、洋地黄中毒及心脏导管等所致急性室性心律失常，包括室性早搏、室性心动过速及室颤。故选 C

102. E 心率 60 次/分，节律规整为房颤转复，应立即停用洋地黄类药物，防止出现缓慢性心律失常。因此本题答案为 E 选项。

103. B 胸骨左缘第二肋间收缩期杂音 Ⅱ级，呈吹风样，P2 亢进伴分裂，并可闻及收缩期喷射音为三尖瓣关闭不全，容量负荷是指心脏舒张时所承受的负荷。三尖瓣关闭不全可引起右心室容量负荷过重，故选 B。

104. B 小型室间隔缺损心脏杂音明显，通常无明显症状，胸部 X 线检查、心电图检查可以正常，心脏超声可以确诊。因此本题答案为 B 选项。

105. E 继发孔型房间隔缺损的听诊特点是：第一心音正常，第二心音增强、固定分裂，胸骨左缘第 2～3 肋间闻及 3/6 级收缩期喷射性杂音。故选 E.

106. E 预防性服药不科学。故选 E.

107. C 过敏性鼻炎起病急，常表现为鼻黏膜充血和分泌物增多，伴有突发性连续喷嚏、鼻痒、鼻塞和大量清涕，无发热，咳嗽较少。多由过敏因素如螨虫、灰尘、动物毛皮、低温等刺激引起。如脱离过敏原，数分钟至 1～2 小时内症状即消失。因此本题答案为 C 选项。

108. E 急性上呼吸道感染的治疗：由于目前尚无特效抗病毒药物，以对症治疗为主，同时戒烟、注意休息、多饮水、保持室内空气流通和防治继发性细菌感染。①对症治疗；②抗生素治疗；③抗病毒药物治疗；④中药治疗。发病期间应注意休息，不宜多运动。因此本题答案为 E 选项。

109. A 急性上呼吸道感染常见的病原体是病毒。答案为 A 选项。

110. C 该病例的表现应高度怀疑肺癌。Pancoast 癌可压迫臂丛神经造成以腋下为主，向右上肢内侧放射的火灼样疼痛。肺癌转移到肋骨可有局部疼痛。肺癌压迫肋间神经可引起该分布区的胸痛。肺癌引起的神经－肌肉综合征和类癌综合征不会引起该类疼痛。答案为 C 选项。

111. A 该患者咳嗽 20 余年，剧咳时气喘不能平卧，反复发热，明显肺气肿，两肺底湿性啰音和哮鸣音，吸入特布他林气雾剂喘息未能减轻，可排除哮喘性质疾病；慢性喘息型支气管炎是指气管、支气管黏膜及其周围组织的慢性非特异性炎症。临床上以长期咳、咳痰或伴有喘息及反复发作为特征，与该患者症状符合。答案为 A 选项。

112. E 患者经常在冬季和季节转变时，咳嗽，咳痰史 8 年，考虑为慢性支气管炎，近 3 年来活动时气急，考虑慢性支气管炎发展为喘息性慢性支气管炎，现因受凉咳嗽，气急加重，咳黄痰，双肺散在干、湿性啰音，心率加快，考虑呼吸道感染诱发喘息性支气管炎急性发作，治疗首选抗生素控制感染。答案为 E 选项。

113. A 患者有大量使用排钾利尿剂史，出现烦躁，抽搐，提示有代谢性碱中毒；患者有慢性阻塞性肺疾病病史，有咳嗽、气促、呼吸困难的表现，提示有慢性呼吸性酸中毒。综上，考虑为呼吸性酸中毒合并代谢性碱中毒。故本题答案为 A 选项。

114. C 气管切开，肺泡通气过度，体内 CO_2 排出过多，致使血液中的 $PaCO_2$ 减少，引起低碳酸血症，导致呼吸性碱中毒。答案为 C 选项。

115. D 患者反复喘息，常在春季发病，为突然发作呼吸困难，咳嗽，咳出白色黏痰后气促减轻，喘息停止，血象检查有嗜酸粒细胞增多，IgE 增高，首先考虑过敏性哮喘即外源性哮喘。答案为 D 选项。

116. A 自发性气胸的诊断：起病急骤，患者突感一侧胸痛，针刺样或刀割样，持续时间短暂，继之胸闷和呼吸困难，伴刺激性咳嗽。张力性气胸时患者表情紧张、胸闷、挣扎坐起、烦躁不安、发绀、冷汗、脉速、虚脱、心律失常，甚至意识不清、呼吸衰竭。典型体征为患侧胸廓饱满，呼吸运动减弱，叩诊鼓音，呼吸音减弱或消失。气管向健侧移位。本题答案为 A 选项。

117. D 有肺血栓栓塞症的危险因素：髋部骨折、长时间卧床。胸部 X 线检查为肺血栓栓塞症表现，心电图可基本排除心肌梗死。

118. E 呼吸困难、胸痛及咯血是肺血栓栓塞症最多见的症状，常由于下肢深静脉血栓形成后脱离的栓子阻塞肺动脉所致。由于它们之间有因果关系，因此值得注意。

119. C 题目中患者症见畏寒、高热，咳多量脓痰，血常规白细胞计数升高，查体可见右肺上部、中部叩诊浊音，可闻湿性啰音，结合胸部 X 线检查示右上中肺野大片致密阴影，中有透亮区及液平面，综合考虑诊断为肺脓肿，因此本题答案为 C 选项。

120. A 干性胸膜炎胸膜发生结核性炎症时，由于机体对结核菌变态反应低，局部渗出很少，造成局限性的纤维素性胸膜炎，常很快形成局部胸膜粘连。患者感冒后发热 38℃ 未退，左侧胸部刺痛，查体可见左腋下、下胸部可听到胸膜摩擦音，考虑诊断为干性胸膜炎。题答案为 A 选项。

121. C 由幽门螺杆菌引起的慢性胃炎多

数患者无症状；有症状者表现为上腹痛或不适、上腹胀、早饱、嗳气、恶心等消化不良症状，胃镜检查无腺体萎缩。题干中患者有胃炎症状，但查体及钡透未见异常，胃镜活检见炎症细胞浸润及肠上皮活化，未见腺体萎缩，考虑为慢性浅表性胃炎。故本题答案为 C 选项。

122. D 根据患者的病史、临床表现、体格检查、实验室检查大便潜血阳性以及规则的内科治疗效果差，首先应考虑的诊断是胃溃疡的恶性病变。题答案为 D 选项。

123. D 有中量呕血，考虑溃疡部位血管破裂可能，首先考虑胃溃疡。急性及慢性胃炎常不会有大量呕血，肝硬化无上腹部反酸疼痛。题答案为 D 选项。

124. C 消化性溃疡特点：①慢性过程，可达数年或 10 余年；②反复或周期性发作，发作期可为数周或数月，发作有季节性，典型者多在季节变化时发生，如秋冬和冬春之交发病；③部分病人有与进餐相关的节律性上腹痛，餐后痛多见于 GU，饥饿痛或夜间痛、进餐缓解多见于 DU；④腹痛可被抑酸或抗酸剂缓解。餐后痛考虑消化性溃疡，首选胃镜。答案为 C 选项。

125. B 根据病史、体征、肝功能及肝炎标记物检查，诊断考虑为慢性乙型病毒性肝炎。题答案为 B 选项。

126. A 腹部胀大，有腹腔积液，考虑肝源性腹水，由于尿蛋白偏低考虑低蛋白血症，符合肾病综合征的诊断。答案为 A 选项。

127. E ERCP 见胆管、胰管扩张、扭曲变形考虑胰腺炎可能，存在空腹及夜间痛，考虑为十二指肠溃疡，故选 E。

128. C 此题考查的是急性胰腺炎最有意义的检查：急性胰腺炎时，血清淀粉酶于起病

后 2～12 小时开始升高，48 小时开始下降，持续 3～5 天。由于唾液腺也可产生淀粉酶，当患者无急腹症而有血淀粉酶升高时，应考虑其来源于唾液腺。胰源性胸、腹水和胰腺假性囊肿中的淀粉酶常明显升高。本题答案为 C 选项。

129. D AP 时，血清淀粉酶于起病后 2～12 小时开始升高，48 小时开始下降，持续 3～5 天。由于血淀粉酶升高，考虑急性胰腺炎，而血钙降低常为坏死性胰腺炎的表现，故选 D。

130. C 患者症见腹泻，无脓血，无发热，结肠镜检查可见直肠乙状结肠黏膜多发浅溃疡，伴充血、水肿，可确诊为溃疡性结肠炎。本题答案为 C 选项。

131. C 粪便含有渗出液和血是渗出性腹泻的特点。答案为 C 选项。

132. B 题目中患者病毒性肝炎病史多年，症见发热，右上腹痛，查体见肝大，中等硬度，表面稍不平，压痛（＋）。甲胎蛋白（＋），考虑诊断为肝癌，肝癌的治疗性切除术是目前治疗肝癌最有效的方法之一，因此本题答案为 B 选项。

133. A 因大肠癌位于直肠者占半数以上，故直肠指检是不可忽视的诊断方法。多数直肠癌患者经直肠指检可以发现直肠肿块，质地坚硬，表面呈硬结状，有肠腔狭窄，指检后的指套上有血性黏液。答案为 A 选项。

134. B 该患者大细胞性贫血伴白细胞、血小板减少，大细胞性贫血的常见病因有巨幼细胞贫血、增生异常综合征、红血病、急性红白血病，而缺铁性贫血属于小细胞低色素性贫血。故此题选 B。

135. D 维生素 B_{12} 缺乏可引起神经系统

症状如深感觉减退或消失、四肢麻木；共济失调，站立或行走不稳；阳性病理体征。单纯叶酸缺乏无此表现。答案为 D 选项。

136. D 该患者血清铁 $450\mu g/L$ 高于正常值，总铁结合力 $2000\mu g/L$ 也高于正常值，骨髓细胞外铁（＋＋），可排除缺铁性贫血；因为患者既往慢性骨髓炎，可诱发慢性感染性贫血，故此题选 D。

137. E 患者的中性粒细胞只有 $0.35 \times 10^9/L$，符合粒细胞缺乏。故此题选 E。

138. D 该患者贫血、出血伴肝脾肿大，血红蛋白减少，白细胞明显增高，血小板降低，应考虑急性白血病的可能。故此题选 D。

139. D 女性，皮下出血，月经过多，血小板计数正常，血小板黏附功能减低，瑞斯托霉素诱导的血小板聚集试验（RIPA）不聚集，Ⅷ：C 活性降低，应考虑为血管性血友病。血友病多女性传递，男性发病，以关节腔出血为主。存在血小板功能异常，故可排除 ITP、特发性血小板减少性紫癜及单纯性紫癜。故此题选 D。

140. A 临床表现考虑血栓性疾病，左下肢多普勒血管超声和凝血、血液流变学检查有诊断价值。答案为 A 选项。

141. C 急性肾炎诊断：链球菌感染后 1~3 周发生血尿、蛋白尿、水肿和高血压，甚至少尿及氮质血症等急性肾炎综合征表现，伴血清 C3 下降，病情于发病 8 周内逐渐减轻到完全恢复正常者，即可临床诊断为急性肾炎。当临床诊断困难时，急性肾炎综合征患者需考虑进行肾活检以明确诊断、指导治疗。根据患者的表现，综合考虑诊断为急性肾炎，本题答案为 C 选项。

142. A 肾病综合征治疗：①一般治疗。②对症治疗。③免疫抑制治疗：糖皮质激素和细胞毒药物仍然是治疗肾病综合征的主要药物，原则上应根据肾活检病理结果选择治疗药物及确定疗程。④并发症防治。本题答案为 A 选项。

143. C 患者可发生静脉或动脉的血栓形成或栓塞，其中肾静脉血栓形成最常见。此时患者可有肾区疼痛，肾脏因淤血而肿大，肾功能减退。肾病综合征患者因尿中丢失大量蛋白，引起低蛋白血症，以致肝脏合成 α2 球蛋白增加，血液中 α2 巨球蛋白及 α2 纤溶抑制物增多，而使纤溶处于迟缓状态。同时糖皮质激素也可使血液处于高凝状态。故此题选 C。

144. E 该病例为慢性肾盂肾炎患者，尿培养为变形杆菌且尿沉中白细胞高，选用敏感抗生素后实验室检查结果未改善，提示可能存在细菌感染以外影响泌尿功能的因素。因此应该行静脉肾盂造影了解是否有尿路梗阻，故此题选 E。

145. E 该患者为尿毒症，血肌酐 $1001\mu mol/L$，且肌酐清除率在 10ml/min 以下时病人有明显左心衰竭，达到尿毒症透析标准：肌酐大于 $707\mu mol/L$ 以上，内生肌酐清除率小于 10ml/min 以下。故此题选 E。

146. E 患者慢性肾炎病史，症见少尿、嗜睡，血压 200/140mmHg，血 BUN 29mmol/L，血钙 2.1mmol/L。心电图 T 波高尖示高钾血症。今日突然抽搐，意识丧失，考虑为慢性肾功能不全严重电解质紊乱，需采取紧急血液透析。本题答案为 E 选项。

147. D 乳酸酸中毒，常见于服用大量双胍类药物及存在肝肾功能不全、休克、心衰等患者。轻者仅有恶心、腹痛、食欲下降、嗜睡，严重的可有呕吐、意识障碍及伴发病症状。实验室检查：血糖正常或升高，乳酸 ＞

5mmol/L，血酮体正常或稍高尿酮体阴性或弱阳性，pH 常 <7.0，二氧化碳结合力或 HCO_3^- 下降，血浆渗透压正常。根据实验室检查符合乳酸性酸中毒昏迷的诊断。答案选择 D。

148. C 患者为 IGT，格列本脲为磺脲类胰岛素促分泌剂，单用时可出现低血糖，二甲双胍和罗格列酮单用不会出现低血糖。答案选择 C。

149. D 该病人应考虑催乳素瘤引起的闭经 – 溢乳综合征与不育，故首先应检测催乳素水平。答案选择 D。

150. B 醛固酮增多症主要表现为：高血压、低血钾、肾上腺肿物。确诊醛固酮增多症需要知道醛固酮与肾素的数值。题目中患者测血压为 150/95mmHg，血钾为 3.0mmol/L。患者以高血压和低血钾为主要临床表现，首先考虑醛固酮增多症所致。答案选择 B。

151. D 该病人表现甲状腺功能减退症，131 碘摄取率不会增高，而是减低。答案选择 D。

152. B 尿量 9L/d，饮水过多，首选考虑尿崩症。答案选择 B。

153. E ds – DNA（–），抗 Sm 抗体（–），可以排除系统性红斑狼疮；关节肿痛，RF（+），同时伴有口干、眼干、SS – A（+），SS – B（+），最大可能是类风湿关节炎继发干燥综合征。约 30% ~ 40% 类风湿关节炎患者可出现干燥综合征。答案选择 E。

154. D 此题目考查的是强直性脊柱炎的病理改变。附着点病指肌腱、韧带、关节囊等骨附着部位炎症、纤维化以至骨化，为强直性脊柱炎基本病变。答案选择 D。

155. C 发热、腹痛、腹泻，全腹有压痛及反跳痛，腹水量属于自发性腹膜炎的临床

表现。题目中患者有慢性重型肝炎伴腹水的病史，2 天以来发热、腹痛、腹泻，全腹有压痛及反跳痛，腹水量增加的临床表现，可能是肝炎并发了自发性腹膜炎，答案选择 C。

156. A 呋塞米为排钾利尿剂，肝硬化大量应用呋塞米后易产生低钾血症，可产生无力、恶心、呕吐、心律失常等表现。单独使用注意补钾。答案选择 A。

157. A 有机磷中毒的表现：口服中毒在 10 分钟至 2 小时发病；吸入后约 30 分钟发病；皮肤吸收后 2 ~ 6 小时发病。中毒后出现急性胆碱能危象，表现为：①毒蕈碱样症状；②烟碱样症状；③中枢神经系统症状；④局部损害。患者符合有机磷中毒的诊断标准。答案选择 A。

三、A3/A4 型题

158. B 该病例"高血压性心脏病史 10 年。1 月来出现夜间阵发性呼吸困难，1 天来气喘，双肺布满干湿啰音。"考虑心源性哮喘，心源性哮喘患者既往有高血压或心脏病历史，哮喘时，伴有呼吸困难、频繁咳嗽、咳泡沫样特别是血沫样痰，心脏扩大，心律失常和心音异常等。故此题选 B。

159. C 心源性哮喘不建议应用肾上腺素，肾上腺素作为激素，可以应用于心源性休克的患者抢救，可以增加心肌的收缩力。但是对于心源性哮喘，会增加心脏的耗氧量、增加心率，使患者的心脏增加衰竭的可能。故此题选 C。

160. A 患者 PCI 术后，此后未再发作胸痛，现快速行走、用饭、大便等活动诱发心绞痛，考虑诊断为劳力性心绞痛，即稳定型心绞痛。考虑 PCI 术后未再发，综合诊断为初发劳力性心绞痛，因此本题答案为 A 选项。

161. E 患者血压 90/60mmHg，偏低，不建议使用钙通道阻滞剂，恐血压进一步降低引起低血压。因此本题答案为 E 选项。

162. A 本例患者 ECG 示心室率 65bpm，P-R 间期为 0.26s，QRS-T 波群未见异常，考虑为一度房室阻滞。因此本题答案选 A。

163. D 患者无临床症状，心室率 65bpm，无需特殊治疗，因此本题答案选 D 选项。

164. E 心肌梗死发生左心衰竭的临床表现有呼吸困难、咳嗽、发绀、肺水肿等。心肌梗死可能是因为冠状动脉粥样硬化、冠状动脉栓塞等原因引起，患病以后会导致患者出现身体乏力、胸部不适、心绞痛、心律失常等症状，检查会有收缩期杂音，故选 E。

165. E 治疗急性左心衰可以应用吗啡和利尿剂为主，亦可选用血管扩张剂，减轻左心室的负荷或用多巴酚丁胺 10ug 静脉滴注或用短效 ACEI 从小剂量开始等治疗。洋地黄制剂可能引起室性心律失常，宜慎用。选 E 选项。

166. B 患者心前区疼痛，与呼吸运动相关，吸气时疼痛明显，心电图示 ST 段抬高，考虑诊断为急性心包炎，因此本题答案为 B 选项。

167. E 心包活检有创，主要用于病情急重，治疗反应差，原因不明的病人，对于轻症病人，一般不常规检查，因此本题答案为 E 选项。

168. E 慢性肺源性心脏病病因以慢阻肺最为多见，慢阻肺最常见病因为慢性支气管炎。因此本题答案为 E 选项。

169. A 呼吸系统感染是引起慢性肺心病急性加重致肺、心功能失代偿的常见原因，需积极控制感染。答案为 A 选项。

170. E 患者吸烟史 30 年，每遇秋冬咳嗽 15 年，考虑诊断为慢性支气管炎。慢性支气管炎 X 线检查早期可无异常，因此本题答案为 E 选项。

171. E 慢性阻塞性肺疾病进展中最先出现异常的为肺功能异常，如有小气道阻塞时，最大呼气流速-容量曲线在 75% 和 50% 肺容量时流量明显降低，因此本题答案为 E 选项。

172. B 支气管哮喘典型症状为发作性伴有哮鸣音的呼气性呼吸困难，可伴有气促、胸闷或咳嗽。症状可在数分钟内发作，并持续数小时至数天，可经平喘药物治疗后缓解或自行缓解。夜间及凌晨发作或加重是哮喘的重要临床特征。答案为 B 选项。

173. B 支气管哮喘典型症状为发作性伴有哮鸣音的呼气性呼吸困难，可伴有气促、胸闷或咳嗽。症状可在数分钟内发作，并持续数小时至数天，可经平喘药物治疗后缓解或自行缓解。夜间及凌晨发作或加重是哮喘的重要临床特征。发作时典型的体征为双肺可闻及广泛的哮鸣音，呼气音延长。因此答案为 B 选项。

174. E 痰直接涂片作革兰染色及荚膜染色镜检，如发现典型的革兰染色阳性、带荚膜的双球菌或链球菌，即可初步作出病原学诊断。痰培养 24~48 小时可以确定病原体。清晨用清水漱口，留取第二口痰，痰标本要及时送检，在抗菌药物应用之前漱口后采集，取深部咳出的脓性或铁锈色痰。答案为 E 选项。

175. A 抗生素首选青霉素，用药途径及剂量视病情轻重及有无并发症而定。答案为 A 选项。

176. B X 线吞钡无异常，考虑为功能性病变，选 B。食管癌可见异常，贲门失弛缓表现为鸟嘴征，食管裂孔疝也可见影像学改变。冠心病虽有消化道症状但不是首选考虑。答案为 B 选项。

177. D 胃食管反流病胃镜下 RE 分级：正常：食管黏膜无破损；A 级：一个及以上食管黏膜破损，长径 <5mm；B 级：一个及以上食管黏膜破损，长径 >5mm，但没有融合性病变；C 级：食管黏膜破损有融合，但 <75% 的食管周径；D 级：食管黏膜破损融合，至少累及 75% 的食管周径。该患者诊断为胃食管反流病，内镜检查见食管黏膜破损有融合，已达 4/5，超过了 75%，符合 D 级。故本题答案为 D 选项。

178. C 患者间断上腹部不适，胃镜提示：重度萎缩性胃炎。病理检查：萎缩性胃炎伴肠化，W−S 染色阳性提示幽门螺杆菌感染，诊断为慢性萎缩性胃炎，治疗以根除 Hp 为主，PPI 或胶体铋加两种抗生素的三联治疗方案有较高根除率。本题答案为 C 选项。

179. D 根除治疗后复查：应在根除治疗结束至少 4 周后进行，且在检查前停用 PPI 或铋剂 2 周。本题答案为 D 选项。

180. C 患者既往肝炎病史，现症见肝区持续隐痛或胀痛，伴食欲减退、恶心、乏力、腹胀，查体肝脏不规则肿大，压痛，考虑诊断为原发性肝癌，本题答案为 C 选项。

181. A 甲胎蛋白是诊断肝细胞癌特异性的标志物，在排除妊娠和生殖腺胚胎瘤的基础上，AFP >400ng/ml 为诊断肝癌的条件之一。本题答案为 A 选项。

182. D 该患者血红蛋白低，平均红细胞血红蛋白浓度降低、平均红细胞体积降低。血清铁降低、血清铁蛋白饱和度低，总铁结合力增高，提示缺铁性贫血的可能。故此题选 D。

183. B 缺铁性贫血最合适的药物治疗为补充铁剂，故此题选 B。

184. B 肾上腺糖皮质激素是治疗 ITP 首选药物，故此题选 B。

185. C 糖皮质激素治疗 3~6 个月无效可行脾切除，脾切除可减少血小板抗体的产生，消除血小板破坏的主要场所，是 ITP 的有效治疗方法。故此题选 C。

186. C 患者于链球菌感染后 1~3 周发生血尿、蛋白尿、水肿和高血压，甚至出现少尿及氮质血症、血肌酐明显升高等急进性肾炎综合征表现，即可临床诊断为急进性肾小球肾炎。题干中患者低热伴水肿 3 周，血尿，蛋白尿，水肿，血肌酐升高，甚至早期出现少尿症状，考虑诊断为急进性肾小球肾炎。本题答案为 C 选项。

187. E 为进一步确诊，首选免疫学检查，主要有抗 GBM 抗体阳性（Ⅰ型）、ANCA 阳性（Ⅲ型），选项中只有 E 符合。故本题答案为 E 选项。

188. D 该患者尿频、尿急、尿痛 1 年余，服用多种抗生素无效，尿蛋白阳性且伴脓尿。考虑泌尿系结核的可能，故此题选 D。

189. E 泌尿系结核是全身性疾病，须重视全身的治疗。包括营养、环境、休息、医疗体育等。泌尿系结核的治疗原：以药物治疗（口服异烟肼、利福平、吡嗪酰胺两周）为主，配合必要的手术治疗。故此题选 E。

190. E 患者口渴、多尿、嗜睡，提示为糖尿病。患者出现脱水现象，尿糖强阳性，尿酮（±），可以推断为高渗性非酮症性糖尿病昏迷。所以本题答案选择 E。

191. D 高渗性非酮症性糖尿病昏迷治疗首选小剂量补充胰岛素及等渗液补液。故本题答案为 D。

192. D 根据患者的患有 1 型糖尿病病

史，因肺部感染，诱发酮症酸中毒。考虑糖耐合并酮症酸中毒，最具有特征性的是呼气有烂苹果味。所以选择 D。

193. D 抢救时胰岛素的最佳使用方法小剂量 + 静脉滴注。选择 D。

194. D 类风湿性关节炎临床表现为对称性双手、腕、足等多关节肿痛，常伴晨僵；关节外表现为皮肤类风湿关节、类风湿血管炎等。题目中患者双手和膝关节肿痛伴晨僵 1 年，肘部可见皮下结节，符合类风湿性关节炎诊断。故本题答案选择 D。

195. A 符合类风湿结节的诊断标准。最有助于确定诊断的是关节影像检查。选择 D。

196. E 肾综合征出血热以鼠类为主要传染源的一种自然疫源性疾病。本病的主要病理变化是全身小血管和毛细血管广泛性损害，临床上以发热、低血压休克、充血出血和肾损害为主要表现。病程 1～2 天白细胞计数多属正常，第 3 天后逐渐升高。根据表现和实验室检查，符合肾综合征出血热的诊断标准。选择 E。

197. E 为确诊，应检测肾综合征出血热特异性 IgM 抗体。答案为 E。

198. E 脓毒症是指因病原菌因素引起的全身性炎症反应，体温、循环、呼吸、神智有明显改变者，用于区别一般非侵入性局部感染。患者发热伴寒战、白细胞明显升高、血小板略有下降，且多次血培养阴性。而菌血症是脓毒症的一种，即血培养检出病原菌者（C 错误）。故本题答案选择 E。

199. D 脓毒症首选对原发感染灶作及时、彻底的处理，包括清除异物、消灭死腔、脓肿引流等。故本题答案选择 D。

200. B 根据患者短时间较大量农药接触

史，以自主神经、中枢神经和周围神经系统症状为主要临床表现，结合血液胆碱酯酶活性测定，进行综合分析，排除其他类似疾病后，方可诊断。所以选择 B。

201. A 有机磷中毒，可以给予阿托品和氯碘解磷定治疗。所以答案 A。

四、案例分析题

202. A 本例患者既往阵发性室上性心动过速病史，心电图示阵发性室上性心动过速，PR 间期缩短至 0.10 秒，QRS 时限延 0.12 秒，QRS 波群起始部粗钝，与其余部分形成顿挫的预激波（预激综合征型心电图表现），预激波和 QRS 波群在 V_1 导联均向上，考虑诊断为阵发性室上性心动过速和预激综合征，因此本题答案为 A 选项。

203. B 预激综合征是指心房部分激动由正常房室传导系统以外的先天性附加通道（旁道）下传，使心室某一部分心肌预先激动（预激），导致以异常心电生理和（或）伴发多种快速型心律失常为特征的一种综合征。发生预激的解剖学基础是，在正常的房室传导组织以外，存在一些异常的心肌纤维组成的肌束，即旁道。因此本题答案为 B 选项。

204. B 预激综合征主要的检查手段为心电图，本题的答案为 B 选项。

205. E 查预激综合征的治疗原则：若无或偶有发作但症状轻微者，无需给予治疗，如心动过速发作频繁伴有明显症状，应给予治疗，治疗方法包括药物和导管消融术。预激伴发正向房室折返性心动过速，可参照阵发性室上性心动过速的治疗方案，I A 类、I C 类及 I Q 类抗心律失常药物均可选用。射频消融术可根治，应尽早采用。预激综合征合并心房颤动或心房扑动且伴严重血流动力学紊乱时，应立即施行同步直流电复律。因此，A、B、C、

D 选项正确，综上 ABCD 均正确，故本题答案选 E。

206. E 预激综合征的心电图特征：窦性心搏 PR 间期短于 0.12 秒，因此 A 选项正确；某些导联 QRS 波群超过 0.12 秒，起始部分粗钝（称 delta 波），B、C 选项正确；ST－T 波呈继发性改变，与 QRS 波群主波方向相反，D 选项正确。综上 ABCD 均正确，故本题答案为 E 选项。

207. A 患者青年男性，既往反复发作性呼吸困难，可自行缓解，此次再次出现上述症状，双肺满布哮鸣音，病史和临床表现上支持支气管哮喘的诊断。

208. ABCDE 根据患者临床表现及病史支持支气管哮喘的诊断，可供选择的药物有 β_2 受体激动剂、茶碱类药物、糖皮质激素以及白三烯受体拮抗剂。β_1 受体拮抗剂因导致支气管痉挛收缩不能使用。

209. ABF 患者经治疗后病情未见好转，考虑病情加重，应立即复查血气分析评估病情，了解有无酸碱失衡及二氧化碳潴留，应选 A；糖皮质激素口服治疗无效，哮喘病情加重，此时可静脉使用糖皮质激素，选 B；哮喘患者极易出现电解质紊乱，此时应及时纠正，以维持内环境稳定，选 F；此时患者烦躁，呼吸困难，气道痉挛为主，应用呼吸兴奋剂加重呼吸肌做功，导致呼吸肌疲劳，有害无益，高流量吸氧及应用镇静剂均为错误选项，因尚不清楚患者血气分析有无二氧化碳潴留，因此 C、D、E 均为错误选项。

210. C 患者支气管哮喘发作，出现二氧化碳潴留，低氧血症，属 Ⅱ 型呼吸衰竭，且出现神志淡漠、嗜睡，病情危重，需立即建立人工气道进行有创机械通气改善通气。患者神志模糊，呼吸性酸中毒及二氧化碳潴留明显，

不宜使用无创呼吸机辅助呼吸。

211. C 肝患者出现黄疸、肝掌表现，并且出现腹水，考虑肝功能受损，又因为患者存在农药接触史，考虑药物导致肝硬化。因此答案选 C。

212. BD 该患者根据题干即可以诊断肝硬化。肝穿刺活检均可以明确该病，胃镜如果提示食管胃底静脉曲张则为肝硬化失代偿期的临床表现。血、尿、便常规及胸穿对肝硬化的诊断无意义。因此答案选 BD。

213. AFHIK 腹水是肝硬化最突出的临床表现，其形成原因为钠、水过量潴留，与下列因素有关：①门脉压力升高；②低白蛋白血症；③肝淋巴液生成过多，自肝包膜和肝门淋巴管渗入腹腔；④继发性醛固酮增多致肾钠重吸收增加；⑤抗利尿激素分泌增多、心房钠尿肽相对不足致水重吸收增加；⑥有效循环血容量不足。因此答案选 AFHIK。

214. ABDE 肝功能减退的临床表现包括：①全身症状：乏力、体重下降、肌肉萎缩、水肿等；②消化系统表现：食欲减退、腹胀、腹泻、腹痛等；③出血倾向；④内分泌紊乱相关表现：肝病面容和皮肤色素沉着、肝掌、蜘蛛痣、性功能减退、男性乳房发育、闭经、不孕、糖尿病患病率增加、发生低血糖等；⑤黄疸。因此答案选 ABDE。

215. AF 患者考虑血液系统恶性肿瘤，因此需完善血常规及骨髓检查。答案选 AF。

216. A 患者有反复牙龈出血、发热、贫血等正常骨髓造血功能受抑制表现，有双侧腋窝淋巴结肿大（ALL 多见）、胸骨压痛等白血病细胞增殖浸润表现，血象见白细胞明显升高、血小板显著下降。白血病细胞免疫分型见异常细胞 CD19 阳性，提示为原始 B 淋巴细胞白血病。综上，依据血象、骨髓象以及免疫分

型特点，考虑诊断为急性淋巴细胞白血病。故本题答案选 A。

217. BDE 本例患者血小板低、出血合并感染，因此先予卧床休息、抗感染、止血等治疗，待感染及出血基本控制后再行化疗治疗。答案选 BDE。

218. A 此患者为急性淋巴细胞白血病，大量白血病细胞在血管中瘀滞及浸润、血小板减少、凝血异常以及感染等，会导致出血。当出现颅内出血时，会发生头痛、呕吐、瞳孔大小不对称，甚至昏迷、死亡。该患者存在发热感染因素，晨起时，出现嗜睡症状，考虑为颅内出血所导致的可能性最大，因此答案选 A。要注意鉴别的是中枢神经系统白血病，中枢神经系统白血病是白血病最常见的髓外浸润部位，临床表现有颈项强直等脑膜刺激征的表现，此患者症状未见脑膜刺激征的表现，不予以考虑。

219. ABCD 急性淋巴细胞白血病最常用的诱导缓解治疗方案为 VDLP 方案，即长春新碱（V）、蒽环类药物如柔红霉素（D）、门冬酰胺酶（L）、泼尼松（P）。故本题答案选 ABCD。

220. B 明显的全身感染症状，腰痛及肾区叩痛，尿中白细胞升高支持急性肾盂肾炎（B 正确）。急性膀胱炎主要表现为尿频、尿急、尿痛（尿路刺激征）（A 错误）。链球菌感染后 1～3 周发生急性肾炎综合征，伴血清 C3 一过性下降，可诊断为急性肾炎（C 错误）。急性间质性肾炎常有发热、皮疹、关节酸痛和腰背痛，血压多正常、无水肿（D 错误）。慢性肾盂肾炎有反复发作尿路感染病史，肾小管功能受损表现如夜尿增多、低比重尿等（F 错误）。故本题答案选 B。

221. BCF 为进一步明确急性肾盂肾炎易

患因素和并发症，应行血、尿细菌培养，血常规，B 超等（BCF 正确）。尿路感染急性期不宜做静脉肾盂造影（A 错误）。急性膀胱炎选择膀胱镜检（D 错误）。肾盂肾炎一般不需要做穿刺检查的，因为肾盂肾炎主要是受到感染性因素所引起的，常规的检查是可以确诊病因和病情的发展情况（E 错误）。故本题答案选 BCF。

222. C 在细菌培养和药敏试验未回报前，我们依据经验用药，选用抗生素主要针对常见致病菌大肠埃希菌。答案选 C。

223. CE 全身感染症状消退、体温恢复正常后继续降阶梯治疗；治疗结束后应在停药后的第 2、6 周行尿细菌培养，均为阴性才可视为临床治愈。答案选 CE。

224. D 根据题目中的患者的临床表现和实验室检查：消化系统的症状，高血压、高血钾、代酸、水钠潴留、贫血、呼吸深长、心脏临界大小。符合慢性肾衰竭的诊断标准。肾功能衰竭晚期的实验室检查：血肌酐 > 707μmol/L，血尿素氮 > 20mmol/L。患者出现少尿的临床表现，结合血尿素氮 41mmol/L，肌酐 1002μmol/L 的实验室检查，推断患者处于慢性肾衰竭的晚期。答案选 D.

225. ABCDE 慢性肾衰竭的临床表现：①水、电解质和酸碱平衡失调：水钠潴留、高钾血症、代酸、高磷低钙、高镁血症、少尿、双下肢水肿。②消化系统的症状：恶心、呕吐、腹泻。严重者可以出现消化道贫血。③心血管系统：高血压。尿毒症心肌病。心力衰竭是最常见的死亡原因。④血液系统：贫血、出血倾向、白细胞正常。⑤呼吸系统：肺水肿、呼吸深而长、尿毒症肺炎。依据临床表现，答案选 ABCDE。

226. ACDF 慢性肾衰竭出现水、电解质和酸碱平衡失调：水钠潴留、高钾血症、代谢性酸中毒、高磷、低钙、高镁血症。根据题目给出的选项ACDF的描述是正确的。

227. ABCDE 慢性肾衰竭出现水、电解质和酸碱平衡失调：水钠潴留、高钾血症、代酸、高氯（血清氯的正常值为96～106mmol/L，故F错误）、高磷、低钙、高镁血症（C、D）；心血管系统表现：高血压和左心室肥厚（A正确）、心力衰竭、尿毒症性心肌病、心包病变等；血液系统表现：主要为肾性贫血、出血倾向和血栓形成倾向（B正确）；肾功能衰竭晚期血肌酐 > 707μmol/L，血尿素氮 > 20mmol/L（E正确）。根据题目中给出的选项，实验室检查的结果ABCDE都符合。

228. CG 慢性肾衰竭的相关检查包括：血液检查：血常规、血生化。尿液检查：尿素氮、肌酐。影像学检查：B超、CT等、肾活检。根据题目中已经给出的实验室检查，为了确诊，还需要做肾活检、B超。答案选CG。

229. DEF B超示双肾缩小，进一步明确为慢性病变，一般无可逆性，需要维持性肾脏替代治疗。慢性肾衰竭患者血肌酐大于707μmol/L，并有尿毒症表现，药物治疗不能使其缓解，宜予透析治疗（血液透析、腹膜透析）。符合要求者亦可选择行同种肾移植。答案选DEF。

230. BDF 患者易饥、多食，空腹C肽值大于0.4ng/ml，有分泌高峰值，诊断为2型糖尿病（B正确，A错误）。2型糖尿病发病机制包括胰岛素抵抗和β细胞功能缺陷（即分泌功能障碍）（D正确，C错误），糖尿病是以慢性高血糖为特征的代谢性疾病（F正确）。故本题答案选BDF。

231. ADFGI 2型糖尿病：胰岛素抵抗伴胰岛素进行性分泌不足。糖尿病病人中2型最

多见，占90%～95%，故A正确；2型糖尿病可发生在任何年龄，但多见于成人，常在40岁以后起病，多数疾病隐匿症状相对较轻，半数以上无任何症状，故B、J错误；1型糖尿病遗传易感性与HIV区域密切相关，GAD、ICA阳性，故C、E错误，D正确；慢性并发症有糖尿病肾病：尿蛋白排出率与糖化血红蛋白呈正相关，2型糖尿病发生糖尿病肾病的概率约为20%，故F、I正确；2型糖尿病并发症比1型出现得较早，但很少发生DKA，故G正确，H错误；故本题答案选ADFGI。

232. ABCDEFGH 弥漫性胰腺病变可导致胰岛β细胞广泛破坏而引起胰源性糖尿病；肝脏疾病可致肝源性糖尿病；肢端肥大症、库欣综合征、甲状腺功能亢进及长期应用超生理量的糖皮质激素可拮抗胰岛素的外周作用而致糖尿病；生长抑素瘤及醛固酮瘤可抑制胰岛素分泌而致糖尿病。答案选ABCDEFGH。

233. CEFG 本问要对一名2型糖尿病肥胖患者拟订合理的治疗方案，即在饮食控制的基础上应用双胍类降糖药，并提倡适当体育活动及积极控制体重，故C、E、F、G四项备选答案正确；A、B、D、H、I五项备选答案错误。答案选CEFG。

234. BDGH 磺脲类药物是通过作用于胰岛β细胞表面的受体促进胰岛素分泌的；噻嗪类利尿剂、钙拮抗剂等会降低磺脲类药物的降糖作用；双胍类药物主要是通过促进外周组织摄取葡萄糖，加速无氧糖酵解等途径改善糖代谢；双胍类药物与磺脲类药物合用可增强降血糖作用，对正常人无降糖作用；葡萄糖苷酶抑制剂可降低餐后血糖；噻唑烷二酮类可增强胰岛素在外周组织的敏感性，减轻胰岛素抵抗，为胰岛素增敏剂。答案选BDGH。

235. CEFGI 本问的关键是要回答2型

糖尿病肥胖患者正确的饮食治疗方案：合理控制总热量，选择食物多样化，保障营养物质均衡分配，故 I 正确；能量的摄入患者应将体重逐渐恢复至理想体重的 ±5% 左右，再根据理想体重给予能量，故 A 错误；膳食中碳水化合物供给量应占总热量的 50% ~ 60%，故 B 错误，C 正确；蛋白质摄入量应占总热量的 15% ~ 20%，故 D 错误；每日脂肪摄入量占总热量的 25% ~ 30%，其中饱和脂肪酸摄入量小于总能量的 10%，故 E 正确；建议我国成人膳食纤维的摄入量为 25 ~ 30g/d，每日摄入食盐应限制在 6g 以下，戒烟限酒，故 F、G 正确；糖尿病病人应选择低 GI 食物，有利于血糖控制和控制体重，应限制单、双糖的摄入，可摄入适量糖醇和非营养性甜味剂，故 H 错误；微量元素摄入问题尚未证实对糖尿病有确切疗效，故备选答案 J 为无效答案。故本题答案选 CEFGI。